近代名医珍本医书重刊大系
（第一辑）

冉氏伤寒论
（上册）

冉雪峰　著

钱平芬　王慧如　点校

天津出版传媒集团

天津科学技术出版社

图书在版编目（CIP）数据

冉氏伤寒论 / 冉雪峰著；钱平芬，王慧如点校. --
天津：天津科学技术出版社，2023.1
（近代名医珍本医书重刊大系）

ISBN 978-7-5742-0220-7

Ⅰ.①冉… Ⅱ.①冉… ②钱… ③王… Ⅲ.①《伤寒
论》—研究 Ⅳ.①R222.29

中国版本图书馆CIP数据核字（2022）第107966号

冉氏伤寒论
RANSHI SHANGHANLUN
策划编辑：吴文博　关　长
责任编辑：梁　旭
责任印制：兰　毅

出　　版：天津出版传媒集团
　　　　　天津科学技术出版社
地　　址：天津市西康路35号
邮　　编：300051
电　　话：（022）23332392（发行科）23332377（编辑部）
网　　址：www.tjkjcbs.com.cn
发　　行：新华书店经销
印　　刷：河北环京美印刷有限公司

开本 880×1230　1/32　印张28.25　字数499 000
2023年1月第1版第1次印刷
定价：198.00元（全二册）

近代名医珍本医书重刊大系第一辑专家组

读名家经典
悟中医之道

扫描本书二维码，获取以下正版专属资源

本书音频	畅享听书乐趣，让阅读更高效
走近名医	学习名家医案，提升中医思维
方剂歌诀	牢记常用歌诀，领悟方剂智慧

- **读书记录册**
  记录学习心得与体会
- **读者交流群**
  与书友探讨中医话题
- **中医参考书**
  一步步精进中医技能

扫码添加智能阅读向导
帮你找到学习中医的好方法！

操作步骤指南 ① 微信扫描上方二维码，选取所需资源。

② 如需重复使用，可再次扫码或将其添加到微信"📖收藏"。

目　录

一、张仲景原序

论曰：余每览越人入虢之诊，望齐候之色，未尝不慨然叹其才秀也。怪当今居世之士，曾不留神医药，精究方术，上以疗君亲之疾，下以救贫贱之厄，中以保身长全，以养其生。但竞逐荣势，企踵权豪，孜孜汲汲，惟名利是务；崇饰其末，忽弃其本，华其外而悴其内。皮之不存，毛将安附焉？卒然遭邪风之气，婴非常之疾，患及祸至，而方震慄；降志屈节，钦望巫祝，告穷归天，束手受败。赍百年之寿命，持至贵之重器，委付凡医，恣其所措，咄嗟呜呼！厥身已毙，神明消灭，变为异物，幽潜重泉，徒为啼泣。痛夫！举世昏迷，莫能觉悟，不惜其命，若是轻生，彼可荣势之云哉？而进不能爱人知人，退不能爱身知己，遇灾值祸，身居厄地；蒙蒙昧昧，蠢若游魂。哀乎！趋世之士，驰竞浮华，不固根本，忘躯徇物，危若冰谷，至于是也！

余宗族素多，向余二百，建安纪年以来，犹未十稔，其死亡者，三分有二，伤寒十居其七。感往昔之沦丧，伤横夭之莫救，乃勤求古训，博采众方，撰用素问九卷、八十一难、阴阳大论、胎胪药录，并平脉辨证，为伤寒杂病论，合十六卷。虽未能尽愈诸病，庶可以见病知源。若能寻余所集，思过半矣。

夫天布五行，以运万类；人禀五常，以有五藏；经络府俞，阴阳会通；玄冥幽微，变化难极。自非才高识妙，岂能探其理致哉！上古有神农、黄帝、岐伯、伯高、雷公、少俞、少师、仲文，中世有长桑、扁鹊，汉有公乘阳庆仓公。下此以往，未之闻也。观今之医，不念思求经旨，以演其所知；各承家技，始终顺旧。省疾问病，务在口给，相对斯须，便处汤药。按寸不及尺，握手不及足；人迎、趺阳，三部不参；动数发息，不满五十。短期未知决诊，九候曾无仿佛；明堂阙庭，尽不见察，所谓窥管而已。夫欲视死别生，实为难矣。

孔子云："生而知之者上，学则亚之。多闻博识，知之次也。"余宿尚方术，请事斯语。

（一）序论

冉雪峰曰：仲景史书无传，及后人补传，事实经过，大略如此。从历史观点探索，仲景虽无传，他所交接的人，如何颙、王粲，正史有传的，均可旁证。仲景为东汉末人，是无疑义的。河南南阳东郭仁济桥西，仲景墓祠巍然存在。所谓南阳四里许有祠，祠后七十七步有墓，冯应鳌桑芸碑记较详，仲景为南阳人亦是无疑义的。著作时期，序论明谓建安纪元以来，未及十稔，又谓感往昔之沦丧，伤横夭之莫救，其著笔当在建安十年后，书成当在建安二十年前，或以为十五年前未确，脱稿后尚修改多次（观仲景四十六世孙张学正传第十二稿本可知）。王吉民、伍德连所编英文本中国医史，谓仲景伤寒系建安二十二年行世，较合实际。生卒年代，经学者研究，大抵生于汉桓帝建和二年（公元148年）至元嘉二年（公元152年）之间，卒于建安十六年（公元211年）左右。鄙意卒年或许稍迟，否则其书建安二十二年行世，仲景自己并未目睹。至举孝廉，汉制系每年按户口比率察举，仲景贤者，原有被举可能，薛凝嵩假定为灵帝先和六年，建安三年，长沙太守张羡遣使附曹操，拒刘表，表攻之，羡病死围城中。时仲景客许都，简往援替可能性很大，二者不必强派，唐宋人伪加推测。范晔不为仲景立传，真相或曰不知，元化绿帙、仲景黄素，当时并有名称，安得不知，盖晔良史才，知仲景为医中大宗师，不能与畴人列传同流，唐突亚圣，不为立传，正以尊之。不然，郭玉、韩康、吴普、樊阿且传，何吝于仲景。余编著原有医史一门，拟仿史记孔子为世家之例，仲景为医门孔子，拟不编入列传，而编入世家，范史与余古今所见略同。君子所为，众人不识，故乐发其微，一以免范史疏漏的愆尤，一以彰仲景超越的境诣。

（二）释名

冉雪峰曰：伤寒名称，一见于神农本草，再见于黄帝内经。一部本草中，言主伤寒者计十三条，而内寒久寒，寒厥寒痛，不在内。内经言："冬伤于寒，春必病温"，同文同义，一部书中凡三见，其零星散在各篇各节者，更多不胜数。是伤寒为古典普泛习见的名词，即伤寒为四时广袤多发的病证，并非隐怪奇恒之比。从来注家，常多误会，近代虽渐次明了，只知向病的方面求，不知向受病的方面求，仍似一间未达。清陆九芝云"昔人谓读伤寒论，当求其所以立法之意，余谓读伤寒论，当先求其所以命名伤寒之意，不审其论之何以名伤寒，无怪人之不善用伤寒方也。"其言颇中肯要。

冉雪峰曰：按坊刻今本所称仲景原序或自序，即是此篇。今传林亿校正的宋本，成无己注释的《成本》，对此篇标题，均系此"伤寒卒病论集"六字，日人丹波氏家藏元版同。方中行伤寒条辨以下各本，删去集字。程郊倩后条辨以下各本，又删去正文开始论曰二字，但对此篇标题仍为伤寒卒病论。虽或有集字，或无集字，或有论曰字，或无论曰字，而其不名原序自序，则是同一的。若坊刻通行本，则标题不称原序，即称自序，古义全湮。程郊倩《伤寒后条辨》、陈伯坛《读过伤寒论》均注意此论，各疏演为一篇畅达文字。程作奓华彪炳，陈作奥折深刻。日人丹波元简、山田正珍二氏，逐节逐句诠释，徵引详瞻，渊懿宏博，但只在文字上播弄，语句间诠释，于本篇对全书真正的关系，切要的重点，却少体会。查后世各本标题，卒病，卒作杂。篇内君亲之疾，疾作病。建安纪元，元作年（或以建安作建宁者非），相对斯须，斯须作须臾，小有异同，无大轻重。宋林亿校正序，原系奏疏，后人移作序，是以疏代序。此篇系集论，后人移作序，是以论代序，两两可比证。考康平唐写卷子式古本，标题为"伤寒卒病论"五字，正文余每览越人句，每字旁有小字旁注"集论曰"三字。哀乎趋世之士十五字，不在蠢若游魂下，而在毛将安附下。最关紧要的博采众方下（撰用素问九卷八十一难，阴阳大论，胎胪药录，并平脉辨证）二十三字，系小字衬注。撰用上另加注字，加圆圈。辨证下另加经字，加方圈。注字是指明以下为注，经字是指明以下为经。圆圈、方圈各各分别，深恐后世读者误会。为伤寒卒病论下，无"合十六卷"四字。夫天布五行以下，至请事斯语，后半篇较前半篇另行低二格写。低二格写，明示不与前同，不是正文，是后人另加。无"合十六卷"四字，免去各本多寡异同，考证不决之难问题。无撰用素问以下五句二十三字，免去意义歧异，事实混淆，名称抵触，纠缠不清种种难问题。篇首集论曰，并显出仲景原书，残篇断简，经叔和搜集重编，与篇末若能寻余所集，两集字前后相映。劫后余灰，整理匪易，回溯叔和当日，对此破碎残缺遗留如何珍贵。原书形式轮廓尚存，当仍循旧规，必不敢妄为改更，惟至不能连续承接，方补缀之，连属之，其有不合可疑处所则附注达意。观书内曰恐非仲景意，曰恐非仲景方，足证叔和翼翼小心，原未敢鲁莽葳猎，轻易改窜，故今之伤寒仍是昔之伤寒。反复辨认，可看出此项序论怢亡必多，增补也不止一次。以为真则伪莫掩，以为伪则真尚存。本编卷一概要有辨序一则，言之较详，两两互参，明漪彻底。此篇录冠篇首，以其文系仲景口吻，则其中自有仲景语句，并合近代编撰常例，先冠序文。总上以观，不宁本篇序论疑义，可释，即书中各项疑义亦可由此启发顺释，并可由此书法读法启发，俾全书整个疑义朗然豁然全释。

（三）概要

考传

冉雪峰曰：张仲景为我国古今杰出大医家，不仅为东汉末一代大医家。伊尹汤液，祖述神农本经，仲景伤寒又推广伊尹汤液，一脉相承，总结了汉以前先代经验，在中医学术上起了大作用。时久效宏，在人民卫生保健工作上亦起了大作用。康济斯民，师表后学，总括一句话，很值得特殊表彰。而主编后汉史的范晔，疏漏失察，未为仲景立传，诚为憾事。但仲景学术精神，如一灯塔，放出异样光芒，照彻千古。由汉、唐、宋、元、明、清，以迄近代，凡在医林，无不忾忱悦服，心目中都有一个张仲景。所著《伤寒杂病论》，虽迭经丧乱，文籍焚废，不无失遗残缺，仍复收集归卷成书，传之于今未坠。即后世学术纷歧，或有宗派，朱陆不免异同，而其推崇仲景仍是一致。竝世大医华佗读伤寒论叹曰：此真活人之书也。唐孙思邈曰：至于仲景，特有神功，医人未能赞仰。宋林亿曰：其言精而奥，其法简而详，非浅见寡闻者所能及。近世章炳麟曰：伤寒十卷完好，此天之未绝民命。历来学者，特殊推崇如此，可见学术自有真价值，印在心里比印在纸上更好，正不必区区藉他人文字乃传。汉史既未为仲景立传，文献就算不足征，代远年湮，不免误会，所以马端临文献通考引鼌氏云："仲景著伤寒，有大人之病，而无小儿之患，有北方之药，而无南方之治。"秦皇士伤寒大白踵其失，谓北方有伤寒，南方无伤寒，妄移长沙于大河以北。又江篁南名医类案，载方勺泊宅编，汪讱庵医方集解，载赵养葵医贯，并云仲景为汉武帝治消渴，又或误仲景即刘表攻并的张羡（见伤寒及古张山雷序），及误仲景为陈后主捉尘树义的张讥（见世补斋医书补传后），种种笑话，均受正史少载影响。我辈后学，高山仰止，景行行止，所谓读其书，论其世，想见其为人，总欲明了他的身世始末，为学源委，以作楷模矜式而后快。晋皇甫谧序甲乙经云："汉张仲景论广汤液，为数十卷，用之多验。近世太医令王叔和，撰次仲景遗论甚精，皆可施用。"又序甲乙经云："仲景见侍中王仲宣（即王粲，建安七子之一），时年二十余，谓曰君有疾，四十当眉落，落后半年死，服五石汤可免。仲宣嫌其言忤，受汤勿服。居三日，复见，仲景谓曰，服汤否？仲宣曰已服。仲景曰，色候固非服汤之诊，君何轻命也。仲宣犹不信，后二十年果眉落，后一百八十七日而死，终如其言。"晋去汉末不远，仅数十年，皇甫贤者，必非臆说，其言较为可信。

后贤为仲景补传，多引上说。宋林亿奉饬校正医书，开始即首校伤寒，其序文曰："张仲景汉书无传，见名医录，云南阳人，名机，仲景其字也。举孝廉，官至长沙太守，始受术于同郡张伯祖，时人言，识用精微过其师。"观此序言，不啻已为仲景写了一个简略小传。明李濂编医史，凡史传所载，都全备录。仲景虽无传，著作昭显，他项文献，尚可博引旁征，故为补传较详。清陆九芝以所补未尽惬，再补之。考覈引用书籍，如郑樵《通志》、马端《临文献通考》、皇甫谧《甲乙自序》、陶弘景《别录自序》、巢元方《诸病源候论》、孙思邈

《千金》、王焘《外台》、甘伯棠《名医录》、李濂《医史及太平御览》《河南通志》等数十种，又集范晔《后汉书》语句，为论附赞，文笔丰腴，淹雅博通。但传中自居尝慷慨叹曰，至无他消散病笃而死止，计四百三十九字一大段，义多浅陋，且有语病，不类仲景口吻。史以传信，倘后世真以为仲景语，其流弊胡堪设想。叔和以例言冠仲景书前，尚滋物议。九芝以此等语羼仲景传中，人其谓之何。矧词义较叔和例言更为卑下，详瞻有余，精审不足。仲景遗文轶事足资考证的，所在多有，如开胸纳赤饼，见《抱朴子》，魏药获古桐，见《古琴疏》。遗文辑为专篇，见《日本东医学会》杂志（大塚敬节著），石藏犹存残卷，见《西陲古方残卷汇编》（流落伦敦博物馆图书馆）。凡此碎珍，均有仲景学术事实参考的价值。此等补传，当再详考，再修补，仲景的关系重要如此。伤寒书中，名为中风，名为伤寒，是定名示义。书名伤寒与证名伤寒，是同名各义。而风寒温湿暍统隶伤寒，伤寒又总括风寒温湿暍，是分名中的合义，合义中的分名。义外生义，名中生名，几无能名，别有深义。曩昔将名模糊下去，致令学术晦盲，疑义横生，长期间生出很多争辩，吾为此惧。编辑此编，必先释书所以名伤寒意义，盖亦若有不得已者然。试将历来解说伤寒名称的，择要引证。陈延之小品云："伤寒雅士之称，天行温疫，是田舍间号，不说病之异同也。"葛洪肘后云："贵胜雅言，总呼伤寒，世俗号为时行。"观二氏言，可知魏晋以来，普汛时行温疫与伤寒混称。陈葛二氏医学造诣颇深，陈治时感有白薇散，葛治时感有葱豉汤，开后世温病家，辛凉清凉治疗之先导。但知寒温之辨，而不知疫与温、疫与寒之辨，未尽摆脱俗障，学术时代限人如此。唐孙思邈《《千金》要方》，论列伤寒，系将温病温疫揉杂一类。《外台》编次较为清晰，伤寒另篇，天行归天行，温病归温病，惜二书所载疗法，同一含混杂乱。洎乎宋元，余氛未熄。明吴又可作温疫论，寒温界畛始清，寒温疗法始定，但处处与伤寒对峙，矫枉过正，反生隔阂。孙应奎医家类选云："凡风寒暑湿热燥，天之六气自外而中人五脏六腑、十二经络者，四时之中皆谓之伤寒。"其言似明未明，仍是此关未透。程郊倩后条辨，《释难经》伤寒有五云："伤寒有五之寒字，只当得一个邪字看，上伤寒字是指伤寒论一书，下伤寒字是指寒伤营一证。"举重若轻，是绝世聪明人语。陆九芝世补斋医书，载伤寒有五论文三篇，反复辨论，譬喻亲切，尤为明白畅晓，但只辨晰总纲分目为止。而近代注家又多并程氏、陆氏已辨已知者，尚不了了，学问之道，夫岂易言！

内难伤寒各书，对伤寒病，原甚透彻明晰。晋唐后古典精神渐失，观上小品肘后等所述，可知当时世俗，对伤寒的一般称谓，及可知当时学者对伤寒的一切解说。孙思邈为有唐一代大医，特他撰《千金》要方时，尚未获见仲景伤寒全书，伤寒一门无多卓见，随俗披靡，将温病温疫统混杂在内。王焘《外台》，伤寒、天行、温病，各归各门，想系在兰台馆阁，得窥秘笈善本，不尔，王氏诣力，当时情况，必难臻此。查所著录疗法仍与《千金》一样杂乱，其方则六物青散、赤丸、度瘴散、神丹、雪煎、驻踬丸等一类，其药则雄黄、雌黄、朱砂、矾石、莽草、乌头、巴豆、甘遂、鬼督邮、鬼箭羽等一类，令人吒异惊心。吴又可治疗是疫病，所讲说是温病，书内所讲为温病，书名所标又为疫病，即是缘晋唐温疫二字错误而来。上述孙氏类选，知六淫外中，四时均谓伤寒，但不知所以均为伤寒的意义，故扯向五脏六腑、十二经络。程陆二氏知道伤寒有五，但只知总纲与分目有分别，而不知分目与分目亦有分别。编者体会，释总纲须求到受病的区域，释分目须求到为病的性质，诸家半得半失，愈去愈远。数千年学说争执关键在此，学理误会关键亦在此。名不可假，名之不正，言何以顺，事何以成，学者所当着眼。

再为学者明白剀切言之，伤寒有五，总纲伤寒二字，应作何解释？分目伤寒二字，应作何解释？伤寒论书名伤寒二字，应作何解释？书内证曰伤寒二字，应作何解释？盖太阳为寒水之经，主周身皮毛，为人身机体最外一层，是中医普汎人人知道的。凡邪外犯，无论风寒燥暑湿，从皮毛入，伤人最外一层，都是伤寒，所以谓之伤寒有五。仲景伤寒论伤寒二字，亦是各种病邪从皮毛入，先犯最外一层的义旨。越人仲景，先后一揆，以何证明，即可以仲景书内所叙证明。太阳篇曰中风，曰伤寒，曰温病，均冠以太阳病三字。痉湿暍篇曰中湿，曰中暍，亦均冠以太阳病三字。这就是将五种伤寒赤裸裸写出的铁证。此可下一个正确断语曰，书名伤寒，是伤太阳寒水的经气，证名伤寒，是伤阴淫寒疾的寒邪。由此看来，后世温病家，所谓伤寒从皮毛入，温病从口鼻入，诚属喃喃呓语。五种都名伤寒，是指其病的来路，伤寒分为五种，是辨其病的性质。再进一步言，不宁辨伤寒的名，并要辨各种伤寒的名，不宁辨各种伤寒名，并要辨各种伤寒名中所含蕴的实。由名称的，追求到性质的，由性质的，择别到治疗的，本末洞彻，分合清晰，千古疑覆，至此尽发。这也是为学，有历史性资鼓励，差堪欣慰的事。

析义

冉雪峰曰：伤寒六经分篇，具有六个次序、六项阶段、六种性质、六类疗法。昔人谓伤寒以六经钤百病，为不易之大法。病是万变无定，经则不变有定，以有定御无定，即以不变应万变。或疑六经带哲学色彩甚浓，不过科学上的一个假定，改进中医，须将此种障碍物铲去。不知人在宇宙中，受宇宙大自然支配，天地变化，人体亦起变化，古人在一千七百多年前，彼时科学尚未萌芽，而能吸收当时深邃学说，总结前代经验，理论事实交融，与民众结合，为民众捍御疾苦，与病魔作斗争武器，永久有效，安容忽视。丁氏医学丛书，有日刻删定伤寒本，将书中太阳、阳明、少阳，太阴、少阴、厥阴等字样删去，名曰删定伤寒论。披读一通，味同咀蜡，书中原具精华微妙全失，可为殷鉴。似此，先代文化遗留，就承接吸收不了。或曰六经不过科学的代名词，其实不然，代名词何有此项精义，乃是中医学术本身，构成一个人身机体完整性，机体和环境大自然统一性的优异体系。

伤寒六篇，系一系列，虽曰六篇，只是一篇，其为仲景一人手笔所撰，原无疑义。书中章法、节法、句法、字法，古朴奥雅，不失炎汉东京风度。蕴理深，含味浓，每在一二虚字传神，或无字处寓义，非分读，合读，整个读，一气读，细心体认，不能领略其微妙。王肯堂谓："如神龙出没，首动尾应，鳞甲森然。"煞有体会。陈修园谓："后人割裂章句，挪前移后，是集李杜句，究竟非李杜诗也。"亦煞有体会。惜书成汉末，迭遭兵燹，汉末至晋，不过数十年，其书已渐趋佚亡。陶贞白云："汉献迁徙，怀愍播奔，文籍焚靡，千不存一。"可想见当年情况。王叔和收集残余，补缀编次，传之于今不坠，厥功甚伟。近今坊刻通行，固非叔和编次本，亦非宋林亿校正本，金成无己注释本。历经书市揉杂，私家改窜，脱简讹遗，错字衍文，所在多有，疑义因之丛生。惟正篇俱在，微言尚存，善读者比事属词，因文见义，尚可证入义理的最深层。全书只在病证出入上研究，不在气化演绎上斡旋。骤观外貌，恍似脱胎气化，细查内容，确是归结事实，此为仲景为学超迈优越处。此书为中医最古的典籍，亦即为震古烁今最有价值的典籍，既可窥见到汉代医学真景，又可体会出仲景医学精神。代远年湮，安有完整善本，惟其残缺，乃愈珍贵，阙其所当阙，辨所当辨，通其所可通，是在学者。

伤寒的特殊义理，值得探索，伤寒的特殊精神，值得表彰。伤寒书中规仿内经里面的六经，但所叙六经主证与内经所叙六经主证不同，欲人由病理探到病机，由病机探到病情，是另出手眼。书中规仿难经伤寒有五，但是举隅为例，不作排比类列的死教条，欲人寻求自得，了解活法，了解活用活的活法，以上系列，是值得探索的。内经最繁难的，是六气加临标本。最幽渺的，亦是六气加临标本。伤寒六经，就是实在的六气，伤寒六经部位，就是实在六气的部位。曰伤寒，曰中风，曰温病，曰中湿，曰中暍，各种不同性质的，均系属太阳，这就是实在的六气加临。太阳里面，即是少阴，伤寒太阳病，脉微弱者，不可发汗，尺脉迟者，不可发汗。又少阴病反发热，用麻黄附子细辛汤，得之二三日，用麻黄附子甘草汤。于当汗处，抉出不可发汗条文，于不可发汗中，又生出微发汗方法，这就是实在的六气标本。以上系列，值得表彰。内经的加临标本，是气化空虚的，伤寒的加临标本，是脉证事实的。于此可看出两个道理，一气化原理，可以运用脉证，脉证经验又可证实气化。科学深即近哲学，哲学实即归科学，医事讵能例外。仲景利用此项气化理解，以作辩证，又阐扬此项脉证事实，以归结唯物，这种精神，是我们学习中医的模范，这个路线，是我们改进中医的良法。

仲景伤寒论，辨析精详，自晋唐以迄宋元明，其间不乏贤达，为之编次，为之校正，为之注疏，为之条辨，但虽各有发明，究之知者见知，仁者见仁，未能整个透彻，书中奥义微言，一班多未了了。内经热论篇曰："人之伤于寒也，则为病热"。又曰："热病者，皆伤寒之类也。"此是就外邪与人身机体合言，乃深一层说法，是寒的演变可化热，并非寒的性质即为热。后人徒读古书，索多误会，千古长夜，胡乱治疗，诚为中医学术上一个大污点。此风想犹不仅起自汉后，大抵仲景宗族，死亡三之二，即是断送在这一班不思求经旨的学者手里。故仲景伤寒太阳篇提纲，不著发热。徐灵胎云："天下无不发热的伤寒"，何以不著发热呢？此盖仲景研稽极深，观察极审。恶寒是寒病本体，发热乃寒病转归，观原书下文或已发热，或未发热，必恶寒，寒则必恶，热则有已发未发，意义甚显。伤寒析义，以辨性质为紧要环节，而明察次序，分别阶段，然后归结理知治疗，庶为得之。平列为四，连贯又为一（指性质次序阶段治疗说），此是编者析义中，再演释出的一点析义。

辨序

冉雪峰曰：序非古义，自序义尤非古。序的旨趣，多系介绍内容，表明指归，敷陈肯要，显扬幽微，大部不免含有自炫求售意义，古人不屑为。故周秦以上，诸子百家，未尝自序，有之亦后人补加。序的风尚，大抵始自汉代，孔安国有尚书传序，班固有两都赋序，荀悦有汉纪序，刘熙有释名序，应邵有风俗通序，大抵皆仿自诗书题序而来。仲景伤寒全书，朴质简括，是只为学术专家言，井非为普汎一般言，无丝毫自炫求售俗见，何亦首冠自序，殊属可疑。仲景原书，早不得见，无可质疑，今所传宋本《成本》，既非原本全文，又变乱旧制，学者颇有微词。赵开美明版翻宋本，载所谓序的前面，标题为伤寒卒病论集，文的开始前面，冠论曰二字，与日人丹波元简所藏元本宋本同。柯本（伤寒论注）卒作杂，方本（伤寒条辨）以降诸本，无集字，程本（伤寒后条辨）去论曰二字。若坊刻则改为张仲景自序，或原序，古义全湮。这个集论文，究竟是不是序，是不是张仲景自序，或兵燹遗亡，经叔和搜集重编，或叔和编后，后人再加补，是值得研究的。

编者年已耄矣，前五十年，学习伤寒，初读伤寒序，颇感惑疑，以西汉文古奥苍劲，东汉文淡雅坚峭，此项序文，两浑不似。序的后半，文气尤卑靡。前半撰用素问九卷五句，疑义尤多。如阴阳大论，是不见经传的书名，王冰用补素问所佚第七卷，学者犹曰不合，以仲景学术诣力的地位，何须撰用如此惝恍迷离伪书。平脉辨脉，即伤寒论卷前篇名，若云别有其书，何以他处未见，若即本书，仲景何为自编著，自撰用，事理不合。及读书渐多，始知前贤业经明辨，序的后半（夫天布五行以下）为叔和所加，问题半解。但撰用云云，犹郁结于怀不能释，后读日刻伤寒辑义，载元吴澄作活人书辨云："汉末张仲景，著伤寒论，予常叹东汉之文气，无复能如西都，独医家此书，渊奥典雅，焕然三代之文，心一怪之。及观仲景于序，卑弱殊甚，然后知序乃仲景自序，而伤寒论即古汤液经，盖上世遗书，仲景特编纂云尔"，反复再读，不胜惊异，向知之未敢言者，乃竟早有人言之，先得我心同然。惟不以为叔和托，或后人托，而以为仲景自作，不惬予怀。仲景曾举孝廉，艺文方面，必有深刻工夫，何致尔尔。查日人丹波元简和山田宗俊，均著有伤寒序解，典雅博瞻，考据详明，为此序生色不少。究之以文释文而止，原序文气的卑靡，义理的疏漏，仍未可掩饰。

再即日人对于此项序文的辨论，加以研究。中西惟忠伤寒之研究自序辨云："窃寻其文意，脉理不属，且其言曰，撰用素问九卷，八十一难，阴阳大论，胎胪药录，并平脉辩证，为伤寒杂病论。乃今质诸终篇，未尝有本于此者，或有似于此，故无足信者矣。至他如五藏府俞，经络阴阳，及人迎趺阳，三部九候，明堂阙庭等之言，亦皆不与本论相惬也，而其不出于仲景氏之手矣"。又山田宗俊伤寒论集成自序云，"仲景氏序论，实是感慨愤激之所发，但其天布五行以下，全系叔和撰次之语，思过半句，既为一篇结尾，而复别起一段议论，是征一也。天布五行以下，文理不属，体裁迥别，是征二也。前称越人，后称扁鹊，亦非一人口气，是征三也。后段议论时医不求经旨，务在口给，为前段所悉，是征四也。仲景论中，未尝说五行经络，乃说之，是征五也。仲景书中，未尝以三部九候，明堂阙庭诊之，后段乃说之，是征六也。此论由感往昔之论丧而起之，则文止于所起，为得其实获之义，可以征矣，是征七也。七征既得，奸何可掩，中西惟忠不知此义，并前段以为伪托文，可谓鲁奔矣"。观二家辨论，全伪托半伪托，主张不一，而其对序文种种可疑，总有出于伪托之一途，观点是同一的。他山之石，可以攻错，这个旁人的道是非，未可忽视。

近代有古本康平伤寒出，其书犹存唐写卷子本款式，不宁为北宋以前的别一旧本。且为唐以前的别一旧本，即以序论，标题为伤寒卒病论，序文开始，有旁注集论曰三字，博采众方下，撰用素问九卷，八十一难，阴阳大论，胎胪药录，并平脉辩证五句，计二十三字，系小字衬注。自余览越人起，至思过半矣止，系顶格写。夫天布五行以下，至请事斯语，系另行低二格写，不与正文相连。此可看出几个道理，集论曰，明系叔和编次，集诸说为论。煞末若能寻余所集，与前集论曰，两集字首尾相映。尔时仲景原书，残缺处，必有难识，不成条理者，故叔和补缀，连属成篇，亦犹杨上善纂太素，其残节佚句，统杂附篇末一例。此序文气，原是仲景口吻，其中必有仲景碎金片玉在内，叔和不过搜集另编。《康平本》篇末无下款汉长沙太守南阳张机著字样（宋本《成本》均有），序论后伤寒例前，有顶格写，汉长沙太守南阳张机著，晋太医令王叔和撰次，双款并列。关系各家学说考证，值得注意，故可下一断语曰，原序中有仲景零星语句，编次则为王叔和手笔。若序的后半，则纯为后人补加，何事补加，序至思过半矣，本告一小结束，但文气兜束不住，补之诚是，特叔和诣力，不如仲景，后人诣力，又不如叔和，因之訾评百出。此仍可断以康平古本，假令同一整序，何必划断另行，又何必低二格写，无字的义例，甚于有字的褒贬。学者以序的前半，为仲景自撰，讵知其为叔和撰，后半为叔和撰，讵知其为叔和后后人撰，种种疑问，由此大白，古本有考证的价值如此。

辨例

冉雪峰曰：书例是方便读者，为读者介绍书中内容，指点书中肯綮，表明书中隐奥，总括书中指归，俾开卷了然，减少脑力。寻常著作，有例无例，无大关系。若其书理既深邃，义又隐微，则非有例以开其先路，暗中摸索，费力费时，甚或不得其门而入。古今相传，伤寒为难疗的病，伤寒论为难读的书，孙思邈《千金翼》云："伤寒热病，自古有之，名贤濬哲，多所防御，至于仲景，特有神功，寻思旨趣，莫测其致，所以医人未能钻仰。"林亿校正序云："其言精而奥，其法简而详，历代虽藏之书府，亦阙于校雠，是使治病之流，举天下无或知者。"就孙林二氏说观察，几如绿文赤字，难赞一词。况其书在叔和时代，并无注疏，即叔和亦不过编次而已。仲景原书，恐叔和并未曾见，亦如孙氏编《千金》方时，尚未见仲景全书一例，故叔和对书中奥义，亦有未体会透彻处。似此，后之学者，安得不增种种困难，则冠例一篇，示以端倪，诚为切要。无论仲景原书，有例无例，或有例残缺，叔和搜集补成，或无此，由叔和发凡起例，别具手眼，要为保存国粹，启迪后学，防范世急，兴继绝学的盛举，未可厚非。

叔和为晋一代大医，别有师承，而能知仲景伤寒，为先代文化可宝贵的遗留，在其亡其亡，破碎残缺下，搜集补缀，传之于今，识见诚为高人一等。徐灵胎云："不有叔和，安有此书"，信然。特以伤寒义理渊微奥折，解人难索，见仁见知，识大识小，再看诣力如何。叔和原本例言，本自清彻，后人妄为增益，其中因不免浅陋庸腐，错误杂沓。盖仲景原书，未为叔和所乱。而叔和编次，则真为后世俗手所乱，如今本坊刻云云，安得不授人口实。首发难攻击的，为方中行，次喻嘉言，次程郊倩，或削或辟，斥为伪例，几以伤寒义理，自叔和而晦，叔和为仲景的罪人，变本加厉，意气汹汹。辨正推崇的，有王朴庄、陆九芝，世补斋医书内，载有伤寒例新注，回澜说等文，与方喻程三氏，旗鼓相当。朴庄云："此例凡十三章，语语皆本内难二经，精详审慎，为后学阶梯"。九芝云："《外台》秘要于伤寒逐日浅深一章，既有王叔和曰四字，则是此章以前，俱为仲景原文，此章以后，乃为叔和之言，若照此分章，正与大学一经十传相同，以第四章作第一章，合后九章，共为十章，当更明晰。方喻程三家，更无可置喙"。各逞一偏，即无须辨护处，亦必辨护，究之是者是，非者非，原书俱在，可以复按，正不必效经生气习，汉宋门户水火。历代对伤寒例的评价，各各不同如此。

伤寒序是仲景口吻，伤寒例是叔和口吻，本很明显。如序谓余宗族素多，向馀二百，建安纪年云云，这就是仲景口吻的证据。如例谓今搜采仲景旧论，录其证候诊脉声色，及对病真方，拟防世急云云，这就是叔和口吻的证据。盖序为仲景原作，散失后再重集。例为叔和另撰，编次后加小引。著述习惯，书成多冠凡例，这个说不上托，更说不上伪。在事实，叔和原未尝托，在后人更不必强派为伪。但这个例言，也有反与原书义理隔阂刺谬的。查书名伤寒，是言受病的部位，证名伤寒，是言为病的性质。故中风、温病、中湿、中暍，均可为太阳病，均为伤寒。叔和例言不知此旨，将寒温暑湿，四时平列，竟说冬为正伤寒，词句检点不清，开后人混温于寒，混疫于温之渐，致令千年长夜，陷溺在混杂错误旋涡，叔和咎岂能辞。神丹、甘遂，仲景无此方剂，《千金》《外台》所载，神丹方为附子、乌头、人参、茯苓、半夏、朱砂。甘遂方为甘遂、白芷、大黄、芒硝、枳实、厚扑。二方惊人，合用更惊人。仲景原无此方，亦无此法，又何用此例？且此等方，与伤寒书中义理何关，例些什么。伤寒集成云："此固叔和之例，而非伤寒之例"。伤寒辑义云："言多荒谬，不合仲景绳墨"，均批评允当。其他占按斗历，气别正疫，时判重轻，种种谬妄支离，乃后人妄为增加。又将衬注旁注，误入正文，其书早非叔和编次原本，非叔和自误，乃后人误叔和。彻底穷研，真相乃见，读书论古，真不易言。

再为学者举一个切实凭证，查古本伤寒论所载伤寒例，顶格写的四段，第一段三条，二段三条，三段四条，四段五条，共八百零一字。低二格写的亦四段，共一千四百二十六字。又顶格写的有旁注衬注，低格写的无，共计旁注五十字，衬注八十一字。无论顶写低写，旁注衬注，今时行坊刻，笼统连贯，俱作正文，鱼目混珠，碔砆乱玉，无从分辨，若非古本复出，何由知之。大抵顶格写的，为叔和正文，低格写的，为后人所加，一顶一低，原写的精神毕露。顶格的有旁注衬注，低格的无，一有一无，原读的鉴别甚精。古本原书，凡衬注上俱有注字，上节业经叙及，注字是外加圆圈，注下尚有方圈。在序，方圈内为经字，在例，方圈内为例字，正所以防后人混乱误会。观察复观察，可再审出道理。序中有仲景原文，例中无仲景原文，一经一例，原书的泾渭，更分得清清楚楚，可见后人混作一起，真属懵懵。而所混语句字数，并超过原著一倍半以上，所有浅陋庸腐，错误杂沓，多在此中。叔和原例，不过大醇小疵，后人妄增，则愈去愈远，变本加厉。方喻程各家，即据此为攻击据点，梦中说梦，捉虚捣空。朴庄九芝不辨真伪，一概袒护，更为强非为是。以上种种，得此可以彻底清澈。生今之世，得见宋唐以前古本，寻彼奥旨，了此疑案，慰甚慰甚。

辨辨脉平脉

冉雪峰曰：编篡医书惯例，于正篇前，多另列脉法一栏。盖医事脉证并重，微妙在脉，不可不察，惟恐学者体会不够，故先冠篇首，以资启发。伤寒论前的辨脉平脉一篇，就是这个普汎惯例开始者。此篇辨脉平脉标题四字，与原序撰用素问以下二十三字内的平脉辨证四字，字句相似，因之解说既多牵混，句读亦欠清楚。一将撰用二字，直贯到平脉辨证为止。若然，平脉辨证似书名，何以他处未见此书，亦未见此项书目。一由并平脉辩证的并字划开，上撰用二字，只贯到胎胪药录结煞。二说后说为优。究之序中是平脉辨证，不是平脉辨脉，原文意义，撰用以上各书，实事求是。平脉辨证，为伤寒卒病论，平脉辨证四字，是指书的编撰意旨，不是昭书的义例规范，玩句上加一并字，词意宛然。况此篇脉法，与仲景书中脉法，殊多歧异捍隔，既不足示学者脉理的精奥，亦不足资学者脉理的会通，仲景渊微深邃的原书，何须此揉乱杂错的俗例，这篇后加的编著，疑窦罅漏，实在太多。

从前学者，多以此篇辨脉平脉，认为叔和手笔，以为叔和善脉，自用所长，或眩弄机锋，即素为叔和序例作辩护的陆九芝，亦谓："此篇绝不似仲景语，此则并诸可与不可与篇，皆叔和重集，为叔和所自言"。然唐去晋不远，孙氏《千金翼》，卷第九第十，为伤寒载他医籍的早本，王氏《外台》第一卷，又载有诸论伤寒者八家，凡所征引，并无此辨脉平脉篇名，及篇内语句，若出自叔和，何以孙王二氏未见，他篇俱载，而此篇不载。再举一个凭证，康平古本亦不载，他篇顶格低格，旁注衬注，分其等次，抉其肯要，对此篇则并无只字，可知此篇非叔和撰集，乃叔和以后后人撰集，惜笔者未自表明，致代远年湮，生出如许种种疑义。而宋林亿校正本，成无己注释本，则均载之，由此观之，此篇作人，大抵在唐后宋前，唐宋二者间时代，可以理断。查敦煌石藏，有论脉残卷百又三行，本为辨脉篇文，不知何以标题署为《脉经》残卷，而不署为辨脉残卷，后篇有平脉略例残卷，又非伤寒平脉篇文，似为《千金》平脉篇摘要本，可见辨平二字，当时并不普泛习惯。平通评，近人诊脉，统称评脉。平又训常，如平人气象论之平，当先平脉，后及病脉，何以平脉置后，辨脉置前，实为颠倒次序，无论其他，即此标题编次，而此篇评议价值已决。

　　叔和脉学造诣极深，所编脉书十卷，远绍歧轩，近规苍扁，王阮付戴，吴葛吕张，所传异同咸备，集晋以前脉学大成，后人尊称曰经，传之于今未坠。但叔和书中所言是脉法，仲景书中所言是脉理，脉法是有定的理，脉理是无定的法，脉法必本乎脉理，脉理可活用脉法，所以叔和诣力，较仲景差逊一等。故即撰辑叔和精华，冠于仲景书首，犹未能有所裨益，况本篇辨脉平脉，在学理上不值一衡，实为自桧以下。查辨脉首列大、浮、数、动、滑五阳，沉、涩、弱、弦、微五阴，既不赅括，又多支离，衡以叔和七表八里九道，迥不相侔，学者谓此篇不过《脉经》余绪，犹是粗观外貌，而未精审内容。平脉开始为四言韵语，若后世脉诀然，即后世脉诀滥觞。叔和自视颇高，所编《脉经》，多精言似子，岂屑为此简略不全，詹詹小言者，此亦可非叔和撰集，而为后人撰集的旁证。此犹仅就此篇两两首段为例，篇内似此或下此的，无暇枚举。虽其中亦有引征内经语句、难经语句及《伤寒》《金匮》语句，并有古雅朴奥处所，如高章相搏，名曰纲，慄卑相搏，名曰损之类，别本未见，似得之其他珍藏秘本，但杂杜蘅于兰芷，点金成铁，反嫌古人精粹，为所掩晦。谓吾人当分别观读则可，若以此篇可作伤寒脉例，将何以启发秘奥，昭示肯綮，当为之下一断语，曰确乎不够不够。

　　脉法是规矩，脉理是神明规矩的巧。如浮主表，沉主里，迟主寒，数主热，此谓脉法，然浮不为表，沉不为里，迟不为寒，数不为热，在仲景书中，处处均可看到。此谓脉理，所以然者，治随脉变，脉随证转，舍脉从证，舍证从脉，活法中有定法，定法中又有活法。若死守教条，局局机械的规矩，而遇繁颐杂错，变证变脉，其何以济。所以上条谓即将叔和脉学精粹，录冠伤寒篇前，亦无多大裨益。古今言脉法者多，言脉理者少，知脉法者多，知脉理者少。故古人谓脉只可意会，不可言传，又云脉不可言宣，所可言宣者皆糟粕。然则如何而后可，曰执柯伐柯，其则不远。即于仲景书中所具之言，寻求仲景书中所蕴之理，以此例彼，以彼证此，而求到反面，求到对面，求到旁面，求到前面后面，层积累进，孕育熏陶，久之豁然贯通，自有本末终始，彻贯之一日，别有会心，另开境界。似此方能掌握繁颐杂错，千歧万变的证脉，而适应不惑。可见以此呆钝浅陋的脉例，冠于灵活深邃的伤寒，诚为无意识举动。混归叔和，叔和不任咎，混归仲景，更厚诬古人，此节本不欲多辨，而又不得不辨，不敢不明辨。

辨痉湿暍、霍乱、差后、劳复

冉雪峰曰：痉、湿、暍是三篇合为一篇，痉湿暍、霍乱、差后劳复，是三篇合为一大篇。痉湿暍相似伤寒，痉湿暍不尽为伤寒，霍乱亦然。伤寒有差后劳复，痉湿暍霍乱及他病，亦有差后劳复。本书是伤寒专书，则以辨伤寒脉证治为正文，即博采旁通，要不无主宾轻重详略之辨，而连篇累牍，整论他病，六经正篇外，兼载此诸篇，准以撰著编纂通例，似有未合，仲景何至如此。此必叔和编次时，原书已多残佚，或逮时只见伤寒，未见杂病，而又有此断金碎玉存在，未忍割爱，故补缀编入，是叔和编次之本，早非仲景原书旧本。林亿校正，虽未明言根据何本，想当日叔和编次的，已散失凌乱，故林序谓高继冲所上，"文理乖错，未尝考正，书府所藏，亦阙校雠"，则其校正必正缘于乖错。是林亿校正之本，亦非叔和编次旧本，然今坊刻通行本，宋本、《成本》《玉函》别本、《千金翼》转载本，并有价值的康平唐卷子古本，均有此痉湿暍霍乱差后劳复各篇，是各篇非后人羼入，而为叔和原具的编次，甚为明显。究之叔和是本何项原理，将此各篇编入，或原书旧有此编次，编次是何种意义，均是值得研究的。

查霍乱与痉湿暍，同是另一病名，同是伤寒附篇，乃一附正篇前，一附正篇后，两两歧异，从来注家，多未明辨，即叔和亦未必能深明此项意旨。盖仲景伤寒，即秦越人伤寒有五的伤寒，凡六淫之邪，由皮毛最外一层侵入，均谓伤寒。书中风寒对举，举隅示例，词旨渊含弘括，深切著明，善读者循其活泼境诣，自可领悟于无言之表。若六淫并列，头绪纷繁，不宁使人目乱心惑，反失却包涵万有灵活的化机。而又恐人未能尽解，故著录曰伤寒，曰中风，曰温病之外，又附此编，补曰中湿，曰中暍，以完足五种伤寒之数。此篇非叔和加入，亦非叔和随意加前加后，此必仲景原书，早有如此节次规范。特此种精蕴，叔和迄日，尚未窥到，如窥到，必于序例中大书特书，俾天下后世大白。何致千余年来，温与寒混，疫与温混，酿成长期混乱错误的浩劫。但原书精义，虽未体到，原书规式，却未敢变更，不似后学识浅胆粗，竟蹈经生武断，胡乱移易改窜，故虽经叔和编次，林亿校正，原书真相犹存，至今尚可探寻其微奥深邃的线索。痉病经脉强直，似太阳病变，霍乱阴阳杂错，似厥阴病变。六经太阳居前，故痉湿暍连同附前，厥阴居后，故霍乱单独附后。观此，则伤寒所以附痉湿暍者，可以明了，所以痉湿暍附太阳前，霍乱差后劳复附太阳后者，亦可明了。

编者对此各附篇，向多怀疑，伤寒以痉湿暍终，《金匮》以痉湿暍始，一书两见，他书无此连属编次例义，再读宋本《成本》《玉函》本，痉湿暍又皆列前，而《千金翼》转载本，并载在太阳病用桂枝汤法第一，列入正篇，惑疑滋甚。孙氏亦觉混杂不合，恐后人误会，故痉节下，湿节下，暍节下，各注右件痉状，右件湿状，右件暍状以别之，痉湿暍篇首，各本均有"太阳所致，痉湿暍三种，宜应别论，以为与伤寒相似，故此见之"，《千金翼》亦有"伤寒与痉病湿病，及热暍相滥，故叙而论之"，文异义同。窃思所以附此，非仅相似，相似亦非。仅此三种，如伤寒百合，伤寒黄瘅，伤寒阴阳毒，《千金》《外台》所引，均冠有伤寒字样，何以此则编入。而彼则不编入，且痉湿暍是附篇，仅叙脉证，不出方治。霍乱亦附篇，何以既叙脉证，又出方治，痉湿暍应别论，故重见《金匮》，霍乱亦应别论，何以又不见《金匮》。凡此种种，衡以本编上节所叙，半可了了，但疑义犹未能尽释。及读康平古本，痓湿暍霍乱，均各标题另篇，痓湿暍上，冠有辨太阳病四字，霍乱上，冠有辨厥阴病四字，此可为所以附前附后原理的确证。伤寒所致四字，系标题辨太阳病的旁注，此三种应宜别论。以为与伤寒相似，故此见之十八字，系标题痓湿暍下衬注，均非原书正文，相似不错，却只是后人批读一端的理解，并非原书蕴蓄紧要节环，"紧要的是补足五种伤寒"，一切疑义至此，乃全体涣然冰释。

总上以观，湿暍与风寒温，各一性质，补出湿暍，乃完成五种伤寒整数。痓为太阳特殊病变，补出痓的这个变病，乃愈证明太阳正常本病。厥阴病变，为内外阴阳杂错，霍乱病变，为上下阴阳杂错，补出霍乱，则合内外上下，而统括其治疗。霍乱如是，他病亦如是。湿暍关系全书整个性质的区别，霍乱关系全书整个治疗的推阐，此可见伤寒之通于杂病，亦可见杂病之通于伤寒，然非谓伤寒方可统治杂病，杂病法可统疗伤寒。要在准理协义，由正面、反面、对面、旁面、前面、后面，破其的而会其通。深一层说，六经分篇，即昭六气的性质，六气病变，即树六经的例义。区域可显出性质，性质亦可转变区域。善读者得此正篇，已可寻出深邃的奥义，何待其他再补。然微言大义，解人难索，故经论不惮反覆明言，多方譬喻，所以示人者至深且切。

曰风、曰寒、曰温、曰湿、曰暍，各是各的证象，各是各的脉象，各是各的疗法。又各个从皮毛外层入曰太阳病，厘然明白。乃鳃鳃焉曰，伤寒自古号称难读之书，非书误人，乃不善读书，自误误人。吾人后原著千七百年生，犹得搜求较古珍贵秘籍，总结历代名贤经验。居今为中医复兴之日，正学术昌明之会，因得钻仰高深，勉窥堂奥，这也是为学有兴趣快愉的事。

辨篇次分合

冉雪峰曰：汉志汤液经法三十二卷，早佚。经方十一家，二百七十四卷，亦佚。虽家数卷数明确，事实昭显，而书既佚亡，代又久远，疑义因之滋多。皇甫谧甲乙序云："仲景推广汤液，为伤寒卒病论数十卷"，晋去古未远，或亲见汤液，或他有所考所本，必非漫然云尔。曰刻伤寒集成序云："汉张仲景伤寒论一书，实为千古医家之模范，此岂所谓汤液经法与"，词意与皇甫氏同。仲景垂妙于众方，虽曰祖述伊尹，岂独拘拘一家言，盖必有兼得于各家馀绪专长者。观序论勤求古训，博采众方，可想见当年为学的梗概。至孙氏《千金》卷九，篇首所引四家，王氏《外台》卷一，所引八家，乃是仅就研究伤寒方者言，附注某书某人，与张仲景同，殊嫌列叙不称。惟王氏职司掌库，尽窥鸿秘，其所征引，与他本多异同，颇有参考价值。经方古称十一家，今惟仲景上承伊尹薪传，一家仅存。由汉迄晋唐，如华佗、王叔和、葛洪、巢元方、孙思邈诸贤，均似别有师承，不与仲景同一渊源。其或有得于上述，除伊尹外，十家的馀绪，亦未可知。要之伤寒无论全不全，总是仲景的书，虽有残缺，尚可成篇，虽经紊乱，尚足明义，不与其他十家同归于尽，总算医林不幸中的大幸。

伤寒杂病，原两书合为一书，本末共贯，观自序云："为伤寒卒病论，合十六卷，"合字义可玩味。在杂病各具性质，未容混同于伤寒，而伤寒中具原理，要可活用于杂病，从分从合，细研煞有功夫。可见后人谓伤寒方，可统治杂病，又谓凡杂病，不可用伤寒方，均属拘墟执一。隋志载张仲景方十五卷，存。又附载梁七录，有张仲景辨伤寒论十卷，亡。新唐书载王叔和、张仲景方十五卷，存。又载张仲景辨伤寒论十卷，存。前亡而后存，此必如孙氏所谓，江南诸师秘仲景伤寒不传，故时隐时现，或亡或存。向疑仲景方即伤寒方，观上新唐书，两书并存，则又似是两书，而并非一书。王氏《外台》引征伤寒条文，有十七卷十八卷名称，则旧本伤寒，原不止今本十六卷之数，所以《金匮》条文，亦称伤寒，是王氏犹得见伤寒杂病全书之旧。此可看出两个道理，一隋以前，《伤寒》《金匮》已分为二书。一唐时两书合一原本，馆阁犹有存者。查太平御览及高湛养生论，有王叔和撰次仲景方三十六卷，张遂辰仲景全书，曾引用之。又葛洪抱朴子肘后方序，有仲景《金匮》录，歧黄素难之方，将近千卷，宋本及俞桥赵开美《金匮要略》，亦引用之。大抵《金匮》录，经仲景手笔篇次，而伤寒杂病，是为另题精研专著，仲景勤求古训，博采众方，卷帙虽溢常刻，有传有不传，其又何疑。

当叔和编次伤寒时，只见伤寒残篇，未见全书，亦来见后半杂病，故所编次只十卷。文献通考二百二十二卷中，载《金匮玉函》八卷，汉张仲景撰，晋王叔和集，他书赵希弁陈振孙亦多引之。是叔和先编次伤寒，后得《金匮玉函》，又再编次，与林亿先校正伤寒，后校正《金匮玉函》，再校正《金匮要略》一例。叔和例序，虽未明言，而林亿自序，则言之明白清楚。巢元方病源，有引伤寒语句，却未标伤寒名称，学者谓其系由小品转录，然于妇人三十六病，称仲景最玄深，由此观之，似巢氏只见《金匮》，而未见伤寒。唐孙思邈撰《千金》要方时，尚未见伤寒，晚年撰《千金翼》时，始得之，全载入第九、第十卷中，其他杂病，无所征引，由此观之，似孙氏只见伤寒，而未见《金匮》。《金匮玉函》，为伤寒杂病别本，同源异流，不过句节各有同异，林亿疏谓欲人互相检阅，而为表里，以防后世之逸亡，故并两存之。今之《金匮要略》，乃《金匮玉函》八卷，缩编为三卷，又划出第一卷，就二三两卷，复划为三卷，是王诛在馆阁蠹简中所得，为原有三卷，林氏校正后，为新划三卷。伤寒杂病二书，隐现不常，分合多歧，历代各大医家，即从事本书编次校正的，亦有见有未见，全见未全见。我辈后古人千年生，仲景原本，叔和编次本，均渺不复靓。即唐本宋本，亦不可得而见，所见到的，惟明板仿宋本，及明翻宋版覆刻本。至坊刻通行本，经注家改窜，书肆移易，愈失庐山真面，要在学者特具一种鉴别识力。

上各条辨述，系就伤寒与杂病的分合言，两者本书，又各各自有分合。其任意改窜挪移，不顾一切，冀完成其一端理解的无论，即较稳健通明著述，亦有前移后，后移前，上移下，下移上，或将原字未错的改错，注语未混的混入等等，混乱日久，不可复辨。其章节字句，孰先孰后，孰为原文，孰为改窜文，而欲整个分剖厘正，实为学者颇感困难棘手之事。所以不特各有分合，而且分不知分，合不知合，即当日叔和编次，林亿校正，亦未必尽知，不然，其序例疏奏，何以无一字分析剖辨。今得康平古本，很可帮助解决此项难解决的问题。此项古本，系唐写卷子式，分三种写法，一顶格写，二低格写，三低两格写，或间加小字衬注，小字旁注，其意旨未自注明。度理协义，大抵顶格为经论正文，低二格写为后人附加，或注语，两者词意，可以辨认领会。且顶格的有注，低二格的无注，颇有界畔。低一格的却费解，是否叔和所加，亦或如上篇所述，为经方十一家中的遗简，殊耐研究。查此项文义较重要，又有衬注旁注，与顶格写一律看待，所不同的，只为低一格写差别。此解是否正确，或别有深义，及其他事实，未体到见到，阙疑待考。总之准此整理今本，一切篇次章节字句，均可得其确据。春秋以文的书法，表示意义，此本以写的款式，表示意义，不宁伤寒杂病二者分合可明，即二者本书各个分合，亦无不可以大明。

辨诸家注疏

冉雪峰曰：伤寒古称难读，词既古朴，义又深邃，苟非借助注疏，寻常知见，几无从证入。读犹困难，注疏谈何容易，所以晋唐以前无注疏，即王叔和、巢元方、孙思邈、王焘诸贤，均有创造著作，对伤寒亦不过编次补佚，转录征引而已，此即丹波氏所谓："经六朝隋唐，而未见表彰者。"宋学重义理，风尚及于医事，故对此佶倔隐奥，古典伤寒，渐有钻研，从事辨著，如钱仲扬《伤寒指微》，韩祗和《伤寒微指》，庞安时《伤寒总病论》，许叔微《伤寒发微》，朱肱《南阳活人书》，杨士瀛《活人总括》等等。但只是泛论大略，探寻肯要，若本经论为主，逐条训释，合乎注疏体例的，则以宋末金初，成无己明理论、方论，伤寒论注为创始。成氏年七十八撰成明理论，八十完成伤寒论注，可谓好古敏求，至老不倦。自是而后，著作渐夥。凡事创始难，而成氏备具规模，多所阐扬，谨守绳墨，无他矫纵，尤为可贵。王氏编次，林氏校正，成氏注疏，同为有功伤寒。后贤不谅，对之或间有微词，不知学术有时代性，彼自著述再逾数百年，能如成氏之于现代否，力求进化则可，妄议古人，窃期期以为不可。

自宋元明清，以迄近代，注伤寒者，一代多一代，见于中国医籍考的，自成无己注解伤寒起，至程云鹏伤寒问答止，计有二百五十九种。而清末迄今，还有如许多家，不在此数。《金匮》注疏，亦不在此数。查五代前无印刷术，凡书愈宝贵，愈珍秘，底本既感困难，抄写尤非容易。孙思邈云："江南诸师，秘伤寒方法不传"，林亿云："士流录传，才数家耳"。在唐宋时此项困难尚未全除，凡此可想见当年著述困难情况，并可想见当年著述，容易遗佚情况。幸近代印刷进步，出版便利，书出愈多，愈助编纂者以参考的资料，所以汇纂汇集，集义集注，一书辄征引数十家，近人并有伤寒百家合注，《金匮》五十家合注，可称博赡。亦有精研一门如伤寒类脉，伤寒类证，伤寒类方等。旁通他证，如伤寒广要，伤寒论翼，伤寒兼证分析等，应有皆有，琳琅满目。准以伤寒杂病为一书例义，连《金匮》注疏在内，再连日刻中文本，《伤寒》《金匮》注疏在内，虽无确实总计，约为四百种以上，周莎历代研究伤寒的文献统计，共计四百二十五种（载中西医药）。伤寒杂病论为中国古典最早篇一部方书，自后汉建安至今已一千七百年，今虽西学东渐，学术上起了一个大变化，而价值并不稍贬，古今学者精研训释，很多成专书的，如上述已四百余种，他书无比伦，医林特殊推重。各注有抉经之心的，亦有刺谬悖驰的，但尊经之心，千古一辙，不似儒家汉宋门户水火，这也是中医学术历程上的一个特点。

伤寒渊懿精奥，识大识小，见知见仁，各随诣力而定。吾人试多阅读一回，即多增一回体会，多研究一次，即多增一次认识。义理无穷，蕴蓄极深，所以自古迄今，注疏者虽多至数百家，尚有未尽奥义。宋前无注疏，注疏均自宋起，仲景东汉末人，幸医家尚无汉宋门户气习，凡注疏均是服膺原书，追溯渊源，步武钻仰。但其中不免朱陆异同，各个争辨，如叔和编次，林亿校正，功未可没，后人徒逞己见，责备太苛，对叔和攻击尤力，方中行倡于前，喻家言继其后，程郊倩甚于终。反对此项意见的有林北海、王朴庄、陆九芝。文阵横扫，旗鼓相当，此为各家注中的一个小波折。金元来，刘、张、朱、李四家，致力不同，小有派别。明清温病伤寒，两两对立，亦小有派别。现早过去，至舒驰远之妄，陶华之粗，黄坤载之僻，车质中秦皇士之庸之陋，均显明易见。乃后人犹有缘袭，推波助澜者，可谓咄咄怪事。愤极者，所以有注疏愈多，真理愈晦之感。以上均为旧注，现在摆在面前的就是新旧两派，其实学术只论是非，何论新旧，吾人为学，正要在这个新旧矛盾间寻出化合真理，为医学开辟一个大坦途。从前弊病，就是旧的对旧学术，毫无心得；新的对新学术，徒袭皮毛。旧而涉及新，错误太多；新而涉及旧，隔阂尤甚。两误荟萃，愈传愈伪，所以对旧注方面，防空玄，防诞妄；新注方面，防穿凿，防强派。由是非处肯定，从实验上贯彻，在精神处会通，这是很费一番审察鉴别工夫的。

由上述观之，伤寒的书令，已有一千七百岁。诠释伤寒已出版的注疏，约有四五百种。经历代贤哲的钻研，靡幽不触，应有尽有。即使我辈学者，别有会心，把他撰写出来，亦不过于各注中，再多此一注，无大裨益，这个路标，勿须向他指。惟荟萃群言，网罗百家，集古今之知以为知，合群贤之长以为长。丹波氏伤寒辑义序云："竭一人之心力知巧，孰与假数百年间，数十贤之所竭心力知巧，以为吾有。"此言有阅历，有见地，颇资借镜。时至今日，正学术昌明之日，千载一时之会，外察环境，内观趋势，适应要求，力求进展，须收束既往，启发将来。旧的要整理，要改进，幸勿兜打倒车；新的要灌输，要融会，必须迎头赶上。剥夺影响依稀的伪装，阐扬贯彻化合的真谛，重心尤须放在新的方面，这是历史赋予的任务。发扬先代文化遗产，吸收近代科学新知，惟一任务是将中医古先哲长期经验整理出来。就伤寒论而言，将经论之精义，各注之菁华，其中精透奥妙入微之处整理好，诠释好，贡献出来，为中西医学术交流，为西医改进中医，复以中医丰富西医，再以中西医结合形式丰富世界医学，此乃编者目的，也是编者之希望。

编纂意义和要求

冉雪峰曰：凡撰注须合时代需要，须随时代进化需要为目的。现中西医学术交流，相互学习，开历史未有新局。中医自当迎头赶上，向新的方面进展，一方面发扬先代宝贵文化，一方面接受近代新知识。就整个学术而言，中医应整理提高，贡献到西医和世界医学中去。用科学玉尺来衡量，用科学力量来发皇。总结以往经验，以开辟未来研究之新径，此为目前最紧迫切之任务。本编虽仍在古人著述里下功夫，却不在旧式漩涡中多盘旋，事实在此，目的在彼。伤寒为中医治疗正面，第一部有价值的书，此项整理，又为千载一时，有历史性发扬光大的起点。倘旧的紧要方面有疏漏，即学术精华方面有损失；倘新的征引方面有差讹，即学术改进方面有障碍。况进一步融会化合，实非毫无心得，徒袭皮毛，所可侥幸。至若前贤已知而不知，现时可通而未通，这都是编者应负的责任。今幸古本复出，凡诸家聚讼，暗中摸索争点，至今多可明彻，俨似学术将兴，应运献瑞佳兆。可见本编虽是个人私家编辑，俨似现代有代表性撰著的一部分，其意义不可谓不弘，其责任不可谓不大。

本书分三编，上编概要，一考传，二释名，三析义，四辨序，五辨例，六辨辨脉平脉，七辨痉湿暍、霍乱、差后劳复，八辨篇次分合，九辨诸家注疏，十即本篇编纂意义和要求。中编本论，辨太阳病脉证并治上，辨太阳病脉证并治中，辨太阳病脉证并治下，辨阳明病脉证并治，辨少阳病脉证并治，辨太阴病脉证并治，辨少阴病脉证并治，辨厥阴病脉证并治。下编附篇，辨痉湿暍脉证并治，辨霍乱脉证并治，辨阴阳易差后劳复脉证并治。曰概要、曰本论、曰附篇，三类划分，厘然明白。概要十篇，合为一卷。本论六篇，厘为八卷。附篇三篇，合为一卷。总共十卷。其余前冠集论（即原序），后附卷末语，不在正卷内。上编考源流，别真伪，综肯綮，昭内容，类似本著一个序例。中篇为原著六经正文，太阳篇独多，循宋本例，分为太阳上、太阳中、太阳下三卷，余五篇各为一卷，只分体例，不求匀称。下编痉湿暍本为附篇，以与太阳病有关连，故古人列正篇前，今从坊刻列正篇后，与霍乱、差后劳复，合为一卷。凡以求其界畔明晰，义理允当，三部同归，仍还其原有十卷之旧。唐宋后均有辨发汗后脉证，及辨不可吐、可吐、脉证各条，其义均详正篇，文多重复，明系叔和防世急，便检阅所重辑，不录；辨脉平脉，康平古本不载，义多支离，亦系后人加入，不录；此本著编纂分篇大略，学者循是以求，其亦可得本编意义的一个大凡。

本编与其他集注、集义、汇纂、合纂不同，彼系聊为征引，此乃总求归结，其义理上已叙及。撰辑的内容，因伤寒原书，深邃古朴，奥折隐晦，故于六经前，各加提要总按一篇，抉其精蕴，昭其综概，俾便学者体会。原书条文，用明赵开美翻宋刻本，参丹波氏家藏元本，其间承接分合略异者，则准情协义，以归于至当。并将原有各本异同，及古本异同，附注于次，俾可考核覈。（精微奥义，亦有从此项异同得来者。）古本痉湿暍附太阳前，霍乱附厥阴后，兹同列附篇，而存其义例于上篇概要之内，体例较严，精义不失。对选辑各注，以阐明经论奥旨为标准，撷取众长，去其偏矫，力避牵附，务求真实。凡所征引，必署原名，不没作者苦心。其有繁茸杂芜除去，只有删节，并无篡改，总期不失原著精神。书字书名，多从习惯，或前或后，并无低昂。其学说有朱陆异同，各具理性者，则两两并存，末附按语，会通群言，冀以深探奥旨，与天下学者商榷。原书方治，择要诠释，以便学者实际运用的启发。复方如系本篇主方，仍将方药服法著录，余则只著方名，注见某篇或某条。迩来注疏甚多，百花齐放，琳琅满目，其中亦有须待商榷的。旧学理之错误易知，新解说之错误可怕，本编对优异者固当阐扬，对讹误者亦当辨析。但阐扬者，特署嘉名，辨析者，隐厥姓氏，我爱同仁，我尤爱真理。但求经旨得明，真理斯彰，并无其他门户派别，一毫私意于其间，此则区区差堪自信者。

中国医学在世界学术历史上占有地位，但进展较慢，现祖国积极建设，百度维新，凡百学术，突飞猛进，医事岂能落后！数千年先代文化遗产岂容截断！欲求向新的方面发展，必须向旧的方面整理，本编即是整理中医治疗正面、重要的部分。此项古典伤寒论，历久兵燹残缺，摩挲玩读，令人动望古遥集遐思。叔和编次，已非仲景之旧。林亿校正，又非叔和之旧。经历代私家改窜，书市移易，更非叔和林亿之旧，错简脱遗，衍文误字，所在多有，若必拘牵附会，事在迩而求诸远，道在易而求诸难，实为强不通以为通，或本可通而反误为不通。本编意在结束，昭示微言，阐扬大义，目标指向新的方面，别辟新的研究途径。仲景既总结汉以前的经验，吾人安可不总结汉以后的经验，将来得西医方面开启补助，进展未可限量。但从前中西隔阂，中向西求，着笔每多肤浅，西向中求，着笔亦间讹误，前车可鉴，编者颇有戒心。学者着眼旧的学说不收束，新的理解即不能吸收，新的伪装不揭夺，旧的宝藏更不能挖掘，编者编纂意义在此，编者对学者的要求亦在此。愿与学者共肩起这个有历史性、发扬先代文化遗产的光荣任务，共勉共勉！

二、太阳篇总论

冉雪峰曰：太阳寒水，为六气中一气。阴淫寒疾，为六淫中一淫。伤寒论不仅是寒淫伤太阳寒水经气，伤寒对面明明有个中风在。亦不是五种伤寒平列胪叙，而是就风寒二种，推阐示例。读者须先了解全书大旨，举一反三。广义伤寒，即可在此狭义伤寒中求得。太阳病，即是这个太阳寒水最外一层的受病，凡外邪内犯，均要先从这个第一层门户经过，书名伤寒，已明明将病的来源道路指出。其余五经，牵连此太阳的一经为多。太阳篇内，原赅括六经治疗，是太阳本身，已隐包有一个六气在。六气名篇，分六个层次，辨六个性质，别六个证候群，立六个主证治疗法。仲景又别出手眼，重心都放在脉证事实上。是伤寒六篇，不啻一个简缩实在的六气加临，再以不同性质的六气，加在这个不同部位的六经，助抑胜复，制化从化，繁颐莫可纪极。故本经论但就风寒二者，举隅示例。其余太阳温病，见于篇首为中风为伤寒下，早昭示风寒温三大纲。太阳中湿，太阳中暍，见于他篇痉湿暍内，更早昭示五种伤寒全规。且风病太阳，有风病太阳的主证；寒病太阳，有寒病太阳的主证；温病太阳，有温病太阳的主证；湿病太阳，暍病太阳，有湿暍病太阳的主证。病质既各各畛别，病理又各个攸分，而其病太阳则一。故太阳病不止中风伤寒，而中风伤寒的主证转变，不过为太阳病示一个规范，这就是所谓撰用素问九卷八十一难的实际。

太阳本寒标热，详素问。太阳从本从标，亦详素问。此种解说甚古，既简便易掌握，又奥懿耐推求，在中医病理治疗习惯上，起了很大作用。仲景集汉以前大成，撰此伤寒论，想其执笔时必经如许思考。倘撇去六气，截断历史，将何以承接古先哲长期临床宝贵经验，学术上必受大损失。故六篇编次标题，仍冠六气名称，而全书内容，纯在脉证并治上着力，不宁事实与理解结合，而且纳理解于事实之中。虽篇中并未明著标本和标从本字样，善读者可在条文字句间体会他的精神，在今日未足异，而在一千七百年前东汉时期，实为难能可贵。阳既称太，由阴出阳，其前身却是寒水，是太阳本身生理原有水热，故其为病，不化热即化水。就条文概括指证，大青龙汗不出烦燥，即表未解化热的渐端；小青龙心下有水气，即表未解化水的渐端；五苓散证，消渴小便不利，为汗下后水病，其诸五苓散，以类相从；栀子豉证，心烦懊憹，不得眠，为汗下后热病，其诸栀子豉汤，以类相从；白虎汤内外俱热，是热郁气分；抵当汤热入血室，是热结血分；十枣汤鞕满痛呕，是水结于上；真武汤眩瞤擗地，是水结于下；若大陷胸短气烦躁，鞕满剧痛，乃水热并结，其诸陷胸汤丸，是类而不类；诸痞濡而不鞕，满而不坚，乃水热郁滞，其诸泻心汤，是不类而类。整个太阳篇，均作如是观。微者逆之，甚者从之，客者除之，坚者削之，适事为故。凡伤寒治疗之法，即素问从标从本之旨，理解可以征诸事实，事实亦可证明理解，体用兼赅，本末一贯，启发后学不少。

太阳篇幅较长，照旧例分上、中、下三卷，上篇三十条，中篇九十八条，下篇五十条，共一百七十八条（本编目次号码），（坊刻本将中篇前十条划归上篇）。上篇详风寒二者正面病理，和麻桂二方正面治疗。然中风脉浮缓，伤寒脉浮紧，风寒脉证，有两两杂错者；桂枝麻黄各半汤、桂枝二麻黄一汤，麻桂方法，有两综合者。在上篇已由常及变，由分及合，由正面推到反面，由定法求到活法，有如许精蕴在内。中篇就麻桂二方，进一步研究；麻桂二证，进一步推阐。条文前半少冠中风伤寒字样，缘本篇不是风寒用麻桂的问题，而是麻桂用得当不当问题，和麻黄证、桂枝证存在不存在问题。后半转入汗吐下火攻各栏，是治疗转变，不是病理转变。惟其治疗转变，更促成病理转变，其间如真武、四逆、白虎、承气、十枣、抵当等等，皆围绕太阳随其所至，归其所宗，虽非正解太阳，实正所以求太阳之解。下篇为太阳坏证，正病易治，变病难治，坏病更难治。太阳至下篇，外已入内，寒已化热，结之已坚，错下再用下，按之虽濡，当泻仍用泻，出寻常言思拟议外。病变的极点在下篇，治疗的精蕴亦在下篇。煞末十条，以脉结收束证结，以补法斡旋攻法。近之回顾，陷胸全篇，为燥火，为湿热，补足五种伤寒；远之回顾，伤寒全书。不待痉湿暍篇，太阳中湿，太阳中暍，此项广义伤寒，已肯定逗洩无余。各注对下篇多訾言，实为宫墙外望。

伤寒以天的六气名篇，是很有深邃意义的。既以六气名篇，即不能避开六气解说，要在这个理窟中，求到真正实在的解决，方为中的。太阳为开，麻桂二方均是开。观五十六条，当须发汗，宜桂枝汤；五十七条，可更发汗，宜桂枝汤；可领会到此项精蕴。无汗不得服桂枝，乃麻桂两两对勘，便利治疗技术上掌握，有为而言。观桂枝汤方注连缀五个汗字，发人深省，更可领会到此项精蕴。麻黄桂枝均辛温，桂枝增加麻黄开表原动力，故麻黄汤中用桂枝。麻桂原均是开，而病在太阳，病的机窍涉及少阳，则和解少阳，即是开太阳，所以太阳上、中、下三篇均有柴胡证。亦有病在太阳，病的机窍涉及阳明，则攻下阳明，亦是所以开太阳。所以太阳上、中篇，均有承气证。下篇无承气，以诸陷胸，诸泻心均下剂，比仅用承气尤为真切。凡此均以药除邪，亦有扶正祛邪者，如太阳中篇有小建中汤，太阳末篇有炙甘草汤，以及桂枝人参汤、桂枝人参新加汤，均是以补为开。他如治里诸剂，热如姜附，寒如膏黄，泻如巴豆、甘遂，攻如虻虫、水蛭，表气通则里气通，里气通则表气通，何莫非不开之开（吴又可下之当，表亦可解。李东垣补中益气，甘温除大热，隐隐悟到此层），经论活泼灵妙如此。后人改窜移易，各归各类，殊失此项灵活妙旨。再由病理穷及生理，由生理活用疗法，不宁人与天地融成一片，病理生理疗法，亦融成一片。病有不可发汗，须自汗解；不可利小便，须小便自利解；不可下，须津液复还胃中，得大便解；甚至烦乃汗出解，必先振慄汗出解；或奄然发狂，濈然汗出解。出入往复，连系机转，万变千歧，讵能局于一个式。所以必知六经病变，而后乃知太阳病变，必知六经疗法，而后乃知太阳疗法。明此，始可与读万变灵活伤寒论的太阳篇。

辨太阳病脉证并治上

（《康平本》，无脉证并治上五字。）

第一条

太阳之为病，脉浮，头项强痛而恶寒。

（《千金翼》脉浮作其脉浮，另列第二条。）

徐灵胎曰：脉浮头项强痛恶寒八字，为太阳一经受病之纲领，无论风寒温热疫疠杂病，皆当仿此以分经定证也。

程郊倩曰：治伤寒之法，全在认病。太阳之见证，莫确于头痛恶寒，故首揭之。便后人一遇卒病，不问何气之交，而但兼此脉此证，便可作太阳处治，亦必兼此脉此证，方可作太阳病处治。虽病已多日，不问其过经未，而尚见此脉此证，仍可作太阳处治。又曰：六经之没，是从身划下疆界，辖定病之所在，无容假冒，无容越逃。故一经有一经之主脉，一经有一经之主证。稍有假冒，以经核之，可以据此验彼；若有越逃，以经覈之，可以从彼执此。即以太阳一经而论，脉浮头项强痛而恶寒，自是太阳之为病，固无与他经事。何以阳明亦有太阳，少阳亦有太阳，三阴中亦有太阳，无非与此条之脉与证有符合处耳。又有太阳究不能作太阳主治者，亦无非与此条之脉与证，有参差处耳。

柯韵伯曰：仲景作论大法，六经各立病机一条，提挈一经纲领，必择本经至当之脉证而表彰之。六经虽各有表证，惟太阳主表，故表证表脉，独太阳得其全。如脉浮为在表，太阳象三阳，其脉气浮而有力，与阳明之兼长大，少阳之兼弦细，三阴之微浮者不侔矣。头项主一身之表，太阳经脉会于头，荣于项，故头连项而强痛。与阳明头额痛，少阳头角病者有间矣。六经虽各恶寒，而太阳应寒水之化，故恶寒特甚。与阳明二日自止，少阳往来寒热，三阴之内恶寒者悬殊矣。后凡言太阳病者，**必据此条脉证。**如脉反沉，头不痛，项不强，不恶寒，是太阳之变局矣。

唐容川曰：太阳主外，脉应之浮。诊脉有单论脉管者，细、大、涩，皆脉管所主是也；有单论气分者，浮、沉、紧，皆气分所主也。脉管只在腠理膜油之中，若卫气伏内，则脉管往内而沉；卫气鼓出，则脉管往外而升；紧者，脉管外之卫气有所裹束，不得舒散，故绞束而紧。此节脉浮，正见外感在皮肤，则内之卫气往外迫凑，遂将脉管鼓动，而浮出于外也。辨脉能知气在脉外，血在脉中，脉之动根于心，而气之原生于下，于仲景一切脉法，自然贯通。

恽铁樵曰：此为伤寒第一节，欲知第一节何故如此说，则当先明古人所谓伤寒之意义。难经所谓伤寒有五之说，虽不的确，观仲景书有伤寒中风、风温、温病诸名目，则知伤寒有五、乃古来如此传说。否则仲景既以伤寒名书，不当复有与中风对峙之伤寒。可知在宋以后，异说纷纭，视为难解者，在仲景之世，固不烦解释也。古人伤寒一名词，有广狭两义，广义包括一切热病而言，狭义即指脉浮紧无汗恶寒者而言。是广义的伤寒二字，犹之今人外感二字。复次须知寒暖二字，是躯体之感觉，寒暖云者，虽属气候，当以人身感觉为主，而感觉之差等，又视本体之抵抗力为进退。其最初一步，皆在躯体最外层，躯体最外层名之曰太阳，躯体最外层之病，名曰太阳病。大约古人之治医者，此等皆是应具之常识，不待烦言而了解。故仲景伤寒论第一语曰：太阳之为病。

冉雪峰曰：此为太阳病总提纲，后凡言太阳病准此，虽因性质不同，不无转变，而大端原则不移，此如科学定律一样。这个提纲，不宁为中风伤寒的提纲，且为温病中湿中暍的提纲。风寒温湿暍均可病太阳，隶属太阳，故均可称太阳病，如本论太阳中风，太阳伤寒，太阳温病，太阳中湿，太阳中暍，是其明证。此与难经五种伤寒一例，但秦越人的五种伤寒，只详病名，只详脉象，而此则补详证象，尤为真确踏实。俨似由唯物而追溯到辨证，又由辩证而归结到唯物。学者须知这个提纲，乃太阳病的提纲，太阳本经本气病，原是如此，不待其他种种病质，而始构成。但风寒温湿暍，均可病太阳，均可兼见太阳病的脉象证象，不过各随病原性质，生出种种化合差别，而太阳本质是始终变而未变的。太阳之为病五字，为伤寒论中特笔。全书无字句全同的第二句，从来注家，多未了了。即有所悟，如恽铁樵、陈伯坛，均注意开宗明义第一句，但只于文字上加播弄，未能于义理上生发挥，犹未达一间。六经分篇，计六个提纲，各经有各经的性质，各经有各经的脉证，各经有各经的部位，各经有各经的疗法，在古人原明白昭显。

六经是六个性质，六淫加之六经，又是各各化合的性质，隔断不可，含混不得。后人混温于寒，混疫于温，纠缠不清，误入蚕丛。求一真正了解理性，掌握现实而不可得。伤寒病热，乃寒可化热。寒热是二气，未化之寒，安容称热。寒混称热，与温混称热，错误几成习惯，恬不为怪。名不可假，关系重要，病理性质基层，安容含混，愿与医林豪杰之士，彻底一厘正之。

冉氏又曰： 上各家注释，对本节正面文字，义理都很明白清晰，并各有各的体会。但是学者当注意，汉文古朴，一字不轻下。太阳病，说太阳病完事，何须说太阳为病，太阳之为病，之为二字，是什么意义？脉浮头项强痛恶寒，说脉浮头项强痛恶寒完事，何须说脉浮，头项强痛，而恶寒，加这个而字，又是什么意义？徐灵胎云："天下无不发热的伤寒"，何以这个提纲，并无发热字样，其隐奥在什么地方？凡注解古人书，须明了其指归，会通其精神，所谓虚字处用力，无字处着眼，试为学者剀切直质诠说。太阳病，是言病属太阳。太阳为病，是言太阳生出来的病。太阳之为病，是言太阳本身的病，而非其他阳明少阳等等的病。若释为风寒总纲，则是为风寒的，而非太阳的，意义未免太狭。之为二字，语气由上摄下，真贯到而恶寒止。寒是太阳本气，是必恶的。故审证者虽见脉浮头项强痛，尚恐证之不真，必须而又恶寒，乃为决定性无差误，而字有千斤重。至不列发热，在仲景当日编此书时，眼界甚高，知道此书必传后世。人之伤于寒也，固当病热，然病有初有既，证即有已发热未发热。若遇太阳病尚未发热，后人必以提纲明载发热，条件不备，必将生出种种疑义。提纲不载，乃恐后人误会，其要义特于下文第三节补出，两可互证（或已发热、或未发热，必恶寒）。明此，则不惟绘出虚字精神，并绘出无字精神。而本节整个精神，完全跃跃纸上。太阳为伤寒第一重门户，此处依稀模糊，必将宫墙外望，不得其门而入，故为详辨，全书均当作如是观。

冉氏又曰：西说伤寒，是法定传染病。其病源细菌为杆形，学者称之曰杆菌。依照细菌学的原则，可将此项细菌，用适宜培养液培养，作动物实验，及制为抗毒血清、抗菌血清等。种种预防治疗，很正确，很实在，这是中医当推重，当学习的。但不能震惊其名，盲昧其实，强无病菌为有病菌，强非传染病为传染病。如中说伤寒与西说伤寒，名同而实异。其来路一方是从皮毛入，一方是从口鼻入。其性质一方是六淫气化侵袭，一方是细菌感染蔓延。其治疗一方是解毒杀菌，一方是驱邪安正。试问以中说伤寒疗法，疗西说伤寒，可乎不可？以西说伤寒疗法，疗中说伤寒，能乎不能？一披中医历史，温与寒混，疫与温混，历时甚久。温与寒混，现已明了，疫与温混，风犹未熄。若再疫与寒混，又藉西说以张之焰，披一件科学外衣，耸听尤易，为祸甚烈。上编概论内谓旧的错误容易知，新的错误最可怕，即指此类。又或谓中说伤寒非病菌，中说湿温乃为病菌，均是信口吹簧，五十步笑百步。试问湿温病菌，系何种病菌，是球形，是弧形，是螺旋形，抑或是西说伤寒的杆形？既未经显微镜诊察证明，就不能横挪强派。若再混扯滤在性活毒，谓以臆度之，菌体极小，又谓凡服麻黄桂枝各方而不愈者，即是病菌，真极理想的能事，这岂是真正研究学问者态度。口头拿科学招牌嚇人，可是真糟，连科学的影子，都看不见了，是本不足辨，又不能不辨，不敢不辨。

第二条

太阳病，发热，汗出恶风，脉缓者，名为中风。

（《成本》为作日。）

方中行曰：太阳病，上条所揭云云者是也，后皆仿此。发热，风邪干于肌肤而郁蒸也。汗出，腠理疏，玄府开而不固也。此以风邪郁卫，故卫逆而主于恶风。缓，即下文阳浮而阴弱之谓。风之所以从卫入者，卫亦阳，从其类也。此承上条而又再揭太阳分病之纪。凡篇内首称太阳中风者，则又皆指此而言也。

章虚谷曰：标太阳病者，即首条之脉证也。首条脉浮恶寒，合于此条，即脉浮缓恶风寒也。其头痛等证，括于太阳病一句中。以下凡称太阳病者，皆当如此参合。若恶寒必兼恶风，恶风必兼恶寒，但有微甚之别。此风伤卫为病，发于阳，故先标发热而恶风。风为阳邪，性疏泄，故腠开而自汗，自汗尤为风伤卫之确证。下凡称中风者，皆指此条之脉证也。

唐容川曰：风为阳邪，序例云，桂枝下咽，阳盛则毙。使果为阳邪，何得复用桂枝汤，以助其阳哉。风在六气属厥阴，不得以阴阳二字，截分之也。惟寒则伤卫，卫气闭束，故脉紧。风则伤营，营血受伤，则血脉弱，而其动缓。读者勿守成无己之说，又勿专以风为阳邪，而致与桂枝汤自相矛盾也。

山田正珍曰：寒之伤人，不能无风，风之伤人，亦不能无寒。所以恶风者不得不恶寒，恶寒者不得不恶风。但无汗者之恶风，不如有汗者之恶风，有汗者之恶寒，不如无汗者之恶寒，此中风伤寒之辨也。太阳病特表出斯二证者，本唯为分麻黄桂枝两证之设已。故伤寒中风四字，有指麻黄桂枝证言之者，有通称外邪之证者，固不可一概而看，要顾其脉、证如何而已。近阅中西惟忠名数解，谓伤寒中风，惟是轻重之别。余谓伤寒中风，宜以虚实言之，不可以轻重言矣。伤寒亦有轻重，中风亦有轻重，岂徒谓伤寒轻者为中风，谓中风重者为伤寒，而可乎？伤寒轻者，麻黄汤主之。重者，大青龙汤主之。伤寒既然，中风岂独不然。以意推之，所谓太阳病头痛发热汗出恶风者，是中风之轻者，服桂枝汤。反烦不解者，先刺风池风府，却与桂枝汤，是中风之重者。故其证虽轻，伤寒自伤寒；其证虽重，中风自中风。故论曰：桂枝本为解肌，若其人脉浮紧发热汗不出者，不可与也。岂非虚实迥异乎。

冉雪峰曰：此为风中太阳脉证。前第一节，为太阳本经气的提纲。此为风中太阳部位的提纲，后凡言太阳中风者准此。太阳提纲脉证，为脉浮头项强痛恶寒；中风提纲脉证，为发热，汗出恶风，脉缓。两两合观，前节无发热，此节首著发热；前节无汗出，此节兼著汗出；前节恶寒，此节但恶风；前节脉浮，此节浮中寓缓。凡以状风的生理性质，风的病理现象而已。所以然者，寒热互为因果。外既病于寒水部位，则恶寒；内的机能体工起而自卫，则发热。是发热为正当防御，为天然体工疗法。热借风势，则更易迅发，故首列发热。血旺气充，刺激汗腺，汗安得不出。汗具调节寒温机能，汗出则外之闭塞不甚，故只恶风，而不大恶寒。脉亦较舒缓，而不大紧张。此为风的性质，加临寒的部位，邪的干犯，激起正的御防。于此认识明确，则以后凡书中风的正病，风的变病，风与他种客邪的并病合病，庶可顺解，而无惑分歧。前节由脉叙到证，本节由证叙到脉；前节的恶寒，本节的发热；前节的头项强痛，本节的恶风汗出；既参错以尽变，又精义之入神。脉浮的原理，既蕴于发热之中；脉缓的原理，即显于汗出之内。

盖脉浮为发热的前躯，脉缓为汗出的后果。浮可兼虚，浮不是虚；缓虽近慢，缓不是慢。学者会通其精神，方能探抉其奥窍。至以风寒分轻重，风寒分浅深，风寒分营卫，曲解中字伤字，其实经论原文，何尝有此项截然划分，甚未可从，学者须细密较量。

第三条

太阳病，或已发热，或未发热，必恶寒，体痛，呕逆，脉阴阳俱紧者，名为伤寒。

（《成本》为作日。）

方中行曰：或，未定之词。寒为阴，不热，以其著人，而客于人之阳经，郁而与阳争，争则蒸而为热也。已发热者，时之所至，郁争而争也。未发热者，始初之时，郁而未争也。必，定然之词，言发热早晚不一，而寒邪郁营，恶寒则必定即见也。

《金鉴》曰：胃中之气，被寒外束，不能发越，故呕逆也。寒性劲急，故脉阴阳俱紧也。此承首条太阳病，又兼此脉此证者，名曰伤寒。以为伤寒病之提纲，后凡称伤寒者，皆指此脉此证而言也。

魏荔彤曰：伤寒中风，同一浮脉，而彼为浮缓，此为浮紧，阳邪舒散故缓，阴邪劲急故紧，同为在表之浮，而一缓一紧，风寒迥异矣。

丹波元简曰：风寒二证，譬如人之呵与吹，呵之风属阳，吹之寒属阴，阳主泄，阴主闭。故人之感邪，其表虚泄而汗出者，名为中风。其表实闭而无汗者，名为伤寒。其实受邪之风寒，不知果何如，只就其表虚表实，有汗无汗，而立其目，以为处病之方耳。故不曰此中风也，此伤寒也。而下名为二字，其意可自知也。

恽铁樵曰：此两节为太阳篇之眼目，下文麻黄桂枝两方，即从此出，且太阳篇中各方，均从麻桂二方变化而出，此两节须不得含糊放过。须先明白营卫是何物，更须明白何故发热，何故出汗，何故不出汗，何故恶寒，何故不恶寒而恶风，何故脉缓，何故脉紧。卫为躯体对于寒暖之抵抗力，也就是现在人所谓体温。卫气附丽营血，血之所以遇寒而不凝，遇热而不沸，全赖有卫气为之调节，故营卫二字常并举。凡动物的躯体，都有反射作用，肢体官能有反射动作，肌肉神经有反射动作，营卫亦有反射动作。如肌肤受摛仆则肿，为火灼则红，冻则瘃，何以故？因血聚，血何故聚？所以为挽救也。假血不聚奈何？曰：受摛仆肌肤当因剧烈之压迫而低陷，不当反隆起；为火灼当焦，不当反红；冻则当冰，不当反热而瘃；此皆营血反射作用。若卫气反射作用，则更纯为伤寒原理。卫气即是体温，体温者，内而脏腑，外而肌腠，无乎不在。天寒则体温集于表层，以为抵抗，所以保护脉管中之血，使能运行而不凝泣。故冬令人之体温，常高于外界空气。天热则体温低落，其低落之方法，以出汗使体温外散而减少，使血行不至过当疾速，故夏令之体温，恒低于外界空气。卫气者，所以保护营血，其目的在能维持血行之平均，故无论冬夏，健体之温度，常不过三十七摄氏度也。严冬酷寒，以手搏雪，掌与指骤遇寒，本有之体温，不胜压迫而骤缩，而手掌与指均奇冷，当此之时，两手肤色均白，十指皆痛。何故冷？冰雪之冷外袭，固有之体温，退避而却行，故冷。何故色白？当体温却行之先，血亦先退其处，无血，故色白。何故痛？痛有两个意义，其一凡肢体一部分不得血，则神经当痹，肌肉当死。痛者，痹与死肌之渐也。其一四肢之末，比于国家边陲，痛乃神经报告中央政府大脑，若曰此处骤被外侮侵占，速调大兵来援，须臾之间，神经之报告，已发生效力，全身体温，奔集于两手，冷者转热，卫气所至，营血随之，皮肤转红，神经得血，自然痛止。惟此时反觉两手火热，肌肤如炙，则因向者遇冷太暴之故，物理原动力强者，反动力亦强，以卫气营血，奔集于两手者，其分量逾于适当之数，故觉火热如炙也。汗之功用，所以调节体温，汗之机能，在末梢神经，汗从汗腺出，汗腺即所谓玄府，司汗腺之启闭者，为末梢神经。其启闭视外界空气冷暖，与体内温度为衡。此种启闭，亦是反射动作，须知反射动作，不由志意命令，其好处在不待志意命令，其坏处亦在不听志意命令。冬月空气冷，因一方须抵抗外来之寒，一方须保存本体之热，而玄府闭。夏月空气热，因对于外界无取乎抵抗，对于体内，且疏泄体温，保持血行程序，则玄府开。然假使冬月有剧劳，因劳动血行疾，体温骤增，此时有疏泄之必要，则玄府亦开。乃至饮酒房室皆然，故剧劳饮酒房室皆出汗。当汗出之项，外寒袭之，玄府因疏泄而开，因抵抗而闭，人虽不觉，末梢神经自不失职，所谓其好处在不待志意命令也。当其疏泄未已，外寒骤袭，玄府急闭，然寒则已入，因寒入而洒析恶寒，于是营血与卫气，均起反射作用，奔集外层，驱逐外寒使出，此时已入之寒，因营卫格拒于里，不得深入，复因玄府固闭于外，不得逸出，遂成相持之局。而营卫因驱此外寒不得，则全身所有者，继续奔集于外层，遂成壮热。在理体内热高，玄府当开，而尽其疏泄之职，然因有洒淅恶寒之故，而闭拒愈甚，于是既壮热，而又恶寒，此其所以说神经末梢之反射作用，其坏处在不听志意命令也。全身体温均奔集表层，则成一外重内轻局势。动脉自与气血相应，故见浮脉，筋脉兴奋，自当有紧张之象，故浮且紧。中风之病，外感透过卫气，留于肌腠，体温虽起反射作用，以事驱逐，然外感不遽出，即与表闭者同。一方因玄府开而瑟瑟恶风，一方因体温集而翕翕发热，体温集表，故脉亦浮。汗出即发泄，筋脉不致甚兴奋，故脉浮而缓。吾言至此，对于何故发热，何故有汗恶风脉缓，何故无汗恶寒脉紧，已题无剩义。得此以治伤寒，可以破竹而下，得此以临床治病，可以见垣一方。

冉雪峰曰：此为寒伤太阳脉证。对前第一节提纲，为总纲的分目。对下凡言伤寒，又为分节的提纲。与上中风节，两两平列，对举为例。风寒各有轻重，各有浅深，又能各伤卫伤营。各注或以风寒分轻重，风寒分浅深。或以为风伤卫，寒伤营。又或以为风伤营，寒伤卫。均属偏见。本节或已发热，或未发热二句，是补足第一节总纲未尽之义。必恶寒三字，是自己诠释第一节而恶寒句真理精神。体痛呕逆，外病牵及内；阴阳俱紧，阳病牵及阴。上录各注，解说甚详，惟恽注以生理的反射，诠释病理的体象，以体温的增减，诠释体工的疗能，在中西融会根本上着力。说明发热是体工兴奋，说明出汗是机能调节，说明恶风恶寒，是邪正出入进退消长，与其他徒袭西说皮毛，横扯强派者有别，此恽氏学有心得，故能证入生理病理的最深层。惟云卫是血中生出来的热气，不知营者水谷之精气，卫者水谷之悍气；不知营出中焦，卫气出于下焦。又谓发热反射动作，玄府启闭，亦是反射动作，不知体温中枢在延脑，出汗中枢在延脑，不知反射是刹那临时的应变。又只限于反射的本体，若发出冲动，调集机体其他以广御疗，仍须赖中枢脑部的指挥，不得尽归之反射。中风伤寒为第一节的子目。温病中湿中暍，亦为第一节的子目。故中风伤寒温病中湿中暍，经论均冠有太阳字样，此为难经伤寒有五真谛。越人仲景，先后一揆，恽氏对此，体会未十分透彻，故措词不免隔阂，凡此均有商讨必要，此为治伤寒入手第一关键，正如恽氏说，不得含糊放过，故明辨如此，务于经论原旨，再得到进一步的了解。

第四条

伤寒一日，太阳受之，脉若静者，为不传。颇欲吐，若躁烦，脉数急者，为传也。

（躁，《成本》《方本》作燥。《玉函》无上若字。为传也，作乃为传。《康平本》低二格写。）

柯韵伯曰：太阳主表，寒邪伤人，太阳先受。太阳脉浮，若见太阳之浮，不见伤寒之紧，即所谓静也。脉静证亦静，无呕逆烦躁可知。今又有发热恶寒头痛，不须七日衰，一日自止者，正此不传之谓也。若受伤之日，颇有吐意，呕逆之机见矣。若见烦躁，阳气重可知矣。脉数急，阴阳俱紧之互文。传者，即内传，人之伤于寒，而传为热之传。欲字若字，是审其将然，脉之数急，是诊其已然，此因脉定证之法也。

方中行曰：一日、二日、三日，四、五、六日者，犹言第一、第二、第三，四五六之次序也。大要譬如计程，如此立个前程期式约模耳，非计日以限病之谓也。

第五条

伤寒二三日，阳明少阳证不见者，为不传也。

（《康平本》低二格写。）

《金鉴》曰： 伤寒二日，阳明受之，三日少阳受之，此其常也。若二三日，阳明证之不恶寒，反恶热，身热心烦口渴不眠等证，与少阳证之寒热往来，胸胁满喜呕口苦耳聋等证不见者，此为太阳邪轻热微，不传阳明少阳也。

方中行曰： 上条举太阳而以脉言，此条复举阳明少阳，而以证言，次第反复相发明也。然不传有二，一则不传而遂自愈，一则不传而犹或不解。若阳明少阳不见，而太阳亦不解，则始终在太阳者有之。要皆以脉证所见为准，若只朦胧拘拘日数以论经，其去道远矣。

冉雪峰曰： 此二节辨证辨脉，以审病机的传不传，尤重在辨证方面。一说前节为阴阳表里之气相传，后节为六经连贯之气相传。一说前节证象，是在未来的审度，后节证象，是在已见的征实。分释合释，两俱可通。考《康平本》对此两节，均低二格写，不与正文相连，又不加旁注衬注，置之不论不议之列，其非经论正文，而为后人附加，甚属明显。顶写低写，在前编概要内，业经研及，两可互参。此亦如林亿校正《金匮》附方一例，彼是附方以广其疗法，此是附论以穷其病理，两两均不凡庸，颇有研究价值。但其中间有与全书不合，或抵触，及带哲学彩色较浓，易授悠悠者以口实。后贤种种疑义，亦多从此项条文生出。试以《康平本》

观察，除去低二格写，或低一格写，一气读下，颇觉豁然怡然，心目一爽，涵蕴极深，毫无剩义，另是一番境界，不得古本启发，未易窥到，一经证明，明白显昭。低二格写较低一格写，每况愈下，覈以经论原书，并非微言奥义所在，多可有可无，只可视为伤寒论翼，伤寒论疏，伤寒广义，作一种强有力参考。故本编对此低二格写条文，衡之以理，不多诠释。此正如《康平本》对低二格的，无旁注无衬注，例义一致。胡应麟四部正讹云：阙其所当阙，辨其所当辨，所以不敢改窜一字，删易一节，以存真相。或谓不必拘泥日传一经，有挨传，有越传，有直中，又谓传阳经，不传阴经，又谓足经传，手经不传，又谓是经传邪，不是邪传经，各成其理，各是其说。究之本栏明著传不传字样，以后他条，又有欲作再经，使经不传，无所复传等字样，传经固不可拘执，传经又何可否定，不能不解，不能凿解，不求甚解，敢谓得解，以待后之学者再解。

冉氏又曰：传经之说，全书三百九十七条，此以后少提及。在此栏第四、第五、第八十三条，只是就脉证踏实处着笔，不落空玄，亦不下一呆钝语。素问热病论，将受病历程，一日、二日、三日、四日、五日、六日，尽情写出。又将病衰历程，七日、八日、九日、十日、十一日、十二日，尽情写出。复将两感，经气相互表里双传，一并尽情写出。为病理树了一个正鹄。仲景撰用素问，并不取此，诚恐后人误会，计日限病，致成死教条，所以另出手眼。连六经主证，与素问亦若各各不同，系从病理精神和临床实验体会而出。或谓此栏各条系破传经臆说，未免过甚其词。素问言体，伤寒言用，不相悖而实相成。不过仲景是个唯物实验家，不在假定上安假定。亦犹以六气名篇，只在脉病证实际上着力一例。后人即于此中生出异义，此岂古人始意所及料。论中以后尚有属字、系字、罢字、转字、并字、合字、入字、去字等等，并有明将经字标出，如到经、过经、循经、随经，均是代表传的意义，曲绘传的种类，虽不必拘拘肯定必传，又何能拘拘肯定不传。形气感召，化机未息，无不出入，无不升降，事实理解，两可印证。凡病循按日期，变化出种种特殊证形的很多。以温病战汗言，十二日，或十四日不愈，即须战汗。十二日，十四日，正是经期两周，也就是两个六日愈，两个七日愈。以儿科痘麻言，麻疹三日现点，三日出齐，三日减退，十二日收功。痘不过多一个起胀灌浆，均更明白显著。前后有历程，经过有次序。每个期间，又有彰彰各种特殊证型。顺时待证预防各疗法，均可从此体会，安容咸指为臆说。千虑一得，尽情托出，有形昭无形，无形妙有形，其中尚有个医疗再进一步的深层义蕴在。

第六条

太阳病，发热而渴，不恶寒者，为温病。若发汗已，身灼热者，名风温。风温为病，脉阴阳俱浮，自汗出，身重，多眠睡，鼻息必鼾，语言难出。若被下者，小便不利，直视失溲。若被火者，微发黄色，剧则如惊痫，时瘛疭。若火熏之，一逆尚引日，再逆促命期。

（《成本》名风温，名下有曰字。若发汗已句下，析为另条。《玉函》被下者作下之，无火者之者及色字。瘛疭作掣纵，下有发作字。若火熏之，作复以火熏之。《康平本》太阳病至为温病，及风温为病至语言难出，顶格写。若发汗已至名风温，若被下者至再促命期，低一格写，计分四条。）

柯韵伯曰： 太阳病而渴，是兼少阴矣。然太少两感者必恶寒，而且烦满，今不烦满，则不涉少阴。反不恶寒，则非伤寒，而为温病矣。温病内外皆热，所以别于中风伤寒之恶寒发热也。此条不是发明冬伤于寒，春必病温之义，乃概言太阳温病之证如此。若以春温释之，失仲景之旨矣。夫太阳一经，四时俱能受病，不必于冬。人之温病，不必因于伤寒，且四时俱能病温，不必于春。推而广之，则六经俱有温病，非独太阳一经也。

方中行曰： 灼热，谓热转加甚也。风温，谓触犯于温而有风也。阴阳俱浮，太阳本浮，而风温皆阳，故上下皆见浮也。自汗出，亦卫受伤也。身重多眠睡，鼻息必鼽，语言难出者，风壅则气昏，热甚则气郁也。小便不利者，太阳主膀胱，而风温皆阳，下则反攻阴，徒亡其津液，而膀胱之气伤也。直视者，太阳之筋，支者为目上纲，故不转睛而上窜也。失溲，言小便甚失其常度也。火，灸熨之类也。微，言攻之微，则变亦微。发黄者，火热则土燥，故其色外夺也。剧，言攻之剧，则变亦剧。如惊痫时瘛疭者，火甚极而生风也。熏，亦火劫也。一逆，言乍误，尚引日，言尤可俄延，再逆，则复误也。促命期，言夭枉人之天年，其致惊之意深矣。

程郊倩曰：冬时伤肾，则寒水被亏，是温病源头。误治温病，而辛温发散，是风温源头。风温即温病之坏证，非温病外别又有风温也。一逆者，若汗若下若火也。再逆者，汗而或下，下而或火也。温乃阳盛阴虚之病，一逆已令阴竭，况再逆乎，甚矣。温热病不同于风寒之治也。

丹波元简曰：诸家以温病风温为二种，特程注以风温为温病之坏证。今考宋版及《玉函》，温病风温，连接为一条，且据若发汗已之若字，则程注为得矣。庞安时总病论云：病人素伤于风，又复伤于热，风热相搏，则发风温。四肢不收，头痛身热，常自汗出不解。治在厥阴少阴，不可发汗，汗出则谵语而烦扰，不得卧，善惊，目无精光，治之复发其汗，如此者医杀之耳。风温之为病，脉阴阳俱浮，汗出体重，其息必喘，默默但欲寐，下之则小便难，发汗则谵语，加温针则耳聋难言，但吐下之则遗尿，宜萎蕤汤。按诸家以风温为别证，防出于斯。

冉雪峰曰：此节举出温病为五种伤寒之一，明标出太阳病三字，而以温病及风温，脉象证象治疗，隶属于下，其所以示人者至深且切。原书上文五节，辨伤寒中风略告一小段落，故此节特标出温病。连接比邻，三峰鼎峙。所以然者，风寒一闭一开，为两两对峙。寒温一寒一热，亦为两两对峙。但风与寒的性质各别，寒与温的性质更各别。性质既别，脉证即异；脉证既异，治疗更别。太阳病提纲，不列发热，此则初病即热，不宁发热，而且口渴。太阳病热有已发未发，寒则必恶，此则不恶寒，实开太阳病未有变局。细玩条文，汗下火均在所忌，治疗方法，惟有清之一途待商，只看用什么清法。一逆尚引日，再逆促命期，辨析何等明晰，垂戒何等森严。乃历唐宋金元以来，寒温混治，千年长夜，于此项条文，似若未睹。对于古人，殊为汗颜，不得谓非中医历史上的一个大污点。明末吴又可著温疫论，独辟鸿蒙，划清寒温界畔，颇中肯要。但处处将寒温对峙，矫枉过正，反生隔阂。硬谓伤寒由皮毛入，温病由口鼻入，伤寒讲六经，温病究三焦，于温为太阳病的义蕴，丝毫未解，于五种伤寒有温病亦丝毫未解。清初各家肆力温病，清凉透邪，辛凉解表，酸甘化阴，咸寒胜热，芳香宣窍，柔润息风等等，开出无限法门。而温病始银翘，仍是从太阳区域，解外治法，虽病理未全了彻，而疗法已渐切合，整个会通，更上一层楼，与学者共勉。

冉氏又曰：温与寒性质既各别，何以谓温为伤寒，又何以谓伤寒温病，伤寒太阳病。盖温热之邪，与六淫寒疾的寒邪，固各攸分。而寒温由外层太阳寒水区域内犯，则同为伤寒水的皮毛，即同为太阳，同为伤寒，寒温如是，余各气亦如是。此即为五种伤寒的体现。或谓伤寒从皮毛入，温病从口鼻入，此是绝对错误。寒不可与温混，温亦不可与疫混。疫从口鼻入，六淫从皮毛入，若谓风寒暑湿，俱从皮毛入，而温独不从皮毛入，岂复有理由可说。学者须知寒与温的性质，固当分辨，寒与温同犯太阳，其区域部位，并无分辨，此种关键，极易误会，此种关键，又极当剖明。此可看出两种道理：（一）区域不仅统风寒言，风寒不过举以为例，亦不仅统风寒温，其他各气亦统括在内。所以中湿中暍，均称太阳病，明得整个太阳病，方进入伤寒的大门。（二）六淫犯太阳，各有各的证象，各有各的脉象，各有各的治法。此节所叙，多与太阳提纲相反。盖六淫各有性质，性质各有宜忌，这就是说明区域可以统括性质，性质亦可以改变区域（指改变区域的性质言）。学者尤须知人之伤于寒也，则为病热，热病者，伤寒之类也。寒化热，热化寒，此是以天的气化，合人的机体，深一层解说。究之寒热是二气，寒是寒，热是热，不得以未化的寒，强派为已化的热，亦不得以已化的热，又混同未化的寒。温不在六气内，暑为湿热二气化合，温为水热二气化合，均就时令言。知此，则寒温真实的性质可明，寒温同为太阳病，同为伤寒太阳病的义蕴，无不可以大明。

第七条

病有发热恶寒者，发于阳也。无热恶寒者，发于阴也。发于阳七日愈，发于阴六日愈，以阳数七，阴数六也。

（《玉函》以此节为太阳篇开卷第一节。《玉函》《千金翼》病上有夫字，热下并有而字，无热作不热，七六上并有者字，《成本》亦有，《康平本》低二格写。）

程郊倩曰： 经虽有六，阴阳定之矣。阴阳之理虽深，寒热见之矣。在发热恶寒者，阳神被郁之病，寒在表而里无寒，是从三阳经为来路也。在无热恶寒者，阴邪独治之病，寒入里而表无热，是从三阴脏为来路也。同一证，而所发之源自异，七与六，不过奇偶二字解，特举之为例，日子上宜活看，重在阳数阴数之数字上。

黄炫曰： 或问发热恶寒发于阳，无热恶寒发于阴。二说皆曰恶寒，何以辨之？曰伤寒或发热，或未发热，必恶寒、体痛、呕逆、头痛项强、脉浮紧，此在阳可发汗。若阴证，则无头痛，无项强，但恶寒而踡，脉沉细，此在阴可温里也。

第八条

太阳病，头痛至七日以上自愈者，以行其经尽故也。若欲作再经者，针足阳明使经不传则愈。

（《玉函》《千金翼》无以行二字，尽作竟。《康平本》低二格写，行其经尽，作行尽其经。）

陈修园曰：上节提阴阳寒热标本之大纲，并按阴阳之数，以定病愈之期。此节承上文而言病愈之期，又提出行其经三字，谓自行其本经，与传经不同，曲尽伤寒之变幻。六经皆有行有传，举太阳以为例。

柯韵伯曰：旧说伤寒一日传一经，六日至厥阴，七日再传太阳，八日再传阳明，谓之再经。自此说行，而仲景之堂，无门可入矣。夫仲景未尝有一日传一经之说，亦未有传至三阴，而尚头痛者。曰头痛，是未离太阳可知。曰行，则与传不同。曰其经，是指本经，而非他经矣。发于阳者七日愈，是七日乃太阳一经行尽之期，不是六经传遍之日。歧伯曰，七日太阳病衰，头痛稍愈，有明证也。故不曰传足阳明，而曰欲作再经，是太阳过经不解，复病阳明，而为并病也。针足阳明之交，截其传路，使邪气不得再入阳明之经，则太阳之余邪亦散，非归并阳明，使不犯少阳之谓也。

第九条

太阳病，欲解时，从巳至未上。

(《玉函》《千金翼》至作尽，无上字。《康平本》低二格写。)

成无己曰：巳为正阳，则阳气得以复也。始于太阳终于厥阴，六经各以三时为解。而太阳从巳至未，阳明从申至戌，少阳从寅至辰，至于太阴从亥至丑，少阴从子至寅，厥阴从丑至卯者，以阳行也速，阴行也缓。阳主于昼，阴主于夜。阳三经解时从寅至戌。阴三经解时，从亥至卯。经曰阳中之太阳，通于夏气，则巳午未太阳乘王也。

恽铁樵曰：一年最与病有关者，二分二至。一日夜与病有关者，为黎明薄暮，日中夜半，此乃一日之二分二至也。故以六经配十二时，其说甚有理，惟不必恰如分际，大分固不甚相远也。

第十条

风家表解而不了了者，十二日愈。

(《康平本》低二格写。)

方中行曰：风家，谓中风病也。表，外证也。解，罢也。了了，犹惺惺也。言中风之病，外证俱罢，大势已除，余邪未净，犹未复初也。十二日，经尽之时也，言至此时，则余邪当悉去，而初当复也。盖晓人当静养以待，勿多事反扰之意。

吴考磐曰：成注风家解后，未全快畅者，十二日大邪皆去，六经悉和则愈。按素问热病篇，十二日大气皆

71

去，疾日已矣，其斯之谓与。

第十一条

病人，身大热，反欲得衣者，热在皮肤，寒在骨髓也。身大寒，反不欲近衣者，寒在皮肤，热在骨髓也。

（《成本》得衣间有近字。《康平本》低一格写。）

程郊倩曰：寒热之在皮肤者，属标属假。寒热之在骨髓者，属本属真。本真不可得而见，而标假易惑，故直从欲不欲处断之，情则无假也。不言表里，言皮肤骨髓者，极其浅深分言之也。

《金鉴》曰：身体为表，脏腑为里，此以内外分表里也。皮肤为表，骨髓为里，六腑为表，五脏为里，此以身体之浅深，脏腑之阴阳，分表里也。病人，已病之人也。身大热，谓身内外皆热，三阳证也。反欲近衣者，乃是假热。虽在皮肤之浅，而真寒实在骨髓之深，阴极似阳证也。身大寒，谓通身内外皆寒，三阴证也。反不欲近衣者，乃是假寒。虽在皮肤之浅，而真热实在骨髓之深，阳极似阴证也。

冉雪峰曰：经论自辨温病脉证后，由第七至第十一，共五节。《康平本》对此前四节，系低二格写，末一节（即本节）系低一格写，不平列连属，似均非仲景原书正文。吾人试咀嚼细读，大可体会领略其低写的蕴蓄旨趣。辨寒辨热，计日计时，理固不忒，事亦有征，然玄微幽渺，变化难极。各注虽多方解说，总多在可解不可解之间，所以时贤对之颇有微词。究之此五节，虽非原书正文，亦是先代长期经验阅历，所得记述。五节的首末两节，一以寒热别阴阳，一以寒热定真假。虽是泛论病理，却一层进一层，鞭辟入里。第二第四两节，经尽七日以上自愈，不了了者十二日愈，日期是审病的大节环。前节兼寓有预防意义，后节兼寓有待证疗法意义。第三节解有时间，大抵一日分黎明、薄暮、日中、夜半。某病到某时剧，某时慧，某病到某时慧，某时剧，临床经验愈多，辨认愈确，凡此均事实显昭，并非虚诞。合观五节，颇不凡庸。吾人读古人书，要在明其大义，不必拘拘字面，太看死煞。经论自第一节至此共十一节，告一大段落。（照《成本》温病分二节则为十二节）。既辨风寒的对峙，又辨寒温的对峙。余各节辨病的传不传，病的愈不愈，何日愈，何时愈，并未出方，不啻一个太阳病的概说绪言，与导言性质相似，得此则篇前叔和所加伤寒例，可以无须。既征其恶，又审诸欲，虚实真假，病无遁情。以后自十二节起，乃详辨脉证方药治疗。学者分别读，连贯读，高着眼孔，当自别有会心。

冉氏又曰： 自此以上五条，紧接为中风，为伤寒，为温病。风寒温三者，性质各别，有恶寒者，有发热者，有已发热、未发热、必恶寒者，有发热而渴、不恶寒者。初病如是，传变更殊，辨宜早辨，故著录此五条，明其概要。虽《康平本》低二格写，疑若非原书正文，而辨晰阴阳，辨晰寒热，辨晰寒热历程，欲愈日期时刻，辨晰寒热内外，和虚实真假，扼要钩元，以少许胜人多许，迥非唐宋后注家所可企及。此五条系解说太阳，自当以太阳为座标，不必扯向三阴。三阴的绪论、凡例，当在三阴篇著录，何须混在太阳篇。陈伯坛读过伤寒论，专就太阳病讲，颇高一格。但谓中风为发于阳，伤寒为发于阴，以发阳为外证，发阴为表证。既以阴阳划分风寒，又以风寒划分外表，窒凝难通。以六气本质论，寒隶太阳，太阳虽是寒，而为阳之最太；风隶厥阴，厥阴虽多热，而为阴之已尽。安得胶执一面，以风寒分阴阳，抹煞理性，隔绝化源，于阴阳互换互根之理，概属茫如。陈氏贤者，何亦尔尔。一阴一阳之谓道，范围天地不过，曲成万物不遗，数之可千，推之可万，本难与中人以下与语。但明明阳甚太，而反系之阴。明明阴已尽，而反系之阳。较以风寒分营卫，风寒分虚实，风寒分轻重者，错误为尤大尤显著。学者将条文连贯一气读下，辨论风寒下，何须突出温病条，此以上五条，何须紧接在温病下。曰寒、曰风，尚多交并；曰温、曰寒，各具性质。以风寒分阴阳，不如以寒温分阴阳。以此栏承风寒二者言，不如以此栏承风寒温三者言。阴阳不易言，可征实者寒热。寒热不尽真，可征实者患寒热病人的情意。理性至此，已觉大明了；文气至

此，亦告小结束。矩矱森森，条序秩然，无事其他种种
臆说，无事其他种种改窜。

第十二条

太阳中风，阳浮而阴弱，阳浮者，热自发，阴弱
者，汗自出，啬啬恶寒，淅淅恶风，翕翕发热，鼻鸣干
呕者，桂枝汤主之。

（《玉函》《脉经》《千金翼》阴弱作阴濡弱。《千金》
啬啬作涩涩，翕翕作噏噏。《康平本》，阳浮上有脉字，
阳浮者以下十二字系阳浮阴弱句小字旁注。）

《金鉴》曰：太阳中风，即首二条，合而言之，又详
举其证，以出其治也。后凡称太阳中风者，皆指此脉此
证也。阴阳指营卫而言。阳浮，即越人曰：三菽之浮，
肺之浮也。肺主皮毛，取之而得者，即卫分之浮也。六
菽之浮，心之浮也。心主血脉，取之而得者，即营分之
浮也。营分之浮，较之卫分之浮，则无力而弱，故曰阳
浮而阴弱也。卫为风客，则卫邪强而发热矣，故曰阳浮
者热自发。营受邪蒸，则营不固而汗出矣，故曰阴弱者
汗自出。营卫不和，则肌表疏缓，故有啬啬之恶寒，淅
淅之恶风，翕翕之发热也。然在皮肤之表，非若伤寒之
壮热无汗，恶寒虽烈火而不减，恶风虽处密室之仍畏
也。皮毛合于肺，皮毛不固，风邪扰肺，则气壅而鼻鸣
矣。胸中者，阳气之本，卫阳为风邪所干，不能敷布，
则气上逆而为干呕矣。故宜桂枝汤解肌固表，调和营

卫也。

程郊倩曰：阴阳以浮沉言，非以尺寸言。观伤寒条文，只曰脉阴阳俱紧，并不着浮沉可见。惟阳浮同于伤寒，故发热同于伤寒。惟阴弱异于伤寒，故汗自出异于伤寒。虚实之辨在此。热自表发，故浮以候之。汗自里出，故沉以候之。得其同与异之源头，而历历诸证，自可不爽。

黄炫曰：伤寒论中一字不苟，观是书片言只字之间，当求古人之用意处，轻重是非，得其至理，而后可言医矣。经论有言可与某汤，或言不可与者，此设法御病也。又言宜某汤者，此临证审决也。言某汤主之者，乃对病施药也。此三者，即方法之条目也。

唐容川曰：寸阳浮，则主卫阳外越，故热自发。尺阴弱，则主营血受伤。营为卫之守，营不守卫，则外泄而自汗出。寒当伤卫，风当伤营。况无汗用麻黄，明是治卫气之药。有汗用桂枝，明是和营血之药。啬啬恶寒，淅淅恶风，翕翕发热，三句是三层。啬啬恶寒，是言皮毛一层，自汗皮毛开，故遇寒则欲闭，而作啬啬之状。淅淅恶风，是言肌肉一层，汗既漏出，如淅米之状，故曰淅淅。翕翕发热，是言腠理一层，两肉夹缝中有纹理，故名腠理，邪在肌肉营分之中，而卫气从腠理透出，与营分合则相并，故曰翕翕发热。鼻鸣者，腠理之气不外达，则内壅于鼻而有声。干呕者，腠理属三焦，三焦之气不能透出腠理，则逆入胃中而呕，是以干呕。本少阳证，而桂枝证亦有此者，因亦连及三焦故也。究竟其邪只在肌肉中，故不必治腠理，亦不必治皮毛，但用桂枝汤解肌，而皮毛腠理之邪自解。注家未能分晰，则于麻桂二证之分别，与少阳干呕之相同，不能通体透彻，于仲景书一间未达矣。

夏禹甸曰：（一）阳浮而阴弱——尺中为阴，寸口为阳。重按为阴，轻举为阳。血行之压力，因举按之轻重而有不同。今皮肤层微血管收缩，尚未进至胭脂组织中汗腺丝球体下，其所致充血之变态。亦不甚剧，故其脉之浮，仅能于寸口。或以手举之乃得，如在尺中。或以手重按之，则见弱象。（二）啬啬恶寒，淅淅恶风——皮肤末稍血管挛缩，体温不至，故有此象。（三）翕翕发热——体内充血，氧化作用加强，自必发热。惟初起势微，但翕翕然耳。（四）鼻鸣——体内氧气，因燃烧而消失，体工为谋救济，故营深呼吸以增加吸收，同时体内充血，压上头部，鼻黏膜亦充血膨胀，故呼吸振作而有声也。（五）干呕——体内充血，不若伤寒之多，体液之停潴胃中者较少，故其所生恶液质之刺激胃黏膜者，其作用较伤寒略轻，脑部充血不若伤寒之多，迷走神经所受之刺激不大。故伤寒有呕吐，而此则仅干呕耳。

冉雪峰曰：此节承前中风提纲，精辨其脉象，详辜其证型，确定其方治，为太阳中风桂枝证的正面记述，补前提纲所未备，辨前提纲所未明。前只言发热汗出主证，此则补出鼻鸣干呕兼证。前只言恶风，此则补出恶寒。伤寒中风，同一发热，此则摹拟出发热的形态，及恶寒恶风的形态，啬啬，淅淅，翕翕，情境宛然。是中风的恶寒；不是伤寒的恶寒；是中风的恶风，不是伤寒的恶风；是中风的发热，不是伤寒的发热。较量极精，可谓极辨证能事。且惟其热发，是以脉浮，惟其汗出，是以脉弱，又于浮弱中分出阴阳来。统而言之曰缓，分而言之曰弱，缓而似弱，缓中寓弱，弱而近缓，弱即是缓。浮缓合言，是从两个提纲，合成一个脉体。浮弱分言，是由一条脉管，显出两个脉型。所以然者，脉行由内而外，至分尺为寸处，部位犹较深较隐，斜行而上，至寸口则较浅较露，故平人脉象，寸口轻按即得，尺中重按乃得。普通一班，寸口俱浮，尺中俱沉，浮阳沉阴，故脉诀云：关前为阳，关后为阴，平脉可以尺寸分阴阳，则病脉以尺寸分阴阳，其何足怪。伤寒脉浮紧，是初得之，至阴阳俱紧，则紧已达病变构成程度。中风脉浮缓，是初得之，至阳浮阴弱，则缓已达病机构成程度。曰紧、曰缓，昭显出步骤肯綮，证入脉理的最深层。程注以整个浮沉分阴阳，《金鉴》以左右营卫分阴阳，其说亦通，俱可融贯。但不若本编统尺寸深浅，阴阳浮沉，分合穷研，较为具体精透。学者猛下一参，玩索有得，则全书脉理精神均可体到，其于脉法乎何有。

【桂枝汤方】

桂枝三两（去皮）　芍药三两　甘草二两（炙）　生姜三两（切）　大枣十二枚（擘）

上五味，㕮咀三味，以水七升，微火煮取三升，去滓，适寒温，服一升。服已须臾，啜热稀粥一升余，以助药力，温覆令一时许，遍身漐漐微似有汗者益佳，不可令如水流离，病必不除。若一服汗出，病差，停后服，不必尽剂。若不汗，更服依前法。又不汗，后服小促其间，半日许，令三服尽。若病重者，一日一夜服，周时观之。服一剂尽，病证犹在者，更作服。若不汗出，乃服至二三剂。禁生冷、粘滑、肉面、五辛、酒酪、臭恶等物。

（《成本》离作漓，周作晬，无禁以下十五字。若病重者以下，《千金翼》作病重者，一日一夜乃差。当晬时观之《外台》作若病重者昼夜服，特须避风，若服一剂，晬时不解病不变者，当更服之。）

程知曰：古今度量，惟汉最小。汉之一两，惟有今之三钱半强。故《千金》本草，以古三两，为今一两。然世有古今，时有冬春，地有南北，人有强弱，大约古用一两，今用一钱足矣。宜活法通变，不必胶柱鼓瑟，则为善法仲景者矣。

徐灵胎曰：桂枝汤全料，谓之一剂，三分之一，谓之一服，古一两，今二钱零，则一剂之药，除姜枣仅一两六钱零，一服不过五钱零矣。治伤寒大证，分两不过如此，一服即汗，不再服。无汗，服之二三剂，总以中病为主。后世见服药得效者，反令多服，无效者，即疑药误，又复易方，无往不误矣。

喻嘉言曰：桂枝气味俱薄，服过片顷，其力即尽，所以能解肌者，妙用全在啜稀热粥，以助药力。谷气内充，则邪不能入，而热啜以继药之后，则邪不能留，法中之法如此。世传方书，无此四字，大失初意。更有肌肤已透微似之汗，盖覆强逼，致令大汗淋漓者，总由不识解肌为何义耳。

喻又曰：服桂枝时，要使周身漐漐然似乎有汗者，无非欲皮间毛窍暂开而邪散也。然恐药力太过，借热粥以助其缓，肌窍不致速闭，外受之邪，尽从外解，允为合法。不识此意，汗时非失之太过，即失之不及。太过则邪未入而先扰其营，甚至汗不止而亡阳。不及，则邪欲出而早闭其门，必至病不除而生变，兹特详发其义。

冉雪峰曰：此方医林称为仲景群方之魁，乃解肌和表总方。桂枝中含挥发油，故外人用为芳香性神经药。芍药中含安息香酸，亦为芳香性神经药，故仲景用药凡例，腹痛均加芍药。桂枝刚中寓柔，芍药柔中寓刚，两两配伍，温润和煦，如冬日可爱，恰到好处。加甘草以和中，姜枣以和营卫，啜粥升发以和胃气，不宁和表里，和气血，并和诸药。又以各药之和者，各各化合而大和之，善用者可以应用无穷。但稍有增损，方制即变，如桂枝加桂、桂枝去桂、桂枝加芍药、桂枝去芍药等等，其适应治疗，即各各不同，此可悟方剂组织法，方剂加减法，亦可悟方剂随时裁化，治疗活泼法。至无汗不得服桂枝，此是专对麻黄汤说法，桂枝果忌无汗，麻黄汤是汗剂，何以方中又用桂枝。观本条方注曰：遍身漐漐微似有汗者益佳，是桂枝原可出汗。曰不可令如水流漓，是桂枝并可多出汗。又曰不汗后服小促其间，又曰若汗不出，乃服至二、三剂，是汗不出，桂枝更可令其出。不过桂枝解表则有余，开表则不足，辅助麻黄发表则有余，单独发表则不足，学者须面面透彻，务体会其所以然。再麻黄汤中用桂枝，桂枝汤中不用麻黄，盖麻黄用桂枝，可以助其氤氲鼓荡外出之力。桂枝原为解肌，无事用麻黄开外，即令风寒两伤，二证并见，亦只用桂枝麻黄各半汤、桂枝二麻黄一汤，此表证有汗无汗的分界，亦即麻桂二方方制的分界。至太阳中风病用此，和而不烈，刚而不躁，温煦暖营，兴奋体工，可发汗，可止汗，可祛邪，可扶正，并可醒灵窍以回苏，柔神经而止痉，顾用之者体会到如何程度耳。

第十三条

太阳病，头痛，发热，汗出，恶风，桂枝汤主之。

（风下《脉经》有若恶寒三字。《成本》有者字。）

周禹载曰：太阳膀胱之经行于背，由风池、风府，而系于头，故必头痛。风既伤卫，则卫疏，故必汗出。发热恶风，则风伤卫之证已全具矣。即不言脉，而浮缓已在其中。即非鼻鸣干呕，而桂枝证已无足疑。总之，桂枝专为解肌，不因证之稍减与否，而有所增损于其间也。

柯韵伯曰：此条是桂枝本证，辨证为主，合此证即用此汤，不必问其为伤寒中风杂病也。今人凿分风寒，不知辨证，故仲景佳方，置之疑窟。四证中头痛是太阳本证，头痛、发热、恶风，与麻黄证同，本方重在汗出，汗不出者，便非桂枝证。

陈修园曰：桂枝汤调阴阳，和营卫，为太阳中风之主方，而其功用不止此也。凡中风伤寒杂证，审系太阳之风病，医者必于头痛发热等公同证中，认出汗出一证，为大主脑。汗出则毛窍空虚，亦因而恶风者，桂枝汤主之，不必问其为中风伤寒杂病也。第审其汗出斯用之，无有不当矣。

唐容川曰：修园言凡中风伤寒杂病，又曰不问其为中风伤寒杂病，但见此证，即用此方。将仲景立方之通例，于此揭出，真读仲景书之善者。仲景之全书，皆作如是观可也。

冉雪峰曰：头痛、发热、汗出、恶风，为中风的证，上各节均已言及，各证主桂枝汤，上各节亦均言及。本节骤观外貌，与上从同，无他深意，几似重出，《金鉴》疑为衍文，讵得无故。学者须知本节是太阳病三字冠首，这个太阳病三字，值得着眼。太阳病下并无中风字样，可见得这个桂枝汤，原不仅单治中风。太阳病下亦无伤寒字样，可见得这个桂枝汤，亦不仅兼治伤寒。其他温病中湿中暍，均可准此类推。经论在出桂枝汤后，紧接此节。盖此以上各节，是推阐中风证的方面。此以下各节，是推阐桂枝方的方面。实事求是，以现证为大眼目，既有桂枝证，即用桂枝方。桂枝的证形未变，即桂枝的疗法仍合。或疑本节何以不言脉，曰太阳病而热已发，脉之浮已寓其中。太阳病而汗自出，脉之缓已寓其中。何须赘言。此外《脉经》恶风下有若恶寒三字，颇饶意义。五种伤寒的太阳病，各有各的证象，各有各的性质，各有各的疗法，原不能拘于一个式。但既恶风，又恶寒，即明其非温暍等，合用桂枝。即为温为暍，而既恶风，又恶寒，温暍未张之焰，且未脱寒水面貌，在这个阶段仍有灵活运用桂枝之必要，桂枝方之泛应曲当奥义如是。此乃温病的性质，与伤寒的区域，并病合病耳。吴鞠通温病条辨首列桂枝汤，恍若悟到此层，但诠说未能精透。柯注谓此节吃紧在汗出二字，予谓此节吃紧在太阳病三字。中风证用桂枝何足异，用桂枝而不限中风病，本节治疗的精神，乃因以昭昭显出。

第十四条

太阳病，项背强几几，反汗出恶风者，桂枝加葛根汤主之。

（《程本》几几作几几。《玉函》桂枝加葛根汤主之作桂枝汤主之。）

张隐庵曰：此承上文头痛而及于项背，以见太阳循经，自上而下之义也。几几者，乃短羽鸟之伸颈鼓翼，飞翔不能之状。太阳经脉循于脊背之间，今风邪涉于分部，而经气不舒，故项背强而几几然也。循经下入，是当无汗，反汗出者，分部受邪，而肌腠不密也。肌腠虚故恶风，用桂枝汤加葛根，宣通经脉之气，而治太阳经脉之邪。

唐容川曰：陈注言项背强反汗出，是经输实而皮毛虚，然下文葛根汤之项背强，亦是经输实，何以反无汗，而皮毛并不虚。观葛根汤证之经输实，为皮毛不虚，则知桂枝加葛根之皮毛虚，并非由经输实所致。盖皮毛肌肉，是指周身言。经输是太阳经脉，则专指项背言。故有邪在皮毛，而不入经输者，为麻黄证。若兼经输，则是葛根汤证也。有邪在肌肉而不入经输者，为桂枝证。若兼经输，则是桂枝加葛根证也。然则皮毛虚皮毛实，皆有邪入经输者矣。

恽铁樵曰：病有已传阳明，而太阳未罢者，各家以桂枝葛根并用之方，为太阳阳明之主方。然按之经文，则殊不尔。伤寒论之法，有一证则用一药，背几几者加葛根，等于呕者加半夏，喘者加厚朴杏仁，足蹉者加附子，故谓桂枝加葛根汤，为项背强几几之主剂，其说较为正确。两阳合病，必自下利，葛根汤主之，是葛根第二个作用，盖下陷则为利，陷者举之，葛根性升，所以举陷也。后人有疑葛根是阳明药，深恐病在太阳，用之引邪入里，其实那有此事，凡读书不可无真知灼见。

山田正珍曰：几几当作几几，字之误也。王肯堂反以几几为非，引诗幽风赤舄几几注绚貌之文解之。考之字汇，够音渠，履头绳履饰也，与拘强之义不合。名医汇案罗谦甫曰：几几者，如几，人疾屈而强也。谢復古谓病人羸弱，凭几而起误也。项背强几几五字连读，程应旄说得之。按方程喻诸人，见项背强几几者，乃以为太阳阳明合病，盖因葛根汤条有合病之文而误已，殊不知项强固是太阳中一证，而及背者，乃加一等之重者矣。

冉雪峰曰：此节承上文胪叙桂枝脉证，而出其方，又推广桂枝之用，不仅限于中风，其所以解说桂枝汤者，至详且尽。此节乃言本桂枝证，而邪渐袭入经输，太阳病未解未罢，仅用桂枝汤未尽扣着，犹差一黍。仲景全书，有一证，即有一证治法，故本节主桂枝加葛根汤，与本节下文葛根汤条类似，但有一风一寒的区别。寒闭太阳表层，而邪袭经输，则为下葛根汤证。风扰太阳里层，而邪袭经输，则为本条桂枝加葛根汤证。葛根藤蔓延引，气质清轻，能起阴气，俾内陷之邪，由阴而出之阳。但葛根气味甘平，升举之力不大，故加麻黄之大有力者，与葛根提先同煮，浑合为一，助葛根直由经输深深之处，奋发而达于外。宋本有麻黄，即具此义。麻黄是助葛根升陷，不是助桂枝发表。麻黄汤中用桂枝，桂枝汤中不用麻黄，此则开桂枝汤用麻黄的变例。方名桂枝加葛根，葛根不与桂枝先煮，却与麻黄先煮，殊堪深味。宋林亿校正，疑此方为是桂枝中但加葛根，疑之诚是，但是浅一层，为中人以下说法则可，未足尽仲景深邃奥义。窃谓用麻黄不用麻黄，或麻黄多用少用，在审汗的多寡，邪的内外轻重，未可一概肯定。再桂枝汤，桂枝芍药均三两。桂枝加葛根汤方既用桂枝名称，不知何以均减作二两。准之桂枝加附子、桂枝加人参，凡称桂枝汤，均不变易原有量数。桂枝加葛根汤方可发汗篇，芍药作三两，《玉函》全书，桂枝均作三两，各有意义。二药以均作三两为近是。若葛根汤均作二两，则是方制已变，无所不可，且此二药若不作三两，则与葛根汤药品量数煮法服法均同，将何以别其为葛根汤，为桂枝加葛根汤，直是衍文重出。学者当密较量，实事求是。

【桂枝加葛根汤方】

葛根四两　麻黄三两(去节)　芍药二两　生姜三两

（切） 甘草二两（炙） 大枣十二枚（擘） 桂枝二两（去皮）

上七味，以水一斗，先煮麻黄葛根，减二升，去白沫，内诸药，煮取三升，去滓，温服一升，覆取微似汗，不须啜粥，余如桂枝法将息及禁忌。

（《玉函》无麻黄二字，一斗作九升，无将息及禁忌五字。《成本》亦无五字。方本不载本方，但云于桂枝汤内加葛根三两，余依桂枝汤法。）

林亿曰：臣亿等谨按仲景本论，太阳中风自汗用桂枝，伤寒无汗用麻黄。今证云汗出恶风，而方中有麻黄，恐非本意也。第三卷有葛根汤证，云无汗恶风，正与此方同，是合用麻黄也。此云桂枝加葛根汤，恐是桂枝中但加葛根耳。

丹波元简曰：方氏以降，均以此方为太阳阳明合病之的方。只张志聪、张锡驹之解，为太阳病项背强者之主剂，其说似长矣。盖以葛根为阳阴之药者，防乎张洁古，诸家未察耳。仲景用葛根者，取之于解表生津，痉病亦用葛根，其意可见也。本草经云：葛根主治消渴，身大热。名医别录云：疗伤寒中风，头痛解肌发表出汗开腠理。亦可以为佐证也。活人书云：伊尹汤液论桂枝汤中加葛根，今监本用麻黄，误矣。圣济总录桂心汤，治四时伤寒初觉，即桂枝加葛根也。

第十五条

太阳病下之后，其气上冲者，可与桂枝汤，方用前法，若不上冲者，不得与之。

（《玉函》《千金》无后字及方用前法四字，得作可。《康平本》方用前法四字是旁注，若不上冲者，不可与之是衬注。）

《金鉴》曰：太阳病，表未解而下之，里实者，邪陷则为结胸，大陷胸汤证也。里虚者邪陷则为下利，桂枝人参汤证也。胸实者，邪陷则为胸中痞鞕，气上冲咽喉，不得息，瓜蒂散证也。今胸虚邪陷于胸，故但为气上冲，是表尚未罢。然无壅满不得息痞鞕等候，故不可吐下，仍当解表，可与桂枝汤。如发汗之后，胸陷之邪，不受外束，胸中之气，得以四达，自不致内壅而上冲矣。若不上冲者，不可与也。

陈修园曰：桂枝汤为解肌之主方，邪在肌腠，既可以汗出等正面看出，亦可以误治后，反面勘出。太阳病误下之后，则太阳之气，当从肌腠而下陷矣。而其气竟上冲者，是不因下而内陷，仍在肌腠之间，可与桂枝汤。方用前啜热粥温覆取微汗法，从肌腠外出而愈矣。若不上冲者，邪已内陷，不在肌腠之中，桂枝不可与之。

张令韶曰：经云太阳根于至阴，是太阳之气，由至阴而上胸膈，由胸膈而出肌腠，由肌腠而达于皮毛，外行于三阳，内行于三阴，正气从此而出入，邪气亦从此而出入，师所谓其气者，指此而言也。读者知正气之出入如此，则知邪气之出入亦如此，则于此道知过半矣。所以伤寒言邪即言正，而言正即可以识邪。

喜多村曰：此释太阳误下之证治。太阳病，外证未解，而误下之，则胃气虚损，邪来乘之。当内陷而为痞，为结胸，下陷而成协热下利矣。以下后而其气上冲，则里气尚持与邪冲争。如外邪未陷，胸未痞结，当归外解，可与桂枝汤。所谓上冲者，上冲于心胸也。《金匮》痉病篇葛根证曰，气上冲胸。又腹满篇曰，瘦人绕脐痛云云，反下之，其气必冲，不冲者，心下即痞。又咳嗽病篇，气从少腹上冲胸咽，又云与茯苓桂枝干姜汤治其冲气。其次条云，冲气即低云云，前方去桂，《外台》引深师木防己汤，即《金匮》防己黄耆汤，复云气上冲者加桂心。本经不可发汗篇云，气上冲，正在心端，并可以见也。前辈或谓气上冲为头痛项强等证非是，若不上冲，则里气虚馁，其邪已下陷，变病不一，当随宜施治。论中误治诸法，详观自明，桂枝汤不可与之也。

冉雪峰曰：按此节乃审病机出入，邪正并衡，内外分辨，而为误治者筹其救治疗法。此以上是推广桂枝之用，此以下是辨晰桂枝之用。学者须先识原书大体，庶一切自易辨解。凡病证象脉象，并非肯定一律，真伪之辨，只争斯须。太阳病不当下，这是医学起码知识，人人皆知。下之则贼伤里气，自坏其天然体工疗法，开表邪内陷之路，引邪深入，必成坏证。若其人体工尚健，抵抗力强，外之邪气渐人，里之正气即起而捍御，于是有其气上冲现象，是正气伸张，不是邪气凌逼，是其气上冲，不是冲气上逆，两冲字一虚一实，当分别看。在冲气上逆，当用降。在其气上冲，当用扶。扶正即以托邪，迎其机而导之，俾邪之由外陷入者，仍驱之由内外出，所以仍主桂枝汤。桂枝强心暖营，增加血中氧化，促助血液循环。昔贤谓外证得之为解肌，内证得之为补虚，洵为有见。是桂枝不宁和表，而又和里，且以和里者和表。审病机之出入，既微乎其微。用桂枝之方法，又神乎其神。丹波元简谓："上冲字，诸家未明言，盖此言经气上冲，为头项等证，必非谓气上冲心也。"读书颇有心得，惜言未明澈，解人难索。试进一步诠释，这个上冲，是体工兴奋，不是病理演变；是正气伸张，不是邪气扰激。苟非得此上冲捍御，则成胸痞结胸陷胸，必将加速。在治疗既未容违反病机，而病理更何能违反生理，治里治表，难易攸分。诸家多就病理方面解说，所以都未了了，将陷未陷，未陷欲陷，似陷非陷，陷而不陷。病机出入，体工奋发，治疗转捩，对此面面，学者均当猛一下参。

冉氏又曰： 太阳病不当下，下之正气伤，馁而怯如惕若，一败不可复振，气将焉冲。冲则正气尚存，但横遭折挫，残余生气几何，当何如爱惜。可与桂枝，可之云者，有酌度婉商的意思。不冲则正气退处无权，那就莫之能御，一任客邪之侵袭无忌。条文可与桂枝汤的汤字，当着眼，下句不得与，即紧接上句可与来。细审不是不得与桂枝，是不得与桂枝汤，以经证经，二十一条云："太阳病下之后，脉促胸满者，桂枝去芍药汤主之"。彼条促字，与此条冲字，均是体工对误治的反映，两可比证。知彼之必去芍药，则知此之仍当用桂枝。既由本面推到对面，可再由正面推到反面，此可借镜大气陷病理彻底解说。查时贤张锡纯所著《衷中参西录》，有大气陷一栏，大意谓大气即宗气，不但为周身诸气之纲领，并为周身血脉之纲领，征引灵枢五味篇，其大气之搏而不行者，积于胸中，命曰气海。客邪篇，宗气积于胸中，出于喉咙，以贯心脉而行呼吸。五色篇，大气入于藏府者，不病而卒死等为诠说。又谓大气下陷，呼吸将停，努力始能呼吸，迫促之形，有似乎喘。但喘之吸气难，大气陷之呼气难，并制回阳升陷汤各方，附验案二十余则。内有一味桂枝为剂，治愈此项大气陷危证者。张书多新义，造诣迥超流俗，惜归道山早，致今日整理国故，发扬先代文化，少一高手，纂写此篇，我心怦怦。总上以观，桂枝既降冲，桂枝又扶冲，冲用桂枝，不冲反不用桂枝，桂枝既疗气上冲，桂枝又疗气不上冲而下陷。学者明辨同中之异，异中之同，不难全体大明，整个了了。

第十六条

太阳病三日，已发汗，若吐若下，若温针，仍不解者，此为坏病，桂枝不中与也。观其脉证，知犯何逆，随证治之。

（《成本》无之字。《玉函》《千金翼》仍作而，不中与也，作不复中与也。《康平本》桂枝不中与之也至随证治之计十八字为衬注。）

方中行曰：坏言遍历诸治而犹不愈，则反覆杂误之馀，血气已惫坏，难以正名名也。不中，犹言不当也。末三句言所以治之之法，盖既不可名以正名，则亦难以出其正治，故但示人以随机应变之微旨。

程郊倩曰：如汗后亡阳动经渴燥谵语，下后虚烦结胸痞气，吐后内烦或胀满，温针后吐衄惊狂之类，纷纭错出，俱是为前治所坏，后人切不可执成法以救逆。所以前证虽属桂枝，若坏则桂枝不中与也。观其脉证，知犯何逆，随证治之。盖欲反逆为顺，非从望闻问切上，探出前后根因，无从随证用法，非头痛医头之为随证治之也。

柯韵伯曰：内经曰未满三日，可汗而已，汗不解者，须当更汗。吐下温针之法，非太阳所宜。而三日中，亦非吐下之时也治之不当，故病仍不解。坏病者，即变证也。若误汗，则有遂漏不止，心下悸，脐下悸等证。妄吐，则有饥不能食，朝食暮吐，不能近衣等证。

妄下，则有结胸痞鞕，协热下利，胀满清谷等证。火逆，则有发黄，圊血，亡阳，奔豚等证。是桂枝证已罢，不可更行桂枝汤也。桂枝以五味成方，减一增一，便非桂枝汤，非谓桂枝竟不可用也。

丹波元简曰：坏，成注为古坏切，云为医所坏病也。巢氏病源云：或已发汗吐下，而证不解，邪热留于藏府，致令病候多变，故曰坏伤寒。《外台》秘要引文仲云：伤寒八九日不差，名为败伤寒。又引古今录验云：伤寒五六日以上不解，热在胸中，口噤不能言，唯欲饮水，为败伤寒。医所不疗，《千金》方作坏伤寒。所谓败伤寒，盖是败坏之义，即坏病耳，当互证也。

冉雪峰曰：此节承上节审度病机而言，由无形气机，求到有形的证变。上节言其气上冲，正气有权，抵抗力强，无论病邪将陷未陷，或部分已陷，均用桂枝。此节已成坏证，体工损坏，正气退处无权，里急救里，亦决不再复与桂枝。一不显桂枝证，而仍用桂枝，一虽显桂枝证，而又不用桂枝，较量极精，辨析极微。上节气冲，是好象不是坏象，此节不解，是坏象不是好象。能冲则未坏，既坏则难冲。不上冲不与桂枝，不与桂枝当何与，知犯何逆，随证治之。两节条文，前后呼应，学者合并读，连贯读，词意跃跃纸上。随证二字，是此节大眼目，随证不是对证疗法，是各随其原因以为治。坏证则桂枝不中与，随证则桂枝反又中与。如下节桂枝加桂去桂、加芍药去芍药、桂枝加附子、桂枝去芍药加附子，以及桂枝甘草龙骨牡蛎汤、桂枝去芍药加蜀漆龙骨牡蛎救逆汤等，何一非桂枝原有基础，何一非桂枝应变方法，是桂枝非全不可用，但须随证活用，不可拘拘肯定桂枝原有一方一法耳。至发汗，若吐若下，若温针，乃全举明义，并非一系列，一病俱误用，亦非病的坏，是此一系列俱误用酿成。一逆尚引日，再逆促命期，讵堪三误四误，天下不易寻此孟浪医人，医籍亦罕载此项事实。各注多就反覆杂误立说，事理欠惬。桂枝不中与，言与之而亦不中用，桂枝不中与五字，如暮鼓晨钟，发人深省。知犯何逆，以法治之二句，示人无限救逆方法，随其所至，以平为期，病则证变无穷，法则以不变应万变。桂枝泛应曲当，本中与，却有不中与，既不中与，加之减之，改变方制，则又转为中与。上文下文，或前或后，观察复观察，分析再分析，庶几各各会通，整个透彻。

第十七条

桂枝本为解肌，若其人脉浮紧，发热，汗不出者，不可与之也。常须识此，勿令误也。

（《玉函》《千金翼》桂枝下有汤字，汗不出作无汗，无之字，《成本》亦无。《康平本》此条低一格写。《渝本》与上条，合为一条。《丹本》另条与《康平》合，故采《丹本》。）

柯韵伯曰：解肌者，解肌表之汗也。皮肤之汗自出，故不用麻黄。若脉紧，是麻黄汤脉。汗不出，是麻黄汤证。桂枝汤无麻黄开腠理而泄皮肤，有芍药敛阴津而制辛热，恐邪气凝结，不能外解，势必内攻，为害滋大耳，故叮咛告诫如此。

程郊倩曰：可与不可与，在毫厘疑似之间，误多失于仓卒。须当将营卫之分别处，两两互勘，阴阳不悖，虚实了然。不以桂枝误治脉浮紧汗不出之伤寒，自不致以麻黄误治脉浮缓汗自出，之中风矣。

陈修园曰：桂枝汤本为解肌，与麻黄为肤表之剂迥别，盖邪之伤人先伤肤表，次及肌腠。惟风性迅速，从肤表而直入肌腠，则肌腠实而肤表虚，所以脉浮缓，汗自出不曰伤而曰中也。若其人脉浮紧，发热，汗不出者，明明邪在肤表，不在肌腠，不可与也。

丹波元简曰：肌，说文肉也。折骨分经，白为肌，赤为肉。而肌有两义，有肌肤之肌，有肌肉之肌，注证发微详辨之。方氏因注云，肌肤肉也，盖分肌肉之肌也。解肌方不专属于桂枝，《外台》秘要有麻黄解肌汤、桂枝解肌汤，名医别录，麻黄主疗云解肌，可以见耳。

冉雪峰曰：此节承上节桂枝不中与，而推广其义。上节在汗吐下温针后，已成坏病。此节病虽未坏，而以类相从，亦有不中与的义蕴在。条文一则曰不可与之，再则曰常须识此勿令误，亦若肯定无汗不得服桂枝，俨说成桂枝为温固敛汗者然。凡药通例，辛甘发散为阳，桂枝麻黄，同为辛温，同是开剂，不过宣发外邪，麻黄为优；鼓荡正阳，桂枝为优。然宣发其外，必须鼓荡其内，麻黄汤中所以用桂枝。桂枝促助麻黄发汗，人所周知，何以此处又说成桂枝为无汗大禁。以义理言，桂枝方下，明注温覆令一时许，遍身絷絷微似有汗者益佳；若一服汗出病差，停后服，若不汗，更服依前法；又不汗，后服小促其间；若不汗出，乃服至二三剂，连缀五个汗字。以事实言，条文四十二条、五十六条、五十七条，当汗解，须发汗，可更发汗，均宜桂枝汤，明白昭显。读古人书，当整个会通，安容以文审词，以词审志，为一端有为而言所蔽愚。《康平本》，此条低一格写，疑系后人伪撰，或将注语搀入，故留此过正矛盾语病。桂枝本为解肌，恰似后人口吻。伤寒全书，无此语句，康平古本以书法低一格写抑之，大好无字褒贬。若其人三字，是紧承上节，另转一义，另起一层，分合关连密切。风寒前半，是前半治疗。后半，是后半治疗；未误治，是未误治治疗；已误治，是已误治治疗。环境迥异，不得比而同之。观此，则本节精确意义，昭然若揭。浅释之，为风寒开闭问题；深释之，为风寒误治，未坏将坏，出乎开闭外的问题。不出方治者，亦如上节观其脉证，知犯何逆，以法治之，不拘拘一方一治，桂枝不可与，麻黄亦未必可与。且此栏十条，均是研究桂枝，无须扯入麻黄。整个彻底了了，是在学者。

第十八条

若酒客病，不可与桂枝汤，得之则呕，以酒客不喜甘故也。

（《玉函》《千金翼》无若字以字。《成本》得之作得汤。《康平本》低二格写。）

陈修园曰：桂枝本为解肌，以汗自出为据，然亦有不可固执者。若酒客病，湿热蕴于内，其无病时，热气薰蒸，故多汗出，及其病也，脉缓汗出可知矣。然其病却不在肌腠之内，故不可与桂枝汤，若误与之，得其汤以助湿热，且甘能壅满，则为呕。盖以酒客喜苦而不喜甘故也。推之不必酒客，凡素患湿热之病者，皆可作酒客观也。

丹波元简曰：程氏谓酒客脉浮自汗出，似风伤卫。《金鉴》云酒客病，谓过饮而病也，并非是。

第十九条

喘家，作桂枝汤，加厚朴杏子佳。

（《方本》云佳一本作仁。《康平本》低一格写。）

成无己曰：太阳为诸阳主气．风甚气壅，则生喘也。与桂枝汤以散风，加厚朴杏仁以降气。

戴原礼曰：太阳病，有喘咳，无汗喘者，宜麻杏甘石汤。有汗喘者，宜桂枝加厚朴杏仁汤。无汗咳者，宜小青龙汤。少阳病无喘有咳，咳者宜小柴胡加五味干姜。阳明病无咳有喘，内实喘者，宜大承气汤。下利者，宜葛根黄芩黄连汤。三阴惟少阴有喘咳，喘者宜四逆汤加五味干姜。咳者阴邪下利，宜真武汤加五味干姜。阳邪下陷，宜猪苓汤。然喘皆危候也。

第二十条

凡服桂枝汤吐者，其后必吐脓血也。

（《玉函》《千金翼》无凡字也字。《康平本》低一格写，凡作又，与上喘家合为一节。）

成无己曰：内热者，服桂枝汤则吐，如酒客之类也。既亡津液，又为热所搏，其后必吐脓血，吐脓血谓之肺痿。《金匮要略》曰：热在上焦为肺痿，谓或从汗，或从呕，重亡津液，故得之。

《金鉴》曰：凡酒客得桂枝汤，而呕者，以辛甘之品，能动其热助涌故也。若其人内热素盛，服桂枝汤者，又不及时呕出，则益助其热，所以其后必吐脓血也。然亦有不吐脓血者，则是所伤者轻，而热不甚也。

钱天来曰：其后必吐脓血句，乃未至而逆料之词也。言桂枝性本甘温，设太阳中风，投之以桂枝汤，而吐者，知其人本阳邪独盛于上，因热壅上焦，以热拒热，故吐出而不能容受也。若邪久入不衰，薰灼肺胃，必作痈脓，故曰其后必吐脓血也。此以不受桂枝而知之，非误用桂枝而致之也。乃各注家俱言胃家湿热素盛，更服桂枝，则两热相搏，中满不行，势必上逆而吐。热愈淫溢，蒸为败浊，必吐脓血，此一大禁也（方喻均云尔）。不知桂枝随已吐出，何曾留着于胸中，岂可云更服桂枝，两热相搏乎，前人遂以此条列为桂枝四禁，岂不谬乎。

丹波元简曰：舒驰远云酒客得桂枝则呕，其后果吐脓血乎，盖积饮素盛之人，误服表药，以耗其阳而动其饮，上逆而吐，亦常有之，若吐脓血者，从未之见也。定知叔和有错，此说似有理。

冉雪峰曰：自此以上，共四节，系研究桂枝汤反面，示人不可误用。明得反面，乃愈明得正面。明得反面不可与，乃愈知正面恰当与。邪在皮毛，而不在肌腠，病的部位不同，外有风邪，而内蕴热邪，病人的素质不同，用之须知加减，故举喘家为例；用之须防转变，故举吐者为例。脓血非一朝一夕所酿成，故曰其后，必者，必之于理。素质热壅，再投甘温，甘增壅，温助热，热壅太甚，必致痈脓。就其吐的一候，可以探知其内的热壅。观其热壅一候，可推知其后的吐脓血。其后必云者，乃推阐预料之词，非必事实有决定性的，必然尔尔。各家于必字少体察，故不免误会。甚或改脓字为浓字，殊嫌穿凿。凡字亦当着眼，见得具如此素质，用如此方治，即有如此病变，由后溯前，因果显昭，凡的意义，不止一种一项，不必专就肺痿肺痈方面解说。时贤包识生谓前节为营实之禁，次节为卫实之禁，后节为营卫俱实之禁。曹颖甫谓前节言不可与，言其正也。次节言加厚朴杏子仁，言其权也。后节言甘味壅塞，必吐脓血，极其变也。均各节连贯读，颇有意义，各有各的体会，各有各的认识。尤有进者，本节服桂枝的吐，与上节得桂枝的呕，大抵相似，维呕与吐，俱属上逆上冲。前节上冲者，可与桂枝汤，此节上冲者又不可与桂枝汤。盖前节上冲，是正尚旺，当用桂枝扶持，此节上冲，是邪已甚，禁用桂枝激惹。为正为邪的界畔，即可与不可与的核心。似不可与，却又可与，似属可与，却又不可与，此中分际，毫厘千里。自辨桂枝证，出桂枝方起，至辨桂枝可与不可与止，告一小段落，以后再就其脉其证其治推阐，学者分篇分段分节，潜心玩索，细细体认，庶可贯彻其微言奥旨云。

第二十一条

太阳病，发汗，遂漏不止，其人恶风，小便难，四肢微急，难以屈伸者，桂枝加附子汤主之。

（《玉函》《脉经》《千金翼》汗上有其字，漏下有而字。）

柯韵伯曰：太阳固当汗，若不取微似有汗，而发之太过，阳气无所止息，而汗出不止矣。汗多亡阳，元府不闭，风邪乘之，故复恶风。汗多于表，津弱于里，故小便难。四肢者，诸阳之本。阳气者，精则养神，柔则养筋，开阖不利，寒气从之，故筋急而屈伸不利也。此离中阳虚，不能摄水，当用桂枝以补心阳，阳密而漏汗自止矣。坎中阳虚，不能行水，必加附子以回肾阳，阳归则小便自利矣。内外调和，则恶风自罢，而手足便利矣。

徐灵胎曰：太阳病发汗，遂漏不止，此发汗太过，如水流漓，或药不对证之故。其人恶风者，中风本恶风，汗后当愈，今仍恶风，则表邪未尽也。小便难者，津液少也，四肢微急，难以屈伸者，四肢为诸阳之本，急难屈伸，乃脱液阳虚之象，但未至亡阳耳。桂枝加附子汤主之，桂枝同附子服则能止汗回阳。若更甚而厥冷恶寒，则有阳脱之虑，当用四逆汤矣。

陈修园曰：太阳病固当汗之，若不取微似有汗，为发汗太过，遂漏不止，前云如水流漓，病必不除，故其人恶风，犹然不去。汗涣于表，津竭于里，故小便难。四肢为诸阳之本，不得阳气以养之，故微急，且至难以屈伸者。此因大汗以亡阳，因亡阳以脱液，必以桂枝加附子主之。方中取附子以固少阴之阳，固阳即所以止汗，止汗即所以救液，其理微矣。

恽铁樵曰：脱液者，骨属屈伸不利，此两语本不相连。须知脱液是津液干枯，凡汗出亡阳者，固津液干枯，即下之过当，亦津液干枯。少阴与阳明，皆有津液干枯。阳明当正治，所以津液干枯，由于发热化燥，热也，以药清之则愈。少阴当从治，少阴津液干枯，为下焦之肾阳不能上蒸，气化失司所致，虚也，从治当以热治热，舍附子莫属。阳明少阴，固迥然不同。且阳明府证，舌胎纵黄厚不干，即干亦不枯，故脱液字当专属少阴，阳明无脱液，虚实寒热之辨，以此为标准。又当注意兼证，汗漏不止恶风，是桂枝证。小便难，四肢微急，难以屈伸，是加附子证。阴阳病相似处最多，前代医集，往往于此等处，言之不能详析。须知小便难，即九窍不通之渐，本论以倦卧但欲寐为少阴证，四肢微急，难以屈伸，即倦卧之渐也。

冉雪峰曰：太阳里面，即是少阴，有少阴证者，不可发汗，经有明训。从来注家诠释汗漏不止，多以为是桂枝证误服麻黄方，其实原书本栏，是反复研究桂枝，无事扯向麻黄。查桂枝汤方后注云，温复一时许，遍身漐漐微似有汗者益佳。又曰若一服汗出病瘥，停后服，不必尽剂。若不汗，更服依前法。观此，则不宁麻黄为汗剂，桂枝亦为汗剂。不过麻黄发散，令无汗为有汗；桂枝和解，令汗出为汗止，性质作用不同。汗多的病变，有几个转归，曰亡阳，曰亡阴，或阴阳俱竭。本节则未至阴阳俱竭，亦未至亡阴亡阳，但已达到阴阳俱虚境界。人身汗尿，系由毛细血管血浆分泌而来。由玛氏小体输出尿管则为尿，由汗腺出皮毛汗孔则为汗。气随汗泄，阴液既夺，阳气亦泄。汗漏不止，本阴液受伤，而握其要曰阳亡。四肢微急，本阳气不实，而探其本，曰液脱。阴阳互换互根，关连密切，阴平阳秘，精神乃治；阴阳离决，精气乃绝。故合言之，阴阳同处太极，其为物不贰。分言之，各具理性，两两正处相反地位，安容混乱，此等关键，关系甚大。然在病理上既可由汗漏而亡阴，亡阴而亡阳，在治疗上亦可由回阳而止汗，止汗而救液。麻黄附子汤，是太阳麻黄证，求到少阴用附子。此条是太阳桂枝证，求到少阴用附子。真武汤是救里寒亡阳之失，急于回阳用附子。本条是救表寒漏风之失。急于温经用附子。附子鼓舞细胞，奋起机能，气到水到，水到气到。究之附子阳刚，津竭火炽禁用。柯韵伯云：服桂枝汤后大烦渴，是阳陷于里，急当滋阴，故用白虎加人参以和之。用麻黄汤遂漏不止，是阳亡于外，急当扶阳，故用桂枝加附子以固之。学者比拟互参，谨察表里寒热，不难整个透彻，头头是道石。

【桂枝加附子汤】

桂枝 三两（去皮）　芍药 三两　甘草 二两　生姜 三两（切）　大枣 十二枚（擘）　附子 一枚（炮去皮，破八片）

上六味，以水七升，煮取三升，去滓，温服一升。本云桂枝汤，今加附子，将息如前法。

（《玉函》味下有哎咀三物四字。本云作本方。《成本》不载本方，第十卷云，于桂枝汤方内加附子一枚，炮去皮破八片，余前法。《康平本》云桂枝汤今加附子系小字衬注。）

徐忠可曰：此阳气与阴液两亡，更加风气缠绵，若用四逆，则不宜干姜之干燥。用真武，则不宜苓术之渗湿。故用桂枝汤加附子，以固表驱风，而复阳敛液也。

钱天来曰：此方于桂枝汤全方内加附子者，故多一加字。伤寒八九日，风湿相搏条下之桂枝附子汤，芍药已去，非桂枝全汤，乃另是一方，故无加字。

丹波元简曰：《千金》方治产后风虚，汗出不止，小便难，四肢微急，难以屈伸者，桂枝附子汤，即是此方，正见孙公运用之妙。叶氏录验方，救汗汤治阳虚自汗，即此方，出虚劳门。

第二十二条

太阳病，下之后，脉促，胸满者，桂枝去芍药汤主之。

（促一作纵。《玉函》《脉经》《千金翼》后作其。《成本》与下条合为一节。）

成无己曰：脉来数，时一止复来者，名曰促。促为阳盛，则不因下后而脉促者也。此下后脉促，不得为阳盛也。太阳病下之，其脉促，不结胸者，此为欲解。此下后脉促而复胸满，则不得为欲解，由下后阳虚，表邪渐入，而客于胸中也。与桂枝汤以散客邪，通行阳气，芍药益阴，阳虚者非所宜，故去之。

程郊倩曰：有阳盛而见促脉，亦有阳虚而见促脉者，当辨之于有力无力，仍须辨之于外证也。

《金鉴》曰：太阳病表未解，而下之，胸实邪陷，则为胸满，气上冲咽喉，不得息，瓜蒂散证也。胸虚邪陷，则为气实，而无冲喉不得息之证。似乎胸虚，又见胸满之证，故不用瓜蒂散以治实，亦不用桂枝汤以治虚，惟用桂枝之甘辛，以和太阳之表，去芍药之酸收，以避胸中之满。

柯韵伯曰：促为阳脉，胸满为阳证。然阳盛则促，阳虚亦促。阳盛则胸满，阳虚亦胸满。此下后脉促，而不汗出，胸满而不喘，非阳盛也，是寒邪内结，将作结胸之脉。桂枝汤阳中有阴，去芍药之酸寒，则阴气流行，而邪自不结，即扶阳之剂矣。若微恶寒，则阴气凝聚，恐姜桂之力，不能散邪，必加附子之辛热，为纯阳之剂矣。仲景于桂枝汤，一加一减，遂成三法。

冉雪峰曰：脉诀迟而时止，曰结；数而时止，曰促，结促均病重坏脉，此就脉的体象普泛解说。仲景书中论脉，则不谨浅言脉法，而是深言脉理。如促脉在他处，本是坏象，而在此条，却是好象。在他处脉促，是邪热太盛，反而壅塞，在本条脉促，是正气虽伤，犹能奋起。注家亦多见及，特以意义颠倒，恐生抵触，故钱天来云：脉促者，非脉来数时，一止复来之促，即短促亦谓之促。顾宪章云：伤寒溯源集，促有短促之义。皆委婉调护以求合，不知短促较急促尤坏。促而短，命将难续，此盖于本条促字精义，尚欠体会。本条首标太阳病三字，是全节大眼目。太阳病不当下，下之则表邪内陷。讵宁胸满，必变证蜂起，由阳入阴者死，是下之二字，又为全节转归的大关键。下之后中气败坏，正气退处无权，表虚而外邪乘之，则太阳证必罢，太阳证罢，即成坏证。本条在太阳篇，重心是在审太阳证罢未罢，外邪入未入，或未罢而有将罢之势，或已入而有复出之机，学者必须体会此中精神，方能披抉此中奥窍。今冠首明标太阳病，则太阳病未罢可知，今但曰胸满，则心下腹部少腹未满可知。下则脉当沉迟、沉涩、或沉紧、沉坚。今曰促，则虽伤于误下，而正气犹得捍御、抵抗，显出一线残阳未绝，欲作最后的撑持，似此项促脉，当如何宝贵，爱护匡扶。此可与前条下后其气上冲者条参看，彼条反映，显于气冲。此条反映，显于脉促。冲是促的影象，促是冲的气机。曰冲曰促，均是正气伸张，不是邪气鼓搏。伤寒言脉促者四：一伤寒脉促，手足厥逆者，可灸之。二太阳病，下之，其脉促，不结胸者，此为欲解也。三太阳病桂枝证，医反下之，利遂不止，脉促者，表未解，喘而汗出者，葛根黄连黄芩甘草汤主之。四即本条。查一条出厥阴，虽手足厥逆，脉促有由阴出阳之机。余三条均是太阳病，均是下后，下后脉促，体工尚能兴奋，若无他证，即是欲解，即有他证，亦是未解将解。学者各各贯通，可以前后整个豁然解决。

【桂枝去芍药汤方】

桂枝三两（去皮） 甘草二两（炙） 生姜三两（切） 大枣十二枚（擘）

上四味，以水七升，煮取三升，去滓，温服一升。本云桂枝汤，今去芍药，将息如前法。

（《成本》不载本方，第十卷云：于桂枝汤方内去芍药，余依前法。《玉函》味下有㕮咀字，云作方。《康平本》本云桂枝汤，今去芍药系小字衬注。）

第二十三条

若微恶寒者，桂枝去芍药加附子汤主之。

（原本无恶字，丹波氏据《成本》《玉函》补。《成本》桂枝去芍药，作去芍药方。又《成本》与上条合为一节，《康平本》同。）

沈明宗曰：误下扰乱阴阳之气，则脉促，邪入胸隔，几成结胸，但结满而未痛耳，故以桂枝汤单提胸隔之邪，使从表解。去芍药者，恶其酸收，引邪内入故也。若脉促胸满而微恶寒，乃虚而踢蹰，阳气欲脱，又非阳实之比，所以加附子，固护真阳也。

喻嘉言曰：误下脉促，与葛根黄芩黄连证同。以无下利不止汗出等证，但见胸满，则阳邪仍盛于阳位，几与结胸同变。然满而不痛，且诸证未俱，胸未结也。故取用桂枝之辛甘，以及散太阳之邪，去芍药之意，酸收二字，不足尽之，以误下，故不敢用，恐其复领阳邪下入腹中也。设微见恶寒，则阳虚已著而非阳邪上盛之比，去芍药方中，即当加附子以回其阳，是虽不言汗出，然由此条之微恶寒，合后条观之，则脉促胸满喘而汗出之内，原伏有虚阳欲脱之机。故仲景于此条，特以微恶寒三字发其义，可见阳虚则恶寒矣。又可见汗不出之恶寒，即非阳虚矣。伤寒证中，多有下后，魄汗不止，而酿亡阳之变者，必于此等处，参合以求神髓，庶几可进于道耳。

陈修园曰：太阳之气，由胸而出入，若太阳病，误下之后，阳衰不能出入于外内，以致外内之气不相交接，其脉数中一止，其名为促。气滞于胸而满者，桂枝去芍药汤主之。盖桂枝汤为太阳神方，调和其气，使出入外内。又恐芍药之苦寒，以缓其出入之势，故去之。若脉不见促而见微，身复恶寒者，为阳虚已极，桂枝去芍药方中，加附子主之。恐姜桂之力微，必助附子而后可。

陈蔚曰：伤寒论大旨，以得阳则生。上节言汗之遂漏，虑其亡阳。此节言下后脉促胸满，亦恐亡阳。盖太阳之气，由至阴而上于胸隔。今因下后而伤胸膈之阳，斯下焦浊阴之气，僭居阳位，而为满，脉亦数中一止而为促。治宜急散阴霾，于桂枝汤去芍药者，恐其留恋阴邪也。若见恶寒，为阳虚已极，徒抑其阴无益，必加熟附以壮其阳，方能有济，喻嘉言程扶生之解俱误。

冉雪峰曰：此条与上条在《玉函》原合作一节，两条意义一气连贯，故各注家亦系两条合注。上条关键，在脉之见促。本条关键，在身之有寒。促不是阳盛，只是阳尚存，亦不是邪旺，只是正未馁。天下岂有下后阳盛之理，岂有阳盛去芍药加附子之理。盖内因下而伤，不免击扰，外有邪而滞，不免阻碍，匍匐以救，欲舒未舒，脉安得不促，一线残阳，几微正气，正在此一促字所寄托。若春回机转，正伸邪退，意或如小柴胡条文，有发热而却，必蒸蒸汗出而解景象。若阳不胜阴，正再式微，必到寒逆寒厥危险关头。前条所以必去芍药，本条所以必加附子，着眼均在此，均是所以固护微阳，伸张正气。若见寒，则防阴气渐凝，最是克星，厥阴篇厥热往复，见热为退，见厥为进，即是此义。若微寒句，寒上无须加恶字，恶寒是表证，虽究到有表恶寒、无表恶寒、无汗恶寒、汗后恶寒的区别，义仍肤浅。如足冷手冷，肢厥肤厥，岂但恶之而已。故身寒可以赅恶寒，而恶寒不足以赅身寒。寒虽微，兆瑞已见，履霜坚冰，由来者渐，辨之早辨，所以必加附子。惟其见寒，故加附子，惟其寒微，故只加附子。各家释此句为阳虚已极，果虚极，则当用四逆、白通、真武、乌头煎之类，一枚附子，何以能济。又释胸满为阳气上实，阳果实，何必去芍药，凡此是愈说愈不能通的。丹波元简据《玉函》和《成本》，寒字上补入恶字，已属画蛇添足。陈修园并于微字上加脉字，更属节外生枝。改字训经，乃经生武断气习，不意医家亦复尔尔。沈明宗氏以脉促胸满，与微恶寒混为一谈，前后揉杂，固为不合。而陈氏、丹波氏，以脉微恶寒，与上脉促，彼此划断，更为非是。学者所当细密较量。

【桂枝去芍药加附子汤方】

桂枝三两（去皮）　甘草二两（炙）　生姜三两（切）　大枣十二枚（擘）　附子一枚（炮，去皮，破八片）

上五味，以水七升，煮取三升，去滓，温服一升，本云桂枝汤，今去芍药加附子，将息如前法。

（《成本》不载本方，第十卷云：于桂枝汤方内，去芍药加附子一枚，炮去皮破八片，余依前法。《玉函》味下有㕮咀字，云作方。《康平本》本云桂枝汤今去芍药加附子，系小字衬注。）

第二十四条

太阳病，得之八九日，如疟状，发热恶寒，热多寒少，其人不呕，清便欲自可，一日二、三度发，脉微缓者，为欲愈也。脉微而恶寒者，此阴阳俱虚，不可更发汗、更下、更吐也。面色反有热色者，未欲解也，以其不能得小汗出，身必痒，宜桂枝麻黄各半汤。

（《玉函》《千金翼》发热、热多下，并有而字，欲自可作自调，必下有当字。不可发汗篇，欲自可作续自可，《脉经》同，此下有为字，《千金翼》亦有。《康平本》

脉微缓者，至未欲解也四十字，为小字衬注。）

成无己曰：发热恶寒，而热多寒少，为阳气进，而邪气少也。里不和者呕而利，今不呕清便自调者，里和也。寒热日二三度发者，邪气微也。今日数多，而脉微缓者，是邪气微缓也，故云欲愈。脉微而恶寒者，表里俱虚也。阳，表也；阴，里也。脉微为里虚，恶寒为表虚，以表里俱虚，故不可更发汗更下更吐也。阴阳俱虚，则面色青白，反有热色者，表未解也。热色，为赤色也。得小汗则和，不得汗，则不得邪气外散皮肤，而为痒也。

方中行曰：八九日，约言久也。如疟状，谓有往来寒热，而无作辍之常也。发热恶寒，热多寒少者，风寒俱有，而寒少风多也。不呕不渴，清便欲自可，邪之往来，出者未彻表，入亦未及里也。更，再也。不可汗，已过表也。不可吐下，未见有里也。热色，阳浮外薄也。然阳虽外薄，以阴寒持之而不能散，所以小汗亦不得出，气郁而痒也。

刘茝庭曰：面反有热色，成氏以为赤色。考面赤证，参二阳并病，面色缘缘正赤，及阳明病，面合赤色，当是表郁兼里热者所致。今但表郁而有之，故下一反字，是知以病来未曾小小发汗，故邪郁而身痒也。盖邪迫筋骨则痛，郁肌肉则痒，此当发汗。然本是中风表疏，故不宜麻葛之发。今则郁甚，桂枝之力，殆有不及，是以酌量麻桂二汤之间，立此方以主之也。

唐容川曰：此一段当分作三段看。第一段言得少阳之气化，而脉微病衰，热多寒少者，为欲愈也。第二段反接，言脉若不缓而见微，热若不多而但恶寒者，此非少阳欲愈之证，乃少阴太阳俱虚，不可更汗下吐也。第三段又缴转第二段之意，承言但恶寒者，固是虚寒，若但恶寒，而面色反有热色者，又不得作虚寒论，乃是太阳外寒固闭，郁热壅遏。身痒无汗，以不得外解而然，又宜麻桂各半以发其汗，幸勿作虚寒例也。如此分作三段，则尺幅之中，一波三折，其辨证也，真如剥蕉抽茧，层层透脱。

冉雪峰曰：此条是审太阳病的传未传，或似传而实未传，仍有欲出机势，乃随其机而导之。太阳病二三日，阳明少阳证不见者，为不传，经有明训。八九日，即是经行一周，七日来复，又适为二三日的互词，此是邪气停顿，适当正气复值，不必扯向邪一方面，由厥阴深处，返到太阳浅处，果尔，则八九日为赘词。少阳病当呕，此不呕。阳明病当胃不和，此清便欲自可。适值少阳，而无少阳证。适值阳明，而无阳明证。热既较多，是正气尚强。脉又见缓，是邪气不旺。其往来寒热者，乃羁迟停滞，过经久延，值此三阳主气之日，适当邪正并争之会，欲出未出，未出将出，故有如此景象。所以少阳有往来寒热，太阳亦有往来寒热。观淤热在里，少腹如敦状，本当用桃仁承气及下瘀血汤，而有往来寒热，则用小柴胡。知少阳有往来寒热之可以外出，则知太阳有往来寒热之更可以外出。人但知往来寒热为少阳病，而不知往来寒热亦为太阳病。本条为风寒两伤久羁的轻证，故用风寒两伤麻桂各半合用的轻治法。分一方为两方，合两法为一法。伤寒规律，麻黄汤中用桂枝，桂枝汤中不用麻黄。有用麻黄汤后，用桂枝汤法，无用桂枝汤后，用麻黄汤法。此则几似桂枝汤中用麻黄，几似用桂枝汤后，再用麻黄汤。以不能得小汗出病停，故使得小汗出病解，进退出入，全半分合，各极其妙，活用原则，宏开变例，值得注意。编者滥竽医界垂五十年，回忆初行医十年，只知见病治病，墨守成规。十年后乃渐悟得病从何来，当从何去，到了某部位，将至某部位；到了某阶段，必至某阶段。出入消息，缓急进退，见微知著，通体玲珑。此项景象，历历在目，即是从此项条文启发证入。今老矣，千虑一得，公开托出。学如不及，愿学者造诣，更尤有进之者。

【桂枝麻黄各半汤方】

桂枝一两十六铢　芍药　生姜　甘草各一两　大枣四枚（擘）　麻黄一两　杏仁二十四枚（去皮尖及两仁者）

上七味，以水五升，先煮麻黄一二沸，去上沫，内诸药，煮取一升八合，去滓，温服六合。本云桂枝汤三合，麻黄汤三合，并为六合，顿服将息如上法。

（《玉函》七味下有㕮咀字，云作方，顿服下有裁为一方四字。《康平本》本云桂枝汤至顿服十八字系小字衬注。）

林亿曰：臣亿等谨按桂枝汤方，桂枝、芍药、生姜各三两，甘草二两，大枣十二枚。麻黄汤方，麻黄三两，桂枝二两，甘草一两，杏仁七十个。今以算法约之，二汤各取三分之一，即得桂枝一两十六铢，芍药、生姜、甘草各一两，大枣四枚，杏仁二十三个零三分枚之一，收之得二十四个，合方，详此方乃三分之一，非各半也，宜云合半汤。

柯韵伯曰：桂枝汤三合，麻黄汤三合，并为六合。后人算其分两，合作一方，大失仲景制方之意。

第二十五条

太阳病，初服桂枝汤，反烦不解者，先刺风池、风府，却与桂枝汤则愈。

（先上，《玉函》《千金翼》有当字，《脉经》有法当二字。《康平本》风池、风府四字系小字旁注。）

方中行曰：桂枝全在服法，发汗切要如经，若服不如法，汗不如经，病必不除。所以反烦，反者转也，言转加闷热也。风池穴在耳后陷者中，按之引于耳中，手足少阳脉之会，刺可入同身寸之四分。风府穴在项上入发际，同身寸之一寸，大筋内宛宛中，督脉阳维二经之会，刺可入同身寸之四分。

柯韵伯曰：桂枝汤煮取三升，初服者，先服一升也，却与者，尽其二升也。热郁于心中者谓之烦，发于皮肉者谓之热。麻黄证发热无汗，热全在表。桂枝证发热汗出，便见内烦。服汤反烦，而外热不解，非桂枝汤不当用也，以外感之风邪重，内之阳气亦重耳。风邪本自项入，必刺风池、风府，疏通来路，以出其邪，仍与桂枝汤以和营卫。内经曰：表里刺之，服之饮汤，此法是矣。

喻嘉言曰：中风之证，凡未传变者，当从解肌，舍解肌无别法也。然服桂枝汤以解肌，而反加烦闷者，乃服药时不如法也。其法维何，即啜热稀粥以助药力，不使其不及，但取周身絷絷微似有汗，不使其太过之谓也。此云服汤反烦者，必微似汗亦未得，肌窍未开，徒用药力引动风邪，漫无出路，势必内热而生烦也。刺风池、风府以泻风热之暴甚，后风不继，庶前风可熄，更与桂枝汤引之外出则愈矣，可见解肌当如法也。因服桂枝生烦，竖此妙义，不可不讲，故特详其意，俾用药者知所当务也。

徐灵胎曰：此非误治，因风邪凝结于太阳之要路，则药力不能疏通，故刺以解其结。盖风邪太甚，不仅在卫而在经、刺之以泄其气。

冉雪峰曰：此为太阳病邪干经输，着于紧要部分的斡旋疗法。太阳麻桂二方，分界原甚显明。本条服桂枝汤，必为桂枝证无疑。桂枝证而用桂枝汤，服之当内外豁然，始而汗出，继而汗止，邪随汗去，脉静身凉而解。而不解，则是太阳病仍在。反烦，则是病上加病，旧病未已，新病复起。所以然者，桂枝汤本为解肌，病既涉于肌腠，又复着于经脉，里不通，则表不通，表不化，则里不化。但用桂枝，犹未能丝丝入扣。查邪入经输，原有葛根汤法，及桂枝加葛根法，此不加葛根何也？盖邪入经输普泛深处，则用葛根引之使出，邪入经输孔穴要处，则须先刺泻之使泄。病经病气，所着不同，所治即异。太阳病原有头项强痛，再剧则项背强几几。此条烦象，虽是表郁的关系，不是里传的关系，然由太阳表面，扰及少阴里面，是烦较项背强几几，实为再进一层。大青龙证的烦，是表闭。本条服桂枝的烦，是里闭。表闭当开表，里闭当开里。开表宜大青龙，开里宜刺经穴。学者均须各各细密较量。喻嘉言氏谓本条病变，系服桂枝不如法，必微似汗亦未得到，肌窍未开，竟将内闭说成外闭，何殊将桂枝证说成麻黄证。须知原书本条，是在辨论桂枝证一系列中，桂枝证原自汗出，何致微似汗亦未得到。本条上下各节，均是辨析桂枝证的现象，比较桂枝证的变化，推广桂枝汤的功用，确定桂枝汤的疗法，种种斡旋，无非深求恰如分际。且在桂枝证系列中，凡所诠说，均当围绕着桂枝证出发，是为得之。太阳之气从肌腠而外合于皮肤，则为麻桂各半证。循经脉而内合于俞穴，则为先刺后药证。本节与上节，可以事类相从，以会其通。气而求之经，表而求之里。服桂枝汤后，再服桂枝，定法之中有活法，活法之中又有定法，学者辨诸。

第二十六条

服桂枝汤，大汗出，脉洪大者，与桂枝汤，如前法。若形似疟，一日再发者，汗出必解，宜桂枝二麻黄一汤。

（《成本》似作如，《玉函》《脉经》同。脉洪大者，作若脉但洪大者。再下《脉经》有三字。《康平本》与上条合为一条。）

柯韵伯曰：服桂枝汤取微似有汗者佳，若大汗出，病必不除矣。然服桂枝后大汗，仍可用之更汗，非若麻黄之不可复用也。即大汗出后，脉洪大，大烦渴，是阳邪内陷，不是汗多亡阳。此大汗未止，内不烦渴，是病犹在表，桂枝证未罢，当仍与之，乘其势而更汗之，汗自漐漐，邪不留矣。是法也，可以发汗，汗生于谷也。即可以止汗，精胜而邪却也。若不用此法使风寒乘汗客于玄府，必复恶寒发热，如疟状。然疟发作有时，日不再发，此则风气留其处，故日再发耳。必倍加桂枝以解肌，少与麻黄以开表，所谓奇之不去，则偶之也。

《金鉴》曰：服桂枝汤大汗出，病不解，脉洪大，若烦渴者，则为表邪已入阳明，是白虎汤证也。今脉虽洪

117

大，而不烦渴，则为表邪仍在太阳，当更与桂枝汤如前法也。服汤不解，若形如疟。日再发者，虽属轻邪，然终是为风寒所持，非汗出必不得解。故宜桂枝二麻黄一汤，小发营卫之汗。其不用麻桂各半汤者，盖因大汗已出也。

陈蔚曰：桂枝汤宜令微似汗，若大汗出，脉洪大，为汗之太骤，表解而肌未解也。仍宜与桂枝汤，以啜粥法助之。若形如疟，日再发者，是肌邪表邪俱未尽，宜桂枝二以解肌，麻黄一以解表。

恽铁樵曰：桂枝证服桂枝汤不为误，不误不致剧变阴证，充其量转属阳明而止。然邪之进，亦常以渐，若其势太暴，则正气必起反射作用，而格拒于内。病邪欲传阳明不得，则退却，因表闭不得与汗俱出，重复入里。此时邪正格拒，互为低昂，故寒热如疟状，一日二、三度发。欲救正此失奈何，曰当助正气，驱邪外达，不当戕正气，使邪内陷。医有喜用泻药者，皆戕正助邪之手笔也。助正驱邪，莫如桂枝汤。邪之所以不出，因表闭不能与汗俱出。欲令出汗，莫如麻黄汤，尤宜注意者，此病之来路，由于大汗出，今须救正大汗出之失，俾但小汗出乃得。欲令小汗出，莫若桂枝二麻黄一汤。

冉雪峰曰：此条与上条，均是服桂枝汤后，再用桂枝，均是服桂枝汤不解，再用桂枝，值得注意。在康平古本，原是两条合为一条。桂枝氤氲鼓荡，强心暖营，本不是发汗剂，亦不是止汗剂。但气化能出，可以发汗，气摄能收，并可以止汗。适应无穷，在运用何如。昔贤谓外证得之为解肌，内证得之为补虚，体会颇较深刻。桂枝既不发汗，何以服之大汗出？查桂枝方注云：遍身漐漐微似汗者益佳，不可令如水流漓，病必不除。如水流漓，即大汗出之互词，可见服桂枝不如法，原可大汗。汗出急骤，皮肤外的气机太开泄，皮肤内的气机不接续，几隔绝成两截。汗自汗，病自病，此为病不除的实际。然病虽未除，而亦未坏，病虽未除，而有欲出机势。故惟有仍用桂枝自里达外，俾仍漐漐似汗，内外融洽而解。此是外证关系，亦即是太阳伤风证关系。倘内热渐次遏成，或本身先有伏热，桂枝引动内热，外逼外迫，不宁脉显洪大，而且烦渴引饮，热象已成，甘寒甘润清凉之不暇，而可以桂枝辛温，张之焰而阶之祸，伤寒汲古以白虎汤易桂枝汤，词理较顺。然如此解说，义太肤浅。须知此证太阳病未罢，遂用白虎，即是折其外出，促其内传。热甚当清里，热未甚当解表。表之罢未罢，热之成未成，煞有分寸。下篇第一、六、九条用白虎，明著无表证者四字，值得着眼。本节上半大汗，是表大开。后半如疟，是表较闭。如疟与上八九日如疟一例，但一在不得小汗，一在已出大汗。故一用桂枝麻黄各半，一用桂枝二麻黄一。不宁桂枝白虎，用彼用此，中多奥义；即各半二一，差少差多，亦有明辨。古人运用之妙，领会之深，体例之严如此。

【桂枝二麻黄一汤方】

桂枝一两十七铢（去皮）　芍药一两六铢　麻黄十六铢（去节）　生姜一两六铢（切）　杏仁十七个（去皮尖）　甘草一两二铢（炙）　大枣五枚（擘）

上七味，以水五升，先煮麻黄一二沸，去上沫，内诸药，煮取二升，去滓，温服一升，日再服。本云桂枝汤二分，麻黄汤一分，合为二升，分再服。今合为一方，将息如前法。

（《成本》无本云以下二十九字，《玉函》云作方。）

林亿曰： 臣亿等谨按，桂枝汤方，桂枝、芍药、生姜各三两，甘草二两，大枣十二枚。麻黄汤方，麻黄三两，桂枝二两，甘草一两，杏仁七十个。今以算法约之，桂枝汤取十二分之五，即得桂枝、芍药、生姜各一两六铢，甘草二十铢，大枣五枚。麻黄汤取九分之二，即得麻黄十六铢，桂枝十二铢三分铢之二，收之得十一铢，甘草五铢三分铢之一，收之得六铢，杏仁十五个九分枚之四，收之得十六个。二汤所取相合，即共得桂枝一两十七铢，麻黄十六铢，生姜、芍药各一两六铢，甘草一两二铢，大枣五枚，杏仁十六个合方。

柯韵伯曰： 邪气稽留于皮毛肌肉之间，固非桂枝之可解，已经汗过，又不宜麻黄汤之峻攻，故取桂枝汤三分之二，麻黄汤三分之一，合而服之，再解其肌，微开其表，审发汗于不发之中。又用桂枝后，更用麻黄法也。后人合为一方者，是大背仲景比较二方轻重，偶中出奇之妙理矣。

第二十七条

服桂枝汤，大汗出后，大烦渴不解，脉洪大者，白虎加人参汤主之。

（《玉函》《脉经》脉上有若字。《千金方》作白虎汤。）

钱天来曰：此因汗出后，遂致胃中津液耗竭，阳邪乘虚入里，至大烦渴而不解。上篇之大汗出，脉浮，而微热消渴者，及中篇之发汗后，脉浮数烦渴之证，皆以误汗亡阳，下焦无火。膀胱之气化不行，失其蒸腾之用，故气液不得上升而渴也。然脉浮则其邪仍在太阳，故以五苓散主之。今大烦渴，而脉见洪大，则邪不在太阳，而已传入阳明矣，即阳明篇所谓阳明脉大者是也。故以白虎汤解胃中之烦热，加人参以补其大汗之虚，救其津液之枯竭也。

喻嘉言曰：大汗出则津液外亡，大烦渴则燥热内极，脉转洪大，则凶变将起，青龙汤为不对证矣。计惟白虎汤，可两解表里之热，加人参可润燥止渴。

《金鉴》曰：大烦渴，阳明证也。洪大，阳明脉也。中风之邪，服桂枝汤，大汗出后，不解，大烦渴，脉洪大者，是邪已入阳明，津液为大汗所伤，胃中干燥故也。宜与白虎加人参汤，清热生津，而烦渴自解矣。

恽铁樵曰：白虎，或人参白虎，皆须大热而渴，烦躁汗出，脉洪大或滑者，方可用。若太阳病误用此方，则胸闷泛噁，干呕，面青肢冷，有如干霍乱。今之病家与医生，皆喜凉畏热，岂知用之不当，其祸维均，附桂膏黄，杀人则一。吾所以言此，惧吾同学有中时毒者，习医未成，反自误误人也。

冉雪峰曰：白虎汤与桂枝汤，为一寒一温的对峙。原书本条，和上下各条，一大系列，都是反复辨论桂枝证的变化，推阐桂枝汤的功用。本条不在桂枝汤范围，乃由正面求到反面，比拟对勘，以期全体整个透彻。上条脉洪大，本似白虎证，而无大烦渴等证象。表虽欲罢而未罢，热虽渐成而未成。眼明手快，仍可与桂枝汤如前法，其机甚微，殊耐体会。本条不宁汗出大，脉来也洪大，证的烦渴亦大，则其病的郁热已大，可想而知。人之伤于寒也，则为病热，热病者，皆伤寒之类也。寒可郁热，寒可化热，经有明训。无论外寒化热，内先郁热，热证既彰，即从热治。汗出既多，体温放散，内之造温机能，因而亢进，所以汗虽出多，热不减小，机体造温之势旺，因而郁热，脉亦洪大，俨另构成一种病象。风邪扰乱，宜温化以托之；热邪壅塞，宜清凉以疏之。故二方虽一清一温，性质各别，而其解肌作用，则殊途同归。本条条文，大烦渴不解，不解二字，是指太阳病言，不是指大烦渴言。大烦渴三字，既显著标明证象确切存在，何须费词再加不解。不解属风，则解以桂枝。不解属热，则解以白虎。桂枝可以发汗，可以止汗；白虎亦可以发汗，可以止汗。此不仅药与药的关系，而为药与生理病理的关系。白虎汤伤寒太阳、阳明、厥阴各篇均见，太阳有太阳的白虎证，阳明有阳明的白虎证，厥阴有厥阴的白虎证。各注多谓证转阳明，乃用白虎，死守教条，若以白虎专治阳明，仅治阳明者，不知本条是在太阳篇。上条为桂枝二麻黄一，下条为桂枝二越脾一，是在太阳疗法栏内。若用在阳明，取义安在。学者高着眼孔，一气读下，当必别有所悟。

冉氏又曰：此条须合上下文，连贯诠释。上之前条，是初服桂枝汤。上之次条，是服桂枝汤。本条，亦是服桂枝汤。一气相承，三条不啻一条。前条反烦不解，渐郁热，加刺经俞，不与白虎。次条汗大出，脉洪大，郁热渐重，俨以白虎证，不与白虎与桂枝。可见在太阳篇，白虎不轻易妄投。开机稍窒，桂枝内并酌予麻黄，用桂枝二麻黄一，亦不用白虎。本条不宁大汗，而且在大汗出后。不宁渴，而且大烦。烦乃汗出解，乃不解，既烦且渴，脉又洪大，热炽阴伤，病机另换一种新局面，至此不得不变温解为清解，不得不变桂枝为白虎，不得不变白虎加人参。再由下文推勘，本条用石膏，下桂枝二越脾一条，亦用石膏，但本条石膏一斤，量多；下条二十四铢，量少。本条石膏为主药，用于知草参米之中；下条石膏为佐药，用于麻桂姜枣之内。一为全变桂枝方制，专用清凉，一为虽加清凉调剂，仍主辛温。观上之桂枝二麻黄一，和下之桂枝二越脾一，均用麻桂，不脱伤寒主治家风。此条证既全变，方制亦全变，夹在这两个杂错复方中间，前后互证，意旨跃跃显出。青龙为麻黄变相，白虎为桂枝变相，白虎主药在石膏，石膏为盐枕，得盐碯精气最足，功能沉静浑浊，窨谧气泽，稀释酷厉，制止狂飙。所含钙质，难溶于水，惟其难溶，故可多用，且中法是取其凉气的轻清，不是取其钙质的燥烈。疫疹一得，有一方用今权一二斤的。温病条辨附案，有一病前后用十数斤的。衷《中参西录》亦极力表彰，主张多用。事实经验，未容忽视。再太阳下篇，煞未有四白虎证，几若以桂枝始，以白虎终，有意安排于其间。学者须慎思明辨，务得其所以然。

【白虎加人参汤方】

知母六两　　石膏一斤（碎，棉裹）　甘草二两（炙）　粳米六合　人参三两

上五味，以水一斗，煮米熟汤成，去滓，温服一升，日三服。

（《成本》云于白虎汤内加人参三两，余依白虎汤

法。《外台》秘要作上五味切，以水一斗二升，煮米熟，去米内诸药，煮取三升，去滓，温服一升，日三。丹波元简云，《外台》所载，当是仲景旧法。）

第二十八条

太阳病，发热恶寒，热多寒少，脉微弱者，此无阳也，不可发汗，宜桂枝二越脾一汤。

（者，《千金翼》作则。发汗上，《玉函》有复字，全书作更汗。《康平本》此无阳也四字，为小字旁注，不可发汗，作不可大发汗。）

柯韵伯曰：此热多，是指发热，不是内热。无阳，是阳已虚，而阴不虚，不烦不燥，何得妄用石膏。观麻黄桂枝各半，桂枝二麻黄一二方，皆当汗之证，此言不可发汗，何得妄用麻黄。凡读古人书，须传信阙疑，不可文饰，况为性命所关者乎。且此等脉证最多，无阳不可发汗，便是仲景法旨。柴胡桂枝汤，乃是仲景佳方。若不头项强痛，并不须合桂枝矣。读书无目，至于病人无命，愚故表而出之。

喻嘉言曰：太阳病中，复有最难用法一证。如太阳病发热恶寒，热多寒少，谓风多寒少也。风多，则麻黄汤为不可用。寒少，则桂枝汤必不能去寒。加以脉见微弱，其人胃中复无津液，是汗之固万万不可。欲不汗，其微寒终不外散，虽有桂枝二麻黄一之法，施于此证，尚不中窍，何者，桂枝二麻黄一，但可治热多寒少，而

125

不可治脉微弱故耳。于是更改麻黄一为越脾一，示微发于不发之中。

徐灵胎曰：此无阳，与亡阳不同，并与他处之阳虚亦别。盖其人本非壮盛，而邪气亦轻，故身有寒热，而脉微弱，若发其汗，必致有叉手冒心，脐下悸等证。故以此汤清疏营卫，令得似汗而解。况热多寒少、热在气分，尤与石膏为宜。古人用药之审如此。

《金鉴》曰：桂枝二麻黄一汤，治形如疟，日再发者，汗出必解，而无热多寒少，故不用石膏之凉也。桂枝麻黄各半汤，治如疟状，热多寒少，而不用石膏，更倍麻黄者，以其面有怫郁热色，身有皮肤作痒，是知热不向里而向表，令得小汗以顺其势，故亦不用石膏之凉里也。桂枝二越脾一汤，治发热恶寒，热多寒少，而用石膏者，以其表邪寒少，肌里热多，故用石膏之凉，佐麻桂以和荣卫，非发营卫也。今人一见麻桂，不问轻重，亦不问温覆与不温覆，取汗与不取汗，统不敢用。皆因未究仲景之旨，麻黄、桂枝，只是营卫之药。着重剂温覆取汗，则为发营卫之药，轻剂不温覆取汗，则为和荣卫之方也。

恽铁樵曰：喜多村云，此亦中风证，经日失汗，以致邪郁更甚，与前桂麻各半汤，及桂二麻一汤互意。前段言日再发，其邪稍轻，此节不言发几次，则其热为重。于是设此汤以发越郁阳，殆犹麻黄之有大青龙也。

其脉微弱者，不可发汗两语，盖是示此方不可轻用之意。与各半汤之脉微而恶寒，大青龙之脉微弱同例，乃系倒笔法。无阳与亡阳不同，只是阳虚之谓。喜氏此说，可谓圆满。宜桂枝二越脾一汤句，自当在热多寒少句下，与桂枝二麻黄一条，同一倒装文法，读者不可死煞句下。

冉雪峰曰：此条与上桂麻各半条，及桂二麻一条，事类相从，反复推勘。均注意到寒热，曰发热恶寒，热多寒少，曰如疟状，曰再发，曰二三度发；均注意到汗，曰不得小汗，曰大汗出，曰汗出必解，曰不可发汗；均注意到脉，曰脉微缓，曰微而恶寒，曰脉洪大，曰脉微弱。比拟互参，精义跃如。乃注家纷纷藉藉，各是其说。无阳不得用石膏，不可发汗，不得用麻黄，无论如何诠说，总觉不适。紧要关键，此无阳也句四字，在可解不可解之间。恽喜二氏，谓桂枝二越脾一句，当在热多寒少句下，查伤寒汲古，既移易此桂枝二越脾一句，又加添宜当归四逆汤方，其文为太阳病，发热恶寒，热多寒少，宜桂枝二越脾一汤。若脉微弱者，此无阳也，宜当归四逆汤。于词意较恽喜二说，更较顺适，然而浅矣。读古人书，体会不够，不指为错讹，即指为脱佚，改字训经，此经生武断气习，医家安可踵谬效颦。再查康平古本，此无阳也四字，系小字旁注。后人羼入正文，疑义丛生。今将四字除去，云脉微弱者，不可发汗，与他处脉沉弱者，不可发汗，有少阴证者，不可发汗，词意亦复相同，得此则一切支离，可以扫除。上条脉洪大用桂枝，此条脉微弱用石膏，咸寓深层义蕴。所以然者，发热恶寒，热多寒少，本为阳证。脉微弱，则非阳脉，阳陷阴中，热不得越，现有阳证，且有随同内陷危险趋势。麻黄能增加血中氧化，促助血液循环。麻黄伍桂枝，则作用于外。麻黄伍石膏，则作用于内。其振起郁陷功能，较葛根升麻，不啻倍蓰。上桂麻各半桂二麻一条，是寒滞于外，此条是阳陷于内。上白虎加人参条，是外已无寒，此条是内渐郁热。故一用麻黄同，而有用石膏不用石膏之殊。一用石膏同，而有用麻黄不用麻黄之异。不可发汗句，《玉函》有复字，全书作更汗，《康平本》发上有大字，曰复、曰更、曰大，均各具义意，原条精神愈显，在学者各各自为领会。

【桂枝二越脾一汤方】

桂枝（去皮）　芍药　麻黄　甘草各十八铢（炙）　大枣四枚（擘）　生姜一两三铢（《玉函》《千金翼》二作三）　石膏二十四铢（碎、棉裹）

上七味，以水五升，煮麻黄一二沸，去上沫，内诸药，煮取二升，去滓，温服一升。本云当裁为越脾汤桂枝汤，合之，饮一升。今合为一方，桂枝汤二分，越脾汤一分。

（煮麻黄上《玉函》《千金翼》有先字。云，《玉

128

函》《成本》作方。《康平本》本云以下三十一字系小字
衬注。）

林亿曰：臣亿等谨按，桂枝汤方，桂枝、芍药、生
姜各三两，甘草二两，大枣十二枚。越脾汤方，麻黄
二两，生姜三两，甘草二两，石膏半斤，大枣十五枚。
今以算法约之，桂枝汤取四分之一，即得桂枝、芍药、
生姜各十八铢，甘草十二铢，大枣三枚。越脾取八分
之一，即得麻黄十八铢，生姜九铢，甘草六铢，石膏
二十四铢，大枣一枚八分之七，弃之。二汤所取相合，
即共得桂枝、芍药、甘草、麻黄各十八铢，生姜一两三
铢、石膏二十四铢，大枣四枚合方。旧云桂枝三今取
四分之一，即当云桂枝二也。越脾汤方见仲景杂方中，
《外台》秘要一云起脾汤。

徐灵胎曰：按以上三方，所谓一二各半之说，照方
计算，并不对准，未知何说。或云将本方各煎，或一分
或二分，相和服，此亦一法。但方中又各药注明分两则
何也，存考。

第二十九条

服桂枝汤，或下之，仍头项强痛，翕翕发热，无
汗，心下满微痛，小便不利者，桂枝去桂加茯苓白术汤
主之。

（《脉经》《千金翼》无或字仍字。满、下，《玉函》
有而字。《脉经》无白字。）

成无己曰：头痛项强，翕翕发热，虽经汗下，为邪气仍在表也。心下满微痛，小便不利者，则欲成结胸。今外证未罢，无汗，小便不利，则心下满微痛，为停饮也。与桂枝汤以解外，加茯苓白术，利小便行留饮也。

柯韵伯曰：服桂枝汤已，桂枝证仍在者，当用桂枝如前法。或妄下之，下后其本证仍头项强痛，翕翕发热，而反无汗，其变证心下满，微痛，而小便不利，法当利小便则愈矣。凡汗下之后，有表里证兼见者，见其病机向里，即当救其里证。心下满而不鞕，痛而尚微，此因汗出不彻，有水气在心下也。当问其小便，若小便利者，病仍在表，仍须发汗。如小便不利者，病根虽在心下，而病机实在膀胱之水不行，致中焦之气不运，营卫之汗反无，乃太阳之腑病，非桂枝证未罢也。病不在经，不当发汗。病已入腑，法当利水。即于桂枝汤去桂而加苓术，则姜芍即为利水散邪之佐，甘枣得效培土制水之功，非复辛甘发散之剂矣。盖水结中焦，可利而不可散，但得膀胱水去，则太阳表里之邪悉除，所以与小青龙五苓散不同法。观五苓散方末云，多服暖水出汗愈，此云小便利则愈。比类二方，可明桂枝去桂之理矣。

陈蔚曰：上节言太阳之气，内陷于脾，而不能外达，此节言太阳之气，内陷于脾，而不能转输也。用桂枝汤后，而头痛项强，翕翕发热，无汗之证仍在，其病机在于无汗二字，知桂枝汤之不能丝丝入扣也。或者悔桂枝汤之误而下之，无如表证悉具，转因误下而陷于脾，以致心下满，微痛，小便不利，其病机在于小便不利四字。桂枝之长于解肌，不长于利水。服五苓散多饮暖水以出汗，师有明训，知桂枝之不可不去也。太阳之气陷于中土，心下为脾之部位，故满而微痛，小便不利者，脾不能转输其精液也。今因桂枝去桂而加茯苓白术，则转输灵而小便自利，小便利，而太阳之气达于内外，而内外之邪俱净矣。

《金鉴》曰：此条为汗下后表不解，而心下有水气者，立治法也。服桂枝汤，或下之，均非其治矣。仍有头项强痛，翕翕发热，无汗之表证。心下满，微痛，小便不利，停饮之里证。未经汗下，则是表不解。而心下有水气，当用小青龙汗之，今已经汗下，表里俱虚，小青龙非所宜也。故用桂枝汤去芍药之酸收，避无汗心下之满，加苓术之渗燥，使表里两解，则内外诸证自愈矣。

钱天来曰：头项强痛，中风伤寒均有之证也。翕翕发热，是热在皮毛，中风证也。无汗，则又伤寒之本证矣。就此诸证，为风寒兼有无疑矣。而但服桂枝汤，是治风而未治寒也，故仍头项强痛，翕翕发热，无汗而不解也。又或误下之，所以有心下满，微痛之证，乃下后邪气陷入，而欲结也。小便不利，太阳之热邪，内犯膀胱，气化不行也。治之以桂枝去桂加茯苓白术汤，未详其义，恐是后人传写之误，未可知也。即或用之，恐亦未必能效也。仲景立法，岂方不对证，而能为后世训乎，余窃疑之。大约是历年久远，后人舛误所致，非仲景本来所系原方。近代名家，悉遵成氏之训，俱强解以合其说，谓用之而诸证悉愈，吾不信也。

冉雪峰曰：此条乃表证未解，里证渐著，病机向里，从里施治，诸家诠释，各有体会，其间《金鉴》尤有独到，但改去桂枝为去芍药，犹是中人以下知识。陈氏谓病机在无汗二字，及小便不利四字，颇中奥窍，但解说未能明晰，仍是知而不知。钱氏疑方不对证，疑乃生悟，从学术反面对勘，助益不少，惟如此辨证，乃能深求到正确圆满的答复。盖太阳本寒标热，故太阳病变，不化热则化水。前条白虎加人参证，即化热的见端。本条去桂加苓术证，即化水的见端。本条与上桂二越一条，康平古本原合为一条。上条有外出机势，故兼越脾升扬。本条有内陷机势，故加茯苓渗利。一外一内，各适其宜。汗之与尿，异流同源，由汗腺出皮毛则为汗，由玛氏囊出输尿管则为尿。汗多则尿少，汗少则尿多。今无汗，又小便不利，既小便不利，又心下满痛，一身内外上下，生理俱起变化。邪的内陷，趋势很重，在这个状况下，谈不上治外，谈不上内外兼治，惟有从里设法。仲景用药凡例，腹痛加芍药，故本方用芍药。无汗不用桂枝，故本方去桂枝。《金鉴》改去桂枝为去芍药，实背经旨。再本条无汗，不是表气的有闭，而是里气的不达。与上条脉微弱，同是气陷，互文见义。气上冲者用桂枝，不上冲者不得用桂枝。不上冲而又下陷者，更不得用桂枝。去桂枝义旨，明白显昭。小便利则愈，下气化则上气化，内气化则外气化。现证满而未鞕，痛而尚微，不用葶苈甘遂，只用茯苓白术，虽是治内，仍可治外，较量极精。由上条不可大发汗，即可悟到本条不可大泻泄。去桂枝而方名仍标桂枝，含蕴极深，开桂枝系特殊变局，与小青龙方注去麻黄加荛花，两两辉映。可见麻黄系桂枝系，均有如此疗法。学者玩索有得，当必憬然快然，种种臆说谬解，可以一扫而空。

【桂枝去桂加茯苓白术汤方】

芍药三两　甘草二两（炙）　生姜（切）　白术　茯苓各三两　大枣十二枚（擘）

上六味，以水八升，煮取三升，去滓，温服一升，小便利则愈。本云桂枝汤，今去桂枝，加茯苓白术。

（《玉函》六味下有㕮咀字，八升作七升，云作方。《成本》不载本方，第十卷云于桂枝汤内去桂枝加茯苓、白术各三两，余仿前法。）

第三十条

伤寒，脉浮，自汗出，小便数，心烦，微恶寒，脚

133

挛急，反与桂枝汤，欲攻其表，此误也，得之便厥。咽中干，烦躁，吐逆者，作甘草干姜汤与之，以复其阳，若厥愈足温者，更作芍药甘草汤与之，其脚即伸。若胃气不和，谵语者，少与调胃承气汤。若重发汗，复加烧针者，四逆汤主之。

（心烦微恶寒《玉函》作颇微恶寒，《脉经》作颇复恶寒。《成本》躁作燥。《康平本》欲攻其表此误也七字，为小字衬注。以复其阳四字，为小字旁注。四逆汤作回逆汤。）

成无己曰：脉浮，自汗出小便数，而恶寒者，阳气不足也。心烦脚挛急者，阴气不足也。阴阳血气俱虚，则不可发汗，若与桂枝汤攻表，则又损阳气，故为误也，得之便厥。咽中干烦躁吐逆者，先作甘草干姜汤，复其阳气。得厥愈足温，乃与芍药甘草汤，益其阴血，则胫得伸。阴阳虽复，其有胃燥谵语，少与调胃承气汤，微溏以和胃气。重发汗为亡阳，加烧针则损阴。内经曰：荣气微者，加烧针则血不流行。重发汗，复烧针，是阴阳之气大虚，四逆汤以复其阴阳之气。

喻嘉言曰：此段辨证用法，最精最详，从前不得其解，今特明之。脉浮自汗，固是在表之风邪，而小便数心烦，则邪又在里，加以微恶寒，则在里为寒邪，更加脚挛急，则寒邪颇重矣。乃用桂枝独治其表，则阳愈虚，阴愈无制，故得之便厥也。桂枝且误，麻黄更可知矣，大青龙更可知矣。阴邪内凝，总无攻表之理也。甘草干姜汤复其阳者，即所以散其寒也。厥愈足温，不但不必治寒，且虑前之辛热，有伤其阴，而足挛转锢，故随用芍药甘草，以和阴而伸其脚。设胃气不和而谵语，则胃中津液，亦为辛热所耗，故稍与调胃承气汤，以和胃而止其谵，多与则为下而非和矣。若不知此证之不可汗，而重发其汗，复加烧针，则阳之虚者，必造成亡阳。阴之无制者，必致犯上无等。此则用四逆汤以回其阳，尚恐不胜，况可兼阴为治乎。

柯韵伯曰：仲景回阳，每用附子。此用甘草干姜汤者，正以见阳明之治法。夫太阳少阴所谓亡阳者，先天之元阳也，故必用附子之下行者回之，从阴引阳也。阳明所谓亡阳者，后天胃脘之阳也，取甘草干姜以回之，从乎亡中也。盖桂枝之性辛散，走而不守，即佐以芍药，尚能亡阳。干姜之味苦辛，守而不走，故君以甘草，便能回阳。然先天太少之阳不易回，回则诸证悉解。后天阳明之阳虽易回，既回而前证仍在，变证又起，故更作芍药甘草汤继之。盖脾主四肢，胃主津液，阳盛阴虚，脾不能为胃行津液，以灌四旁，故足挛急。用甘草以生阳明之津，芍药以和太阴之液，其脚即伸，此亦用阴和阳法也。甘草干姜汤得理中之半，取其守中，不须其补中。芍药甘草汤减桂枝之半，用其和里，不取其攻表。

《金鉴》曰：伤寒脉浮，汗自出，中风证也。小便数，心烦，里无热之虚烦也。微恶寒者，表阳虚不能御也。脚挛急者，表寒收引拘急也。是当与桂枝增桂加附子汤，以温经止汗，今反与桂枝汤攻发其表，此大误也。服后便厥者，阳因汗劫也。咽干者，阴因汗竭也。烦躁者，阳失常也。吐逆者，阴格拒也。故作甘草干姜汤与之，以缓其阴而复其阳。若厥愈足温，则是阳已复，宜更作芍药甘草汤与之，以调其阴而和其阳，则脚即伸也。若胃不和而谵语，知为邪已转属阳明，宜少少与调胃承气汤，令其微溏胃和，自可愈也。若重发汗者，谓不止误服桂枝汤，而更误服麻黄汤也。或复加烧针，劫取其汗，以致亡阳证具，则又非干姜甘草汤所能治，故又当与四逆汤，以急救其阳也。

唐容川曰：此一节是阳亢而反亡阳，乃亡阳中之变证，与虚寒亡阳者不同，故先辨阳亢亡阳之证。言其初宜从治以招来之，用甘草干姜汤；继宜正治以调和之，用芍药甘草汤；终宜逆治以攻克之，用调胃承气汤。曲折轻重，慎之又慎，则阳亢亡阳之变证，可治愈矣。又恐人误认此证以为虚寒亡阳也，因又借证之曰，若转发其汗，复加烧针，以致四逆者，乃为虚寒亡阳，宜四逆汤。与上文所论阳亢亡阳之证，大不同也。柯韵伯将若字以下裁去，言非此节原文，不知仲景借宾定主，欲人互勘而明也。故用一若字推开，读仲景书，要在虚字上着眼，则文法不差矣。

　　章虚谷曰：此条诸解多不同，有解作本太阳桂枝证，兼肾阴亏，故服桂枝而厥逆者。如果肾阴亏，因温表而厥逆，则其阳更亢，阴更亏，岂有仍用干姜甘草之助阳，而反能厥愈足温乎，可见非理也。有解作自汗心烦为温病，而非风寒者。若温病自汗，则必发热而渴。今不热不渴，而且恶寒，其非温病可知。且如肾阴亏及温病，误服温表药而厥，其阳亢极矣。若更用干姜甘草，或更重发汗，复加烧针，则必水涸痉厥而死，岂有仍用四逆汤主之之理，可见皆非也。有解作风寒两伤，应用大青龙，而反用桂枝，汤中有芍药，闭其寒邪而厥逆者。夫大青龙治营卫皆闭，无汗烦躁之实证，今自汗，不发热，而只恶寒，是营卫皆虚，桂枝且曰反与，岂可与大青龙，使其大汗亡阳，而立脱乎，可见更非也。其余诸解，虽各不同，鲜有得其真实义理者，呜呼！仲景之书，难解如是哉。盖标伤寒脉浮者，风寒之邪也。脉浮自汗，本是风伤卫。因其里虚，其脉虽浮，而邪已入少阴，少阴与太阳为表里故也。邪不在太阳，故无发热头痛，所谓阴证见阳脉也。邪入少阴，少阴之脉，上络于心，而外通膀胱，故小便数而心烦，风邪内扰也。卫阳不固而自汗，故微恶寒也。寒为阴邪，下先受之，拘急经脉，故脚挛急也。仲景明明说出反与桂枝汤，欲攻其表，此反字极重之词，正指邪已入里也，奈何诸解全不体会乎。既是少阴里邪，反与桂枝汤攻表，而泄太阳津气，则少阴更虚，故得之便厥。而津气走泄则咽干也。少阴之邪，反随姜桂而升，从内上逆，本心烦者，更添躁而吐逆也。此时若从少阴温经散邪，则更劫其阴。若用补法，则遏其邪，细思实难措手也。仲景妙想天开，只用干姜甘草二味，温助脾胃，诚非常见所能测识。盖太阴行气于三阴，阳明行气于三阳，而以辛温甘缓，从脾胃以行阴阳之气而助之，则少阴之邪解散，太阳津气还复，故可厥愈足温。再用甘芍汤，滋养营阴，则经脉柔和而足伸也。或有邪热遗留，使胃不和而发谵语者，少少与调胃承气汤，以甘苦咸寒降而和之，盖胃以通降为顺也。如此，则表里上下，俱通泰而愈。倘服桂枝而厥之时，认作病重药轻，又重发其汗，复加烧针，是再误三误，以致本元欲脱，急用四逆汤主之，先回其阳，必继以调补之药也。柯韵伯见此条用甘草干姜汤，温脾胃以救厥逆，遂认为阳明伤寒。按仲景云，阳明病，脉浮、无汗而喘者，发汗则愈，宜麻黄汤，则是阳明伤寒，亦必无汗。此条之自汗出，非阳明伤寒可证矣。若言其邪先由太阳而传阳明，故有自汗者。仲景云：阳明病，脉迟，汗出多，微恶寒者，表未解也，可发汗，宜桂枝汤。则是阳明表邪而恶寒自汗者，原应用桂枝汤治之。盖阳明主肌肉，桂枝汤本为解肌故也。然则此条脉浮自汗出微恶寒，若是阳明之邪，与桂枝汤，亦为合法，何以言反与桂枝汤以攻其表，此误也，得之便厥乎。若是言阳明里邪，所以攻表为误，然则为里热耶，里寒耶。若是里寒也，则姜桂之辛温，佐甘芍大枣，正可解其里寒从表出，何以反致厥逆乎。若是里热也，则其干姜甘草之辛温，以热济热，何以反能使其厥愈乎。可见非阳明之里邪矣。且其小便数心烦，岂是阳明伤寒之证。而脚挛急，亦非阳明所独有。以是反复推求，未有合乎阳明之证者，知者过之，愚者不及，斯仲景之道，所以常不明也。

恽铁樵曰：伤寒脉浮，自汗出，小便数，心烦，微恶寒，脚挛急，此是桂枝加附子证。何以呢？因为此处微恶寒三字，与二十四节微恶寒同。小便数，脚挛急，与二十一节小便难，四肢微急，难以屈伸同，这是亡阳的证据。虽然有表证，然而是里证为急，若不顾里证，反予桂枝汤以攻其表，此误也。桂枝所以能解肌，毕竟要纯表证，里面无病才行。若是阴扰于内，阳争于外的局面，要安内方可以攘外，徒治其外，岂但不解，表阳受攻，内阴不继，自然阴阳不相顺接，所以得之便厥。自第一句伤寒脉浮起，至此为第一段，在这第一段之内，先有许多商量要悉数明白，然后可以讲下面的。伤寒所重是证，证有诊法，脉浮是太阳证，前面说过了。所谓寒胜则浮，这个脉浮，是指下诊得出的。自汗出，小便数，是看护人可以知道的。心烦恶寒脚挛急，可是病者自觉证。看护人细心的，可以体会得出，然而总不的确，不能据以为准的，病人自己告诉医生，当然较为真确，然而病人神智清楚还好，若是神识不清，就不能告诉你，况且患病不是可喜的事，谁又不烦，病人口里说烦，毕竟是否仲景所说的烦呢？照此说来，岂不是病人的话，亦靠不住么？然则如何可以知道呢？倒也不难，只要留心病人的指头冷不冷，若是不冷，就是不恶寒。手很冷，就是很恶寒。指尖微冷，就是微恶寒。其次要留心脉气躁急不躁急，不燥急决不烦，燥急的就定然烦了。又其次要留心汗，是遍身有的，还是但腰以上有汗，腰以下无汗的，或齐颈以上有汗，以下无汗的，若是汗出只齐腰，就可以知道它只四肢微急，若汗出齐颈而还，就定然脚挛急了。若问我如何知道的，也不过统全部伤寒论，反复研究，无他妙巧。须知伤寒省文很多，有看得出的省文，有看不出的省文。看得出的省文，能知道的已经很少，看不出的省文，要能悟彻，就要看机缘宿慧了。以上各证辨之既确，就可以知道不是桂枝证，是桂枝加附子证。可巧遇着一位伤寒大家的医生，误认做桂枝证，用了一剂桂枝汤，病人厥了，病家慌了，来请到我，这便如何办法，那就要看第二层证据用药。若是咽中干，烦躁吐逆并见的，那是用着舒驰远的话，胸中一段阴霾之气，须用甘草干姜汤以复其阳，这是一个办法。厥字怎样讲呢？共有三种意义。在伤寒论中指头冷名为厥，故有指尖微厥之文。内经中下厥上冒谓之厥，是下面脚冷，上焦却很烦躁的意思。此外猝然不省人事，须臾复苏谓之厥，故通常有肝厥，痰厥之名，最利害的是史记扁鹊传里的尸厥。凡是厥都是发作一些时，自己会回复过来的。若是一往不复，那就脚冷的是痹，肝厥、痰厥是死，不名之为厥了。所以本论厥阴篇，有厥五日，热亦五日之文。本节中厥字的意义，既有烦燥和足温字样，当然是下厥上冒的厥。厥虽能自回，大约用药回得快一些，不服药回得慢一些。也有很厉害，非药不复的。若是因误药而厥，大分药性过后，自己会回复的。故所以仲景说，若是厥愈足温者，不须甘草干姜汤，只要芍药甘草汤，他的脚就不挛急了，这是第二个办法。若是病人有神昏谵语，就又当一论。从各面诊察，确是胃不和而然，那就自汗心烦，脚挛，都是阳证，可以将调胃承气汤予服。只要少，不要多，服汤之后，自然会有更确的证据出来，这是第三个办法。自古良医少，庸医多，我们遇着较重的病证，照例要问他前次服过何药，若是经过汗而再汗，和曾经用过烧针的，就可以知道恶寒，是因为发汗亡阳的缘故，烦躁，是因为烧针劫液的缘故。现在病状虽不过如此，然而既经过这两层大误，趋势决然不良。用我们的医学知识，详细考察，若是确有用四逆汤的证据，简直要用四逆汤的，这是第四个办法。

冉雪峰曰：此条总结上全篇各条，太阳病上篇，至此告一段落。诸家注解，各有见地，但各是其说，偏于一个角落，未能大明。此条阴阳杂错，曲折奥颐，本非寻常知见所可证入。本太阳上篇，自第一条起，至第十一条，系论太阳病纲领；第十二条，至二十条，系辨桂枝汤功用；第二十一条，至三十条，系详桂枝加减合并，推阐其变化；可分三大段看。至本条乃总结上文，见病的转变无常，治的先后各异，在外在内，为寒为热，为虚为实，是真是假，当前后一气连读，互参互证，方可达到整个贯彻会通领悟境诣。不然，救阴救阳，忽清忽温，未有不眩惑无定的。本条在太阳篇内，自是太阳病，本条开始明标有伤寒二字，伤寒脉浮紧，中风脉浮缓，今但言浮，而不言紧；伤寒无汗，中风有汗，今不仅有汗，而且自汗出。是脉象证象，均起了显著的变化。再参兼证，小便数，心烦，为心肾不交；微恶寒，挛急，为阴阳俱竭。外而兼内，实而夹虚，学者正当在这个矛盾处，求出解决真理，安容混治。大抵此证似外证，而却是内证。似实证，而却是虚证。是内证，而又兼有外证。是虚证，而又兼有实证。各注将下文四项，连属一串讲，固觉滞碍，劈分四段讲，更觉隔阂。前两项，是分一证为两方，合两方为一治，决未可划断。后一项，是借宾定主，以此推彼，以彼证此，决未可牵混。观原书下条诠释本条，只辨承气方止，不辨四逆方，可以领其旨趣。观《康平本》，只载前干姜芍药二方，不载后承气四逆二方，可以窥其隐微。本治轻重缓急，各极其妙。先滋之而阳必不回，重温之而阴必终竭。惟微温之，微滋之，先微温之，续微滋之，层次分明，恰如分际。此病非经此项斡旋，其何能济。且他条多系桂枝证误治的变证，此条是误用桂枝汤的变证。全篇治疗精蕴在此，学者所当明辨复明辨，观察再观察，会通精神，庶为得之。

【甘草干姜汤方】

甘草四两（炙）　干姜二两

上二味，以水三升，煮取一升五合，去滓，分温再服。

（《玉函》甘草二两，《成本》干姜下有炮字，《玉函》味下有㕮咀二字。）

【芍药甘草汤方】

白芍药　甘草各四两（炙）

上二味，以水三升，煮取一升五合，去滓，分温再服。

（《玉函》芍药上无白字，《玉函》《成本》味下有㕮咀二字，《成本》五合作半，服下有之字。）

【调胃承气汤方】

大黄四两（去皮，清酒洗）（阳明篇：《玉函》无去皮字，洗《成本》《玉函》作浸。）　甘草二两（炙）（《外台》作三两。）

芒硝半升（《千金翼》作半两，全书方本作半斤。）

上三味，以水三升，煮取一升，去滓，内芒硝，更上火，微煮令沸，少少温服之。

（阳明篇作上三味切，以水三升煮二物至一升，去滓，内芒硝更上微火一、二沸，温顿服之，以调胃气，《成本》《玉函》，味下有㕮咀二字。《康平本》不载本方及下四逆汤方。）

【四逆汤方】

甘草二两（炙）（《千金翼》霍乱门作一两）　干姜一两半　附子一枚（生用，去皮破八片）（《玉函》作生去皮破。）

上三味，以水三升，煮取一升二合，去滓，分温再服。强人可大附子一枚，干姜三两。

问曰：证象阳旦，按法治之而增剧，厥逆，咽中干，两胫拘急而谵语。师曰：言夜半手足当温，两脚当伸，后如师言，何以知此。答曰：寸口脉浮而大，浮为风，大为虚，风则生微热，虚则两胫挛，病形象桂枝，因加附子参其间，增桂令汗出，附子温经，亡阳故也。厥逆，咽中干，烦燥，阳明内结，谵语烦乱，更饮甘草干姜汤。夜半阳气还，两足当热，胫尚微拘急，重与芍药甘草汤，尔乃胫伸。以承气汤微溏，则止其谵语，故知病可愈。

（《康平本》此条低二格写。《玉函》无师曰之曰，此作之为字上并有即字，参作于，无重字。《成本》为上并有则字，病形作病证，躁作燥。）

尤在泾曰： 此条即前条之意，而设为问答，以明所以增剧，及所以病愈之故。然中间语意，殊无伦次，此岂后人之文耶。昔人读考工记，谓不类于周官，余于此亦云。

恽铁樵曰： 问曰以下，委似东晋人文字。且脉浮而大，浮为风，大为虚，可谓貌似伤寒论。须知仅仅言浮，既不是风，仅仅言大，又何以见得是虚，更继之曰风则生微热，虚则两胫挛，愈说得详细，乃愈不合。何以言之，须知脚挛急，即蜷卧之渐，其脉当细，决不大，其人当微寒，不是微热。若微热脉浮而大，则两胫必不挛，手足亦必不厥，何以知之？因无此种病也，故知此节必伪。

冉雪峰曰： 此条乃诠释上条，并非衍文重出，意义甚显。《玉函》为伤寒别本，载有此条。康平唐写卷子本，亦载有此条。可知此条即为后人所加，亦留传甚古。其中此亡阳也，夜半手足当温，阳明内结，承气止谵语等语句，于病理诊断治疗均有明白解说。诸家对之有微词，实属过当，故本编仍录条文，以存其真，不列号码，以示之义。兹将体会此项条文，运用于临床的经验，举隅为例。汉口总商会会长吕超伯的长子，患温病，多日热不退，到十四日，突然烦乱殊甚，如狂状，随即大汗淋漓，肢厥肤冷，昏顿不知人，势急矣。延胡澄之会诊，方为理中地黄汤加减，温补脾肾，义防暴脱。范与吕商，谓此病已到生死关头，明明是热证，何以突变为寒证，明明邪实，何以突变为正虚。这个疑义太大。因亲至我家，邀往诊视一决。诊毕，吕问证将脱乎？我说不会脱。范问：尚可救乎？我说可救，不要紧。又问此病究竟是何病？我说这是战汗，温邪久羁，与气血混为一家，清之不去，透之不出，七日来复，现十四日，为两个七日，邪衰正复，邪正并争，乃显出这一番特殊变动。但此是病机转好，不是病机转坏，若不战，则邪终不除，病终不愈。战是正气伸张，体工抵御力强，驱邪外出，必须前此在病的历程中，斡旋如法，乃有最后转关的这一着。否则，内陷内攻，求其一战而不可得。古人云：战时不必服药，脉停勿讶。况此病，脉未停，脉停与肢厥是一义，脉停勿讶，则肢厥亦勿须讶了。今病者脉重按不绝，出入息匀，决不是脱。夜半得阴气相助，厥当回，手足当温，那时看邪去净未去净再议。范击节曰是也，吕犹半信半疑，但胡药不敢服，姑俟以观其变，至夜半手足温，汗止，神识渐清，热退病除。后以竹叶石膏汤、人参养营汤、《外台》十味煎，清养清补收功。此病我断为战汗，是由温病原理得来。断为夜半厥回，是由本条原理得来。查脉息呼吸，知其非脱，是由临床经验得来。此可见伤寒原理，可用于温病，温病治疗，亦可通于伤寒。这就是本条学理，对临床实施，有很大的启发帮助。

辨太阳病脉证并治中

（《康平本》无脉证并治中五字）

第三十一条

太阳病，项背强几几，无汗恶风，葛根汤主之。

（无汗，《外台》作反汗不出。风下，可发汗篇、及《玉函》《外台》有者字。）

成无己曰：太阳病，项背强几几，汗出恶风者，中风表虚也。项背强几几，无汗恶风者，中风表实也。表虚宜解肌，表实宜发汗，是以葛根汤发之也。

喻嘉言曰：按此与上条以有汗无汗，定伤风伤寒之别。盖太阳初交，阳明未至，两经各半，故仲景原文不用合病二字，然虽不名合病，其实乃合病之初证也。几几者，颈不舒也。颈属阳明，既于太阳风伤卫证中，才见阳明一证，即于桂枝汤内，加葛根一药。太阳寒伤营证中，才见阳明一证，即于麻黄汤内加葛根一药。此大匠天然不易之彀率也。然此条不用麻黄全方加葛根，反用桂枝全方加麻黄葛根者，则并其巧而传之矣。见寒既欲传于阳明，则胸间之喘必止，自可不用杏仁。况颈项背俱是阳位，易于得汗之处，设以麻黄本汤加葛根，大发其汗，将毋项背强几几者，变为经脉振摇惕乎。此仲景方之所以精义入神也。

《金鉴》曰：此略其证脉，单举痉之颈项强急者，以明其治也。太阳脉，下项循肩，挟脊。阳明脉，循喉咙入缺盆，贯膈，下乳内廉。太阳主后，前合阳明，阳明主前，后合太阳。今邪壅于二经之中，故有几几拘强之貌也。太阳之强，不过项强，此痉之强，则不能俯仰，项连胸背而俱强，故曰项背强几几也。无汗恶风，实邪也，宜葛根汤发之。即桂枝汤加麻黄葛根，两解太阳阳明之邪也。

陈蔚曰：前方治汗出，是邪从肌腠而入输，故主桂枝。此方治无汗，是邪从肤表而入输，故主麻黄。然邪既入输，肌腠亦病，方中取桂枝汤全方，加葛根麻黄，亦肌表两解之治，与桂枝二麻黄一汤同意，而用却不同。

冉雪峰曰：此条葛根汤，与前第十四条桂枝加葛根汤，药品量数煮法服法均同。其间恐有错误，林亿疑前桂枝加葛根汤，只加葛根，不加麻黄。钱天来谓前条是由中风来，故用桂枝加葛根，此条是由伤寒来，故用麻黄加葛根。查前条系论列在辨桂枝证栏内，此条系论列在辨麻黄证栏内。前条汗出，是桂枝的证。此条无汗，是麻黄的证。林钱各说，原自可通。但本方无杏仁，有姜枣，不得称麻黄汤。且条文明明是葛根汤，何得改为麻黄加葛根汤。麻黄汤内用桂枝,桂枝汤内不用麻黄。上条开桂枝用麻黄的变例。有汗用桂枝,无汗用麻黄,此条开无汗用桂枝的变例。再即本条显著的条文,解说本条深邃的意义。本条首标太阳病,是明昭其为表证。太阳病而恶风,是明昭其为桂枝证。恶风是本条重要关键,恶风与无汗相佐,相连标出,值得注意。此可看出两个要义:一、外邪内搏,已达阳明界畔。外闭机势反缓,故不似伤寒的恶寒,而似中风的恶风。二、邪虽内陷,但不是阳明病,而是太阳病,外证现象存在,故不显阳明的恶热,而显太阳的恶风。太阳病恶风,故以桂枝汤为处方基础,因项背强几几,不得不加葛根。因无汗,不得不加麻黄。此为麻黄证兼桂枝证,故用桂枝汤代麻黄汤。后贤误释葛根为阳明解表专药,须知阳明篇中,并无葛根汤。太阳将入阳明,当用葛根,阳明不外合太阳,并无用葛根的必要。本方方注《千金翼》《外台》《玉函》、陈本均有不啜粥字样,不啜粥,是不注意表层,而注意里层,细心均可领会互证。是方意麻黄只助葛根转输,葛根不助麻黄发表,是不可以不辨。

【葛根汤方】

葛根四两　麻黄三两(去节)　桂枝二两(去皮)　生姜三两(切)　甘草二两(炙)　芍药二两(《成本》有切字)　大枣十二枚(擘)

上七味,以水一斗,先煮麻黄葛根,减二升,去白沫，内诸药，煮取三升，去滓，温服一升，复取微似汗。余如桂枝法将息及禁忌，诸汤皆仿此。

（味下《玉函》《成本》有呚咀二字，《外台》有切字。白沫，《玉函》《千金翼》《外台》作上沫，《成本》只作去沫。似汗下，《玉函》《成本》《千金翼》有不须啜粥四字，《外台》有出不须吃热粥助药发九字。《成本》无诸汤皆仿此五字。《康平本》诸汤皆仿此五字，为小字衬注。）

第三十二条

太阳与阳明合病者，必自下利，葛根汤主之。

（《脉经》作太阳与阳明合病，而自利不呕者，属葛根汤证。《千金翼》注一云用后葛根芩连汤。）

《金鉴》曰：太阳与阳明合病者，谓太阳之发热恶寒无汗，与阳明之烦热，不得眠等证，同时均病，表里之气，升降失常，故下利也。治法解太阳之表，表解而阳明之里自和矣。

方中行曰：必，定然之词。自，谓自然而然。膀胱主水，胃主谷，寒为阴，阴气主下降，故太阳阳明合病，经中之邪热甚，胃气弱，不化谷，不分清，杂进而走注，所以谓之必也。但用葛根汤散经中之寒邪，而以不治治利。以不治治利者，麻黄散太阳之表，葛根解阳明之肌，桂枝主营卫之和，姜枣健脾胃之弱，甘草者和中之国老，芍药者缓中而佐使。夫如是，而经中之邪散，则胃中之正回，不分清者自分清，不显治者而治在其中矣。

成无己曰：太阳与阳明合病，必自下利，葛根汤主之。太阳与少阳合病，必自下利，黄芩汤主之。阳明与少阳合病，必自下利，大承气汤主之。三者皆合病下利，一者发表，一者攻里，一者和解，所以不同也。下利家何以明其寒热邪？且自利不渴属太阴，以其藏寒故也。下利欲饮水者，以有热也，故大便溏，小便自可者，此为有热。自利小便色白者，少阴病形悉具，此为有寒。恶寒脉微，自利清谷，此为有寒。发热后重，洩色黄赤，此为有热。皆可理其寒热也。

唐容川曰：陈注以为两经之邪热内陷，非也。观下文葛根黄芩黄连汤证，方是邪热内陷。玩其文法，下节云桂枝证，而此二节所谓太阳，即可知其为麻黄证矣。麻黄证本系伤寒，乃阴邪也。阴邪内合阳明，陷于大肠，则自下利，逆于胃中，则但呕。理中汤之治呕利，以寒单在里，故以温里为急。葛根汤之治呕利，则以寒自外来，故仍以发表为主，使寒仍从外解也。陈注解为热邪内陷，与方不合，且下节利不止，并加脉促者三字以别之，以见热邪内陷。脉数而歇至，与寒邪内陷之脉不同也。即下一节，定此二节，而知此二节所言，是太阳寒邪，内合阳明之证。读仲景书，正须从文法间搜讨。

冉雪峰曰：此条与上条，同用葛根汤。上条是将入阳明，未入阳明。此条是已入阳明，太阳未罢，而为太阳与阳明合病。书中含义，上条是防其由太阳而陷入阳明。此条乃由阳明而转出太阳。其出其入，作用均在经输，故均用转经输的葛根汤。查阳明病提纲，内经标出的，为身热目痛，而鼻干，不得卧。伤寒论标出的，为胃家实。本条虽病合阳明，并未叙列这些阳明证状，唯有必自下利四字，下利并非阳明主证，六经提纲，唯太阴有自利益甚句，厥阴有下之利不止句，与此渺不相属。一部伤寒论，他处亦无阳明必自下利说法。徐灵胎云：合病全在下利一证上审出。究竟为什么必自下利，下利为甚么可审出是阳明证，亦未切实直质解说，这个肯綮值得钻研。盖本条是在太阳篇内，是在太阳篇论列麻黄汤证栏内。前第十四条桂枝加葛根汤，是桂枝证中有葛根证。此处比连四条，是麻黄证中有葛根证，汤虽取名葛根，义仍归诸麻黄。证虽兼及阳明，治仍侧重太阳，病既至于下利，趋势向里，邪果全陷，必成正阳明的胃家实。此时邪初犯胃，正能胜邪，驱之下出，所以下利。阳明主阖，下行为顺，所以必自下利。但表证尚在，故疗法不从阳明之阖，而从太阳之开，这就是后贤譬说的逆流挽舟法。腹满燥实痛，是胃家实。自下利，是胃家虚。一实一虚，二者可作正比例。因提纲标出一个胃家实的实字，故人多将虚的方面忽略过去。自下利不用下利疗法，合阳明不用阳明疗法，此中奥旨，学者须猛下一参。

第三十三条

太阳与阳明合病，不下利，但呕者，葛根加半夏汤主之。

（《玉函》无太阳以下六字，接上条。按六当作七。）

成无己曰：邪气外盛，阳不主里，则里气不和，里气下而不上者，但利而不呕。里气上而不下者，但呕而不利。故以葛根汤以散表邪，加半夏以降逆气也。

柯韵伯曰：太阳阳明合病，太阳少阳合病，阳明少阳合病，必自下利，则下利似乎合病当然之证。今不下利而呕，又似乎与少阳合病矣。于葛根汤加半夏，兼解少阳半里之邪，使不得为三阳合病。

徐灵胎曰：前条因下利，而知太阳阳明合病。今既不下利，则合病从何而知？必须从两经本证，一一对勘，即不下利，而亦可定为合病矣。

陈修园曰：太阳与阳明合病，其机关全在乎下利。而兹不下利，而但作呕者，当求其说。盖太阳主开，阳明主阖，今阳明为太阳所逼，本阖而反开，开于下则下利，开于上则为呕，即以葛根加半夏主之。盖以半夏除结气，以遂其开之之势，而利导之也。

冉雪峰曰：呕吐哕下利，同为肠胃病，故《金匮》合为一篇。本条的呕，与上条的利，亦同为肠胃病。足阳明胃、手阳明大肠，故曰利曰呕，又同为阳明病。上条的合病，在自利显出。此条的合病，在但呕显出。利呕固不是阳明主证，而其为阳明表出的现证，是肯定无疑的。外邪内搏，渐犯阳明。肠胃不合，不下利则上呕，本一气所传化，故两方均用葛根，两方方注均有取微似汗字样，表气通则里气通，这就说明病从何来，当从何去。上条自利，不加治利药。本条但呕，却加治呕药。此可看出下行为顺，逆而上搏，病机斯重。中因呕伤，必将增速正阳阳明胃家实的过程。在太阳病也原有体痛呕逆证象，但各各不同。彼是由外闭而内郁，为内外关系。此是不下迫而上冲，为上下关系。与其气上冲亦不同，彼为误下而气不夺，因显兴奋表示。此为不下而邪反折，因显冲激情形，细心均可辨认。《玉函》无太阳以下七字，接前条是两条原是一条，两义只是一义。又《玉函》本条葛根加半夏汤，麻黄系二两，《成本》并有汤泡去黄汁焙干称字样，生姜系三两，方制有一连系的变异。减轻麻黄，不专重外。加重生姜，增强和中。由此推阐则前桂枝加葛根汤，和葛根汤二方中的麻黄，均可随病机加减。且桂枝加葛根方中的麻黄，用不用亦可随病机酌量。或谓此条不利而呕，类似太阳少阳合病。不知这个呕，只关阳明，不关少阳。下第三十七条胸胁痛与小柴胡，方为类似太阳与少阳合病。此条但呕是对上条下利言，故条文明标出不下利但呕五字，是阳明病，不是少阳病。一系列的葛根汤，不列阳明篇，而列太阳篇，是葛根不过麻桂附带证。知道葛根为麻桂附带证，进一步即可探得阳明病，用太阳疗法的微奥。

【葛根加半夏汤方】

葛根四两　麻黄三两（去节）（《玉函》作二两，《成本》有汤泡，去黄汁焙干称八字。）　甘草二两（炙）　芍药二两　桂枝二两（去皮）　生姜二两（切）（可发汗篇《成本》及诸家并作三两，丹注加是字）　半夏半升（洗）　大枣十二枚（擘）

上八味，以水一斗，先煮葛根麻黄，减二升，去白沫，内诸药，煮取三升，去滓，温服一升，复取微似汗。

（白，《玉函》作上。）

第三十四条

太阳病，桂枝证，医反下之，利遂不止，脉促者，表未解也，喘而汗出者，葛根黄芩黄连汤主之。

（《玉函》《脉经》《千金翼》，作遂利不止，脉上有其字。《成本》作葛根黄连黄芩汤，《千金翼》《外台》作葛根黄连汤。《康平本》脉促以下七字，系小字旁注。）

成无己曰： 桂枝证者，邪在表也。而反下之虚其肠胃，为热所乘，遂利不止。邪在表则见阳脉，邪在里则见阴脉。下利脉微迟，邪在里也。促为阳盛，虽下利而脉促者，知表未解也。病有汗出而喘者，为自汗出而喘也，即邪气外甚所致。喘而汗出者，为因喘而汗出也，即里热气逆所致。与葛根黄连黄芩汤，散表邪，除里热。

张令韶曰：下后发喘汗出，乃天气不降，地气不升之危证，宜用人参四逆辈。仲师用此方，专在表未解句。虽然仲景之书，岂可以形迹求之耶。总以见太阳之气，出入于外内，由外而入内者，亦可由内而出外，此立证立方之意也。

柯韵伯曰：桂枝证上，复冠太阳，见诸经皆有桂枝证，是桂枝不独为太阳设矣。葛根其独为阳明药乎？桂枝证脉本弱，误下而反促者，阳气重故也。邪束于表，阳扰于内，故喘而汗出。利遂不止者，所谓暴注下迫，皆属于热，与脉弱而协热下利不同。微热在表，而大热入里，固非桂枝芍药所能和，厚朴杏仁所宜加矣。故君葛根之轻清以解肌，佐连芩之苦寒以清里，甘草之甘平以和中，喘自除而利自止，脉自舒而表自解，与补中逐邪之法迥别。

柯氏又曰：后桂枝人参汤证条脉证，是阳虚。此条脉证，是阳盛。后条表热里寒，此条表里俱热。后条表里虚，此条表里俱实。同一协热利，同是表里不解，而寒热虚实攻补不同。补中亦能解表，亦能除痞，寒中亦能解表，亦能止利，神化极矣。

喻嘉言曰：太阳病原无里证，但当用桂枝解外，若当用不用，而反下之，利遂不止，则热邪之在太阳者，未得传阳明之经，已入阳明之府，所以其脉促急，其汗外越，其气上奔则喘，下奔则泄。故舍桂枝而用葛根，专主阳明之表，加芩连以清里热，则不治喘而喘自止，不治利而利自止，又太阳两解表里之变法也。

冉雪峰曰：此条系连类而及，推广葛根的功用。葛根证，桂枝麻黄二系均有，故各各分见于论列桂枝证，论列麻黄证里面。但桂枝系的桂枝加葛根汤，麻黄系的葛根汤、葛根加半夏汤，均有姜枣，有麻桂，均是为疗风寒设法。本条不惟无麻桂，并无姜枣，纯脱诸葛根组织制剂范围，变辛温为苦寒，变侧重治外，为内外兼治，诚为太阳两解表里的变局。前诸葛根汤，葛根系用四两，此方葛根系用八两。本条当着眼的在利不止，不止是邪陷，升陷不能不重用葛根。当着眼的在表未解，表未解，适值这个利不止状况下，更不能不重用葛根。就方制说，上诸葛根汤内有麻桂，有姜枣，故葛根只用四两，得辛温促助，输转外透力量已大。此方复味芩连，苦寒沉降，若葛根仍只用四两，其何以济？故加倍成八两，冀挽此颓废败坏的趋势，总之此项方剂意义，为表里双解，了无疑义。而近人必谓此方是治表已解，并谓喘而汗出下，当有表已解也句，不惟改字训经，且添句训经。试问表已解，葛根何必用八两，真是瞽谈。查康平古本，原文系太阳病，医反下之，利遂不止，喘而汗出者，葛根黄连黄芩汤主之。其脉促者表未解也七字，为利遂不止侧面小字旁注，利遂不止，俨似理中辈及桂枝加人参证，不知谁何，在这个脉证矛盾处，寻出真理，颖悟超超。因在利遂不止句，加此小字旁注，如画龙点睛，实可惊异，乃后人反在这个宝贵处生出支节，即将此七字列入正文，又从此句反面，拟在喘而汗出下，加表已解也四字，愈错愈远，抹煞古人精义，汩没后人灵机，曷胜惋惜。学者须知此方应用颇广，凡外证而兼里热，里热而加外证，均可借用。为之一下转语曰：此为太阳两解表里的变法，亦即是其他热病两解表里的证法。

冉氏又曰：太阳与阳明相递接，太阳不解，即传阳明。太阳阳明合病，必自下利，是不俟次内传阳明经的部分，即越次内传阳明府的部分。诸葛根汤，即是升陷转枢，使不内搏内传意思。是太阳不解，其病机自身，原有内陷下利趋势，治疗的精神，即是由外而搏于内者，仍由内而输于外。若误以为病的机窍在内而下之，是促之陷而益其疾，利遂不止，理固宜然。此时首先在看表的罢未罢，若罢，已构成里证，即当从里救治，理中辈桂枝人参汤等条，即是好例子。其次在看化热未化热，未化热，宜诸葛根汤，已化热，宜本条葛根黄芩黄连汤。再其次看在上焦，在中焦，在气分，在血分，变动很繁多，关系很复杂，即辨晰很细致。促原是坏脉，而显出正气伸张力来；喘原是坏证，而显出正气冲激力来。尤寓深邃的奥义。喘而汗出，本太阳病范围常有证象，而在下后的阶段，在下之利不止的阶段，则显出特殊意义。又如麻杏甘石汤，就有无汗而喘，有汗而喘，两个病型，都是表未解。诸葛根汤，亦有反汗出，和无汗，两个病型，亦都是表未解。盖出汗是解表的方法，而汗出并不是表解的定范。喘是气能上冲，汗是气能外达，这就是说明利虽未止，气不全陷的表现，也就是说明表未解的实际象征。再证之前二十二条脉促，后四十三条证喘，均是表未解，通体可以透彻。总上以观，葛根的转输，可以解表，可以和里，可以同热药用，可以同寒药用。可以和表者，连同和里。可以治寒者，变换治热。神而明之，使自宜之，活用原则，存乎其人。

【葛根黄芩黄连汤方】

（《千金》《外台》作葛根黄连汤）

葛根半斤（《外台》作八两）　甘草二两（炙）　黄芩三两（《成本》作二两）　黄连三两（《外台》有金色者三字）

上四味，以水八升，先煮葛根减二升，内诸药，煮取二升，去滓，分温再服。

（味下，《玉函》有咬咀字，《外台》有切字。二升下《外台》有掠去沫三字。）

第三十五条

太阳病，头痛、发热、身疼、腰痛、骨节疼痛、恶风、无汗而喘者，麻黄汤主之。

（《玉函》《脉经》《千金翼》身疼作身体疼。《千金》恶风作恶寒。《外台》作伤寒头疼，腰痛，身体骨节疼，发热恶风，汗不出而喘。）

方中行曰：此申上第三条，而更互言之，所以致其详，而出其治也。头痛已见太阳病，而此犹出者，以其专太阳而主始病也。上条先言或已发热，或未发热。而此先言头痛，次言发热者，则是以其已发热者言也。身腰骨节疼痛，即上条之体痛，而详之也。上条言必恶寒，而此言恶风者，乃更互言之，与上桂枝汤证条啬啬恶寒，淅淅恶风，双关互文之意同。无汗，乃对上条之有汗言，以见彼此相反，所以为风寒之辨别，不然，无是证者，则不言也。然所以无汗者，汗乃血之液，血为营，营强则腠理闭密，虽热汗不出也。喘，气逆也。卫主气，卫弱则气上逆，呼吸不利，而声息所以不遂也。然上条言呕，而此条言喘，呕与喘皆气逆，亦互言以明互见之意。

柯韵伯曰：麻黄八证，头痛、发热、恶风，同桂枝证。无汗身疼，同大青龙证。本证重在发热身疼，无汗而喘。本条不冠伤寒，又不言恶寒，而言恶风。先辈言麻黄汤主治伤寒，不治中风，似非确论。盖麻黄汤、大青龙汤，治中风之重剂；桂枝汤、葛根汤，治中风之轻剂。伤寒可通用之，非主治伤寒之剂也。

《金鉴》曰：此承上第三条，而详言其证，以出其治也。太阳经脉起于目内眦，上额交巅，入络脑，还出别下项，循肩膊，内挟脊，抵腰中，至足小指趾，出其端。寒邪客于其经，则营血凝涩，所伤之处，无不痛也。营病者恶寒，卫病者恶风。今营病而言恶风者，盖以风动则寒生，恶则皆恶，未有恶风而不恶寒，恶寒而不恶风者。所以仲景于中风伤寒证中，每互言之，以是知中风伤寒，不在恶风恶寒上辨，而在微甚之中别之也。无汗者，伤寒实邪，腠理闭密，虽发热而汗不出，不似中风虚邪，而汗自出也。阳气被寒邪所遏，故逆而为喘，主之以麻黄汤者，解表发汗，逐邪安正也。

丹波元简曰：按神农本草经，麻黄主治中风、伤寒、头痛。诸病源候论，夫伤寒病者，起自风寒，入于腠理，与精气分争，营卫否隔，周行不通，病一日至二日，气在九窍皮肤之间。故病者头痛恶寒，腰背强重，此邪气在表，发汗则愈。夫麻黄发汗，而主中风，即言伤寒，而又言起自风寒，乃伤寒中风，可互为外感之称。亦不可凿凿以汗之有无，恶之风寒，伤之营卫，为之差别也。

冉雪峰曰：此为伤寒麻黄证正面主治条文，论中中风伤寒多对举，如科学的比拟法一样，使人对勘愈明，为全篇立言大旨。前第二第三两条，系辨中风伤寒的脉证，第十二和本条三十五，系出中风伤寒的方治，学者均当互参。本条条文，太阳下不续著伤寒字样，词意浑括，义可深玩。柯注丹注，似已窥见一般。这就是说明中风伤寒当分，而又不可死守教条，拘拘过分。但条文连下三痛字，曰头痛，曰身疼腰痛，曰骨节痛，在自觉证方面，活绘出伤寒情形，是伤寒证象，不是中风证象。证以下文无汗而喘，外的闭塞已紧，内的冲激更迫，急须麻黄开发，势不容缓，病情病机宛然。仲景精意，凭证论治，符合现实辨证唯物原则。伤寒如是，中风亦如是，风中挟寒如是，寒中挟风亦如是。不曰恶寒而曰恶风，蕴蓄深意，跃跃纸上。本条证是伤寒的证，治是伤寒的治，条文即不肯定专主，亦未明言兼治，所以然的道理，大匠能与人规矩，不能使人巧，仲景特殊标出恶风，不觉将神明规矩的巧，亦曲曲传出，不得作等闲观。后人改作恶寒，实为浅率。或释为恶寒恶风，是相互名词，亦囫囵含混。至肯定的以风寒分营卫，风寒分虚实，风寒分轻重，所以纷纷藉藉，各是其说。对于经论深邃的地方，无法领会，不免訾言百出，走向了蚕丛不可通的道路。有一层附带声明，以上云云，不是打破风寒分界的范围，是了解风寒交互的意义，也就是诠释风寒真实的意义。本条重心在无汗而喘四字，若仅头痛发热，身疼痛，骨节疼痛，恶风，则麻黄汤尚在可用可不用之列。惟合无汗而喘，则为迫切决定性必需。总观经文，切实则切实到十分，灵活则灵活到十分，见仁见智，在用之者领会到如何程度。

【麻黄汤方】

麻黄三两（去节）　桂枝二两（去皮）（一本作三两）　甘草一两（炙）（《千金翼》作二两）　杏仁七十个（去皮尖）（《玉函》《千金翼》作枚，去上《成本》有汤字，尖下《千金翼》有两仁者三字。《外台》作去皮尖两人碎，《千金》云喘不甚用五十枚。）

上四味，以水九升，先煮麻黄，减二升，去上沫，内诸药，煮取二升半，去滓。温服八合，覆取微似汗，不须啜粥，余如桂枝法将息。（味下，《玉函》有㕮咀字，《外台》有切字，《玉函》作温复出汗。）

柯韵伯曰：此方治风寒在表，头痛项强，发热，身痛腰痛，骨节烦疼，恶风恶寒，无汗，胸满而喘，其脉浮紧浮数者。此为开表逐邪，发汗之峻剂也。此汤入胃，行气于玄府，输精于皮毛，斯毛脉合精，而溱溱汗出，在表之邪，其尽去而不留，痛止喘平，寒热顿解。不烦啜粥，而借汗于谷也。

《金鉴》曰：庸工不知其制在温复取汗，若不温复取汗，则不峻也。遂谓麻黄专能发表，不治他病。孰知此汤合桂枝汤，名麻桂各半汤，用以合太阳留连未尽之寒热。去杏仁，加石膏，合桂枝汤，名桂枝二越脾一汤，用以太阳热多寒少之寒热。若阳盛于内，无汗而喘者，又有麻黄杏仁甘草石膏汤，以解散太阴肺家之邪。若阴盛于内，而无汗者，又有麻黄附子细辛甘草汤，以温散少阴肾家之寒。《金匮要略》以此方去桂枝，《千金》以此方桂枝易桂，皆名还魂汤，用以治邪在太阴，卒中暴厥，口噤气绝，下咽奏效，而皆不温复取汗。因是而知麻黄之峻与不峻，在温复与不温复也。

冉雪峰曰：此为伤寒论发表出汗，驱寒除热第一方。配伍精简，意义周到，徐灵胎说（无一味不紧切）阐扬很当。在阅历上，事实上，麻黄发汗功能，优越确实，为从来学者所共认。故仲景用为太阳病发汗专剂，麻黄汤的专药。曩昔只知麻黄辛温挥发，质轻善走。近代科学研究，麻黄中含六种赝碱，能加强心跳，促助循环，刺激交感神经，收缩内脏血管，药理作用，类似副肾素，会通中西发汗所以然的原理，即可证实。佐桂枝，桂枝温煦暖营，增进氧化，所含桂皮挥发油，善于挥发，鼓荡外出，使内面血管收缩，外面血管扩张，助麻黄外出，不啻为麻黄增加鼓荡发汗的原动力。加杏仁以利气，里气化则外气化，且杏仁冷利，可杜其寒闭热迫，肺脏过劳，引起的胸满喘促，和咳逆烦满，化热化水渐端，缓冲麻黄在生理上所引起剧烈的作用。再加甘草和诸药以和中气，虽发表不遗安中，矩矱森森，精纯妥贴。查赝碱不溶于水，或难溶于水，但易溶于稀酸溶液。以含赝碱的麻黄作水溶剂，似有商榷的必要。本方杏仁含氰酸又含酵素，二者作用，可调节汤剂酸度，起互相助溶的作用。古人麻黄多与杏仁同用，彼时科学尚未萌芽，不知因何种经验，何项阅历，竟体会到此。先民智慧，煞是惊人。兹特表出，即为不善用经方者勉，并为不善用经方者劝。

第三十六条

太阳与阳明合病，喘而胸满者，不可下，宜麻黄汤。

（《成本》《玉函》汤下，有主之二字，丹云非。《康平本》，此条低二格写。）

成无己曰： 阳受气于胸中，喘而胸满者，阳气不宣，发壅而逆也。心下满腹满皆为实，当下之，此以为胸满，非里实，故不可下。虽有阳明，然与太阳合病为属表，是与麻黄汤发汗。

《金鉴》曰： 太阳阳明合病，不利不呕者，是里气实，不受邪也。若喘而胸满，是表邪盛，气壅于胸肺间也。邪在高分之表，非结胸也，故不可下。以麻黄汤发表通表，喘满自愈矣。

喻嘉言曰： 两经合病，当合用两经之药，何得偏用麻黄，此见仲景析义之精。盖太阳邪在胸，阳明邪在胃，两邪相合，上攻其肺，所以喘而胸满。麻黄杏仁，治肺气喘逆之专药也，用之恰当，何偏之有。

钱天来曰： 胸满者，太阳表邪未解，将入里，而犹

未入也。以阳明病，而心下硬满者，尚不可攻，攻之遂
利不止者死，况太阳阳明合病乎。

第三十七条

太阳病，十日以去，脉浮细而嗜卧者，外已解也。
设胸满胁痛者，与小柴胡汤，脉但浮者，与麻黄汤。

（以去，《玉函》《千金翼》作已去。脉上，《玉函》
《千金翼》有其字。外已解也，《玉函》《脉经》《千金翼》
作此为外解。原本有小柴胡汤，详后九十六条，加减悉
具，此省之。）

王肯堂曰：此条当是太阳少阳合病，胸满虽同，而
脉浮细嗜卧，则为表邪已解，胁痛为少阳有邪，故与小
柴胡汤。若脉但浮者，又当先治太阳也，故与麻黄汤。
此是设为变通之言，非为服柴胡而脉浮也。

柯韵伯曰：脉微细，但欲寐，少阴证也。浮细而嗜
卧，无少阴者，虽十日后，尚属太阳，此表解而不了了
之谓。设见胸满嗜卧，亦太阳之余邪未散，兼胁痛，太
阳少阳合病矣，以少阳脉弦细也。少阳为枢，枢机不
利，一阳之气不升，故胸满胁痛而嗜卧，与小柴胡汤和
之。若脉浮而不细，是浮而有力也。无胸胁痛，则不属
少阳，但浮而不大，则不涉阳明，是仍在太阳也。太阳
为开，开病反阖，故嗜卧，与麻黄汤以开之，使卫气行
阳，太阳仍得主外，而喜寤矣。与太阳初病，用以发汗
不同，当小其制而少与之。

程郊倩曰：脉浮细而嗜卧者，较之少阴为病之嗜卧，脉浮则别之。较之阳明中风之嗜卧，脉细又别之。脉静神恬，解证无疑矣。设于解后尚见胸满胁痛一证，则浮细自是少阳本脉，嗜卧为胆热入而神昏，宜与小柴胡汤。脉但浮者，与麻黄汤。彼已现麻黄汤脉，自应有麻黄汤证符合之，纵嗜卧依然，必不胸胁满痛可知。

《金鉴》曰：太阳病十日以上，无他证，脉浮细而嗜卧者，外邪已解，不须药也。设有胸满胁痛等证，则知少阳之外邪未解，故与小柴胡汤和之。若脉但浮不细，而有头痛发热恶寒无汗等证，则仍是太阳之外邪未解，当与麻黄汤汗之。按论中脉浮细，太阳少阳脉也；脉弦细，少阳脉也；脉沉细，少阴脉也。脉浮细身热嗜卧者，阳也。身无热嗜卧者，阴也。脉缓细身和嗜卧者，已解也。是皆不可不察也。

冉雪峰曰：此二条，康平唐写卷子式古本，均低二格写，若摒斥之，不与仲景原文一例看待。然细玩经论，章法、节法、句法、字法，一气相连，层层剔剥，又中寓深邃义蕴，恐非仲景不能道出，即为叔和加，或叔和后人加，衡以义理，仍当视为宝贵的绿文赤字。试就本文诠释，前条无汗而喘，为麻黄的证，故出麻黄汤。但词意蕴蓄浑沦，并未明言为寒为风，含盖一切，深入无浅语，已耐寻绎。紧接此二条，上条为太阳与阳明合病，后条为太阳与少阳合病，一为明叙，一为暗叙，一辨喘满的证象，一辨浮细的脉象，仍都归结到宜麻黄汤与麻黄汤。所以然者，本栏是辨论麻黄汤，故胪叙均是麻黄证。即不是麻黄证，亦是比拟推阐，终复还到麻黄汤本位这一方面。此以下大小青龙各条，则又是由麻黄汤的正法，推到麻黄汤的变法。前后合观，高瞻远瞩，不难心领神会。各注疑二条有语病，词多迴护。曰是设为变通之言，曰必有与麻黄符合之证，曰与初发汗不同，当小其制，而少与之。这是浅一层看法，其实无须尔尔。原书条文，命词颇有分寸，曰与麻黄汤，曰宜麻黄汤，曰麻黄汤主之，与次于宜，宜次于主，中多委婉，机甚活泼。学者由此会通精神，庶几证入学理的最深层，证入学理最深层的活用法。此外还可看出两个意义，一太阳表证在，虽有里证，不可下。一太阳表证在，虽十日已去，仍可汗。为内为外，凭证凭脉，定法中有活法，活法中又有定法。若拘牵文义，死守教条，不仅不能得到古人精粹，凡古人深邃条例，均不得其门领会了。

第三十八条

太阳中风，脉浮紧、发热、恶寒、身疼痛、不汗出而烦躁者，大青龙汤主之。若脉微弱、汗出、恶风者，不可服之，服之则厥逆，筋惕肉瞤，此为逆也。

（《千金》太阳中风，作中风伤寒。《玉函》《脉经》《千金》身下有体字。不汗出，《千金》《外台》作汗不出。《玉函》《脉经》烦燥下有头痛二字，无厥逆之逆。《康平本》此为逆也四字，系小字旁注，在服之则厥逆侧。）

《金鉴》曰：太阳中风，脉当浮缓。今脉浮紧，是中风之病，而兼伤寒之脉也。中风当身不痛，汗自出，今身疼痛，不汗出，是中风之病，而兼伤寒之证也。不汗出而烦躁者，太阳郁蒸之所致也。风，阳邪也。寒，阴邪也。阴寒郁于外则无汗，阳热蒸于内则烦躁，此风寒两伤，营卫同病，故合麻桂二汤加石膏，制为大青龙汤，用以解营卫同病之实邪也。若脉微弱，汗出恶风者，即有烦躁，乃少阴之烦躁，非太阳之烦躁也，禁不可服，服之则厥逆，筋惕肉瞤之患生，而速其亡阳之变矣，故曰此为逆也。

柯韵伯曰：麻黄汤证，热全在表。桂枝证之自汗，大青龙之烦躁，皆兼里热。仲景于表剂中，复用寒药以清里，盖风为阳邪，惟烦是中风面目，自汗乃烦之兆，躁乃烦之征，汗出，则烦得泄故不躁，宜微苦微寒之味以和之。汗不出，则烦不得泄故躁，必甘寒大寒之品以清之。夫芍药、石膏，俱是里药。今人见仲景入表剂中，疑而畏之，故不敢用。当用不用，以致阳明实热，斑黄狂乱者多矣。夫青龙以发汗名，其方分大小，在麻黄之多寡，而不在石膏，观小青龙之不用可知。石膏不能驱在里之风寒，但能清中宫之燔灼，观白虎汤之多用可知。汗多亡阳者，过在麻黄耳。用石膏以清胃火，是仲景于太阳经中，预保阳明之先着，加姜枣以倍中气，又虑乎转属太阴也。少阴亦有发热恶寒烦躁之证，与大青龙同，但脉不浮，头不痛为异。若脉浮弱，汗自出者，是桂枝证。二证妄与石膏，则胃气不至于四肢，而手足厥冷。妄用麻黄，则卫阳不周于身，而筋惕肉瞤。此仲景所深戒也。要知少阴见阳证而用麻黄，必固以附子。太少异位，阴阳殊途，故寒温有别。桂枝证之烦，因以木旺，故用微寒微苦之剂以升降之。大青龙之兼躁，因以风动，故用至阴至重之品以镇堕之。有汗无汗，虚实不同，轻重有差也，必细审其所不用，然后不失其所当用耳。

柯氏又曰：仲景凭脉辨证，只审虚实，故不论中风伤寒。脉之缓急，但于指下有力者为实，脉弱无力者为虚，不汗出而烦躁者为实，汗出多而烦躁者为虚。证在太阳，而烦躁者为实。证在少阴，而烦躁者为虚。实者可服大青龙，虚者便不可服，此最易知也。凡先烦不躁而脉浮者，必有汗而自解。烦躁而脉浮紧者，必无汗而不解。大青龙汤为风寒在表而兼热设，不是为有表无里者而设，故中风无汗烦躁者可用，伤寒而无汗烦躁者亦可用。盖风寒本是一气，故汤剂可以互投。如谓大青龙为风寒两伤营卫而设，不知其为两解表里而设，请问石膏之设，为治风与？治寒与？营分药与？卫分药与？只为热伤中气，用之治内热也。

张隐庵曰：成注谓风寒两感，营卫俱伤，宜大青龙汤，则背谬殊甚。若以太阳中风，脉紧，无汗恶寒；太阳伤寒，脉缓，有汗恶风。便为风寒两感，则本论之风寒两感者多矣。如太阳项背强几几，无汗恶风；伤寒汗出而渴；伤寒五六日中风；得病六七日，脉迟浮弱，恶风寒；伤寒发热，其腹必满，自汗出。妇人中风，发热恶寒。阳明中风，口苦咽干；发热恶寒，脉浮而紧；病脉浮而紧，汗出，不恶寒。阳明病汗出多，微恶寒等证；例而推之，皆为风寒两感，何以不用大青龙汤。所以致背谬者，只因原本未清，其始有风伤卫，寒伤营，伤寒脉紧无汗，宜麻黄汤，中风脉缓有汗，宜桂枝汤之说，因遂有风寒两感，营卫俱伤，宜大青龙汤之说矣。所谓始差毫厘，终失千里，使仲祖本论蒙蔽不明，直至今日，良可悲已。

丹波元简曰：感外风者为中风，感寒冷者为伤寒。故风则伤卫，寒则伤营。桂枝主伤卫，麻黄主伤营。大青龙主营卫俱伤。此成氏注解所原，其来久矣。然风寒营卫两伤，尤不可信据，何则？脉浮紧，发热恶寒，身疼痛，不汗出者，伤寒之候。烦躁，亦非中风之候，虽曰太阳中风，并无中风之候证，盖中风二字，诸家纷纭，无有的据显证，故姑置之阙疑之例而可也。活人云，大青龙治病，与麻黄汤相似，但病尤重，而又加烦躁者，此乃用此汤之指南，宜无复异议也。

冉雪峰曰：太阳本寒标热，太阳病不解，不化热则化水。本条烦躁，即化热的见端。本条大青龙，即表证未解，内已化热的疗法。化热与发热各异，发热是气充于外，化热是质变于内。汗具调节人身温度的机能，汗出，内郁过剩的客热，可以放散，汗不出，热的郁迫，愈积愈甚。故麻黄汤发汗，直接可以疗外的发热，间接亦可疗内的化热，但闭塞太甚，内热构成，壅遏吸含，内不化则外不化，仅用发表，尚未能丝丝扣着，在这个状况下，就知道大青龙，可以补麻黄的不及了。或谓大青龙证外闭，比麻黄证更重。曰不是外证的格外重，只是内部多一层化热。于何见之，于证的烦躁见之。喘逆是直向上冲，烦躁是反向里迫，外证不比较重，里证却比较急。或谓证即不重，何以麻黄汤麻黄仅用三两，而大青龙汤麻黄加倍用六两？曰，这是方制配伍的关系，不是病机重轻的关系。麻黄汤纯于发表，故麻黄三两已够。大青龙汤中有石膏，石膏性寒沉降，能解缓麻黄辛散外发性能，若仍用三两，恐未能达到汗出热解，病机适应的目的。观下条小青龙汤不用石膏，即不加麻黄，执柯伐柯，其则不远。至谓本条所叙是伤寒证，而开始何以明标中风？曰：此是就常解，更进一层说法，伤寒脉紧无汗，中风脉缓自汗，此是认识的规范。风可加寒，寒能兼风，此为理解的事实。叙寒证而冠以中风，叙风证而冠以伤寒，参错尽变，互文见义，不是片面的，是全面的，不是泥守原则的，是活用原则的。伤寒汲古将本条中风，改为伤寒。下条伤寒，改为中风。又伤寒上加太阳二字，把活泼泼的化机，弄成死煞煞的印板，浅陋殊甚。学者必透此关，矛盾中求出真理，方可读神化无方，灵活万变的伤寒论。

【大青龙方】

麻黄六两（去节）　桂枝二两（去皮）　甘草二两（炙）　杏仁四十枚（去皮尖）（枚《成本》作个）　生姜三两（切）　大枣十枚（擘）（《成本》《金匮玉函》《千金》并作十二枚）　石膏如鸡子大、碎（《玉函》《千金翼》《外台》碎下有绵裹二字）

上七味，以水九升，先煮麻黄，减二升，去上沫，内诸药，煮取三升，去滓，温服一升，取微似汗，汗出多者，温粉扑之。一服汗者，停后服。若复服，汗多，亡阳遂虚，恶风烦躁，不得眠也。

（《外台》味下有切字。取微似汗，《玉函》作覆令汗，《外台》作厚覆取微似汗。扑之，《成本》《千金翼》《外台》，作粉之。《成本》无若复服三字。遂《千金翼》作逆，明理论亦有一作逆注文。柯本汗出多者以下三十二字，移前麻黄汤后。如桂枝法下，注云此麻黄汤之禁也。《康平本》汗出多者温粉扑之，及复服汗多，亡阳遂虚，恶风烦躁，不得眠也，均小字衬注。）

汪友苓曰：或问病人同是服此汤，而汗多亡阳，一则厥逆，筋惕肉瞤。一则恶风烦躁，不得眠。二者之寒热，迥然不同何也？答曰：一则病人脉微弱，汗出恶风，是阳气本虚也，故服之则厥逆，而虚冷之证生焉。一则病人脉浮紧，发热，汗不出而烦躁，是邪热本甚也，故服之则正气虽虚，而邪热未除，且厥逆之逆为重，以其人本不当服，而误服之也。烦躁不得眠为犹轻，以其人本当服，而过服之也。

徐灵胎曰：此合麻黄桂枝越脾，三方为一方，而无芍药，何以发汗如是之烈。盖麻黄汤，麻黄用三两，而此用六两。越脾汤石膏用半斤，此用鸡子大一块。一剂之药，除大枣约共十六两，以今称计之，亦重三两有余，则发汗之重剂矣。虽稍加石膏，终不足以相制也。

第三十九条

伤寒脉浮缓，身不疼，但重，乍有轻时，无少阴证者，大青龙汤发之。

（《玉函》《千金翼》者下有可与二字。《程本》《张本》大青龙作小青龙）。

《金鉴》曰：伤寒脉当浮紧，今脉浮缓，是伤寒之病，而兼中风之脉也。伤寒当身疼，今身不疼，是伤寒之病，而兼中风之证也。身轻，邪在阳也。身重，邪在阴也。乍有轻时，谓身重而有时轻也。若但欲寐，身重无轻时，是少阴证也。今无但欲寐，身虽重乍有轻时，则非少阴证，乃营卫兼病之太阳证也。脉虽浮缓，证则无汗，属实邪也。故亦大青龙汤发之。前条以脉微弱汗出示禁，此条以无少阴证发明，盖详审慎重之至也。

舒驰远曰：按发热恶寒，无汗烦躁，乃大青龙汤之主证也。有其主证，虽脉浮缓，身不疼，但重，乍有轻时，即可用大青龙汤。然必辨其无少阴证方可，否则不可用也。

喻嘉言曰：前条太阳中风四字，括风而言。此条伤寒二字，括寒而言。风寒之脉证错见，则桂枝汤与麻黄汤，为不可用，不待言矣。故二条反复互明大青龙汤，允为风寒两兼的对之药也。无少阴证，成注谓不久厥吐利，无少阴里证。梦语喃喃，误人最大。仲景原文，但重，乍有轻时六字，早已絜明。言但身重而无少阴之欲寐，其为寒因可审，况乍有轻时，不似少阴之昼夜俱重，又兼风因可审，所以敢恣行无忌，力驱其在表之风寒。若脉微弱，身重欲寐，则内顾少阴，且不遑矣，敢发之乎。

徐灵胎曰：按此条必有误。脉浮缓，邪轻易散；身不疼，外邪已退；乍有轻时，病未入阴；又别无少阴等证。此病之最轻者，何必投以青龙险峻之剂，此必另有主方，而误以大青龙当之者也。

冉雪峰曰：经论本栏计十一条，系辨析麻黄证。本条和上条，系辨析麻黄证变相的大青龙证。大青龙证是外证未解，而里已化热，在上条业经明释。麻黄是疗伤寒，大青龙亦是疗伤寒，此两条上条证象是伤寒，而病名却明标中风；本条证象似中风，而病名却又标名伤寒。活用原则，互文见义，在上条亦业经明释。惟本条更觉费解，所以徐注谓此条必有误，此必另有主方。伤寒汲古，改上条中风为伤寒，本条伤寒为中风。如是本条病名证象，都是中风，煞末大青龙汤发之六字，如何安得上？连伤寒起码的知识，都没有了。大抵一部伤寒论，凡言太阳，都包括提纲脉浮等在内，凡言中风都包括脉缓汗出等在内，凡言伤寒，都包括脉紧无汗等在内，此是定例。所以，以后省去不言，其间有相同复言的，必有意义。重心尤在不同的方面，缘何不用，要在这个矛盾中求出真理。所以其中有些条文叙载，淡淡平平几个字，若将提纲和前后条文，排列对举，意义即跃跃显出。本条和上条系对举。上条太阳中风，本条即太阳伤寒，不言太阳，即省文。伤寒脉当浮紧，此不浮紧而浮缓。伤寒证当身疼，此不疼但重。缓比紧轻，重比疼轻，这个乍轻，不是真轻，是外松内紧，俨有陷入少阴危险趋势。观伤寒汲古第三卷佚文第十五条，两感太阳少阴俱病，脉时浮时沉，时数时细，可以领会此乍轻意义。但是偶尔乍有，无汗烦躁，太阳伤寒的主证仍在，尚未真正达到陷入少阴地步。太阳最怕少阴，故郑重叮咛曰：无少阴证者，大青龙汤发之。惟其欲陷是以当发，发之一字，将全条脉证方治精神，整个显出纸上。由此看来，此条比上条似轻而实重，似缓而实急。上条肯定在脉证现实，此条关合到表里联系，不是统观其全，先识大体，知见几无从证入，古书之难读如此。

第四十条

伤寒表不解，心下有水气，干呕发热而咳，或渴、或利、或噎、或小便不利、少腹满、或喘者，小青龙汤主之。

（不解，《千金》作未解。干呕发热而咳，《玉函》《千金翼》作咳而发热。《玉函》《脉经》《千金》少腹，作小腹。喘上有微字。《成本》噎作噫。）

成无己曰：伤寒表不解，心下有水饮，则水寒相搏，肺寒气逆，故干呕发热而咳。针经曰：形寒饮冷则伤肺，以其两寒相感，中外皆伤，故气逆而上行，此之谓也。与小青龙汤发汗散水。水气内渍，则所传不一，故有或为之证，随证增损，以解化之。

喻嘉言曰：按仲景设小青龙汤，原为涤饮收阴，散结分邪之妙用也。故遇无形之感，有形之痰，互为胶漆，其当胸窟宅，适在太阳经位。惟于麻黄桂枝方中，倍加半夏五味，以涤饮收阴；加干姜细辛，以散分邪；合而用之，令药力适在痰邪缩结之处，攻击片时。则无形之感，从肌肤出；有形之痰，从水道出。顷刻分解无余，而胸膺空旷矣。若泥麻黄甘温，减去不用，则不成其为龙矣，将恃何物，以为翻波鼓浪之具乎。

柯韵伯曰：两青龙俱治有表里证，皆用两解法。大青龙是里热，小青龙是里寒，故发表之药相同，而治里之药则殊也。此与五苓同为治表不解，而心下有水气。然五苓治水之蓄而不行，故专渗泻以利水，而微发其汗，使水从下而去也。此方治水之动而不居，故备举辛温以散水，而大发其汗，使水从外而出也。仲景发表利水诸法，精义入神矣。

《金鉴》曰：太阳停饮有二，一中风有汗为表虚，五苓散证也；一伤寒无汗为表实，小青龙汤证也。表实无汗，故合麻桂二方以解外。去大枣者，以其性滞也。去杏仁者，以其无喘也。有喘者仍加之。去生姜者，以有干姜也。若呕者仍用之，佐干姜细辛，极温极散，使寒与水，俱得从汗而解。佐半夏逐痰，欲以尽不清之饮。佐五味收肺气，以敛耗伤之气。若渴者，去半夏加花粉，避躁以生津也。若微利与噎，小便不利，少腹满，俱去麻黄，远表而就里也。加附子以散寒，则噎可止。加茯苓以利水，则微利止，少腹满可除矣。此方与越脾汤同法，治水饮溢于表，而为腹胀水肿，宜发汗外解者，无不随手而消。越脾治有热者，故方中君以石膏，以散阳水也。小青龙治有寒者，故方中佐以姜桂，以散阴水也。

冉雪峰曰：本条与上大青龙条，系连属对举。上大青龙为化热的见端，此条为化水的见端。乃太阳一气所传化，不必扯向水饮方面。经论只言水，未言痰，更不必扯向痰方面。本栏各条，是辩论麻黄证，辨论麻黄变相的大小青龙证，不必扯向肺伤寒，浆液性粘膜炎方面。文不对题，愈去愈远。水气二字当着眼，外廓闭塞，气不外达，在空处化热，在实处化水，水而曰气，说明为气为水，半水半气，尚未全化水质，只是初遏水气，病机在这个阶段，使之化气外达，比较容易，故用小青龙发汗。发汗利小便，均可去水，发汗是行水化气，利小便是化气行水。但本条本证本方，都是在发汗方面立法。麻桂姜辛并用，温气较浓，亦是诸有水者，当以温药化之意义。即重辛温复佐酸苦，一阖一辟，一屈一伸，表气化则里气化，里气化则表气化，化机鼓荡，通体活泼，这个治疗精神，颇显变化如龙的景诣。泛应曲当，借用处甚多。就经验说：凡外证而里兼水气，或水气而外兼寒邪，用之均有殊效。至水气内溃，病变多端，泛滥三焦，迳走中下，去表已远，里急救里，有不适用拘拘发汗一途者。故本方方注有加减各法，计五项中有去麻黄四，麻黄为本方主药，何以竟去？桂枝去桂，学者犹或疑之。此处连缀四个去麻黄，何以称龙，何以为翻波鼓浪之具，方制全变，此必注重在里而不注重在表，注重在利小便，而不注重发汗，是为整个病机推阐，是为后半治疗策划。若就本条本证本方说，开始即标表不解三字，虽有或渴或利，几个或字兼证，似可随证加减，无须全去麻黄，此又权衡义理，很值得商讨的。

【小青龙汤方】

麻黄（去节） 芍药 细辛 干姜 甘草（炙） 桂枝各三两（去皮） 五味子半升 半夏半升（洗）（《成本》作汤洗）

上八味，以水一斗，先煮麻黄，减二升，去上沫，内诸药，煮取三升，去滓，温服一升。若渴，去半夏，加栝蒌根三两。若微利，去麻黄，加荛花如一鸡子，熬令赤色。若噎者，去麻黄加附子一枚，炮。若小便不利，少腹满者，去麻黄，加茯苓四两。若喘，去麻黄加杏仁半升，去皮尖。

（且荛花不治利，麻黄主喘，今此语反之，疑非仲景意。）

（《千金》荛花作芫花，总病论同。若噎者，《外台》作若食饮噎者。总病论作咽字。《玉函》无且字，主喘作定喘，无此语二字，反之下有者字。《外台》同《成本》无且荛花以下二十字。《康平本》熬令赤色和炮字去皮尖字、均小字旁注。且荛花以下二十字，系小字衬注。）

林亿曰：臣亿等谨按，小青龙汤大要治水，又按本草，荛花下十二水，若水去，利则止也。又按《千金》，形肿者应内麻黄，乃内杏仁者，以麻黄发其阳故也。以此证之，岂非仲景意也。

柯韵伯曰： 小青龙设或然五证，加减法内，即备五方。小柴胡设或为七证，即具加减七方，此仲景法中之法，方外之方，何可以三百九十七，一百一十三拘之。

第四十一条

伤寒，心下有水气，咳而微喘，发热不渴，服汤已，渴者，此寒去欲解也，小青龙汤主之。

（已下，《玉函》《脉经》《千金翼》有而字。此下，《玉函》《千金翼》有为字。《康平本》服汤已渴者，此寒去欲解也，系小字衬注。）

《金鉴》曰： 伤寒心下有水气，咳而微喘，发热不渴，此为外伤寒邪，内停寒饮，宜以小青龙汤两解之，服汤汗解也。后渴者，乃已汗寒去内躁之渴，非未汗停饮不化之渴，故曰寒去欲解也，小青龙汤主之六字，当在发热不渴之下，始与服汤已渴者之文义相属，岂有寒去欲解，而更服小青龙汤之理乎，当移之。

钱天来曰： 与上文同义。发热不渴者，因心下有水气，故虽发热，亦不渴也。服汤，谓服小青龙汤也。服汤已而渴，则知心下之水气已消，胃中之寒湿已去。但以发热之后，温解之余，上焦之津液尚少，所以反渴也。前以有水气，故发热不渴。今服汤已而渴，故知寒水去，而欲解也。小青龙汤主之句，当在发热不渴句下，今作末句者，是补出前所服之汤，非谓寒去欲解之后，更当以小青龙汤主之也。此与发烦目瞑，衄乃解之后，及不发因致衄者，皆以麻黄汤主之之义相同。

柯韵伯曰：发汗利水，是治太阳两大法门。发汗分形层之次第，利水定三焦之浅深。故发汗有五法，麻黄汤汗在皮肤，乃外感之寒气；桂枝汤汗在经络，乃血脉之精气；葛根汤汗在肌腠，乃津液之清气；大青龙汗在胸中，乃内扰之阳气；小青龙汗在心下，乃内蓄之水气。其治水有三法，干呕而咳，是水在上焦，在上者发之，小青龙是也；心下痞满，是水在中焦，中满者泻之，十枣汤是也；小便不利，是水在下焦，在下者引而竭之，五苓散是也。其他坏证变证虽多，而大法不外是矣。

丹波元简曰：按汪氏引补亡论，小青龙汤主之六字，移在发热不渴字下，张璐志聪《金鉴》皆从其说。不知仲景章法，固有如此者，盖未考耳。

冉雪峰曰：此条是重申上文水气的意义，重心在发热不渴四字。人之伤于寒也，则为病热，故伤寒初步，当发热，甚则化热，热则耗蚀阴液，当渴。若外伤客邪是风热，化热尤为容易，这是病理生理，与物理化合演变的定义。上大青龙两条，首言中风，次言伤寒。此小青龙两条，只言伤寒，不言中风，是有分寸的。心下有水气，是本条与上条从同。一曰呕曰咳，一曰咳曰喘，亦是本条与上条从同。惟上条胪叙主证，并未提到渴方面，仅于无或有证内，有渴一项。渴不是水气正面，应具必具的证象，故本条补出不渴二字，以明昭其义。又推阐到服汤已渴，诠说渴不是病的增进，是病的欲解，以补上条未尽意义。各注多以小青龙主之句，当在不渴下，已现渴，已欲解，似无再服小青龙必要。陈注释为寒去欲解而水犹未解，仍不甚惬。考康平古本不渴下原直接小青龙汤主之，其间并无服汤已渴者此寒去欲解也十一字，此十一字乃发热不渴句侧面的小字旁注，不知叔和所加，或叔和后所加，本条词旨简朴奥折，解人难索，注此二语，朗然豁然。为此注的，可算抉经之心，为研究伤寒的一个能手。得此则各注纷纷辨论，大可删除。大青龙方制，侧重开表；小青龙方制，侧重通里。表里同是一样重要。人第知加倍麻黄为重剂，而不知麻桂姜辛合用，尤为重剂。大青龙有禁条，小青龙无禁条，但内伤劳损，精竭髓枯，骨蒸阴涸，一团邪火，用之亦为大禁，此当着眼。自三十一条至四十一本条，系辨麻黄汤脉证方治，文气至此告一结束。故坊刻本有将第一条起至此条止，合为第一卷者，本编取材宋本，编次各异，其义理是可以互证互通的。

第四十二条

太阳病，外证未解，脉浮弱者，当以汗解，宜桂枝汤。

（《玉函》脉上有其字，汤下有主之二字。）

《金鉴》曰：太阳病外证未解，谓太阳病表证未解也。若脉浮紧，是为伤寒外证未解。今脉浮弱，是为中风外证未解也。故当以桂枝汤汗解之。

方中行曰：外证未解，谓头痛项强恶寒等证犹在也。浮弱，即阳浮而阴弱，此言太阳中风，凡在未传变者，仍当从解肌，盖言不得下早之意。

柯韵伯曰：此条是桂枝本证，凭脉为主，今人辨脉不明，故于证不合。伤寒中风杂病，皆有外证。太阳主表，表证咸统于太阳，然必脉浮弱者，可用此解外。如但浮不弱，或浮而紧者，便是麻黄证。要知本方只主外证之虚者。

徐灵胎曰：前头痛发热汗出恶风条论证，此条论脉。外证未解，指头痛发热恶风恶寒也。浮为在表，浮弱为营虚受邪，故宜桂枝汤，以和营散邪。病虽过期，脉证属太阳，仍不离桂枝法。

冉雪峰曰：凡风寒暑湿燥火，六淫客邪从外来，统名伤寒。经论举风寒为例，故风寒二者，可包括外证，桂枝麻黄二方，可包括外证疗法。用之得当，一解表无余事，有何合病并病坏病可言。此以上都是昭示风寒总纲、义例、脉证、方治和轻重出入，进退加减方法。自此以下十六条，反复穷研，辨其可与不可与，以尽上文未尽意义。是经论注意太阳病，注意表证，注意桂枝麻黄二方，均可窥见。而可与不可与，亦业经示范，无须再另立篇名。太阳病外证未解，此必太阳伤寒，已用麻黄，当解未解，尚有余疾，故不曰不解，而曰未解。证即如斯，当辨以脉，脉浮为太阳病，此是大眼目。倘浮缓或浮细成静象，此必如上二十四条的欲愈，三十七条的已解。今不是浮缓浮细，而是浮弱，弱中固赅缓赅细，但较缓细更进一层，此乃体工反应机能减退，尚差此最后几微的抗御力，故用桂枝氤氲鼓荡扶持，以完成此未完成的全功。此可看出桂枝外证得之为解肌，内证得之为补虚。亦可看出服桂枝后，不再服麻黄，服麻黄后，可再服桂枝。各注泥于脉缓用桂枝，但就伤风一方面言，其说亦通。又谓只主表证之虚者，其实表未解，何尝是虚。且脉弱不是脉缓，弱是内虚，不是外虚，外证羁延多日，往往有此脉象，当以汗解。桂枝不发汗而发汗，学者当合内外虚实，常变本末而彻贯之。脉缓为桂枝证，前各条已详，何必再赘此。故此条麻桂二方分解，不如麻桂二方合解，较为切当。究之经论浑含，并未言寒言风，学者由方溯证，由证辨脉，前后融贯，以意逆志，庶几于平平无奇中，寻出所以真正出奇者在。

第四十三条

太阳病，下之微喘者，表未解故也，桂枝加厚朴杏子汤主之。

（杏子，《成本》《玉函》《千金》作杏人。《千金翼》作桂枝汤，注一云麻黄汤。）

成无己曰：下后大喘，则为里气太虚，邪气传里，正气将脱也。下后微喘，则为里气上逆，邪不能传里，犹在表也。与桂枝汤以解外，加厚朴杏仁以下逆气。

程郊倩曰：喘之一证，有表有里，不可不辨。下后汗出而喘，其喘必盛，属里热壅逆，火炎故也。下后微喘，汗必不大出，属表邪闭遏，气逆故也，仍用桂枝汤，加朴杏以下逆气。

《金鉴》曰：太阳病当汗，而反下之，下利脉促，喘而汗出，不恶寒者，乃邪陷于里，热在阳明，葛根黄连黄芩汤证也。今太阳病当汗，而反下之，不下利而微喘，是邪陷于胸，未入于胃，表仍未解也，故仍用桂枝汤以解肌表，加厚朴杏仁以降逆定喘也。

陈修园曰：在表之邪未解，尚见太阳头痛项强等证，医者误下之，犹幸里气未夺，反上逆，与表邪交错于胸中，而为微喘者，表未解故也。盖肌也表也，气原相通，邪从表而入肌，亦从肌而出表，故仍用桂枝加厚朴杏仁汤主之。盖杏仁降气，厚朴宽胸，方中加此二味，令表邪交错者，从肌腠出于皮毛而解矣。

冉雪峰曰：此条重心在微喘二字，太阳病，下之，微喘者，表未解也。表的未解，就由证的微喘看出，太阳本不当下，下之，气陷表罢，则成坏证。今气不下陷而上逆，迫而为喘，是这个喘，乃是体工尚健，正气犹存，能与邪争。此可与前十五条，下之后，其气上冲；

二十一条，下之后，胸满脉促，同一意义。曰冲曰促曰喘，均是正气伸张，能与邪气抵抗的好现象。但是麻黄有喘证；桂枝无喘证。麻黄主喘，桂枝不主喘。试观前第十二条至二十条，是辨桂枝功用，并未言喘；二十一条至三十条，是详桂枝加减合并，亦未言喘。其间惟有喘家作桂枝汤加厚朴杏子佳一条，似与此条方治从同。然是病的素质为喘家，不是证的转变为喘证，此属例外。上述气冲脉促证喘，虽同一原理，同是叙列在桂枝证范围内，可是均下后才有，是药的转变，不是病的转变，凡此愈可证明桂枝无喘证的确实。所以然者，太阳外层闭塞，表实无汗，里气欲出不出，正邪交错，喘因以作。若外闭不紧，气得宣泄，虽不和谐，未至激激，喘可不作。此麻黄证有喘，桂枝证无喘的实际。开表则气郁者可散，气迫者可舒，气郁迫则喘，气不郁迫不喘，此麻黄主喘，桂枝不主喘的实际。麻黄汤有喘证，未闻加厚朴。小青龙汤有喘证，亦未闻加厚朴，本条微喘，微之云者，喘并不剧，何以反厚朴杏仁并加？盖喘缘于表，宜专开表；喘缘于里，宜兼疏里。此因下致喘，其间有协陷夹杂的邪气，若只捍御兴奋的正气，扶持不遑，何堪抑制，此中分际，辨析极微。至下后阴竭于下，阳浮于上，下竭上厥，危险殊大。但彼为杂病，内过伤，此为伤寒，表未解，一属表证，一属里证，一属上实，一属下虚，显而易见，此则不必相提并论。

【桂枝加厚朴杏子汤】

桂枝三两（去皮）　甘草二两（炙）　生姜三两（切）　芍药三两　大枣十二枚（擘）　厚朴二两（炙去皮）　杏仁五十枚（去皮尖）

上七味，以水七升，微火煮取三升，去滓，温服一升，复取微似汗。

（《成本》不载此方，第十卷曰，于桂枝汤方内加厚朴二两，杏仁五十个，去皮尖，余依前法。）

第四十四条

太阳病，外证未解，不可下也，下之为逆。欲解外者，宜桂枝汤。

（《成本》《玉函》解不间有者字，汤下有主之二字。《玉函》《千金翼》无欲字。《康平本》下之为逆四字，系小字旁注，在不可下侧。）

方中行曰：此于下早之禁而申言之，重致丁宁之意也。下，通大便也，亦为攻里是也。夫所谓治病之道者，即其病之所在，从而疗理之，求所以去之之谓也。病在东而疗西，欲其去也，其可得乎？盖风寒者，外邪也。皮肤肌肉者，人之外体也。外邪外入，犹在外体。汗之所以逐其还复外散，则于里为顺，而于道为得也。下而通大便，通府也。府内也，病在外而求之内，欲何求哉？于理则不顺，故于道则颠倒悖戾而为逆也。经曰：从外而之内者治其外，正谓此也。

钱天来曰：太阳中风，其头痛项强发热恶寒自汗等，表证未除，理宜汗解，慎不可下，下之则于理为不顺，于法为逆。逆则变生，而邪气乘虚内陷，结胸痞鞕，下利喘汗，脉促胸满等证作矣。故必先解外邪，欲解外者，宜以桂枝汤主之，无他法也。

柯韵伯曰：外证初起，有麻黄桂枝之分。如当解未解时，惟桂枝汤可用，故桂枝汤为伤寒中风杂病解外之总方。凡脉浮弱，汗自出而表不解者，咸得而主之也。即阳明病脉迟，汗出多者宜之。太阴病，脉浮者亦宜之。则知诸经证之虚者，咸得同太阳未解之治法，又可见桂枝汤，不专为太阳用矣。

陈元犀曰：桂枝汤本为解肌，误下后邪未陷者，仍用此方。若已陷者，当审何逆，从其变而治之。然则外证未解，救误如此，而内证未除者，救之当何如？师故举一隅以示人焉。

第四十五条

太阳病，先发汗，不解，而复下之，脉浮者不愈。浮为在外，而反下之，故令不愈。今脉浮，故在外，当须解外则愈，宜桂枝汤。

（故下，《成本》《玉函》有知字。《玉函》《脉经》《千金翼》无须字，解下有其字。《成本》有主之二字。《柯本》删而反以下十四字。《康平本》本条低二格写。）

成无己曰：经曰柴胡汤证具，而以他药下之，柴胡证仍在者，复与柴胡汤。**此虽已下之，不为逆，则其类矣。**

钱天来曰：中风本应解肌，不当发汗，即用桂枝汤，亦有如水流漓，而疾不除者。况前条亦有初服桂枝汤，而反烦不解，必待先刺风池风府，使风邪得泄，然后却与桂枝汤则愈者。可见表证未解，未可遽用他法也。医见汗后不解，疑其邪已入里，而复下之，仍见浮脉，而不愈者，何也？因脉浮为风邪在外，不应反下之，下之而不愈者，以药不中病，故令不愈也。今以脉仍浮，故知邪仍在外，幸而犹未陷入也。当须仍解其外邪，则愈矣，宜以桂枝汤主之。

程郊倩曰：愈不愈，辨之于脉。其愈者，必其脉不浮，而离于表也。若脉浮者，知尚在表，则前此之下，自是误下，故令不愈。从前之误，不必计较，只据目前，目前之证，不必计较，只据其脉。脉若浮，知尚在外，虽日久，尚须解外则愈。有是脉，用是药，亦不以既下，而遂以桂枝汤为不中与也。

徐灵胎曰：脉浮而下，此为误下。下后仍浮，则邪不因下而陷入，仍在太阳，不得因已汗下，而不复用桂枝也。

冉雪峰曰：此两条，未下用桂枝，下后仍用桂枝。汗之，表当解未解，用桂枝；下之，表将陷未陷，亦用桂枝。此可看出桂枝汤的泛应曲当。虽比较汗下，两两并衡，意义仍是着重在外证方面。前条浑言太阳病，未明言中风伤寒，意甚赅括。各家多就中风方面解，义虽可通，殊嫌执着。外未解亦浑含，既未详证象，亦未详脉象，总之即属外证，当从外治，不可下，下之为逆。此是言治疗乖错的逆，不是言病证转变的逆。外证罢，乃变逆。外证未解，逆未构成。如后百四十八条，柴胡证下之，柴胡证仍在，虽已下之，不为逆，是其明证。若释为证逆，于外未解说不去，且此四字，《康平本》系小字旁注，本条词意简略，补注此句，义蕴显昭。不意后人既在这个精确处，反弄成隔阂处，实为懵懵。后条文词重复折叠，自叙自解，既是申言上条意义，并无其他特殊新鲜。《康平本》低二格写，明示不与原文同列，疑非仲景语。柯韵伯谓汉文无此繁音，颇有见地。先汗后下，本不为逆。可是外未解，脉尚浮，下焉中的。外而攻里，这个疗法，违反病机，实为不逆之逆。观下后脉浮，则前此原浮可知。早先用下，实为孟浪，汗后表和里未和，本当下，下后表邪内陷，知犯何逆，以法救之，不当在汗，此为正法。但如汗后无里证，类似表而再表，何必用下。下后有表证，陷而不陷，仍当用表。此是真际现实主义，亦即是灵变活用原则。正者正治，反者反治，随其所治，以平为期。随病立法，不泥法治病，执柯伐柯，其则不远，凡病均可作如是观。得其精髓，适应无穷，尚何歧异疑难之有。

第四十六条

太阳病，脉浮紧，无汗发热，身疼痛，八九日不解，表证仍在，此当发其汗。服药已微除，其人发烦，目瞑剧者必衄，衄乃解，所以然者，阳气重故也。麻黄汤主之。

（《玉函》《脉经》证作候。《脉经》仍作续。《康平本》此当发其汗服药已微除也十一字，小字衬注。衄乃解三字，系小字旁注。）

钱天来曰：邪之所除即微，则留邪甚盛，郁而不泄，所以发烦眩冒，而目瞑也。其邪气之剧者，必至郁热伤营，阴受煎迫，血热上行，从鼻窍而衄矣。衄则热邪上越，乃得解也。

柯韵伯曰：脉证同大青龙，而异者，外不恶寒，内不烦躁耳。发于阳者七日愈，八九日不解，其人阳气重可知。然脉紧无汗，发热身疼，是麻黄证未罢，仍与麻黄，只微除在表之风寒，而不解内扰之阳气。其人发烦目瞑，见不堪之状，可知阳络受伤，必逼血上行而衄矣。血之与汗，异名同类，不得汗，必得血。不从汗解，而从衄解，此与热结膀胱，血自下者，同一局也。

张兼善曰：太阳脉浮紧，发热无汗，自衄者愈，此一定之论也。何故复用麻黄汤以汗之？仲景岂有前后相反之理哉？然前条麻黄汤主之五字，合当用于当发其汗下，盖以汗之文法，用药诸方，皆赘于外条之末。且如大青龙证，即云脉微弱，汗出恶风者，不可服，服之厥逆，筋惕肉瞤，此为逆也，又以大青龙汤主之，皆此例也。

丹波元简曰：按成氏、方氏、喻氏、程氏，并谓衄后更用麻黄汤。故张璐、张志聪、张锡驹、汪琥、《金鉴》，皆从其说。以麻黄汤主之句，移此当发其汗下，不知此乃仲景倒句法，此与寒去欲解也，小青龙汤主之同，不可改易原文矣。

冉雪峰曰：此条康平古本，表证仍在下，此当发其汗，服药已微除也十一字，系小字衬注。剧者必衄下，衄乃解三字，系小字旁注。去此衬注旁注，条文词意，反觉顺适通畅。后人将此一系列窜入正文，不啻为本条另外生出一个赘瘤。表证从表治，然服了表药，何以只微除而不大除，又添出发烦目瞑等证象，这似乎治疗未尽妥善。各注主张将麻黄汤主之句，移置前当发其汗下，下接微除句，是麻黄特效药，成了个不效药，殊为麻黄抱屈，这就是窜入此二句的大漏洞。剧者必衄，有绝对出此途径的决定性，衄乃解，不以汗解，乃以衄解，但是剧者必定衄，衄者不定必解。故一部伤寒论，有用药发汗法，无用药发衄法，似此这个衬注，岂不纯成了訾言谰言，是又不然。本条词旨奥折渊微，衬注能在八九日不解，达三个已满三日状况下，明标当发其汗，实合唯物辨证，现实主义，识见颇超。即知当用麻黄，并知麻黄只能微除，微除就是能除外闭的寒，而不能除内郁的热，很有宝贵经验。后人拟将麻黄汤主之句，移置此间，其识见诚出衬注下。衄乃解旁注，尤为透辟警策，吾人可从此衄乃解三字，悟出无限合理能解的法门。为此衬注旁注的，亦唐宋前医林一大手笔，超越后世各注若干倍。特后人将此窜入正文，一经俗手，反点金成铁。人之伤于寒也，则为病热，热可由卫分而陷入营分，热亦可以由营分而透出气分。开其外的卫分，可以调节内的营分，泄其内的营分，亦可协解外的卫分。轻重缓急，出入重轻，法中寓法，方外有方。删除衬注旁注，将条文诵读一通，活泼泼一片化机，跃如纸上，于此当猛下一参。

第四十七条

太阳病，脉浮紧，发热，身无汗，自衄者愈。

（《康平本》此条低一格写。）

《金鉴》曰：太阳病，脉浮紧，发热无汗，此伤寒脉证也。当发其汗，若当汗不汗，则为失汗。失汗则寒闭于卫，热郁于营。初若不从卫分汗出而解，久则从营分衄血而愈也。故太阳病，凡从外解者，惟汗与衄，二者而已。今既失汗于营，则营中血热妄行，自衄，热随衄解，必自愈矣。

张路玉曰：衄血成流，则邪热随血而散，夺血则无汗也。设不自衄，当以麻黄汤发之。发之而邪解，则不衄矣。发之而余邪未尽，必仍衄而解。

陈蔚曰：发热无汗，则热郁于内。热极伤络，阴络伤，血并冲任而出，则为吐血。阳络伤，血并督脉而出，则为衄血。此督脉与太阳同起目内眦，循脊络肾，太阳之标热，借督脉作衄，为出路而解也。

唐容川曰：汗质轻清，血质重浊，汗是卫气，血是营血，衄之与汗，一是从营分解，一是从卫分解。今人论太阳经证，但知膀胱，而遗却小肠。不知膀胱主气，小肠主血，内经言膀胱，气化则能出，言小肠化物出焉。是小肠亦有功用，不得指为呆管一条。

冉雪峰曰：上条言必衄，此条言自衄。一必字，一自字，含义极深。必衄详上，自衄云者，营热遏成，蓄极思通，寻求出路，自然而然。衄是病机转变的现象，不是病机向愈的常规。血热壅遏，腾沸狂飙，未知从何道出，或大便便血，小便便血，或肺伤咯血，胃伤吐血，或妇人经漏血崩。最危险的，如中风型脑出血，伤寒型肠出血，鼻衄血系其较轻的一种。血为人的生命所系，至不惜牺牲，破坏管壁而出，乃体工疗能，紧急措施，最后的要着。邪虽得泄，正亦受伤，所以在疗法上，有多种发汗方法，而在病理上，绝无何项发衄例义。自衄两字宜重读，宜潜心玩味。自衄愈，愈较解尤进一层。解仅除去部份，愈则豁然全解。此条承上条而言，点出自衄，以补上条未尽意义。麻黄开卫闭是除病，自衄开营郁亦是除病，惟是病历八九日，郁热紧张，重心在里。从表治只能微除，由里解反能向愈。治的目的在表，病的机窍在里，由此推阐，表里吸含，两均难化。微除表始松，里乃得衄，自衄里始松，表乃得愈，表气化则里气化，里气化则表气化。若外有余疾，尚宜向汗中求，内有余疾，尚宜向衄中求，病理从此勘透，疗法从此解决。此中奥旨，殊耐探索。《康平本》此条低一格写，俨若非经论原文也者。然此项义理，奥折渊懿，苟非补此一条，知见几无从证入，吾为之下一新评价曰：此条羽翼经论不少。

第四十八条

二阳并病，太阳初得病时，发其汗，汗先出不彻，因转属阳明，续自微汗出，不恶寒。若太阳病证不罢者，不可下，下之为逆，如此可小发汗。设面色缘缘正赤者，阳气怫郁在表，当解之熏之。若发汗不彻，不足言，阳气怫郁不得越，当汗不汗，其人躁烦，不知痛处，乍在腹中，乍在四肢，按之不可得，其人短气但坐，以汗出不彻故也，更发汗则愈。何以知汗出不彻，以脉涩故知也。

（《玉函》在表二字，作不得越三字，无若发汗不彻不足言阳气怫郁不得越十五字，《脉经》作若发汗不大彻。《玉函》《脉经》涩作涩，故知也作故知之。《康平本》太阳病证不罢者，不可下，下之为逆，及当汗不汗，其人躁烦，不知痛处，乍在腹中，乍在四肢，按之不可得，又何以知汗出不彻，以脉涩故知也，均为小字衬注。在表当解之薰之，和以汗出不彻故也，均小字旁注。脉涩故知也下，有一若字，下注小字阙文。）

成无己曰： 太阳病未解，传并入阳明，而太阳证未罢者，名曰并病。续自微汗出，不恶寒者，为太阳证罢，阳明证具也，法当下之。若太阳证未罢者，为表未解，则不可下，当小发其汗，先解表也。阳明之经循面，色缘缘正赤者，阳气怫郁在表也。当解之薰之，以取其汗。若发汗不彻者，不足言阳气怫郁，只是当汗不汗，阳气不得越散，邪无从出，拥甚于经，故躁烦也。邪循经行，则痛无常处，或在腹中，或在四肢，按之不可得，而短气，但责以汗出不彻，更发其汗则愈。

周禹载曰： 此条始只一汗出不彻，不彻者，服汤发汗，而未尽解也。惟未解，则不但太阳病并阳明，亦病惟未解，则病即转阳明，而复不罢太阳，此之所谓并病也。若转阳明之后，自汗，不恶寒，则是已归府矣，归府者可下。设太阳外证尚在，则是经邪未尽，可犯太阳大禁乎！如此者，可再微汗之也。设面色缘缘正赤者，以阳明经循面，未尝发表，邪盛于经，怫郁阳气，非汗之不解，如不彻者，不足以语此也。止是汗之未解，故使躁烦，以下种种证候，不过形容躁烦二字，非真有痛，故曰按之不可得也。然先汗而经一伤，邪郁两经一伤，躁烦久更伤，故其人短气，岂非汗出不彻之故与。小汗之自愈，盖前已发汗，邪虽减而正亦伤，于脉之涩，知不同于怫郁之治法矣。

尤在泾曰：二阳并病者，太阳病未罢，而并于阳明也。太阳得病时，发汗不彻，则邪气不得外出，而反内走阳明，此并之由也。续自微汗出，不恶寒，此阳明证续见，乃并之证也。若太阳证不罢者，不可下，下为逆。所谓本当发汗，而反下之，此为逆是也。如是者，可小发汗，以病兼阳明，故不可大汗，而可小发，此并病之治也。若发其小汗已，面色缘缘正赤者，阳气怫郁在表，而不得越散，当解之熏之，以助其散，又并病之治也。发汗不彻下，疑脱一彻字，谓发汗不彻，虽彻而不足云彻，犹腹满不减，减不足言之文。汗出不彻，则阳气怫郁，不得越，阳不得越，则当汗而不得汗，于是邪无从出，攻走无常，其人躁烦，不知痛处，乍在腹中，乍在四肢，按之而不可得也。短气者表不得泄，肺气不宣也。坐，犹缘也。言躁烦短气等证，但缘汗出不彻所致，故当更发其汗，则邪气外达而愈，非特熏解所能已其疾矣。以面色缘缘正赤者，邪气怫郁躯壳之表，躁烦短气者，邪气怫郁躯壳之里也。

《金鉴》曰：按面赤一证，劳损颧红，发于午后者，骨蒸阴虚也。格阳浮赤，兼厥利脉微者，阳虚也。赤色深重，潮热便鞕，里实也。赤色浅淡，恶寒无汗，表实也。短气脉涩，内因多气血虚，若外因短气，必气粗，是汗出不彻，邪气壅促胸中，不能布息之短气，非过汗伤气，气乏不足续息之短气也。外因脉涩，必有力，是汗出不彻，邪气壅滞，营卫不能流通之脉涩，非过汗伤津，液少不滋脉道之脉涩也。

丹波元简曰：按更发汗。喻氏云：桂枝加葛根汤。张潞云：桂枝二越脾一汤。程氏云：不但用解剂如大青龙辈，而且兼薰法，用麻黄等煎汤，从外蒸以助其汗。张志聪云：可小发汗者，或用桂枝麻黄各半汤可也。姚氏云：更发其汗，宜桂枝汤。《金鉴》云：麻桂各半汤，或桂枝二越脾一汤，小小发汗，以和其表，更用大青龙汤，或葛根汤发其汗。魏氏云：风因仍用桂枝汤，寒因仍用麻黄汤，风寒两感，仍用桂枝麻黄各半汤。诸家处方如此。然原文语意未大明，故未审定为何是也。

冉雪峰曰：本条在太阳篇，故着重在太阳病。太阳大法在表，故着重在汗的彻未彻。邪虽内搏，尚未离表，未全构成阳明，故曰并病。同时俱病曰合，交互为病曰并。并由太阳来，故病机虽渐入阳明，而疗法仍责在太阳。因本条条文内有两个若字，一个设字，中间起了三个波折，故各注见仁见知，不免分歧。不足言三字，当紧接上文发汗不彻读，不当连属下文阳气怫郁读，尤注诠释甚佳，引腹满虽减，减不足言为证，甚切当。但减字可重叠，彻字不可重叠，尚有商讨必要。微

199

自汗，不恶寒，是太阳已归于内。色正赤，阳怫郁，是阳明又绕于外。汗不彻，是太阳并入阳明的根由，躁烦不得越，是阳明欲出太阳的机势。怫郁在表，在表字宜着眼，太阳本是表，何须说在表。不得越，越字亦当着眼，太阳为最外一层，何所越，越到何处。凡此均阳明怫郁外出的象征。不特太阳内归阳明，并且阳明亦外合太阳，于此可领会二阳交互为病的真际。阳明归府当下，不归府在经，不必下，在经欲出，更不可下，在经欲出，太阳又未罢，更不当下，所以更发汗则愈。曰先发汗，曰微汗，曰当汗不汗，曰小发汗，曰更发汗，全条意义，专在汗字上推阐。此可看出太阳病，是太阳的汗法。太阳病兼有阳明，是兼有阳明的汗法，阳明病外合太阳，又是阳明病合太阳病的汗法，始终未离太阳，即始终不离汗，始终不离审度汗的彻不彻。各注所拟方法，虽各有见地，各适其应，尚未窥到经论又浑含又活泼的真正无穷奥义。

第四十九条

脉浮数者，法当汗出而解。若下之，身重，心悸者，不可发汗，当自汗出乃解。所以然者，尺中脉微，此里虚，须表里实，津液自和，便自汗出愈。

（法当汗出而解，解一本作愈，乃《玉函》作而。《康平本》此条低一格写。）

方中行曰：此承上条，复以其治不如法，因而致变者言，晓人当知谨也。身重，下后阴虚而倦怠也。悸属心，心主血，阴虚则血虚，所以心不宁也。盖不当下而反下之，故证变如此。不可汗者，禁不重亡津液，以复损其阴也。当自汗出乃解者，言下虽反，而病未甚变，须待其津液回，当得自汗而解也。所以然者以下，乃申释上文之词，里虚以亡津液言，须表里实，以待津液回，邪还表言也。

程郊倩曰：脉浮数者，虽与浮紧之脉稍异，然经曰诸脉浮数，当发热而洒淅恶寒，言邪气在表也，法当汗出而解无疑矣。若下之，而身重心悸者，不惟损其胃气，虚其津液，而营血亏乏可知，其人尺中之脉必微。夫寸主表，尺主里，今脉虽浮数，而尺中则微，是为表实里虚，麻黄汤之伐营，为表里俱实者设，岂可更用之以虚其里乎。须用和表实里之法治之，使表里两实，则津液自和，而邪无所容，不须发汗，而自汗出愈矣。

尤在泾曰：脉浮数者，其病在表，法当汗出而愈，所谓脉浮数者，可发汗，宜麻黄汤是也。若下之，邪入里而身重，气内虚而心悸者，表虽不解，不可以药发汗，当俟其汗自出而邪乃解。所以然者，尺中脉微，为里虚不足，若更发汗，则并虚其表，里无护卫，而散亡随之矣。故必候其表里气复，津液通和，而后汗出而愈，不可以药强迫。

李东垣曰：误下身重心悸，纵脉仍浮数，亦不可发其汗。设尺脉微而里阴素虚，尤为戒也。脉浮而数，邪热已甚，将欲入里也。故虽误下，不为大逆，然里已受伐，岂宜复汗，惟以小建中和其津液，必自汗而愈。

冉雪峰曰：此条系承上二阳并病而言。上条煞末有一若字，系错简，大抵宜顺移在本条脉浮数者句上。如是，则本条文气，为若脉浮数，当汗。若下之，又不可发汗。若脉浮数，当汗出解。若下之，又须俟自汗出解。两若字双头并起，层层剔剥，鞭辟入里，意义实为深厚。上条只言汗不彻的脉象，未言法当汗的脉象，只言下之为逆，未言下后当有如何证象，下后当用如何疗法，均在此条补出。曰当汗出，曰当自汗出，两当字须着眼。当汗就是说明二阳并病，法当先治其外。当自汗出，就是说明在这个自汗理性中，可寻出所以使自汗，种种合理的治疗，未出方不啻出方，无治法却生出治法，寻求经旨，不仅待证疗法而已。曰当自汗出，曰便自汗出，曰津液自和，三自字更须着眼。当自汗，明示无庸急躁。便自汗，明示已达机转。便自汗，是当自汗的归结，津液自和，又是当自汗便自汗的关键肯綮。汇通两当字，三自字，本条精蕴跃如表现纸上。身重有多种，外因身重，系表闭，而气壅塞。内因身重，系里虚，而气不充实。本句紧接若下句，其为内因无疑。心悸亦有多种，如苓桂术甘汤证、建中汤证、真武汤证，均有心悸，但多是夹水饮。本条心悸，与发汗过多，叉手冒心的心下悸同，与炙甘草汤证，脉代结的心动悸亦同，均里虚所致。身重心悸，均由下来。二阳并病，果并于里，下不为逆，惟以太阳未罢，其脉浮数，当汗机势迫急，下违病机，故现此等病象。然表仍未罢，内伤有限，体工回复较易，观当自汗出乃解句，可以领略其旨趣。通体玲珑，内外宛然，自叙自诠，所以示人者至深且切，学者所当细密较量，务得其神髓。

第五十条

脉浮紧者，法当身疼痛，宜以汗解之。假令尺中迟者，不可发汗。何以知然，以营气不足，血少故也。

（疼痛，《玉函》作身疼头痛，《脉经》作身体疼痛。知下《成本》有之字。《玉函》作何以故。此为营气不足，气血微少故也，《脉经》亦有此为字及微字。《康平本》此条低一格写。）

《金鉴》曰：脉浮紧者，寒伤营之脉也。身疼痛者，寒伤营之证也。脉证皆表邪实，则当发汗，宜麻黄汤。设若寸关脉浮紧，惟尺中迟者，则又不可发汗。何也？以其人平素营气不足，血少故也。由此可知脉阴阳不俱紧，不可轻汗也。

柯韵伯曰：脉浮紧者，以脉法论，当身疼痛，宜发其汗。然寸脉虽浮紧，而尺中迟，则不得据此法矣。尺主血，血少则营气不足，虽发汗，决不能作汗，正气反虚，不特身疼不除，而亡血亡津液之变起矣。假令是设词，是深一层看法，此与脉浮数而尺中微者同义。阳盛者不妨发汗，变证惟衄，衄乃解矣。阴虚者不可发汗，亡阳之变，恐难为力。

李东垣曰：尺中脉迟，不可用麻黄发汗，当频与小建中和之。和之而邪解，不须复汗，设不解，不妨多与，俟尺中有力，乃与麻黄汗之可也。

舒驰远曰：按此二条，俱为里虚不可发汗。然病在表，不得不发其汗。但当以法汗之，营气不足，发汗药内宜加归地，心悸身重者，乃为阳虚，发汗药内宜重加茯苓附子，则俱得之矣。

冉雪峰曰：本条重要关键，在假令尺中迟者，不可发汗二句。脉浮紧，为伤寒麻黄证的脉。身疼痛，为伤寒麻黄证的证。宜以汗解，为伤寒麻黄证的治疗。这个理性，为研究伤寒论正规普泛知识，前各条已反复辨论。本条重举者，不过以总结作一个撇笔。经论以上多条，均言当发汗，可发汗，更发汗，或汗出则解，汗出则愈。惟本条与上条，是言不可发汗。上条脉浮数，此条脉浮紧。上条曾误下，此条未经下。上条言可发汗的脉，而以不可发汗的证区别。此条言可发汗的证，而以不可发汗的脉区别。且同是诊尺，上条为尺中微，此条为尺中迟。尺主里，微是里气薄而不敦厚，迟是里气弱而不运行。微迟均主阴分，均主血分，又均显于气分，此可看出营卫同出异名，气血原是一家。不仅上条微单

言气言卫，此条迟单言血言营。脉微弱者不可发汗，在
前大青龙条已申其禁，微弱微迟，互文见义。但大青龙
条是浑言脉，此两条是专言尺脉。率词撵方，参错尽
义，会而通之，必更有进一步的领悟。本栏是辨论麻黄
汤证，不可发汗，是对麻黄汤言，曰不可发汗，对面即
有合理可发汗者在。各注有主张先培其里，俟尺脉应，
尺脉强，然后再汗的。有主张于发汗剂中，阳虚加附子
茯苓，阴虚加当归生地的，各有见地，各悟彻一面。要
之须看病机的轻重缓急，然后再定疗法的分合先后，未
可拘执一面，反失治疗活泼化机。素问至真要有云，各
随胜气，安其屈伏，又曰随其攸利，归其所宗，愿学者
三复，深深证入。

第五十一条

脉浮者，病在表，可发汗，宜麻黄汤。

（《玉函》注，一云桂枝汤，《脉经》作桂枝汤。《康
平本》与下条合为一条，低二格写。）

成无己曰：浮为轻手得之，以候皮肤之气。内经
曰，其在皮者，汗而发之。

方中行曰：表，太阳也。伤寒脉本紧，不紧而浮，
则邪见还表，而欲散可知矣。发，托而出之也。宜麻黄
汤者，乘其欲散，而托出之之谓也。

程郊倩曰：麻黄汤为伤寒之主剂，而所禁多端乃
尔，将令后人安所措手乎。曰亦于脉与证之间，互参酌

之，不必泥定紧之一字，始为合法也。脉浮无紧，似不在发汗之列。然视其证，一一寒伤营之表病，则不妨略脉而详证，无汗可发汗，宜麻黄汤。

第五十二条

脉浮而数者，可发汗，宜麻黄汤。

（《白云阁本》，作脉浮而紧。《康平本》与上条合为一条，低二格写。）

方中行曰：浮与上同，而此多数。数者，伤寒之欲传也。可发汗，而宜麻黄汤者，言乘寒邪有向表之浮，当散其数，而不令其至于传也。

尤在泾曰：二条凭脉以言治，而不及证。且但举浮与数，而不言紧。而云可与麻黄发汗，殊为未备。然仲景自有太阳伤寒条，与麻黄汤证在。学者当会通全书而求之，不可拘于一文一字间也。

《金鉴》曰：伤寒脉浮紧者，麻黄汤诚为主剂矣。今脉浮与浮数，似不在发汗之列。然视其病皆伤寒无汗之表实，则不妨略脉而从证，亦可用麻黄汤汗之。观其不曰以麻黄汤发之主之，而皆曰可发汗，则有商量斟酌之意焉。

冉雪峰曰：此两条是总结上文，自大小青龙汤以后，至此告一小结束。直至下第五十八条，若汗若吐若下等，再总结疗法，告一大结束。承上以启下，推进一层，继续辨论，是此两条为太阳全篇的一个小枢纽，不仅承上文两节申言之而已。康平古本，坊刻今本，均两条合为一条，以类相从，无可无不可。此两条不冠太阳病，不言中风伤寒，又不言各各证象，仅就脉象一项言，且不言浮缓浮紧，盖初叙从详，后叙从简。故太阳提纲，中风伤寒定名，中风伤寒出方，均详细胪列。此处两条从简，已言的无须再言。然此两条是在太阳篇，不言太阳，而即是太阳。在辨麻黄栏，不言麻黄证，**必有麻黄证**。各注扯向桂枝，殊可不必。或改浮为浮缓，浮数为浮紧，不是训经，直是改经。须知此两条结束上文，论脉论证，或汗或下，析同析异，辨假辨真，交互奥折，杂错纷繁，故揭此两条，明昭肯綮，俾能掌握纲要。脉浮是太阳提纲的脉，太阳主表，故从表治。浮数，数为热，郁热渐成，迫切需表，尤当治表。此与浮缓浮紧，另是一义。改为缓为紧，不宁重复，而且浅陋。查脉静为不传，脉数急为传，脉缓为欲愈，不缓为未欲愈。此处上条只言浮，不言缓。后条不仅浮，兼言数。浮虽可兼他脉，既浮，总未离表。浮而数，热将遏成，未甚犹可从表治。平平叙述中，含有深邃治疗意义在内。可发汗可字，与当发汗当字有辨。宜麻黄汤宜字，与麻黄汤主之主字亦有辨。学者玩索有得，活用原则，则各注一切訾言，可以一扫廓清。

第五十三条

病常自汗出者，此为营气和，营气和者，外不谐，以卫气不共营气和谐故尔。以营行脉中，卫行脉外，复发其汗，营卫和则愈，宜桂枝汤。

（《玉函》作病常自汗出者，此为营气和，卫气不和故也。营行脉中为阴，主内。卫行脉外为阳，主外。复发其汗，卫和则愈，宜桂枝汤，《千金翼》同。《脉经》《千金》营气和者云云十八字，作营气和而外不解此卫不和也十二字，无营卫和之营。《吴本》作病常自汗出者，营气和，卫气不共营气和谐故尔，复发其汗，营卫和则愈，宜桂枝汤，注云此段旧本多衍文，今删正。《康平本》此条低一格写。）

成无己曰：风则伤卫，寒则伤营，卫受风邪，而营不病者，为营气和也。卫即客邪，则不能与营气和谐，亦不能卫护皮腠，是以常自汗出，与桂枝汤解散风邪，调和营卫则愈。

张隐庵曰：此言桂枝汤，能宣发营卫之气血而为汗，又能调和营之气血，而止汗也。病常自汗出者，此为营气和，言营气自和于内也。故申言营气和者，外不谐。所谓外不谐者，以卫气不共营气和谐故尔。所谓不共和谐者，以营自行于脉中，致卫自行于脉外，此虽自汗，当以桂枝汤复发之，营卫和而病自愈。桂枝汤所以能发汗，而复能止汗者如此。

尤在泾曰：营与卫，常相和谐者也。营行脉中，为卫之守，卫行脉外，为营之护，何有发热恶寒之证哉。

惟卫得风而自强，营无邪而反弱，邪正不同，强弱异等，虽欲和谐，不可得矣。故曰营气和者，外不谐，不谐，则岂特卫病而已哉。故欲营之安，必和其卫，欲卫之和，必逐其风。是宜桂枝汤助阳取汗，汗出，则邪去而卫和，卫和，则营不受扰而愈。

《金鉴》曰：病有时常自汗出者，此为营气已和也。营气和，而热仍不解者，则是卫外之气犹不谐，而不与营气共和谐也。所以营气虽和，而时时自汗出，病犹不解也。盖以营行脉中，卫行脉外，卫不和，则营虽和而病不解。故复发其汗，以抑卫而和营，营卫和而病自愈矣，宜桂枝汤。

冉雪峰曰：此条可与上四十九条参看，两两均是自汗，但彼是营卫和的自汗，此是营卫乖的自汗。一是就正的方面说，一是就邪的方面说。可见自汗，有正有邪，有好有坏，以故有愈有不愈。盖营卫两两吸含，两两合化。合化，则无汗可使有汗，吸含，则有汗又可使无汗。在生理原是一个作用，在病理却显出两个象征。徐氏类方谓自汗是营卫相离，发汗是营卫相合。自汗伤正，发汗驱邪，尚只见得一面。麻黄汤发汗，桂枝汤解肌，此是就方剂的性质言。桂枝汤既解肌，又发汗，此是就治疗功用言，也即是就方剂治疗配合病理生理言。无汗的机窍在营卫，有汗的机窍亦在营卫，桂枝调和营卫，所以桂枝汤能止汗，又能发汗，从根本处会通，则一切深邃义理，杂错词句，均可彻底了了，不尔，鲜有不惑者。但本条只言营卫，只言营卫功用，只言昭显出来的病证疗法，并未肯定区分风寒伤营伤卫。自王叔和辨脉平脉篇内，有风伤卫，寒伤营二语。庞安常作伤寒总病论因之。成无己作伤寒明理论又因之。后贤如唐容川柯韵伯等，纷纷辨论，莫衷一是，几成为伤寒论一种争执要点。须知风可伤卫，风亦可伤营，寒可伤营，寒亦可伤卫。又或风寒营卫两伤，先后多寡，常变本末，会而通之，头头是道，若粘着一面，不免生出种种捍格。再本段条文，《玉函》《脉经》《千金》《千金翼》，无本得同。吴氏伤寒分经，自注此条多衍文，今删正。是条文既多删改，诠说又多分歧，吾人抱残守缺，摩挲玩读，甚未可拘牵文义，死于句下。日人山田氏谓此条为叔和言，而非仲景语，不为无见。要在理求其是，事求其真而已。

第五十四条

病人藏无他病，时发热自汗出而不愈者，此卫气不和也，先其时发汗则愈，宜桂枝汤下。

（《千金》作时时发热。汤下，《成本》有主之二字。《康平本》此条低二格写。）

成无己曰： 藏无他病，里和也。卫气不和，表病也。《外台》云：里和表病，汗之则愈。所谓先其时者，先其发热汗出之时，发汗则愈。

张路玉曰：里无宿病，而表中风邪，汗出不愈者，是必卫气不和之故。设入于营，则里已近灾，未可宴然称无病矣。时发热者，有时发热，有时不热，故先于未发热时，用解肌之法也。

周禹载曰：藏无他病四字，开无限照顾病情，固不独一桂枝证宜然也。时字为先字而伏，先字照时字而发，正见伤风之热，与伤寒热异。伤寒之热，邪不退不已，从无间断，伤风则有时热，有时不热，有顷则复热。投药之法，当于前热既退，后热未来，急与桂枝，所谓乘其退而击之，则嗣此可以不热矣。

程郊倩曰：如病人藏无他病，属之里分者，只发热，自汗出，时作时止，缠绵日久而不休，此较之太阳中风证之发无止时，不同矣。既无风邪，则卫不必强，营不必弱，只是卫气不和，致闭固之令有乖。病即在卫，自当治卫，虽药同于中风，服法不同，先其时发汗，使功专于固卫，则汗自敛，热自退，而病愈。此不必为太阳中风，而桂枝汤可主则一也。凡藏病，亦有发热汗自出，连绵不愈者，骨蒸劳热类是也。

冉雪峰曰：桂枝汤本为解肌，而曰发汗，与上条同义。上条是卫气与营气不和，此条是卫气自身单独不和。然无论单独偕共，气相得则和，不相得则病。营卫同出异名，两两是分不开的。不过病的来源机窍，须辨其在何一方面，以便扼要施治。此条关键，在辨析病的在卫，而不在营，在外，而不在内，即在卫在外，外病外治，汗出当愈。乃自汗出不愈，似乎与病的内因有了关系。可是病人藏无他病，开首第一句，已经明言，确确是外因，而不是内因。这个发热，不是阴虚痨瘵的骨蒸，不是阳虚脾阳的下陷等等，而只是卫外开阖调节机能失职。因之病机欲出不出，乍紧乍松，时热时不热，俨与少阳病寒热往来相似。此可与前第二十三条的如疟状，和二十五条的若形似疟参看。少阳执内外的枢纽，有此证象；太阳掌内外的启闭，亦有此证象。桂枝麻黄各半汤、桂枝二越脾一汤，即是此证适应要剂，移此为治，似可商讨。本条用桂枝汤者，着眼在自汗出三字。自汗出，就是说明表未闭，无须兼用麻黄。自汗而又发汗，卫虽未闭，卫却不和。桂枝鼓午营气，俾内外贯通，营卫合和，即潝然而汗出，又翕然而汗止。卫病治营，为隔治法。先其时发汗者，按时发作，几成习惯，各注释为迎机而导，半渡而击，未为不是。质直言，先时是矫正习惯，变更生理，理智切实的疗法，这就是所说识在机先。或谓无他病，当作与前第五条阳明少阳证不见者解。要知此是审病的在外在内，不是审病的传不传，一是彼此连贯，一是内外区分，况明明言藏无他病，何必扯向阳明少阳呢？

第五十五条

伤寒，脉浮紧，不发汗，因致衄者，麻黄汤主之。

212

（《柯本》，麻黄汤主之五字，在脉浮紧下。）

《金鉴》曰：伤寒脉浮紧，法当发汗，若不发汗，是失汗也。失汗则热郁于营，因而致衄者，宜麻黄汤主之。若能于未衄之先，早用麻黄汤汗之，汗出则解，必不致衄。其或如前条之自衄而解，亦无须乎药也。按凡伤寒初起，但不甚恶寒，便知夹热，后多得衄，其热多寒少者，则热随衄去，继而汗出，表与热均解也。其寒多热少者，纵热随衄去，继必不汗出，表仍不解，诚能用青龙麻黄汤于未衄之先发之，则汗衄两解矣。若已经衄后，而汗不出，表不解，即用麻桂之药，以和营卫，亦须少兼芩连犀地，清阴凉血之品佐之，以护及阴血可也。然大衄之后，麻黄青龙，不可轻用，若用之不当，则犯衄家不可发汗之戒矣。

朱奉议曰：衄后脉浮者，宜麻黄汤。衄后脉微者，不可行麻黄汤，宜黄芩芍药汤。盖衄后脉浮，表未解也。脉微，表已解也。于此见仲景用麻黄汤于衄后之大旨。

柯韵伯曰：脉紧无汗者，当用麻黄汤发汗，则阳气得泄，阴血不伤，所谓夺汗者无血也。不发汗，阳气内扰，阳络伤则衄血，是夺血者无汗也。若用麻黄汤再汗，液脱则毙矣。言不发汗因致衄，岂有因致衄更发汗之理乎。观少阴病无汗而强发之，则血从口鼻而出，或从目出，能不惧哉。愚故亟为校正，恐误人者多耳。

尤在泾曰：伤寒脉浮紧，邪气在表，法当汗解，而不发汗，则邪无从达泄，内搏于血，必致衄也。衄则其邪当去，而犹以麻黄汤主之者，此亦营卫并实，如前条所云阳气重之证。前条卫已解，而营未和，故虽已出汗，犹须得衄而解。此条营虽通，而卫尚塞，故即已自衄，而仍以麻黄汤发汗而愈。然必欲衄而血不流，虽衄而热不解者，乃为合法，不然，靡有不竭其阴者。

《江瓘名医类案》曰：陶尚文治一人，伤寒四五日，吐血不止。医以犀角地黄汤等治，而反剧。陶切其脉，浮紧而数，若不汗出，邪何由解？遂用麻黄汤一服汗出而愈。或问仲景言衄家不可汗，亡血家不可汗，而此用麻黄汤何也？瓘曰：久衄之家，亡血已多，故不可汗。今缘当汗不汗，热毒蕴结，而成吐血，当分其津液乃愈。故仲景又曰：伤寒脉浮紧，不发汗，因致衄者，麻黄汤主之。盖发其汗，则热越而出，血自止也。

冉雪峰曰：未衄先，当用麻黄。既衄后，用麻黄宜审慎。所以前四十七条脉紧无汗，外证已具，而不用发汗法，须自汗愈。自汗愈，言外就有一个发汗不愈的理性在。前四十六条，发烦目瞑，阳气重，似难再用麻黄，故注家释为系倒装句法。可是本条词意甚显，明明谓因致衄者，麻黄汤主之。者字文气，直摄到下句，不容再以倒装句法诠释。热可由汗解，血即由汗动，不发汗致衄，发汗过亦致衄。前条是衄后乃解，此条是衄后不解。前条是卫已和，而营不和。此条是营虽通，而卫尚塞。何以知其卫和，以服汤已微除的除字知之。何以知其营通，以不发汗因致衄的衄字知之。本条重心在脉浮紧，伤寒脉浮紧，麻黄汤脉证俱备，法当发汗，汗能调节人身体温，热随汗泄，何有于衄。此可见未衄先用麻黄，必可防衄免衄。脉紧无汗，当用麻黄，这是人人知道的。何以不发汗，迟迟坐以待衄，此必内已郁热，两两吸含，又发之未尽如法，或虽发而汗不出。今即致衄，营热得泄，里气化则表气化，不好的病变中，反形成好的条件，再用麻黄，衄后余疾全除，前之未解者，今可全解。衄家不可发汗，亡血家不可发汗，误汗必额上陷，目直视，不得眴，不得眠。但彼是言其夺血素质，此是言其外来新病。彼是误汗，不当汗而汗。此是须汗，当汗而又失于未汗。再明白区分曰：一是虚脱，一是盛盈，认定虚实，明瞭始终，审度常变，探寻机窍，则未衄前可发汗，已衄后亦可发汗，既衄表不解可发汗，将衄未衄更当发汗。如是，本条奥义可明，各汗衄关系奥义，无不可以大明。

第五十六条

伤寒，不大便六七日，头痛有热者，与承气汤。其小便清者，知不在里，仍在表也，当须发汗。若头痛者，必衄，宜桂枝汤。

（《玉函》作未可与承气汤。其小便清者，《玉函》

《外台》并作小便反清，《脉经》《千金翼》作大便反清，《柯本》作大便圊。知《玉函》《脉经》《千金翼》作此为二字。王肯堂校本《千金翼》有热作身热，热下有小便赤三字，《康平本》此条低二格写。）

成无己曰：不大便六七日，头痛有热者，故宜当下，若小便清者，知里无热，则不可下。经曰：小便数者，大便必鞕，不更衣，十日无所苦也。况此不大便六七日，小便清者，不可责邪在里，是仍在表也，与桂枝汤以解外。若头疼不已，为表不罢，郁甚于经，迫血妄行，上为衄也。

程郊倩曰：欲攻里，则有头痛之表证可疑。欲解表，则有不大便之里证可疑。表里之间，从何辨之，以热辨之而已。热之有无，从何辨之，以小便辨之而已。有热者，小便必短赤。热已入里，头痛只属热壅，可以攻里。其小便清者，无热可知，热未入里，不大便只属风秘，仍须发汗。

朱丹溪曰：谨按外证未解，不可下，下为逆。今头痛有热，宜解表，反与承气，正是责其妄下之过也。故下文又言小便清者，知其无里邪，不当行承气。又继之曰，须当发汗，曰头痛必衄血，宜桂枝汤。反复告诫，论意甚明。

柯韵伯曰：按麻桂二方，治伤寒中风者，遇当用而不敢用，注疏伤寒家，于不当用者，妄言其当用，如太阳衄血证，宜桂枝汤句，语意当在须发汗下。麻黄汤主之句，当在发其汗下。二句皆于结句补出，是倒序法也。仲景于论证时，细明其所以然，未及于方故耳。夫桂枝乃行血之品，仲景用桂枝发汗，不是用桂枝止衄，是用在未衄时，非用在已衄后。且夺血者无汗，此理甚明。麻黄乃上升之品，夫即云衄乃解，又云自衄者愈，若复用升提之药，衄流不止可必矣。且衄家不可发汗，此禁甚明。又如小青龙汤主之句，语意在服汤已上，岂有寒去欲解，反用燥热之剂，重亡津液，令渴不解乎。且云服药已服汤已者，是何药何汤耶。粗工不知倒序等法，又溺于风寒二字。而曰是虽热甚，邪犹在经，以麻黄治衄，是发散经中邪气耳。请问邪气，寒乎热乎。若寒邪，则血凝不流，焉得有衄。若热邪，则清降不遑，而敢升发耶。且云点滴不成流者，必用服药，若成流不止，将何法以善其后乎。此误天下苍生之最甚者，余因表而出之。

冉雪峰曰：此条审度病机出入，以可下证，衬出当汗证，以承气汤，衬出桂枝汤。前三十六条，太阳与阳明合病，和前四十二条，二阳并病，均是太阳涉及阳明，缘太阳与阳明是相递接的。表未罢当顾表，里已急当救里，此是治疗通例。但以上各条，均叙列在太阳篇内，故多归结到太阳从表的方面。本条不大便六七日，似阳明病，头痛有热，似太阳病，要之太阳寒束，可以上折而头痛，阳明热壅，亦可上灼而头痛，是头痛为太阳阳明共有证象。伤寒为热病，太阳遏闭，寒即化热。阳明则纯化热，以故不恶寒，惟发热。今只言热不言寒，义更浑括。是有热亦为太阳阳明共有证象，所以与承气汤。设病的机窍在里，里气化则表气化，必下后濈然汗出而解。若其人大便清，里无燥结，小便清，里无热结，知其关键不在里而在表。在表则汗，在里则下，热逆上则头痛，热不下则便清，热归府则不大便，热动经则必衄血，表里上下内外出入，在府在经，为汗为衄，一气传化，在临证细心辨认。冠首明标伤寒，本宜麻黄汤，而云宜桂枝汤者，此必在六七日中，业经发汗，或病历多日，热化已甚，寒闭渐松，微自有汗，此可见伤寒有转变用桂枝的，不必方用桂枝，即扯向中风去。当须发汗，宜桂枝汤二句，均须活看。当发汗，是言当治表，宜桂枝，是言宜和表，各归其宗，随所攸利，因病制宜，存乎其人。前有太阳病，不发汗，或太阳病，汗出不解各条，缘何不发汗，缘何不解，此必如合病并病，有里证的关连在，但未明言。补此条，则前后贯彻，各各昭然。吾人对经论，必须将同异分别读，又须合前后连贯读。

第五十七条

伤寒，发汗已解，半日许复烦，脉浮数者，可更发汗，宜桂枝汤。（《玉函》《脉经》《千金翼》脉上有其字。

可更发汗,《玉函》作与复发汗,《脉经》《千金翼》作可复发其汗,《成本》无已字,汤下有主之二字。《康平本》此条低一格写。)

《金鉴》曰:伤寒服麻黄汤发汗,汗出已,热退身凉解,半日许复烦热,而脉浮数者,是表邪未尽退,而复集也,可更发汗。其不用麻黄汤者,以其津液前已为发汗所伤,不堪再任麻黄,故宜桂枝更汗可也。

程郊倩曰:伤寒服麻黄汤,发汗已,经热退,身凉而解矣。半日许复烦,脉见浮数,终是寒邪退而复集,与自汗脉浮缓之中风无涉。然汗后见此,则阳虚便防阴弱,盖烦因心烦,数属阴虚,此际宁堪再任麻黄,改前发汗之法为解肌,则虽主桂枝,不为犯伤寒之禁也。

柯韵伯曰:浮弱是桂枝脉,浮数是麻黄脉,仲景见麻黄脉证,即用麻黄汤,见桂枝脉证,即用桂枝汤。此不更进麻黄,而却与桂枝者,盖发汗而解,则麻黄证已罢。脉浮数者,因内烦而然,不得认为麻黄汤脉矣。麻黄汤纯阳之剂,不可以治烦。桂枝汤内配芍药,奠安营气,正以治烦也。且此烦因汗后所致,若再用麻黄发汗,汗从何来,必用啜热粥法始得汗。桂枝汤本治烦,服桂枝汤后,外热不解,而内热更甚,彼曰反烦。麻黄证本不烦,服汤汗出外热初解,而内热又发,故曰复烦。凡曰麻黄汤主之,桂枝汤主之者,定法也。服桂枝不解,仍与桂枝,汗解后复烦,更用桂枝者,活法也。

服麻黄复烦者，可更用桂枝，用桂枝复烦者，不可更用麻黄。且麻黄脉证，但可用桂枝更汗，不可先用桂枝发汗，此又活法中定法矣。

钱天来曰：上凡十六节，论麻黄桂枝二汤，乃发汗之主方，而各有分别。汗乃津液血液所化，而各有生原。有阳气重，而汗衄解者；有汗出不彻，而更发其汗者；有病常汗出，而复宜发汗者；有先用麻黄汤，而后用桂枝汤者；有津液气血虚，而不可发汗者；有邪复入于肌腠，而更宜汗解者。夫伤寒首重汗下，故于此申言发汗之总纲。

冉雪峰曰：伤寒当发汗，此是病理；发汗疗伤寒，此是定法。况乎已解，药效目的达到。解则当气静神恬，脉和身泰。今半日许复烦，脉浮数，则是半解不解，解而未解。前第四条云：若脉静为不传，若烦躁脉数急者，为传也，可以互参。缘何如此反复？伤寒法当汗，是无问题的。学者疑发的不如法，或发汗不彻，不足言。如是当只曰微除，不得曰已解。且此项义理，前四十一、四十二两条已详言，何必复出。或发汗太多，但汗出太多，如水流漓，病必不除。此条条文，是明白已解。又或疑汗出表虚，因加复感，复感意旨，食复劳复自复，详卷末差后劳复篇，此则并非复感。所以然者，有两个解说：一、这个伤寒是重伤寒，营卫两伤，发汗卫闭开，病因已解，但营气不能共卫气和偕，与前五十三条成反比例。营气怫郁，乍松乍紧，脉浮数宜麻黄汤，而此宜桂枝汤，方证对比，意义跃然。二、外具新感，内兼伏邪，发汗解除新邪，而引动伏邪，前者去而后者来。观温病九传，里而再里，表而再表，有清下至十余次而始愈的。况本条证烦脉数，汗后犹复尔尔，非伏邪而何。五种伤寒，原赅温病，则谓此条已开后世温病家九传学理先导，亦无不可。自四十二条起，至五十七本条止，共十六条，均辨论风寒麻桂，脉证方治，反复推阐，参错互证。本主桂枝，而却主麻黄；本宜麻黄，而却宜桂枝。吾人先明大体，再究归结，于矛盾中求出真理，则一切奥义微言，不难探寻领会。

第五十八条

凡病，若发汗、若吐、若下、若亡血、亡津液，阴阳自和者，必自愈。

（《成本》无亡血二字。《玉函》《脉经》亡津液作无津液，液下有而字。《康平本》此条低一格写，亦无亡血二字，液下有如此者三字。）

张锡驹曰：此论汗吐下三法，不可误用也。盖汗吐下三法，皆所以亡血亡津液者也。用之不当，不惟亡血亡津液，而亡阴亡阳也。用之得宜，虽亡血亡津液，而亦能和阴和阳也，故曰阴阳自和者必自愈。

柯韵伯曰：其人亡血亡津液，阴阳安能自和？欲其阴阳自和，必先其调阴阳之所自。阴自亡血，阳自亡津，益血生津，阴阳自和矣。要知不益津液，小便必不得利，不益血生津，阴阳必不自和。凡看仲景书，当于无方处索方，不治处求治，才知仲景无死方，仲景无死法。

张隐庵曰：愚按自此以下十三节，首二节言津液虽亡，而阴阳自和者愈。三四五节，言汗下而脉微细，脉沉迟，脉沉微，是为虚寒亡血之证。六七八九十节，言发汗不解，致伤五藏之气，而阴阳不和。十一、十二节言太阳少阴之神气虚微。至末第十三节，乃言胃实之证以结之。此言发汗吐下后，虽亡血亡津液，若阴阳和者，必自愈。凡风寒暑湿燥火之病皆然，不独伤寒已也。

丹波元简曰：按程氏、柯氏、汪氏并谓用生津益血之剂，则阴阳自和，而病自愈，此不必矣。今审察原文语意，自和自愈两自字，分明不暇药力可以见耳。方氏志聪《金鉴》，以阴阳为脉之阴阳，此必不然，盖亡血则亡阴，亡津液则亡阳，阴阳即指气血而言也。

冉雪峰曰：汗吐下为治病三大法。用之当，可以起死；用之不当，亦可戕生。故王叔和编次伤寒，将可汗不可汗，可吐可不吐，可下不可下，事类相从，另列成篇。不特便利检寻，以防世急；且排比对列，俾学者触目惊心。其注重汗吐下，与经论先后一揆，可以窥见。后贤有汇脉汇方，此为汇证汇治，为强有力羽翼伤寒的编著。原是划分别录，后人混入正文，致为悠悠攻击所借口，此岂叔和编辑时所及料。凡病均贼害正气。以无形言，则曰正气；以有形言，则曰津液。一部伤寒论，始终均是救津液，此为医林最早习闻语。上三若字，若汗、若吐、若下是一气。若之云者，乃推阐的名词，亦即未定的名词。文气是三者并列，事实并非三者同见。亡血亡津液上的若字，一气双关，是两两隶属，不是两两平列。亡血亡津液，阴阳必不和。和则陈去新生，代谢如常，体工恢复，亡而不亡。惟其自和，乃以自愈，两自字当深深体会。盖邪可以人工强除，正气不能以人工强致，潜滋暗长，道法自然，勿得猎等多事，揠苗助长。吾人治疗，固当知在机先，勿令败坏而不可收拾。即在最后阶段，不能用力，亦当为病者预造种种有利条件，俾能走向自和自愈途迳，自字里大有工夫，非泛泛优游坐俟。此条张隐庵、张令韶等，均谓此以下十三节，皆所以发明首节之义，以见汗吐下之不可误施如此，其实此条不仅起下，而实承上。总结以上各各治疗，为本栏二十九条上下的一个枢纽，学者分条细读，合条连读，互证互通，必有领悟更上一层楼的景诣。

第五十九条

大下之后，复发汗，小便不利者，亡津液故也，勿治之，得小便利，必自愈。

（《玉函》《脉经》《千金翼》汗下有其人二字。得作

223

其。《康平本》本条大下之后云云和下条下之后复发汗
必振寒云云，下之后复发汗昼日烦躁云云，三条合并，
接下栀子干姜汤主之下，合为一条。亡津系小字旁注，
无液故也三字。）

成无己曰： 因亡津液而小便不利者，不可以药利
之，俟津液足，小便利，必自愈也。

汪友苓曰： 先汗后下，治伤寒之正法也。今病未曾
发汗，而先大下之，既下之后，复发其汗，是为汗下相
反，津液重亡。按此论条，必病人表里证悉具，以故汗
下相反。但小便不利，无他变也，设使无里证而先下，
无表证而复汗，则病人变证蜂起，岂特小便之不利哉。

柯韵伯曰： 勿治之，是禁其勿得利小便，非待其自
愈之谓也。然以亡津液之人，不生其津液，焉得小便
利，欲利小便，治在益其津液也。

喻嘉言曰： 泉之竭矣，不云自中，古今通病。其人
已亡津液，复强责其小便，究竟膀胱之气化不行，转增
满鞕胀喘者甚多，故宜以不治治之，俟其津液回，小便
利，自必愈也。于此见汗下恰当，津液不伤，为措于不
倾，藏于不竭之良图矣。

冉雪峰曰： 伤寒疗法，先表后里，此为常规。但有
病的现象在表，而病的机窍在里，虽发不汗，虽汗不
解。亦有表证里证俱具，表证不甚，里证反甚。里急
当救里，病变不同，治疗的方法亦因之不同。常法之

外，又有变法，定法之中，又有活法。此可参观经论第九十条："本发汗而复下之，此为逆也。若先发汗，治不为逆。本先下之，而反汗之，为逆。若先下之，治不为逆。"先后汗下，意义瞭然。本条条文大下之后复发汗，玩一复字，必是初期先已发汗，故此曰复发。复发汗病当愈，而不愈者，必其既有表，复有里，故汗后用下，必其里甚急，故大下，大下之后，之后二字当着眼，盖大下已过，并非下之利不止，不过表证仍在，病仍不愈，故又复发汗。下、大下，汗、复汗，均是依照病的现实状况出发，不为错误。观此条文，并无一字批评汗之误下之误可知。且仅小便不利，并无其他误汗误下特殊坏证更可知。由此可推出几个道理，汗果如法，表气通则里气通，何为尚待下？下果如法，里气通则表气通，何为尚待汗？待下，这个汗法，就未圆满。待汗，这个下法，就未圆满。况特下大下，汗而复汗，种种病历过程，均有彻底商讨的必要，此是就疗法深层言。汗下均耗津液，仅止小便不利，未至真正亡阴，不幸之幸，这也是汗下不大错误，才有此邪正俱衰的收场。得小便利，得字宜重视，倘汗下果错果误，其何能得之有，即这个得字，就可看出非疗法的疏漏，而是病机的杂复。伤寒可治杂病，常法变法，定法活法，神而明之，存乎其人。

第六十条

下之后，复发汗，必振寒，脉微细，所以然者，以内外俱虚故也。

（《玉函》《脉经》《千金翼》汗上有其字。《康平本》所以下十一字，系小字衬注。）

张路玉曰：误汗亡阳，误下亡阴，故内外俱虚。虽不出方，其用附子回阳，人参益阴，已有成法，不必赘也。

喻嘉言曰：治伤寒有先汗后下之次第，原不得已之法。至身振寒，脉微细，邪虽去而内外俱虚，所伤滋大矣。良工于汗下之际，已不可无履薄临深之惧，况以误治致虚，更可再误，而犯虚虚之戒乎。

唐容川曰：振寒二字，振是振战，此因下后伤阴血，血不养筋，则筋强急。若不恶寒，则无所触发，筋虽强急，亦不振动。兹因复发其汗，伤其阳气，气虚生寒，是以发寒而振。惟其气虚，则脉应而微，微者气不能鼓出，故脉之动轻；惟其血虚，则脉应之而细，细者血管中血少，故缩而窄小。所以然者，内被下而血虚，外被汗而气虚之故也。

丹波元简曰：按汪氏引补亡论，常器之云，素无热人，可与芍药附子汤。有热人，可与黄芪建中汤。魏氏云，四逆汤之属，学者宜从其轻重，而择用耳。

冉雪峰曰：此条与上条，事例相从，连类而及，均是下后复汗。但是在下之后，非一下不止；但只复发汗，非汗出不止。曰下曰汗，只是既往病历的一个过程。汗下均伤律液，所以运行此津液者，为敷布充周的阳气。伤阴液，即是亡阴渐端；伤阳气，即是亡阳的渐端。本条并非尚有汗证，尚有下证，只汗下后显虚，亦未至亡阴亡阳程度。条文旨趣，是完足上条未尽意义。上条只言证象，此条补出脉象。上条只论病理，此条补出病情。振寒与恶寒有辨，恶寒是邪气盛，振寒是正气弱。脉微与脉细有辨，微是阳气薄弱，细是阴血衰少。振寒不仅伤阴，而且伤阳。微弱不仅病血，而且病气。前后两两可以互参互证。此条与前二十三条可参看，前云："脉微缓者，为欲愈也。脉微而恶寒者，此阴阳俱虚，不可更发汗更吐下也。"彼之脉微弱，在未汗前；此之脉微细，在已汗后。彼之寒为恶，因在外；此之寒为振，因在内。彼条意旨，是辨寒热进退；此条意旨，是辨内外虚实。以上经论，文气至此，告一大段落。以下由汗而下，由汗下而推阐到汗下种种病变，再进一层研究。再此条以上邻接的五十九条，与下邻接的六十一条，康平古本合而为一，接后八十条栀子干姜汤下，合为一条。前是阴阳和，推到阴阳不和；后是由栀子干姜汤，推到干姜附子汤。均是事例相从，各有取义。本编是用赵开美翻刻治平宋本，故仍用宋本编次。特著其异同于此，以便学者考证。

第六十一条

下之后，复发汗，昼日烦躁不得眠，夜而安静，不呕不渴，无表证，脉沉微，身无大热者，干姜附子汤主之。

（《玉函》《脉经》《千金翼》汗上有其字，渴下有而字，脉上有其字。《康平本》此条与上两条并列栀子干姜汤下，合为一条。）

成无己曰：下之虚其里，汗之虚其表，既下又汗，则表里俱虚。阳主于昼，阳欲复，虚不胜邪，正邪交争，故昼日烦躁不得眠。夜阴为主，阳虚不能与之争，是夜则安静。不呕不渴者，里无热也。身无大热者，表无热也。又无表证，而脉沉微，知阳气大虚，阴寒气胜，与干姜附子汤，退阴复阳。

程郊倩曰：昼日烦躁，不得眠，虚阳扰乱，外见假热也。夜而安静，不呕不渴，无表证，脉沉微，身无大热，阴气独治，内系真寒也。宜干姜附子汤，直从阴中回阳，不当于昼日烦躁一假证狐疑也。

《金鉴》曰：此承上条互详脉证，以出其治也。即下之以虚其里，复发汗以虚其表，阴阳两虚，阳无所附，夜而安静，不呕不渴，是内无阳证也。无表证，身无大热，脉沉微，是外无阳证也。表里无阳，内外俱阴，惟有昼日烦躁不得眠一假阳证，则是独阴自治于阴分，孤阳自扰于阳分，非相胜，乃相离也。故以干姜附子汤，助阳以配阴，盖以阴虽盛而未相格，阳气微而自不依附也。

丹波元简曰： 按无大热，又出麻黄杏仁甘草石膏汤、大陷胸汤、白虎加人参汤条，并谓身微热，无翕翕蒸蒸之势也。此条烦躁，以茯苓四逆汤、吴茱萸汤、大青龙汤方后，汗多亡阳，遂虚，恶风烦躁不得眠者，同属亡阳，但不过有少异耳。

冉雪峰曰： 此条与上两条，同是下之后，复发汗。此三条前邻接的五十八条，是言阴阳和者自愈，此三条是言阴阳的不和。上六十条，是阴阳两不和，上五十九条，是阴不与阳和，此条是阳不与阴和，同而不同。上两条叙述简，此条叙述详。上两条未出方，此条乃出方。阴虚欲亡，则戒勿治。阳虚欲亡，则又急治。这个关键，耐人寻思。细审本条文义，昼日烦躁，夜而安静为一截。不呕不渴无表证，脉沉微，身无大热为一截。上截是真寒假热，下截是显昭其确确为寒证。热盛阳炽，得阴方安，重阳则狂，焚如弃如。昼烦夜静，这两个证象，很易认为阳证。其实此为假阳，乃阳虚至极，浮越于外，阴阳离绝，阴气独治，水极似火，阴极似阳，为阳虚重笃，更进一步，行将亡阳的险象。经论恐人误认，故有下截一系列的记载。曰不呕不渴，曰无表证，曰脉沉微，又曰身无大热，明白详细交代。非然者，若只上节，后人知见或许无从证入。凡病的真假虚实，经论他处，或言证，或言脉，仅举一二项即明。惟此一系列类举，不恹求详，其所以示人者至深且切。方治干姜附子，乃四逆汤去甘草。有甘草，可缓和姜附刚烈。甘草系二两，用量倍主药，缓和力量很大。四逆汤是分温再服，此是顿服，不啻用量已加一倍，惟恐牵制温力，惟恐温力不速不大。四逆是厥逆，阳已亡，此是阳将亡未亡，何为轻重反悬殊若是？盖误汗误下后，正气过伤，瞬息万变，若待达到阳亡，必致难救。故知在机先，乘其未亡救治，预防亡阳，即寓重心放在预防治疗意义。各注解多支离，不可不辨。

【干姜附子汤方】

干姜一两　附子一枚生用（去皮切八片）

上二味，以水三升，煮取一升，去滓顿服。

（《成本》切作破。）

《卢祖常续易简方》曰：干姜一两，附子一枚，生去皮脐。然附子纵重一两，去皮脐，已不等分，况有不重一两者乎。兼其方载干姜，即为主治之君，在附子之上，已知其不责附子之等分也。仲景一百十三方，用附子者二十一，熟用者十有三，必佐麻黄、桂枝、大黄、黄连、黄芩、细辛辈。生用者八，姜附汤、四逆汤、白通汤、白通猪胆汤、通脉四逆汤、通脉四逆加猪胆汤、四逆人参汤、茯苓四逆汤是也。必方方皆用干姜为正，未闻用熟附佐干姜也。

第六十二条

发汗后，身疼痛，脉沉迟者，桂枝加芍药生姜各一两，人参三两，新加汤主之。

（《玉函》《脉经》《千金翼》身下有体字，脉上有其字，作桂枝加芍药生姜人参汤。《康平本》此条低一格写。）

《金鉴》曰：发汗后，身疼痛，脉浮紧，或浮数，乃发汗未彻，表邪未尽也，仍当汗之，宜桂枝汤。今发汗后，身虽疼痛，脉见沉迟，是营卫虚寒，故宜桂枝新加汤，以温补其营卫也。

钱天来曰：此本中风，而以麻黄汤误发其汗，遂使阳气虚损，阴液耗竭，不能充灌滋养，故身疼痛，而脉沉迟，非伤寒浮紧，而身疼痛之可比也，仍以桂枝汤和解卫阳。因误汗之后，多加芍药之酸收，以敛营阴之汗液，生姜以宣通其衰微之阳气，人参以扶补其耗散之元真，故名之曰桂枝新加汤。然身疼痛，而脉沉迟，皆无阳之证，而不加附子以温经复阳者，以未如肉𥆧筋惕，汗漏不止之甚，故不必真武汤，及桂枝加附子汤，救急之法也。若服而未除者，恐亦必当加入也。

陈修园曰：发汗后，邪已净矣，而身犹疼痛，为血虚无以营身。且其脉沉迟者，沉则不浮，不浮则非表邪矣。迟则不数紧，不数紧，则非表邪之疼痛矣。以桂枝加芍药生姜各一两，人参三两，新加汤主之，俾血运而痛愈。

唐容川曰：仲景脉法，散见各条，须加钩考，乃能会通。有如此论脉，曰细微，曰沉微，曰沉迟，粗工遇此，不过一虚字了之。而仲景则大有分别，故于脉微细者，自注曰：内外俱虚故也。以见内之阴血虚，故脉细；外之阳气虚，故脉微。至下两节，一则曰沉微，申之曰身无大热，盖热属气分，无热则气虚，气虚不能鼓动，故脉微，所以主用附子，补肾与膀胱之气也。一则曰沉迟，而先叙其身疼痛，盖痛属血分，血生于心，由心管出而散为脉，故《脉经》言脉为血府，以是知脉是血管应心而动，为无疑矣。心火甚，则动速；心火虚，则动迟。故主用桂枝，以补心火而生血也。同一脉沉，而一迟一微，又有气血之分，读者当于细密处求之。

冉雪峰曰：麻黄证，原有身疼痛，但发汗，则表气通，斯里气和，疼痛应愈。今发汗后身疼痛，则不是外因的邪实，而是内因正虚。究竟身疼痛，是外因内因的共有证。此病方才出汗，在发汗后，是否汗出不彻，抑汗后余疾，又或汗后疼痛未全愈，因里不运化，疼痛加剧，均值得研究。经论语意简略，故但凭身疼痛一证，尚不能遂确定为内因，必须再审其脉。若脉不脱浮象，多少尚带几分外因。若脉不浮而沉，不紧不数而迟，则为决定性专属内因，专属内因虚寒无疑。故经论方治，不从麻黄发表，而从桂枝解肌。桂枝所以的解肌，即是温暖营气，兴奋体工，使外邪自不容留。所以前贤谓桂枝外证得之为解肌，内证得之为补虚。本条加芍药生姜人参者，芍药中含安息香酸，功能醒豁，故一部伤寒论，腹痛均加芍药。知芍药可以疗腹痛，则知芍药可以疗身痛。生姜较干姜运化力强，观四逆加干姜即可通脉，则本方加生姜，自可行气。人参在中药，补健第一，中含人参油、人参甙，能增加氧化，促助循环，兴奋心脏，醒豁神经，本经明谓其除邪开心，别录明谓其通血脉，破坚积。以桂枝的温暖和煦，加此三味。用疗汗后正衰气血不运化的身疼痛，适应恰合。本论胃不大寒，故不用干姜；肾不大寒，故不用附子；肝不大寒，故不用吴茱萸。于温热回阳外，别出此扶正运化合和调燮的妙方，另具一格，另是一番境界，学者所当潜玩。

【桂枝加芍药生姜人参新加汤】

桂枝三两　芍药四两　甘草二两（炙）　人参三两　大枣十二枚（擘）　生姜四两

上六味，以水一斗二升，煮取三升，去滓，温服一升。本云桂枝汤。今加芍药生姜人参。

（《成本》不载本方，第十卷云，于第二卷桂枝汤方内，更加芍药生姜各一两，人参三两，余依桂枝汤法服。《玉函》味下有㕮咀四味四字，云作方。《方本》煮上有微火二字。）

丹波元简曰： 按柯氏作桂枝去芍药生姜新加人参

汤，云坊本作加芍药生姜者误，未知何据，恐是僭妄也。

第六十三条

发汗后，不可更行桂枝汤。汗出而喘，无大热者，可与麻黄杏仁甘草石膏汤。

（杏仁，《玉函》《脉经》作杏子。《成本》汤下有主之二字。《康平本》此条低一格写。）

《金鉴》曰：太阳病，下之后，微喘者，表未解也。当以桂枝加厚朴杏仁汤，解太阳肌表，而治其喘也。太阳病桂枝证，医反下之，下利脉促，汗出而喘，表未解者，当以葛根黄芩黄连汤，解阳明之肌热，而治其喘也。今发汗后，汗出而喘，身无大热，而不恶寒者，知邪已不在太阳之表。且汗出而不恶热，知邪已不在阳明之里，是邪独在肺中，肺气满而喘矣，故不可更行桂枝汤。

喻嘉言曰：治伤寒先分营卫，麻桂二汤，断无混用之理。此证太阳之邪，虽汗解出，然肺中热邪未尽，所以热虽少止，喘仍不止，故用麻黄发肺邪，杏仁下肺气，甘草缓肺急，石膏清肺热，即以治足太阳之药，通治乎手太阴也。倘误行桂枝，宁不壅塞肺气，而吐痛脓乎。

柯韵伯曰：凡风寒在表，头痛发热，恶寒无汗者，必用麻黄发汗。汗后复烦，更用桂枝发汗。若温病发汗已而身灼热，是内热猖獗，虽汗出而喘，不可更用桂枝汤。盖温暑之邪，当与汗俱出，而勿得止其汗，即灼然之大热，仍当用此方开表以清里，降火而平喘。盖治内蕴之火邪，与外感之余热，不同法也。若被下而小便不利，直视失溲者，真阴虚极而不治。若汗出而喘，是热势仍从外越，虽前之大热稍清，仍当凉散，亦不得仿风寒未解之例，下后气上冲者，更行桂枝汤也。

陈元犀曰：此借治风温之病，前太阳病发热而渴，不恶寒者，为温病，若发汗已，身灼热者，名风温一节，未出方，此处补之。其文略异，其实互相发明。不然，汗后病不解，正宜桂枝汤，曰不可更行者，知阳盛于内也。汗出而喘者，阳盛于内，火气外越而汗出，火气上越而气喘也。其云无大热，奈何，前论温病曰，发热而渴，不恶寒者，邪从内出，得太阳之标热，无太阳之本寒也。今日无大热，邪已蕴酿成热，热盛于内，以外热较之，而转轻也。读书要得间，不可死于句下。

冉雪峰曰：太阳病，服麻黄汤后，可服桂枝汤。服桂枝汤后，不可服麻黄汤。是发汗后，病未全解，正当更行桂枝汤。本条并未叙列证象，兜头即标出发汗后，不可更行桂枝汤，下这一个肯定断语。这是倒装句法，所以不可发汗的道理，在下文汗出而喘、无大热者八字。麻黄汤、大青龙汤，均有喘证，但喘因汗闭，汗出喘当愈。今汗出而喘，则明其为内因，而非外因。无大热则明其为内热重，而外热并不重。两句连释，汗是热外逼，喘是热上冲，无大热，外的热不大，与外的关系即不大，既是内热，就不可更行桂枝汤。所以序例说，桂枝下咽，阳盛则毙。或谓阳即盛，何以又云无大热。曰一是在发汗后，表已松缓，热渐减退。一是邪已内搏，热壅于内，不显于外。惟外无大热，正以形其内热的大。于何知之，即于汗出而喘知之。由此看来意旨十分明了。开始即明标发汗后，不可更行桂枝汤，并不稍嫌唐突，各注诠说，只在药与病的方面求，未在药与方的方面求，且未在方与生理的方面求，所以尚多扞格。须知方成无药，通于无穷。麻黄辛温开发，能刺激神经末梢，增高血压，血中水份外出，经汗腺则为汗，下出，经玛氏囊则为尿。所以麻黄能发汗，又能利尿。麻黄汤用桂枝，助其挥发外出则发汗；本方用石膏，引其清降下泄，则利小便。所以麻杏甘石汤能发汗，又能止汗。伤寒内郁为热者可用，温病热自内发者亦可用。无汗表未解者可用，有汗表未尽解者亦可用。在学者体会如何，运用如何，会而通之，头头是道。

【麻黄杏仁甘草石膏汤方】

麻黄四两（去节） 杏仁五十个（去皮尖） 甘草二两（炙） 石膏半斤碎（棉裹）

上四味，以水七升，煮麻黄减二升，去上沫，内诸药，煮取二升，去滓，温服一升。本云黄耳杯。

（《千金》名四物甘草汤。《成本》《玉函》《千金翼》升煮间有先字。《玉函》无本云黄耳杯五字，《千金翼》杯作杯。汪友苓云，黄耳杯想系置水器也。）

李时珍曰：麻黄乃肺经专药，虽为太阳发汗之重剂，实发散肺经火郁之药也。杏仁利气，而能泄肺。石膏寒凉，能肃西方金气。乃泻肺肃肺之剂，非麻黄汤及大青龙之汗剂也。世俗不晓，惑于活人书，及陶节菴之说，但见一味麻黄，即以为汗剂，畏而避之。不知麻黄汤之制，欲用麻黄以泄营分之汗，必先以桂枝开解卫分之邪，则汗出而邪去矣。所以麻黄不与桂枝同用，只能泄肺邪，而不致大汗泄也。观后贤之麻黄定喘汤，皆因之以立法也。

柯韵伯曰：是方温病初起，可用以解表而清里，汗后可复用，下后可复用，与风寒不解，而用桂枝汤同法。仲景因治风寒汗下不解之证，必须桂枝，故特出此凉解之义以比类。桂枝加厚朴杏仁汤证，正与风寒分泾渭之处，合观温病提纲，而大旨显然矣。此大青龙之变局，白虎汤之先着也。石膏为清火重剂，青龙白虎，皆赖以建功，然用之谨慎。故青龙以恶寒脉紧，兼用姜桂，以扶卫外之阳。白虎以汗后烦渴，兼用参米，以保胃脘之阳也。此但热无寒，佐姜桂，则脉流薄疾，斑黄狂乱作矣。此但热不虚，加参米，则食入于阴，气长于阳，谵语腹胀矣。凡外感汗下后，汗出而喘为实，重在存阴者，不必虑其亡阳也。然此为解表之剂，若无喘鼾言语难出等证，则又白虎汤之证治矣。此方治温病表里之实，白虎加参米，治温病表里之虚，相虚相济者也。若葛根芩连汤，则治利而不治喘。要知温病下后，无利不止证，葛根黄连之燥，非治温药，且麻黄专于外达，与葛根之中和发表不同，石膏甘润，与黄连之苦燥悬殊，同是凉解表里，同是汗出而喘，而用药有毫厘千里之辨矣。

冉雪峰曰：按此方系麻黄汤变相，乃为里热遏成，表未全罢立法。若寒纯化热，则为白虎证；若入里而热不甚，表又未全罢，为桂枝二越脾一证；均非本证。前桂枝加厚朴杏子，是具桂枝证，而外有寒。此条是具麻黄证，而里有热。一寒一热，一清一温，各各对峙，此可看出伤寒方中早具有温病疗法。但谓此方借治温病则可，谓此方为温病专方，喧宾夺主，则不可。此方系叙列在伤寒书内，叙列在太阳篇内，仍是辨论表证罢未罢，里证急不急，条文无大热，仍是有热，特不似赫曦翕翕的那样大。有热即表未全罢，所以用麻黄。热不大，所以石膏与麻黄配伍同用。浅层训释，石膏能解缓麻黄在生理上所引起的郁勃遏抑，反应剧烈作用。深层言，石膏协麻黄，化其刚猛，俾缓缓托热外出，藉皮毛为出路，热由外郁来，仍由外泄去。就本方治疗生理病理会通，再进一层言，使麻黄作用于外，外的血管怒张，则出汗，使麻黄作用于内，内的血管怒张，则又止汗。内收缩则外怒张，外怒张则内收缩，发汗止汗是一个道理。或谓麻黄发汗，麻黄根止汗。须知麻黄亦发汗，亦止汗，只在方制配伍如何，病理化合如何，化而裁之，使自宜之，可以发汗，可以缓发汗，又可以不发汗，并可以反止汗。观此，则本方的义理，本方的性能，本方的运用。无不可以了了。伤寒杂病，一以贯之。

第六十四条

发汗过多，其人叉手自冒心，心下悸，欲得按者，桂枝甘草汤主之。

（《康平本》此条低二格写。）

《金鉴》曰：此申上条，以详其证而明其治也。发汗过多，外亡其阳，内虚其气，气液两虚，中空无倚。故心下悸惕惕然，不能自主。所以叉手冒心，欲得自按，以护庇而求定也。故用桂枝甘草汤，以补阳气而生津液，自可愈矣。

钱天来曰：阳本受气于胸中，故膻中为气之海，上通于肺，而为呼吸。位处心胸之间，发汗过多，则阳气散亡，气海空虚，所以叉手自冒，覆其心胸，而心下觉惕惕然悸动也。凡病之实者，皆不可按，按之则或满或痛，而不欲也。此以误汗亡阳，心胸真气，空虚而悸动，故欲得按也。

徐灵胎曰：发汗不误，误在过多，汗为心之液，多则心气虚。二味扶阳补中，此乃阳虚之轻者，甚而振振欲僻地，则用真武汤矣。一证而轻重不同，用方迥异，其义精矣。

尤在泾曰：按发汗过多，有动肾中之阳者，以阳为汗之根，而肾为阳之宅，枝伤者其本必戕也。有动心中之阳者，以汗为心之液，而心为阳之藏，液亡者气必从之也。救肾阳者，必以咸温，救心阳者，必以甘辛。咸性善下，而温能返阳，故四逆为救肾之剂。甘辛相合，而阳气乃生，故桂甘为益心之法也。

冉雪峰曰：此条与前四十条，两两对峙，彼为汗出不彻，此为发汗过多。与上邻接六十三条，亦两两对峙，彼为汗后的内实，此为汗后的内虚。各各比较，真际显然。心下悸，许氏说文："悸，心动也"。朱氏活人："悸气者，动气也"。丹波氏辑义："今云心下悸，脐下悸，乃知悸为动气总称"。各家多训悸为动。毛诗卫风，垂带悸兮。注：悸，下垂貌。气虚下陷，短不接续，原有下垂状况，是悸古义训动训垂。然在医学上动和垂是病的现象，不是病的含义。悸从心，空空如惕惕然，实含有恍恍惊恐的感觉。动垂只是拟议形容的名词，不是义理真实的情态，是本条悸字，曰动曰垂，实不足以尽其义。或谓悸乃水饮上犯上凌，窃水饮亦能致悸，但此条不是水饮。下奔豚、茯苓四逆、苓桂术甘、真武，一系列乃为夹水饮，不得混而同之。此乃气随汗泄，心空恫怯，上下不续，不遑宁处，叉手自冒，即欲得按病情的一种表示。此病与时贤张锡纯所谓大气陷类似，张医案中有以一味桂枝，治愈大气陷的，与此条桂枝甘草汤暗合。桂枝氤氲和煦，强心暖营，本经明言主吐吸、上气、结气、益气，能升能降，能补能通。佐甘草，平调中土，资培化源，与前三十条芍药甘草汤，均由桂枝汤脱化而出，各得桂枝汤半偈。本方用桂枝，而不用芍药，用甘草，而不用大枣，益气不泄气，补中不滞中，勘透此中义蕴，则东垣补中益气汤，直从尘饭土羹。西法病到心体弛衰下降，或脉搏与呼吸不应，必救急打强心针。此方为中法的强心剂，即西法的强心针，最后十五分，勿得差越，加减出入，先后重轻，着眼着眼。

【桂枝甘草汤方】

桂枝四两（去皮） 甘草二两（炙）

上二味，以水三升，煮取一升，去滓，顿服。

（《成本》并脱两数。）

第六十五条

发汗后，其人脐下悸者，欲作奔豚，茯苓桂枝甘草大枣汤主之。

（《玉函》《脉经》奔作贲。《康平本》此条低二格写。）

成无己曰：汗者心之液，发汗后，脐下悸者，心气虚，而肾气发动也。肾之积名曰奔豚，发则从少腹上至心下、为肾气逆，欲上凌心。今脐下悸，为肾气发动，故云欲作奔豚。与茯苓甘草桂枝大枣汤，以降肾气。

魏荔彤曰：此条乃申明发汗后，阳虚之变证也，汗出过多，阳浮于上。阴阳二者，相维而不相离，阳既上浮，阴即下动，其脐下悸者，阴气欲上乘，而作奔豚。容不急温中固阳，以御之乎。阳盛于中，阴自安于下，斯奔豚欲作，而终不能作也乎。

《金鉴》曰：发汗后，心下悸者，乃虚其心中之阳，本经自病也。今发汗后，脐下悸，欲作奔豚者，乃心阳虚，而肾水之阴邪，乘虚欲上干于心也。主之以茯苓桂枝甘草大枣汤者，一以扶阳，一以补土，使水邪不致上干，则脐下之悸可安矣。

唐容川曰：此两节发汗后，何以能伤心气，伤肾气，注家知其然，而未明其所以然也。盖肾属水，为卫气之主。心属火，为营气之主。心火下交于肾，从丹田气海之中，蒸动膀胱之水，合化为气，以充达于外，是为营卫。营出于心，属火属血，卫出于肾，属水属气。汗多则泄其肾阳，而伤肾气，是以脐下气海虚怯，而作悸。气海中之阳，不能蒸化膀胱之水，则水欲泛上，而作奔豚。上节发汗伤其心气者，又因汗多伤其营气，心火随营气大泄，因致心气虚，欲叉手冒心以护之。心下指膈间言，心火从包络下抵膈间，由肺入连网，乃下行入气海，今其心火不能布于膈间，故心下悸。细勘此两节，便知营卫之源流，水火之气化矣。

冉雪峰曰：上条为心下悸，此条为脐下悸。心下悸是心阳耗散，故治疗重心，在宣心阳。脐下悸是肾水凌逼，故治疗重心，在抑肾水。悸是心的感觉证，含有空洞惊惕的意义。悸者固然动，动者未必悸。心肾相交，坎离既济，是为正常无病。汗多液伤，气随汗泄，心火虚怯，固悸。心不交肾，肾反凌心，几有水来灭火趋势，更悸。是悸在脐下，不啻仍在心下，两两实分不开，不得释悸为气动的总称，粗率了事。脐下悸是病变奔豚的先兆，病变甚，则奔豚必作，欲作云者，是将作，而犹未作。治以茯苓桂枝甘草大枣汤。宣心阳，即是制肾水，利肾水，即是保心阳。但上方不用茯苓，此方加用桂枝，所以然者，强心不必定用茯苓，利水却必兼用桂枝，颇有分寸。经论本篇利水，五苓散茯苓用二两，猪苓汤茯苓用十八铢，真武汤茯苓用三两，苓桂术甘汤、茯苓四逆汤，茯苓用四两，惟本方茯苓用半斤。各方均茯苓与各药同煮，惟本方茯苓先煮，是本方用量独大，煮法独异。疗水重剂，尚有十枣、陷胸、半夏甘遂、大黄甘遂等等。彼为峻攻，此为顺应，彼为骁悍疾驰的偏师，此为雍容坐筹的主帅。此方欲作奔豚，奔豚已作，原扣不着，在《金匮》另有奔豚专方，此方是制止其作。上工治未病，寓有预防为主意义。若较奔豚再进一步，水气凌心，胸满惊烦，即有卒死的危险。曰满曰惊曰烦，不特心下悸，脐下悸而已，推阐尽致，直穷到底，愿学者会而通之。

【茯苓桂枝甘草大枣汤方】

茯苓半斤　桂枝四两（去皮）　甘草二两（炙）　大枣十五枚（擘）

上四味，以甘烂水一斗，先煮茯苓，减二升，内诸药，煮取三升，去滓，温服一升，日三服。作甘烂水法，取水二斗，置大盆内，以杓扬之，水上有珠子五六千颗相逐，取用之。

（烂，《玉函》作澜。《方氏诸家》同《千金翼》作水一斗，不用甘烂水。）

第六十六条

发汗后，腹胀满者，厚朴生姜甘草半夏人参汤主之。

柯韵伯曰：此条不是妄汗，以其人本虚，汗后反见有余证。邪气盛则实，故用厚朴姜夏，散邪以除腹满。正气虚，故用人参甘草，补中而益元气。

尤在泾曰：发汗后，表邪虽解，而腹胀满者，汗多伤阳，气窒不行也。是不可以徒补，补之虚气愈窒。亦不可以迳攻，攻之则阳益伤。故以人参甘草生姜助阳气，厚朴半夏行滞气，乃补泻兼行之法也。

周禹载曰：腹胀满，未有不因邪实者，邪实矣，岂有反用人参之理。然发汗后之腹满，与吐下后之腹满，迥乎不侔也。吐下腹满，正气已虚，则邪因而乘者有之。至若发汗胀满，明系阳气外泄，痰饮搏结，使徒以厚朴生姜疏利其气，半夏消豁其结，吾知其满必不减。何也？脾胃之津液耗，而无以补其正气也。故畏寒者以附子复阳，气虚者以人参补正。知此，而新加之义益明。方中行云，胃中干，阳气虚滞，而伏饮停留也。斯得之矣。

陈修园曰：发汗后，外邪已解，而腹胀满者，盖以汗虽出于营卫，实禀中焦水谷之气以成。今发汗伤中气，中气不能运行升降，乃生胀满。

冉雪峰曰：自前六十二条起。至此共五条，均言汗后病变，此条可与前首条（即六十二条）参看，均是气随汗泄。虚不运化，上条是主外躯体的气不运化，故身疼痛。此条是主里内脏的气不运化，故腹胀满。疼痛似外证，而却是里证；胀满似实证，而却是虚证。观两条方治，均用人参，均走补虚的道路，又均是在发汗后，意义昭显。经论浑含，未容胶着一面，各注分五条配五脏诠说，反生出如许矫强。但各个合读，于无类别处，亦可生出类别。前条心下悸，是气虚于上；次条脐下悸，是气虚于下；本条腹胀满，是气虚于中。人身体工完整，代谢正常，中气冲和，枢轴转运，何有于胀，何有于满。本条胀满，适当汗后，可看出不是邪陷；仅曰胀曰满，无定形，可看出不是邪实；活绘出一个虚胀虚满来。实的胀满易知，虚的胀满难知。真实的胀满易知，假实的胀满难知，化机阻碍，虚气填塞，实缘于虚，虚反变实，值得研究。方制厚朴生姜半夏甘草人参汤，虽攻补兼施，重心却放在攻的方面上。厚朴宽气，生姜宣气，半夏降气，三药均用八两。人参只用一两，补的数量，不及攻的数量二十分之一。即将甘草二两，加入补的栏内，两两比较，仍只十分之一强。重心仍是偏向攻的方面，所以然者，出入废则神机化灭，升降息则气立孤危，这个外因汗后的腹胀满，与内因劳损的单腹胀类似。纯补，假实已成，虚不受补，正气与邪气混为一家，反以增长其胀满恶势力。纯攻，虚者愈虚，是为虚虚，必涣散而不可收拾，胀满更加。唯攻中寓补、补中寓攻，随其所利，安其屈服，此方即攻中寓补的楷式。会通全面，门门洞彻，庶本条的奥义以见，所以疗本条病证的精髓亦得。

【厚朴生姜半夏甘草人参汤】

厚朴半斤（炙去皮）　生姜半斤（切）　半夏半斤（洗）　甘草二两　人参一两

上五味，以水一斗，煮取三升，去滓，温服一升，日三服。

（《千金》名厚朴汤，分两稍异。半升，《玉函》作半斤。《玉函》五味下，有哎咀二字。）

第六十七条

伤寒，若吐，若下后，心下逆满，气上冲胸，起则头眩，脉沉紧，发汗则动经，身为振振摇者，茯苓桂枝白术甘草汤主之。

（《玉函》若下后有若发汗三字，脉上有其字。《脉经》《千金翼》作伤寒吐下发汗后，少一振字。《脉经》无白字。《康平本》此以下四条合为一条。）

成无己曰：吐下后里虚，气上逆者，心下逆满，气上冲胸，表虚阳不足，起则头眩。脉浮紧，为邪在表，当发汗。脉沉紧，为邪在里，则不可发汗。发汗则外动经络，损伤阳气，阳气外虚，则不能主持诸脉，身为振振摇也，与此汤以和经益阳。

尤在泾曰：此邪解而饮发之证。饮停于中则满，逆于上则气冲而头眩，入于经则身振振而摇动。《金匮》云：膈间支饮，其人喘满，心下痞坚，其脉沉紧。又云：心下有痰饮，胸胁支满，目眩。又云：其人振振身瞤剧，必有伏饮是也。发汗则动经者，无邪可发，而反动其经。故与苓术以蠲饮气，桂甘以生阳气，所谓病痰饮者，当以温药和之也。

《金鉴》曰：身为振振摇者，即战振身摇也。身振振欲擗地者，即战振欲堕于地也。二者皆为阳虚失其所恃，一用此汤，一用真武者。盖真武救青龙之误汗，其邪已入少阴，故主以附子，佐以生姜苓术，是壮里阳以制水也。此汤救麻黄之误汗，其邪尚在太阳，故主以桂枝，佐以甘草苓术，是扶表阳以涤饮也。至于真武汤用芍药者，里寒阴盛，阳衰无依，于大温大散之中，若不佐以酸敛之品，恐阴极格阳，必速其飞越也。此汤不用芍药者，里寒饮盛，若佐以酸敛之品，恐饮得酸，反凝滞不散也。

唐容川曰：此与下真武证，同有头眩身振摇之病。盖心下逆满，是停水不化，气上冲心，是水气上逆，与真武证之心下悸同意。起则头眩，与真武证之寒水上冒头眩同意。若不发其汗，则虽内有寒水，而经脉不伤，可免振寒之证。若再发汗，泄其表阳，则寒气浸淫，动其经脉，身遂为振振摇，与真武证之振振欲擗地亦同。但真武证重，故用附子以温水，此证轻，故用桂枝以化水也。

冉雪峰曰：此条与上五十八条，遥遥相应，同是汗吐下相提并论。上若汗、若吐、若下，是顺言，连属言。此条若吐、若下后，夹叙他证，再补入发汗，是逆转言，接续言。自五十八至此，计十条，居中八条，分言汗言下，或串言汗下，无汗吐下三项并列的。上是阴阳和自愈，此一系列系阴阳不和病变。前后两条，一发凡起下，一收束结上，反覆辨论，均系胪列太阳篇。太阳主表，重心系放在发汗方面，其吐下不过对勘，互举以明义。读古人书，这个章节体制，是要先明了的。此条心下逆满，气上冲胸，得之若吐若下后。逆满为气壅于上，上冲为气动于下，与前二十一条的脉促胸满，和十五条的其气上冲，当分别看。彼之满为胸，为正郁求伸。此之满为心下，为邪气上逆。彼之上冲，为正气旺，为体工捍御。此之上冲，为邪气实，为客邪凭凌，两两攸分。尤要者，前条胸满，只限于胸，未下于腹。此条上冲，不仅至胸，而且至头。起则头眩句宜注意，已兆真武振振擗地危机。经论惟恐人不明了，明标出脉沉紧三字，条文首冠伤寒，伤寒脉浮紧，误治紧反入里，脉乃沉紧，沉而不浮，表证已罢，紧见于沉，里证反急，病机至此，无汗可发。发之势必激惹动经，身振振摇，促之变而益其疾。故主以苓桂术甘汤，桂枝同麻黄用，则气化于表，桂枝同茯苓用，则气化于里。此证似真武，但彼病在下，此病在中。似苓桂甘枣，但彼重堵截，此重运化。各个比拟衡量，则本条精义可显出，本栏反复研究汗吐下的精义，亦可显出。

【茯苓桂枝白术甘草汤】

　　茯苓四两　桂枝三两（去皮）　白术　甘草各二两（炙）

　　上四味，以水六升，煮取三升，去滓，分温三服。

　　（《千金》名茯苓汤。《康平本》作茯苓桂枝甘草汤。《玉函》三服下有小便即利四字。）

第六十八条

发汗，病不解，反恶寒者，虚故也，芍药甘草附子汤主之。

（《玉函》《脉经》《千金翼》发汗病不解，作发其汗不解而。《康平本》虚故也三字，系小字旁注，在反恶寒者侧。）

方中行曰：未汗而恶寒，邪盛表实，仇雠之恶也。已汗而恶寒，邪退表虚，怯懦之恶也。盖汗出之后，大邪退散，营气衰微，卫气疏慢，病虽未尽解，不他变而但恶寒，故曰虚，言表气新虚，而非病变也。然营者阴也，阴气衰微，故用芍药之酸以收之。卫者阳也，阳气疏慢，故用附子之辛以固之。甘草甘平，合营卫而和谐之。

尤在泾曰：发汗不解，反加恶寒，则邪气不从汗而出，正气反因汗而虚也。是不可更逐邪气，当先复其正气。是方芍药之酸，可以益血。附子之辛，可以复气。甘草甘平，不特安中补虚，且与酸合而化阴，与辛合而生阳也。

陈修园曰：未发汗而发热恶寒者，宜汗之。既汗而表证仍在者，宜再汗之。今发汗后反恶寒，此因汗而亡恶寒也。然亡气中之阳，用四逆汤，亡血中之阳，用此汤。恶寒而厥，宜四逆汤，恶寒而不厥，宜此汤。

《金鉴》曰：伤寒发汗，病不解，则当恶寒，非表虚也，是表邪犹在。不解，仍当汗也。今发汗，汗已出，病已解，不当恶寒矣。反恶寒者，非表邪也，乃阳虚不能卫外所致。发汗病不解之不字，当是衍文，盖发汗病不解，则当恶寒，今日反恶寒者，正所谓病解之义也。病解恶寒，始可谓虚，当删之为是。

冉雪峰曰： 寒为太阳本气，故经论太阳提纲，明标恶寒。论中凡言恶寒，多属表证，或表未罢未解，故恶寒为审证在表不在表的要着。然恶寒亦有不属表而属里的，如本条叙列在太阳篇内，发汗当是太阳伤寒，伤寒而发汗，病当解，当不恶寒，乃不解，反恶寒者，是由外因恶寒而变为内因恶寒。外因是外的邪实，内因为里的正虚，各注多就表虚一方面说，所以滞碍难通，王叔和亦未达此旨，所以疑非仲景意。《金鉴》拟删去不解的不字，改字训经，尤为唐突蔑猎。须知条文浑言发汗，发汗原不误不错，既非汗过多，亦非汗不彻。汗不解再汗，前各条已有明文。或小发汗、或更发汗，前各条亦有规定。本条条文泛言不解，并未列叙不解各证状，此可看出不解云者，乃谓未全愈的意思，不解二字当活看，不然，何以不将不解的条款列出，仅单独标出恶寒一项。表虚恶寒，里虚亦恶寒，表里俱虚更恶寒，恶寒二字，亦当活看。粘着表虚一面，则下列主治芍药附子甘草汤，必将格格不相符合。或问此项解说，在经论他条，有可互参，信而有征否？曰有。前二十三条云："脉微而恶寒者，此阴阳俱虚，不可更发汗，更吐下也。"前六十条云："下之后，复发汗，必振寒，脉微细，所以然者，内外俱虚故也。"这就是内外两虚的示范。但以证审治，以方明证，本条是内虚，而不是外虚；是治内，而不是治外，可以肯定。未汗，病的机窍在外；已汗，病的机窍在内。病解，病的机窍如是。病不解，病的机窍亦如是；领会斯旨，豁然贯通，尚何事删改武断，拘泥浅释为。

【芍药甘草附子汤方】

芍药　甘草各三两（炙）（《玉函》作各一两）　附子一枚（炮，去皮破八片）

上三味，以水五升，煮取一升五合，去滓，分温三服。疑非仲景方。

（《玉函》《千金翼》五升作三升，无疑非仲景方五字。五合《玉函》作三合，《千金翼》作二合。《成本》无三服之三字，方作意。）

柯韵伯曰：按少阴亡阳之证，未曾立方，本方恰与此证相合。芍药止汗，收肌表之馀津；甘草和中，除咽痛而止吐利；附子固少阴而招失散之阳，温经络，而缓脉中之紧。此又仲景隐而未发之旨欤。

第六十九条

发汗，若下之，病仍不解，烦躁者，茯苓四逆汤主之。

（《脉经》《千金翼》作发汗吐下以后不解烦燥。）

《金鉴》曰：大青龙证，不汗出之烦躁，乃未经汗下之烦躁，属实。此条病，不解之烦躁，乃汗下后之烦躁，属虚。然脉之浮紧沉微，自当别之。恐其误人，故谆谆言之也。

程郊倩曰：发汗下后，病仍不解，而烦躁者，此时既有未解之外寒，复有内热之烦躁，大青龙之证备俱矣。不为所误者几何，不知得之汗下后，则阳虚为阴所凌，故外亡而作烦躁，必须温补兼施。此证温而不补，且恐无济于事，尚敢从未解之外证起见哉。

尤在泾曰：发汗若下，不能尽其邪，而反伤其正，于是正气欲复，而不得复，邪气虽微，而不即去，正邪交争，乃生烦躁，是不可更以麻桂之属逐其邪，及以栀豉之类止其烦矣。是方干姜生附之辛，所以散邪，茯苓人参甘草之甘，所以养正，乃强主弱客之法也。

柯韵伯曰：此太阳坏病，转属少阴也。太阳为真阳之标，少阴为真阴之本，阴阳之标本，皆从烦躁见，烦躁之虚实，又从阴阳分。如未经汗下而烦躁，属太阳，是烦为阳盛，躁为阴虚矣；汗下后烦躁，属少阴，是烦为阳虚，躁为阴竭矣。阴阳不相附，故烦躁。其亡阳亡阴，又当以汗之先后，表证之解不解，为之详辨，则阴阳之差多差少，不致混淆，而用方始不误矣。

冉雪峰曰：此条与上条，同是发汗不解，或下之亦不解。不解，为表而再表，似仍当从表治，乃两条均不从表而从里。如《金鉴》说：上条不解的不字，是衍文，当删去。则此条仍不解的仍不两字，岂不亦是衍文，亦当删去。可见《金鉴》顾前不顾后，荒唐改窜，甚未可从。不解治里，不是里急救里。发汗原当解，汗而不解，所以不解的机窍，在里而不在表，这个深层病理，殊耐人十日思。上条恶寒，内外证所同有，只轻轻加虚故也三字，精义即昭显判然。本条烦躁二字，尤为深邃，连虚故也三字，亦不必加。未汗前的恶寒主表，已汗后的恶寒主里，未汗前的烦躁主表，已汗后的烦躁主里，这也是从同的。本条多一个若下之，表闭热郁，固烦躁；里壅热结，亦烦躁；皆是实热，此为虚热。实热是阴阳偏盛，虚热是阴阳离绝，是本条不宁分出内外，并分出虚实，且分出在里的虚实，较上条更多出一层意义。舒驰远辈宫墙外望，放为种种訾言，实属体会不够。方治茯苓四逆汤，是四逆加茯苓人参，条文并未叙列四逆证，何为遽用四逆汤，因阴阳离绝，变化急遽，若待证象咸备，救护不及，既机势形成，先用此预防制止，勿惮败坏而不可收拾，此为上工治未病要着。若四逆已成，人参阴柔，反缓姜附回阳斡运，茯苓渗利，反减姜附兴阳机能，阴竭阳厥，必显出两难措手困难。惟事在机先，乃可两两合用并行，此种分际，亦是很耐领会。观诸四逆，并不用参，阳回后乃有加人尿加猪胆加人参辨法，可以推断，分用合用，后用先用，摄火归元，导水返宅，交妊心肾，既济坎离，神而明之，存乎造诣。

【茯苓四逆汤方】

茯苓四两　人参一两　附子一枚（生用，去皮，破八片）　甘草二两（炙）　干姜一两半

上五味，以水五升，煮取三升，去滓，温服七合，日二服。

（《成本》茯苓作六两。《玉函》味下有哎咀二字，三升作一升二合，去滓以下，作分温再服，日三。《千金翼》三升作二升。）

第七十条

发汗后，恶寒者，虚故也；不恶寒，但热者，实也。当和胃气，与调胃承气汤。

（《玉函》《脉经》《千金翼》故也下有芍药附子甘草汤主之九字，乃和前条为一则耳，又调胃承气汤作小承气汤。《千金翼》注，一云调胃承气汤。程喻钱及王肯堂校《千金翼》，热上有恶字。）

程郊倩曰：汗后烦热，有虚实之分，而虚实又有表里之分，故不特汗后成虚，其躁热证不同于青龙白虎，即汗后成实，其躁热证亦不同于青龙白虎也。如发汗后恶寒，人皆知为虚之故，主以前条芍药甘草附子汤，不必言矣。至若汗后不恶寒，反恶热，其人大便必实，由

发汗后亡津液所致，邪不在营卫，而在胃矣，法当和胃气，与调胃承气汤，从阳明治例。毋论不恶寒之证，较之青龙有表里之分，即反恶热之证，较之白虎，又有经府之别，此不可不辨也。

黄坤载曰：阳虚之人，汗则亡阳，阴虚之人，汗则亡阴。汗后恶寒者，气泄而阳虚故也，故防入少阴。不恶寒反恶热者，津液伤而阳实故也。是已入阳明，将成大承气证，宜早以调胃承气，和其胃气，预夺其实也。

张隐庵曰：此承上文，而申言汗后，亦有胃实之证也。发汗后恶寒者，虚故也，此上文所已言者也。若不恶寒，但热者，乃里气有余，而阳热过盛，是为实也。夫实则泻之，热则凉之，故当与调胃承气，以和其胃气。按灵素中，凡论五脏，必兼言胃，凡论虚寒，必结实热一证，而本论亦然。

陈修园曰：此一节，总结上文数节之意，言虚证固多，而实证亦复不少，而又提出胃气二字，补出调胃承气汤一方，其旨微矣。盖太阳病从微盛而转属，阳微而转属少阴，为虚证，以太阳与少阴为表里也。阳盛则转属阳明，而为实证，以太阳与阳明相递接也。

冉雪峰曰：此条乃由表推到里，由寒推到热，由虚推到实。自五十八条至此，共十三条，系推阐汗吐下得失，重心放在汗方面，放在发汗后方面。因本栏一系列，均系载在太阳篇内，太阳主表，重在汗法，若吐若下，只是为汗法作一个反复推阐的旁衬，而吐法则事实少用，学理少关连，各条中仅偶一及之。文气到此告一小结束，分剖寒热，明辨虚实，双关双收。本条分两截看，发汗是因外实，汗后恶寒，则不是表实而是里虚，其理已详上六十八条，此为上半截。下文由正面推到反面，缴转来说，由里寒推出里热，由里的寒虚，推出里的热实，此为下半截。寒热易知，虚实难知，从表里辨寒热，从寒热辨虚实，繁颐奥折，尤为难知。经论无事他求，只在一寒一热，证象病情，先后类比，如许深邃奥义，即昭显跃跃纸上。归结胃气，用调胃法，更多一层意义，弦外有音。他本改调胃承气为小承气，此项意义湮没，相差甚远。寒热为伤寒固有习见证象，寒热在汗后，不为表而为里，前已一再诠说。汗后里虚，何以单寒不热为虚，单热不寒又为实？曰，这是内合脏器性质不同的关系。观阳明篇太阳病发汗不解，蒸蒸发热者，属胃，主调胃承气，与此条相互印证，一切可以明了。故寒热在表，均为表实。寒热在里，则虚实各分。就所引条文不解不二字潜玩，与前六十八条不解二字，两两辉映，愈可证明将前条不解二字，作衍文删去，实为懵懵。病的关系在表，则治表，病的关系在里，则治里。治表可以和里，治里亦可以和表。太阳篇所以有承气，承气所以可解发汗不解的太阳病。明此，则本条精义，本条所以结束以上各条的精义，均可活泼泼的显出。

第七十一条

太阳病，发汗后，大汗出，胃中干，烦躁不得眠，欲得饮水者，少少与饮之，令胃气和则愈。若脉浮，小便不利，微热消渴者，五苓散主之。

（《脉经》后作若，干字作燥，无烦躁之躁字。欲得饮水，《玉函》作其人欲引水。《玉函》《脉经》少少与作当稍二字，胃气作胃中。五苓上，《玉函》《成本》并有与字。）

《金鉴》曰：若脉浮小便不利，微热消渴者，则是太阳表邪未罢，膀胱里饮已成也。经曰膀胱者，津液之府，气化则能出矣，今邪热薰灼，燥其现有之津，饮水不化，绝其未生之液，津液告匮，求水自救，所以水入，即消渴而不止也。用五苓散者，以其能外解表热，内输水府，则气化津生，热渴止而小便利矣。

魏荔彤曰：大汗出，所谓如水流漓也。于是胃中津液受伤而干，因干而燥，因燥而烦，因烦燥而不得眠。此一串而至者，惟恐人误认为传里之烦燥，误下也。于是标出欲饮水者一证。

尤在泾曰：伤寒之邪，有离太阳经，而入阳明之府者，有离太阳之表，而入太阳之本者。发汗后，汗出胃干，烦躁饮水者，病去表而之里，为阳明府热证也。脉浮，小便不利，微热消渴者，病去标而之本，为膀胱府热证也。在阳明者，热能消水，与水即所以和胃。在膀胱者，水与热结，利水即所以去热。多服煖水汗出者，以其脉浮而身有微热，故以此兼彻其表，昔人谓五苓散为表里两解之剂，非以此耶。

张锡驹曰：按大汗出，胃中干者，乃胃无津液而烦躁，故与水以润之。小便不利，消渴者，乃脾不转输，水津不布，而消渴，故用五苓以散之。若胃中干者，复与五苓散，利其小便，则愈干矣。故阳明篇云，汗出多而渴者，不可与猪苓汤，以汗多胃中燥，猪苓汤复利其小便故也。

冉雪峰曰：太阳本寒标热，故太阳病不解，不化热，则化水。大青龙证，即化热的渐端；小青龙证，即化水的渐端。小青龙方注，小便不利，去麻黄加茯苓，盖化太阳的表气，则宜麻黄，化太阳的里气，则宜茯苓。桂枝伍麻黄，则化表气的力大，桂枝伍茯苓，则通里气的力大。此为方药通义。本条在发汗后，在发汗大汗出后，汗多伤阴，阴虚生内热，故有胃不和，而干、而烦、而躁、而不得眠，一系列热象，但此只是阴伤一方面。病浅，微者逆之，少少与水可愈。若气随汗泄，已成外泄不返趋势，虚不运化，反易停水。气愈滞，则水愈停，水愈停，则气愈滞，小便不利，微热消渴，相因而至。其脉浮，浮者为虚，盖浮见未汗前为表实，浮见大汗后为里虚。此病热，是由阴虚液不濡来。水，是由阳虚气不化来。过滋则碍水，过温则碍热，殊费斡旋。五苓散化气行水，气化水行，水行热去，恰到好处。桂枝汤的和表，化为五苓散的和里，又斡运服法，俾以和里者和表，而为表里两和。方注多饮煖水，汗出愈，不曰小便利愈，而曰汗出愈，义可深思。再由此多饮煖水，汗出愈七字体会，内外上下，是气是水，非气非水，亦气亦水，氤氲鼓荡，活泼泼一片化机。内经"饮入于胃，游溢精气，上输于脾，脾气散精，上归于肺，肺气通调，下输膀胱，水精四布，五经并行"，将人身水化气，气化水，整个灵妙体工，完全绘出。但是就生理诠说，不意方剂治疗，亦有如此景象，先辈造诣，煞是可钦。此方与桂枝汤，一内一外，两两辉映，随所裁化，适应无穷，在学者体会运用何如。

【五苓散方】

猪苓十八铢（去皮）　泽泻一两六铢　白术十八铢　茯苓十八铢　桂枝半两（去皮）

上五味，捣为散，以白饮和服方寸匕，日三服。多饮煖水，汗出愈，如法将息。

（捣为散，《金匮》《成本》《玉函》作为末二字，《千金翼》作各为散，更于臼中治之。《外台》天行篇，作为散水服，《千金》亦作水服。多饮煖水，《千金》无煖字。《外台》《温病》，作多饮煖水，以助药势。）

第七十二条

发汗已，脉浮数，烦渴者，五苓散主之。

（《玉函》已作后，浮下有而字。《脉经》《千金翼》烦上有复字。伤寒汲古浮数作浮弦。）

尤在泾曰：发汗已，脉浮数，烦渴者，太阳经病传府，寒邪变热之候，故与五苓散导水泄热。

柯韵伯曰：伤寒发汗解，复烦，而脉浮数者，热在表，未传里也，故用桂枝。此更加渴，则热已在里，而表邪未罢，故用五苓。又脉浮而数者，可发汗。病在表之表，宜麻黄汤。病在表之里，宜桂枝汤。病在里之表，宜五苓散。若病在里之里，当用猪苓汤，但利其水，不可用五苓散，兼发其汗矣。要知五苓是太阳半表半里之剂，归重又在半表。

陈修园曰：发汗之后，表邪亦已，邪已则脉当缓，而脉不缓而浮数，以汗为中焦水谷之气所化，汗伤中气，则变其冲和之象也。烦渴者，汗伤中气，脾不转输，而水津不能布散也。以五苓散主之，盖以五苓散降而能升，山泽通气之谓也。通即转输而布散之，不专在下行而渗泄也。

《金鉴》曰：脉浮数之下，当有小便不利四字。若无此四字，则为阳明内热，口燥之烦渴，是白虎汤证也。惟其小便不利而烦渴，斯为太阳水热瘀结之烦渴，始属五苓散证。若非小便不利，而用五苓散，则犯重竭津液之禁矣。况太阳病类此证者数条，惟水入即吐一条，乃水不下利，故无小便不利之文，余皆有小便不利四字。今此四字，必是传写之遗，当补之。

冉雪峰曰：按五苓散气化水行，水行气化，润沃枯涸，消泄潴积。不宁内输，而且外输，不宁下输，而且上输。所以经论有主烦躁消渴，及饮煖水，汗出愈等语。或谓五苓不外治水，干渴用之，反重劫津。又谓五苓表里双解，尤重在表的方面，对经论所以用五苓的意旨，殊少体会。五苓证难认解的，是发汗，大汗出，阴液过伤，已显热象。又进一步阳随汗泄，气不化水，因而停水，由干燥而停水，解人难索。本栏五苓证系列，又系叙在太阳篇内，最易牵扯到表证方面去。须知五苓散可兼治表证，五苓散并非正治表证；五苓散可治水停不化的烦渴，五苓散并非治烦躁热炽的干渴。所以然者，干渴是由停水来，既气不化水，而水停于下，即水不化气，而烦渴于上。若仅烦渴，少少与水可愈。惟气不化水，水不上滋，非与水可图功，此可看出以水济水，不适病机。五苓方中当着眼的：（一）是用白术。白术为补脾正药，汗伤中气，不能斡运，此时即用桂苓化气于下，而脾不转运，将何以上输，为水精四布回转枢纽。（二）是用桂枝独少。桂枝汤桂枝是三两，此方只半两，这不啻说明义取化气通里，而不是化气通表。（三）是用泽泻独多。泽泻既能气化水，使水下行，又能水化气，使气上达，曰泽曰泻，顾名可以思义。方内猪苓茯苓只用十八铢，而泽泻用一两六铢。由药识方，由方认证，由证辨病，经论奥义，跃跃显出。脉浮烦躁，上条已详，此条只多一个数字，言不仅当知浮者为虚，并当知数者亦为虚，推而至于烦躁，亦是虚烦虚躁，似表实里，似实实虚，为学者进一步示范。《金鉴》欲加小便不利四字，反嫌叠床架屋，不宁不识经论义理，并不知经论文法。

第七十三条

伤寒，汗出而渴者，五苓散主之。不渴者，茯苓甘草汤主之。

（《康平本》不渴者，不作小。伤寒汲古，而渴下，有小便不利四字。）

《金鉴》曰：此申上条或渴而不烦，或烦而不渴者，以别其治也。伤寒发汗后，脉浮数，汗出烦渴，小便不利者，五苓散主之。今惟曰汗出者，省文也。渴而不烦，是饮盛于热，故亦以五苓散主之，利水以化津也。若不烦，且不渴者，是里无热也。惟脉浮数，汗出，小便不利，是荣卫不和也，故主以茯苓甘草汤，和表以利水也。

方中行曰：伤寒不出汗，汗出者，以发之而出者言也。然则此条二节，上节乃承上条，而以其不烦者再言。下节乃承上节，而以其更不渴者又出也。不烦则热较轻可知，故治亦不殊，不渴则内燥更减可识，故但用四苓之一。然里证既轻，则表为犹多可必，故须桂枝之三以解之。然则此汤之四物，其桂枝五苓二方之变制软。

程郊倩曰：水气作渴，与热证作渴不同，其治者，以寒温各别也。不知太阳水气作渴，更有表分里分之不同。如伤寒汗出而渴一证，虽不虑其混入青龙，正恐其混入白虎。若属津液不下行，以致阳邪上壅者，则五苓散证。水则从表里以别青龙，以其为膀胱本经之水，非客水也。热则从上下以别白虎，以其为膀胱蓄热，挟水气上升，非肺胃郁蒸之热也。主治不可或误。至若渴与不渴者，则阳虚便防阴盛，此汗近于魄汗，其中伏有厥逆筋惕肉𥆧之证，故用茯苓甘草之甘，以益津液而补心，以桂枝生姜之辛，助阳气而行卫。虽水气则同，而邪渐向阴，则热从寒化，前法具在范围之外矣。二证俱有小便不利证，而寒蓄膀胱，虚实不同，则又从渴与不渴处辨之，盖法中旁及其法也。

陈蔚曰：此承上服五苓散，多饮煖水以出汗。人知五苓之用在汗，而不知五苓之证在渴也。五苓证之渴，在脾不转输，非关胃燥。推而言之，不输于上为渴，不输于中为水逆，不输于下，为小便不利。虽有烦热之燥，责在水津不能四布，故白术桂枝之辛温不避也。论曰汗出而渴，可知中焦水谷之津，发泄而伤脾，脾伤不能输津而作渴，故取五苓散，布散其水津。若不渴者，中焦之液未伤，只用茯苓甘草汤，取茯苓之利水，俾肾水不沸腾而为汗。

冉雪峰曰：此条分截看，关键在渴不渴，意义尤侧重在不渴方面。上截汗出而渴，只为下截不渴，作一个两两对比的陪衬。五苓散所具各证，前各条已详，不必再赘，故此条只拈一渴字为代表。且脉浮或浮数，虽可分为表为里，为实为虚，非细心人不能领会。曰烦曰躁，又为大青龙表里遏郁，茯苓四逆上下隔绝，共有证象，与此水不化气的烦躁，辨晰极微，亦非细心人不能领会。惟渴之一字，为本五苓证的真谛，各注但言省文，不知省文中，尚蓄有意义在。本条上截而渴上，有汗出字。下截不渴上，无汗出字，亦是省文。下截承上截言，试一气读下，下截虽无汗出字，而汗出字神理，已跃如其间。本条承上各条言，则言渴，而脉浮，脉浮数，烦躁等等，均隐寓其中，义更明显。水不化气上滋则渴，气不化水下泄则小便不利。小便不利，亦为五苓重要主证。但五苓散是利小便，茯苓甘草汤亦是利小便，本条正是要推阐这个同中见异的意义。渴用五苓，不渴用茯苓甘草，所以然者，气不化水，是两证所同。用茯苓桂枝，亦是两方所同。五苓水不化气，气不上滋，故用茯苓的渗利，必佐猪苓的润利。又必须借白术的斡运，以资上输。泽泻的引导，以资上达。若水能化

265

气，气犹上滋，则三药可无须，知五苓必用此三药的意义，即知本方不用此三药的意义。知本方不须用此三药的意义，更以证明五苓必须用此三药意义。互证互参，愈深愈明.一言以蔽之曰渴不渴而已。证义方义，彰显明白，或谓此方从无人能诠释，吾斯之未能信。

【茯苓甘草汤方】

茯苓二两　　桂枝二两（去皮）　甘草一两（炙）　生姜三两（切）

上四味，以水四升，煮取二升，去滓，分温三服。

（《玉函》茯苓作三两）

第七十四条

中风发热，六七日不解而烦，有表里证，渴欲饮水，水入则吐者，名曰水逆，五苓散主之。

（名曰，《玉函》及《千金翼》《外台》作此为。《康平本》有表里证及名曰水逆，系小字旁注。）

成无己曰：中风发热，至六七日，则当解。若不解，烦者，邪在表也。渴欲饮水，邪在里也。里热甚，则能消水，水入则不吐。里热少，则不能消水，停积不散，饮而吐水也。以其因水而吐，故名水逆，与五苓散，和表里散停饮。

魏荔彤曰：表里证，里证何，即所谓烦渴饮水，水入即吐是也。表证何，即前条所谓头项强痛，而恶寒，发热汗出是也。于是用桂枝以驱表邪，佐以术苓泽泻，以固土逐水，加以多饮煖水，使汗出而表解。水既不逆，小便利而里解，而病有不愈者乎。

程郊倩曰：太阳一经，有标有本。何谓标，太阳是也。何谓本，膀胱是也。中风发热，标受邪也。六七日不解而烦，邪标转入膀胱，是谓犯本。犯本者，热入膀胱，其人必渴，必小便不利，是为太阳经之里证。有表复有里，宜可消水矣。乃渴欲饮水，水入则吐者，缘邪热入里未深，膀胱内水邪方盛，以故外格而不入也，名曰水逆。水逆则以导水为主，而导水中须兼散表和胃二义。五苓散能通调水道，培助土气，其中复有桂枝以宣通卫阳，停水散，表里和，则火热自化，而津液得全，烦与渴不必治，而自治矣。然犹多服煖水，令汗出者，上下分消其水湿也。是则五苓散与桂枝麻黄二汤，虽同为太阳经之药，一则解肌发汗而治表，一则利小便渗热而治里，标与本所主各有别矣。

《金鉴》曰：中风发热，六七日不解，而烦者，是有表证也。渴欲饮水，水入则吐者，是有里证也。若渴欲饮水，水入则消，如前条之胃干，少少与饮，令胃和则愈。今渴欲饮水，水入不消，上逆而吐，故名曰水逆。原其所以吐之之由，则因邪热入里，与饮相搏，三焦失其蒸化，而不能通调水道，下输膀胱，以致饮热相格于上，水无去路于下，故水入则吐，小便必不利也。宜五苓散辛甘淡渗之品，外解内利，多服煖水，令其汗出尿通，则表里两解矣。

冉雪峰曰：此条乃推阐五苓证的变化，和推广五苓方的功用。五苓散虽为利水正剂，但重在上滋，而不重在下泄，方注不曰小便利愈，而曰汗出愈，义可深思。五苓散证栏内，计有方者四条：前二条"七十一、七十二"是言五苓方治，后一条"七十三"是言五苓方治精意。五苓散为桂枝汤的变相，茯苓甘草汤又为五苓散的变相，本条则为由里连外，由虚及实，此可看出五苓散可治里，并可治表，可治虚，并可治实，以补上各条未备未尽意义。五苓证是得在发汗后，发汗已、汗出、大汗出，汗则表当解，故前各条，并无不解字样。即热只微热，亦并无发热字样，本条则明标出发热不解，又明标出有表里证。五苓散证，是气随汗泄，气不化水，上条少少与水愈，本条则欲饮不饮，格拒不纳，明标出水入则吐，又明标出名曰逆。由这两项看来，不宁有里证，且有表证，不宁水停于下，而且水逆于上。所以说是推阐五苓证的变化，仍用五苓散主治，所以说是推广五苓方的功用。要之五苓散证，是里证，不是表证。五苓散方，是治里方，不是治表方。然表气化则里气化，里气化则表气化，气化水行，水行热去。是方也，可以治里，可以治表，可以治里虚，可以治里实，且可以治表里虚实相乘。五苓散证，是由生理转变来，五苓散方，是由病理转变来。本节，又是方药合生理病理转变来。会而通之，头头是道，学者对此，须猛下一参。

第七十五条

未持脉时，病人手叉自冒心，师因教试令欬，而不欬者，此必两耳聋无闻也。所以然者，以重发汗，虚故。如此发汗后，饮水多，必喘，以水灌之，亦喘。

（《脉经》手叉作叉手。《玉函》《脉经》《千金翼》不欬间有即字，所以然者下，作以重发其汗虚故也。《玉函》《脉经》《千金翼》多下有者字。《康平本》发汗后至亦喘另作一条，两条均低两格写。）

张锡驹曰：此示人推测阳虚之一端也。阳虚耳聋，与少阳传经耳聋迥别，亟宜固阳为要也。叉手冒心，加之耳聋，阳虚极矣。尝见汗后阳虚耳聋，诸医施治，不出小柴胡加减，屡服愈甚，必大剂参附，庶可挽回也。

尤在泾曰：病人叉手自冒心者，心阳内虚，欲得外护，如上桂枝甘草汤条所云也。耳聋者，阳气上虚，阴反得而实之也。师又因叉手冒心，而更试耳之聪否，以求阳之虚实。若耳聋无闻，其为过汗致虚，当与温养无疑，临病之工，宜如是详审耳。

许叔微曰：伤寒耳聋，发汗过多者，正气虚也。邪不出者，邪气闭也。虚之与闭，治法悬殊，学者更宜详审。

柯韵伯曰：汗出多则心液虚，故叉手外卫，此望而知之。心寄窍于耳，心虚故耳聋，此间而知之也。

钱天来曰：中风发汗后，欲得饮水者，少少与之可也。若饮水过多，则胃虚不运，水冷难消。必至停蓄不渗，水寒侵肺，呼吸不利，故肺胀胸满，气逆而喘急也。若以冷水灌濯，则营卫先已空疏，使寒邪入腠，水气侵肤，内通于肺，而以为喘也。

冉雪峰曰：五苓证，由汗多致虚，虚字很难诠释。汗多阴虚，胃干烦渴，少少与水，或仿少少与水意义为剂，可愈，理甚明显。惟进一层汗多阳虚，气外泄而不返，气不化水，水因以停，由外转内，由实变虚，由火逆变水逆，虚实相乘，水火隔绝。为烦为躁为渴，为小便不利，不属阴虚正面，而属阳虚反面，理大奥折，解人难索。阴虚阳虚，阴阳两虚，通体不外一虚字，故本条补出审察虚的方法。曰手叉冒心，曰耳无闻，虚水变成实水，水潴于下，变成水逆于上。又曰饮水多喘，水灌亦喘，水既成，不得以其病源为躁火转来，遂竟用水疗法，以水付水。此可看出前渴欲用水，只少少与之，早具有预防转变的先觉先知，前后合读，远瞩高瞻。此条系离开五苓散方，明其致虚原理，昭其审虚方法。条文所以然者，重发汗，虚故如此，自诠自释，深恐后人误会，不宁点醒本条要旨，并点醒本栏前后各条要旨。注家对此条疑是疑非，甚以为系前六十四条注语，错简在此，或以江南诸师自注心得，误入正文，叔和编次时失察，未能除去，读书之难如此。查经论共七条，前四条详辨方治，后三条专论义理，邻接比连，分合都无大碍，要在不失经论原旨为近是。不过准之文气，以分三条为好，三条并非五苓证，亦不用五苓方，特五苓病理方制疗法，非此尚不大明。须水，不能多水，所以少少与之；须温，不能过温，所以桂枝只用半两；须渗利，不能过渗利，所以茯苓猪苓各只用十八铢。凡此精蕴所在，所当深层体会，勿得轻轻放过。

第七十六条

发汗后，水药不得入口，为逆。若更发汗，必吐下不止。发汗吐下后，虚烦不得眠，若剧者，必反覆颠倒，心中懊憹，栀子豉汤主之。若少气者，栀子甘草豉汤主之。若呕者，栀子生姜豉汤主之。

（《玉函》无若更发汗以下九字。《玉函》《脉经》《千金翼》无若剧之若，及必反覆之必。《外台》者必二字，作则一字，心中懊憹，作心内苦痛懊憹。《康平本》为逆二字，系小字旁注，在入口句侧。）

《金鉴》曰：未经汗吐下之烦，多属热，谓之热烦。已经汗吐下之烦，多属虚，谓之虚烦。不得眠者，烦不能卧也。若剧者，较烦尤甚，必反覆颠倒，心中懊憹也。烦，心烦也。躁，身躁也。身之反覆颠倒，则谓之躁无宁时，三阴死证也。心之反覆颠倒，则谓之懊憹，三阳热证也。懊憹者，即心中欲吐不吐，烦扰不宁之象也。因汗吐下后，邪热乘虚客于胸中所致，既无可汗之表，又无可下之里，故用栀子豉汤，顺其势以涌其热，自可愈也。

张锡驹曰：栀子性寒，导心中之烦热以下行，豆豉黰热而轻浮，引水液之上升也。阴阳和而水火济，烦自解矣。按栀子豉汤，旧说指为吐药，即王好古之高明，亦云本草并不言栀子能吐，奚仲景用为吐药，此皆不能思维经旨，以讹传讹者也。如瓜蒂散二条，经论必曰吐之。栀子豉汤六条，并不言一吐字。且吐下后虚烦，岂有复吐之理乎，此因瓜蒂散内用香豉二合，而误传之也。

陈元犀曰：此汤旧本，有得吐止后服等字，故相传为涌吐之方，高明如柯韵伯，亦因其说。惟张隐庵、张令韶，极辨其讹。曰瓜蒂散二条，经论必曰吐之。栀子汤六条，并不言一吐字。且吐下后虚烦，岂有复吐之理乎。此因瓜蒂散内用香豉二合，而误传之也。愚每用此方，服之不吐者多，即或有时而吐，要之吐与不吐，皆药力胜病之故也。其不吐者，所过者化，即雨露之用也。一服即吐者，战则必胜，即雷霆之用也。方非吐剂，而病有因吐而愈者，所以为方之神妙。原本列于太阳，主解烦，非吐剂，而有时亦能涌吐也。韵伯移入阳明，只知为吐剂，泄阳明之烦热，此为仁者见仁，智者见智也。

丹波元简曰：按本方成氏而降诸家，率以为吐剂，特志聪锡驹，断为非吐剂，可谓卓见矣。汪氏曰：余曾调此汤，与病人服之，未必能吐，何也？盖栀子之性苦寒，能清胃火，润燥；豉性苦寒微甘，能泻热，而兼下气调中；所以其苦未必能使人吐也。医工必欲升散火郁，当于病人喉中，探之使吐可耳。又用豉法，须陈腐极臭者，能使人吐。方中云香豉，恐医工用豉，反取新制而气不臭者，无怪乎其不能使人吐也。今验之，极臭者，能使人吐，然以为吐剂者，竟似乖乎本条之旨焉。

冉雪峰曰：按此条开始一截，发汗后至吐下不止，二十字，《成本》以下，另作一条。发汗为外证，发汗后外证当解，乃反生出里证，水药不得入口。此非药误致逆，即病变致逆，与上七十四条水逆的逆字，两两比映。太阳病不化热，即化水。五苓证，即推阐化水方面。栀豉证，即推阐化热方面。二证同有倚伏连带关系，经论对此二栏，均系在汗吐下后虚的方面着笔，潜玩文气，此截以属上化水栏内为义长。五苓证化水，侧重在汗，栀豉证化热，侧重在下。上栏化水，以汗吐下终，下栏化热，以汗吐下始。上栏煞末，结禁汗一条，下栏煞末，结忌清一条，义甚昭显。本条后三截，连出三方，曰栀子豉汤、曰栀子甘草豉汤、曰栀子生姜豉汤，方后均注有得吐止后服字样，亦若栀子豉为吐剂也者，前贤业经辨及。此有一个很好佐证，篇末差后劳复，用枳实栀子豉汤，并不言吐，且本条方豉为四合，差后方豉为一升。多犹不吐，少用何能吐？本条少气加甘草，呕加生姜，甘草生姜，安中宣中，正以止吐。盖病为吐病，而方非吐方，故有吐有不吐。用于本证吐，用于他证并不吐。吐则郁闭开，胸膈松快，中病即止，勿俾过量。得吐止后服，气相合为得，吐而曰得，吐原不误，不吐之吐，吐不大吐，恰到好处。止后服，不宁病解止后服，不解亦止后服，观不曰得吐愈，而曰得吐止后服，义已跃如。五苓栀豉，均汗吐下炎性机转的余波，证属虚性兴奋，水宜渗利，而不可过渗利，热宜清释，而不可过清释，默读潜玩，当为憬然。

【栀子豉汤方】

（《脉经》《千金翼》无豉字）

栀子十四个（擘）　香豉四合（绵裹）

上两味，以水四升，先煮栀子，得二升半，内豉，煮取一升半，去滓，分为二服。温进一服，得吐者止后服。

（《玉函》《成本》个作枚，下并同。《外台》二升半下有去滓二字，取上有更字。《玉函》《千金翼》吐上有快字。）

【栀子甘草豉方】

栀子十四个（擘）　甘草二两（炙）　香豉四合（绵裹）

上三味，以水四升，先煮栀子甘草，取二升半，内

豉，煮取一升半，去滓，分二服。温进一服，得吐者止
后服。

（得下，《玉函》有快字。《成本》不载本方，第十
卷云，栀子汤方内，入甘草二两，余依前法，得吐止
后服。）

【栀子生姜豉汤方】

栀子十四个（擘）　生姜五两　香豉四合（绵裹）

上三味，以水四升，先煮栀子生姜，取二升半，内
豉，煮取一升半，去滓，分二服。温进一服，得吐者止
后服。

（二升半下，《外台》有去滓二字。吐上，《玉函》有
快字。《外台》引《千金翼》得吐者三字，作安即二字。
《成本》不载本方，第十卷云，栀子汤方内，加生姜五
两，余依前法，得吐止后服。）

第七十七条

发汗，若下之，而烦热，胸中窒者，栀子豉汤
主之。

（《脉经》窒作塞。《千金》窒下有气逆抢心四字。）

《金鉴》曰：发汗表未解，若下表邪入里，既不从实
化，而为结胸气冲，亦不从虚化，而为痞鞭下利。但作
烦热，胸中窒者，以表邪轻，所陷者浅，故只为烦热，
胸中不快也。栀子苦能涌泄，寒能胜热，豆豉淡腐上
行，佐栀子，使邪热上越于口，庶一吐而胸中舒，烦热

解矣。

张隐庵曰：此言香豉之能上升，而栀子之能下降也。发汗，若下之，则虚其中矣。烦热，胸中窒者，余热乘虚，而窒塞于心下也。宜栀子导君火之气以下行，香豉启阴中之液以上达，阴阳上下相和，而留中之虚热自解矣。

程知曰：下之而阳邪内结，则以陷胸攻之；阴邪内结，则以泻心开之；至虚热上烦，则以栀豉涌之；未经下，而胸中多瘀，则以瓜蒂吐之；已经下，而胸中虚烦，则以栀豉吐之；古人于虚实寒热之法，既明且备如此。

成无己曰：烦热与发热，若同而异也。发热者，怫怫然发于肌表，有时而已者是也。烦者，为烦而热，无时而歇者是也。二者均是表热，而烦热为热所烦，非若发热，而时发时止也。

冉雪峰曰：此承上条虚烦，进一步商讨。颠倒懊侬，烦已甚矣。本条标出为热而烦，又明著其证象曰胸中窒，热渐遏成，虚反似实，气化闭塞，郁滞不通，病机较上条三项，更为严重。试将经论一气读下，恍如均在若剧者三字隶属范围，益以下三条均冠伤寒二字，另提以别，义尤显然。查胸中为大气所居，大气即宗气，为上气海，所以司呼吸而行血脉，最关重要。出入废则神机化灭，升降息则气立孤危，果真窒息，顷刻即死。

幸窒而未息，并非机括欲停，只为气化不运。且不运是吐之内烦，虚之内热。不运而窒，是邪正俱衰，虚烦虚热少气短气的形容词。他本竟欲于烦热下，加气上抢心四字。气上抢心，是气促，是实。此为气短不足以息，是虚。各注多谓邪因下陷，将虚作实，殊少体会。果尔，则为结胸陷胸，不合五苓栀豉疗法。五苓栀豉在太阳篇，又何以分两大栏。此病现具阶段，既汗不能再汗，既下不能再下，里未实，攻无可攻，虚属暂，似续非续，乃击扰后暂度休宁状态。方注得吐止后服，亦属暂度治疗方法。恽铁樵谓是方汗后一日半日间事，似已半悟得此旨。此项病理，最易误认；此项疗法，最易误施。经论仍主栀豉，不从内外着手，而从上下着手，交姤坎离，既济水火，和其上下，即所以和其内外，和其内外，愈以和其上下。用五苓用得出神入化，用栀豉亦用得出神入化，活泼泼地，妙绪横披。学者潜玩默识，深深证入，则一切訾言，可以一扫而空。

第七十八条

伤寒五六日，大下之后，身热不去，心中结痛者，未欲解也，栀子豉汤主之。

（《玉函》作此为不解。）

柯韵伯曰：病发于阳，而反下之，外热未除，心中结痛，虽轻于结胸，而甚于懊憹矣。结胸是水结胸胁，用陷胸汤，水郁则折之也。此乃热结心中，用栀豉汤，火郁则发之也。

尤在泾曰：心中结痛者，邪结心间而为痛也。然虽结痛，而身热不去，则其邪亦未尽入，与结胸之心下痛，而身不热者不同。此栀子豉汤之散邪彻热，所以轻于小陷胸汤之荡实除热也。

徐灵胎曰：按胸中窒，结痛，何以不用小陷胸？盖小陷胸证，乃心下痛，胸中在心之上，故不得用陷胸。何以不同泻心诸法？盖泻心证，乃心下痞，痞为无形，痛为有象，故不得用泻心。古人治病，非但内外不失毫厘，即上下亦不逾分寸也。

周禹载曰：伤寒误下，则在表之邪，乘虚内陷，此结痛之所由来也。今以栀子涌吐，设无香豉佐之，则虽吐，而在表之热不解，故本草称其主头痛烦闷，温毒发斑，得葱则汗，入盐则吐，得酒则治风，得薤则治利，得蒜则止血，生用发散，炒用止汗。为足太阳经表药，虽有散邪之力，终为五谷之属，非若他药专主表散，毫无裨益者比。故仲景以治误下吐汗后表散，其意良深也。

冉雪峰曰：此条与上条，均重申栀子豉汤意义。上条胸中窒是虚，此条心中结痛是半虚半实。上条烦热，是热在内；此条身热，是热在外。此可看出栀子豉汤泛用曲当。栀子本治虚，亦可治虚而夹实；栀子本治内，亦可治内而兼外。胸中心中，两中字分广狭，胸中是浑言其全，心中是专指其所。或谓胸中部位较高，心中部位较低，非是。结胸痛在心下，亦称胸。隔膜以上，均是胸中，何分高低。有外证身热，不可下，此条所叙用下，即是有身热，于何见之，即于身热不去四字见之。不曰身复热，身反热，而曰身热不去，是言未下之前，身原有热；既下之后，身热不去。词意甚为明显。下而大下，邪当内陷，陷则为坏证。今心下结痛，是邪已半陷，身热不去，是邪又半未陷，以故此证邪为半陷未陷，证为半坏未坏，适当病机出入间甚关键。此际再下不可，再汗不能，观前第六十条六十一条，两个下之后复发汗云云，义可瞭然。经论远瞩高瞻，不求之内外，而求之上下，游刃于虚，从坎离交姤处，拔动机括，立法实为超超。上五苓证为太阳化水，此栀子证为太阳化热，二证均由太阳传化转变来，故二证或兼太阳残余证。本条冠首明标伤寒二字，以醒眉目，明明是较量外邪传未传，化未化，转变未转变，而假时髦家必欲扯向隔膜紧缩，食管窄狭，将外因解作内因，与经论全书意义何关，于本篇、本栏、本条，意义又何关，学者当深求实际。

第七十九条

伤寒下后，心烦腹满，卧起不安者，栀子厚朴汤主之。

（《玉函》《脉经》《千金翼》心烦作烦而。）

柯韵伯曰：心烦则难卧，腹满则难起，起卧不安，是心移热于胃，与反覆颠倒之虚烦不同。栀子以治烦，枳朴以泄满，此两解心腹之妙剂也。热已入胃，则不当吐，便未燥硬，则不可下，此为小承气之先著。

沈明宗曰：下后微邪内陷，而无痰饮搏结，故无结胸下利。但邪陷胸膈，扰乱于上，则心烦。邪入腹中，在下则腹满。两邪逼凑胸腹，所以心烦腹满。用此一涌一泻，亦表里两解法也。

方中行曰：凡下而致变者，皆误也。心烦者，外邪入里，搏隔而郁闷也。腹满者，虚邪壅胃，彭亨而不散也。卧属阴，腹满者，阴滞也。起属阳，心烦者，阳郁也。所以皆不安宁也。栀子苦寒，快涌心胸之烦，厚朴枳实，主泄胃腹之满，所以三物者，能安误下后之不能安也。

《金鉴》曰：论中下后满而不烦者有二：一，热气入胃之实满，以承气汤下之。二，寒气上逆之虚满，以厚朴半夏甘草生姜人参汤温之。其烦而不满者亦有二：一，热邪入胸之虚烦，以竹叶石膏汤清之。二，懊憹欲吐之心烦，以栀子豉汤吐之。今既烦且满，满甚则不能坐，烦甚则不能卧，故卧起不安也。然既无三阳之实证，又非三阴之虚证，惟热与气，结壅于胸腹之间，故宜栀子枳朴，涌其热气，则腹胸和，而烦自去，满自消矣，此亦吐中寓和之意也。

冉雪峰曰：此条为下后邪陷，由上及中，病机进一层，治疗更进一层。栀子豉汤，栀豉并重，前三条均主栀豉，即证有兼变，亦只就原方加减，如少气加甘草，呕加生姜。此方和下栀子干姜汤，计二方，均用栀不用豉，改变整个原方组织法度。烦热用栀豉汤，身热亦用栀豉汤，虚烦用栀豉汤，结痛亦用栀豉汤，相对疗法，病在上上取之，观各各明标胸中心中字样，义极明显。此条下后腹满，与前六十六条，发汗后腹胀满一例。但彼为虚胀虚满，此则起卧不安，病势较急。一在汗后，气虚而浮，利用补。一在下后，气陷而沉，利用通。气有散结的各殊，即治有补通的各异。此方配伍，类似小承气，特以栀子易大黄，不用小承气加大黄，而用栀子去大黄，较量极精。腹满去表已远，且不言身热，并无表证。豉虽冲激升发，可以和里，可以和表。同栀子用，可以调和上下，又可以调和上下者，调和内外。然病至起卧不安，非仅轻浅调和所能济事，故必用枳实厚朴，乃能醒豁虚结，运化虚滞。不宁栀子枳朴，是治上中。仲景用药凡例，胸满加枳实，腹满加厚朴，而气药亦是治上中，是此方组织，套含有分合交互双重意义。再为直穷到底，阴阳易差后劳复篇，有枳实栀子豉汤，豉用一升，较本条加倍，方注言取汗，不言取吐，差后劳复，劳伤气，差后气虚，不用补而用通，迥超寻常溪径。以经解经，经义昭然，而本条的病理，本条的药理，本条的疗法，亦无不可以昭然。

【栀子厚朴汤方】

栀子十四个（擘） 厚朴四两（炙，去皮）（《成本》有姜炙） 枳实四枚（水浸，炙令黄）（《玉函》无水浸二字，《成本》《玉函》炙令黄，作去穰炒）

上三味，以水三升半，煮取一升半，去滓，分二服。温进一服，得吐者止后服。

（右字，《成本》全书作已上二字。三升半，《玉函》无半字。《千金翼》吐上有快字。）

第八十条

伤寒，医以丸药大下之，身热不去，微烦者，栀子干姜汤主之。

（《玉函》《脉经》丸作圆。康平古本将前五十九、六十、六十一共三条归入此条下，合作一条。）

柯韵伯曰：攻里不远寒，用丸药大下之，寒气留中可知，心微烦而不懊侬，则非吐剂所宜也。用栀子以解烦，倍干姜以逐内寒而散表热，寒因热用，热因寒用，二味成方，而三法备矣。

尤在泾曰：大下后，身热不去，证与前同。乃中无结痛而烦，又微而不甚，正气虚，不能与邪争，虽争而亦不能胜之也。故以栀子彻胸中陷入之邪，干姜复下药损伤之气。

陈蔚曰：栀子性寒，干姜性热，二者相反，何以同用之？而不知心病而烦，非栀子不能清之；脾病生寒，非干姜不能温之。有是病则用是药，有何不可。且豆豉合栀子，坎离交姤之义也。干姜合栀子，火土相生之义也。

唐容川曰：身热不去，是伤寒原有之证。故但云不去，非因下后伤脾而身始热也。微烦，亦非因下所致，是因热不去而烦也。陈注以为是太阴脾土之热，发于形身，只因强就干姜之性而误注。不知干姜是治大下之后，利尚未止，故急以姜温脾，与寒热原两歧。故用药有寒热之异，解者幸勿推杂。观下文病人旧微溏者，不可与栀子汤。则此方用干姜，正是大下微溏泻，故用干姜救之，而仍不废栀子者，以原有身热微烦之证也。

冉雪峰曰：烦热为栀子固有证象，除烦除热，为栀子适应疗法。本条烦热犹昔，无诸寒象，栀姜并用，含义极深，解人难索，所以各家不无异词。《金鉴》谓："栀子豉汤，当是栀子干姜汤。断无结痛用香豉之理。栀子干姜汤，当是栀子豉汤，断无烦热用干姜之理。"故将两条方治对换，义虽可通，殊嫌浅率。舒驰远谓："身热不去，微阳外薄，里阳亏损，虚阳欲亡。法当温中回阳，再一吐之，则阳必从上脱而死。"似是而非，尤为害道。须知经旨弘深，易知不必言，所言均难知者。且多由常法，推到变法，由正面推到反面。原书自五苓以迄栀子，是推究化水化热，本条是推究病在虚烦虚热阶段的治疗。反复辨论，是审表的全罢未全罢，热的郁成未郁成，气机的或散或结，部位的或高或下，总之栀子证是热证，栀子方是疗热方，更断无内热，突变内寒之理。或谓寒气留中，已是臆度；或谓脾气虚寒，尤属强派。试将本条原文，连读数通，问有一字涉及寒证否？问有一项义理，可证实寒证否？只缘干姜辛温，强就牵释。其实干姜是救下，不是回阳，是治下未止，不是治阳欲亡。于何见之？上两条曰下后，曰大下后，此条但曰下之。下后是药力已过，下之是机势未已，两两比拟，意义跃如，学者对此猛下一参。病机泄泄，热未去，将必去而罢；烦已微，将更微而灭，其趋势变坏，当至如何景象，此际安得不急为之所。干姜得栀子，可以和缓其辛烈；栀子得干姜，可以减少其寒泄，此犹不能体会，尚何呶呶不休，痴人说梦为。

【栀子干姜汤方】

栀子十四个（擘） 干姜（一两）（《成本》《玉函》《千金翼》作二两）

上二味，以水三升半，煮取一升半，去滓，分二服。温进一服，得吐者止后服。

（三升半一升半，《玉函》并无半字，吐上有快字。）

第八十一条

凡用栀子汤，病人旧微溏者，不可与服之。

（《玉函》病作证其二字，无旧字。《康平本》低二格写。）

成无己曰：病人旧微溏者，里虚而寒在下也。虽烦则非蕴热，故不可与栀子汤。

内经曰：先泄而后生他病者，治其本，必且先调之，后乃治其他病。

柯韵伯曰：向来胃气不实，即栀子亦禁用。用承气者，可不慎之欤。今人不审本源虚实，一派攻下，所以善全者鲜。

《金鉴》曰：若汗吐下后，懊憹少气，呕逆烦满，心中结痛者，皆宜以栀子等汤吐之。以其邪流连于胸胃之间，或与热与虚与饮与气与寒相结而不实，则病势向上，即经所谓在上者，因而越之之意也。若未经汗吐下，而有是证，则为实邪，非栀子汤轻剂所能治矣。又当以瓜蒂散重剂主之也。若病人旧微溏者，虽有是证，但里既又虚，不可与服，若与之，即使客邪尽去，亦必正困难支。盖病势向下，涌之必生他变也。本草不言栀子为吐剂，仲景用之以为吐者，何也？栀子本非吐药，以其味苦能吐，故用之以涌其热也。

陈元犀曰：栀子下禀寒水之精，上结君火之实，既能启水阴之气，而滋于上；复导火热之气，而行于下。故以上诸证，仲师用之为君。然惟生用之，真性尚存。今人相沿炒黑，则反为死灰无用之物矣。

　　冉雪峰曰：此总结上一系列栀子证，栀子证为热证，栀子豉汤为疗热方，既用栀子豉汤，则其证的为热可知。热在上焦，轻用栀子，重用黄连，轻用栀子豉汤，重用黄连泻心汤。水热并结，用大小陷胸汤。大抵病在外，不可使传之内；病在上，不可使传之中。邪郁胸中，热未全罢，仍有外出机势，即当促助外出。栀子豉汤，用具酵母作用香豉，融入栀子，俾资宣发，含义极深。然如邪已深入，则香豉无再用必要。所以本栀子证栏，前四方均栀豉并用，后二方则用栀而不用豉。本条总结上文，亦只言栀而不言豉，可见本方重在栀子，香豉则在舍取与考虑之列。一般疗法，治上焦勿犯中下二焦，最低额当照顾中下，进一步当培育中下，利赖中下。本条上文栀子干姜汤，即是顾中，本条下文真武汤，即是顾下，一气连读，意义昭显。便溏非栀子本证，此必另有他故，一则误下伤中，一则中气素弱。上条大下仍用栀子，此条微溏又禁用栀子，前为药物的新病，此为正弱的旧病，旧微溏的旧字当着眼。此与太阴篇，病人旧微溏，设当行大黄芍药者，则减之一例。成注无当经旨，至引灵素病本篇，先泄而后生他病者，治其本，必且调之，乃治其他病，却是心得。经文先泄的先字，即是此条旧微溏的旧字，经文先治其本，即是此条不可与服。人以胃气为本，凡百治疗，均当顾胃气，学者当体会斯旨。

第八十二条

太阳病，发汗，汗出不解，其人仍发热，心下悸，头眩，身𥆧动，振振欲擗地者，真武汤主之。

（《玉函》作发其汗而不解，𥆧下有而字。医学纲目，擗作辟。真武，《脉经》《千金翼》作玄武。《康平本》亦作玄武，真武汤方，见少阴篇。）

柯韵伯曰：太阳阳微，不能卫外而为固。少阴阴虚，不能藏精而起亟。头眩身𥆧，因心下悸所致。振振欲擗地，形容身𥆧动之状。凡水从火发，若肾火归原，水气自然下降，外热因之亦解。此条用真武者，全在降火利水，重在发热而心下悸，并不在头眩身𥆧故也。如伤寒厥而心下悸，宜先治水，亦重在悸，不重在厥。但彼本于太阳寒水内侵，故用桂枝。此则少阴水邪泛溢，故用附子。仲景此方，为少阴治水而设。附会三纲之说者，谓为误服青龙而设，不知服大青龙而厥逆，筋惕肉𥆧，是胃阳外亡，轻则甘草干姜汤，重则建中理中辈，无暇治肾。即欲治肾，尚有附子汤之大温补，而乃用真武耶。

《金鉴》曰：此申前大青龙条，示人以救逆之法。前条言误汗，此条言过汗，互文以明义。二证均属亡阳，故均当以真武汤主之，扶阳抑阴以救其逆也。大汗出热仍不解者，阳亡于外也。心下悸，筑筑然动，阳虚不能内守也。头眩者，头晕眼黑，阳微，气不能升也。身𥆧动者，蠕蠕然动，阳虚液涸，失养于经也。振，耸动也，振振欲擗地者，耸动不已，不能兴起，欲堕于地，阳虚，气力不能支也。

钱天来曰：汗出不解，仍发热者，非仍前表邪发热，乃汗后亡阳，虚阳浮散于外也。心下悸者，非心悸也，盖心之下，胃脘之上，鸠尾之间，气海之中，灵枢谓膻中为气之海也。误汗亡阳，则膻中之阳气不充，所以筑筑然跳动也。振振欲擗地，前注不解，而方氏引毛诗注云，擗，拊心也，喻氏谓无可置身，欲辟地而避处其内，并非也。愚谓振振欲擗地者，即所谓发汗则动经，身为振振摇之意。言头眩而身体瞤动，振振然不能自持，而欲仆地，因卫分之真阳，丧亡于外，周身经脉，总无定主也。方用真武汤者，非行水导湿，乃补其虚而复其阳也。

丹波元简曰：方氏以来，立太阳三纲之说，以诸变证，原其来路，分隶于桂麻青龙三等，然仲景之意，盖不若是其几也。且姑举一证言之，如太阳中篇真武汤证；或自桂枝证，汗之如水流离；或自桂枝证，误用麻黄；或自麻黄证，误用青龙。诸般过汗，皆能变此，有一定乎？如方氏诸辈，专持偏见，以绳搏圣法，其害殆不为浅，学者宜勿被眩惑焉。

冉雪峰曰：此条承上五苓栀子两栏而言，五苓是化水，栀子是化热。化水者，首列烦渴与水处置；化热者，反结虚悸镇水治疗，殊耐寻味。本条文义，鳌然明白。各注差别，致令本在可解之例，竟成不可解之条。开宗明义，明标太阳病，太阳病当发汗，发汗目的，在汗出病解。乃汗出病不解，其显著是仍发热，发热即不解的一种现实征象。原文只曰汗出，未曰汗出过多，亦未曰汗出不彻。各注不曰汗不遍身，即曰汗出流漓，实为节外生枝。原文只曰其人仍发热，未曰复热、再热、更热、反热。仍热云者，身热不退，仍是与前热型一样。各注谓非前表证发热，乃虚阳浮越发热，似此置仍字于何地。至谓是引起下文不可汗各条，试问此条与下文各条，有何关系？为何要他引起？均是臆度强派。查本条所以不解理由，全凭实在的证象为准。曰心下悸，明其不是心下烦热，而是心下惊悸。曰头眩，明其不是头脑疼痛，而是头脑晕眩。曰身瞤动，明其不是身体重痛，而是身体虚恍。又申言曰振振欲擗地，将一个气浮经动，眈眈不自主的景象，完全绘出。此可与前六十七苓桂术甘条互证。彼仅起则头眩，此不起亦头眩，彼仅身振振摇，此则振振欲擗地。彼轻此重，彼仅在中，此兼在下。盖已激惹到太阳最深的根际，故适用镇管水主的真武汤。伤寒通义，论列方治，必将方录后。此条不录，附注方在少阴篇，见丹波氏元板仿宋，是摒之太阳外、煞是特例，学者当猛下一参，领其旨趣。

第八十三条

咽喉干燥者，不可发汗。

（《脉经》无喉字。《玉函》汗上有其字。《康平本》低一格写。）

尤在泾曰：病寒之人，非汗不解，而亦有不可发汗者，不可不审。咽喉者，诸阴之所集，而干燥，则阴不足矣。汗者，出于阳而生于阴也，故咽喉干燥者，虽有邪气，不可以温药发汗。若强发之，干燥益甚，为欲，为咽痛，为吐脓血，无所不至矣。云不可发汗者，谓本当汗而不可发之，非本不当汗之证也。此所谓之变也，下文仿此。

陈修园曰：汗之不可轻发，必于未发之先，审察辨别，而预断其不可。咽喉，三阴经脉所循行之处。考足太阴之脉挟咽，足少阴之脉循喉咙，足厥阴之脉循喉咙之后，三阴精血虚少，不能上滋而干燥者，不可发汗。或误发之，命将难全，亦不必再论变证也。

第八十四条

淋家，不可发汗，发汗必便血。

（《玉函》汗上有其字。《康平本》低一格写。）

尤在泾曰：巢氏曰，淋者，肾虚而膀胱热也。更发其汗，损伤脏阴，增加腑热，则必便血。如强发少阴汗，而动其血之例也。

恽铁樵曰：淋，小便病也。其溺道作痛，附着于输尿管之微丝血管，必兴奋为炎肿状态，体工自然之反应也。有此种病者，若更感冒见太阳病，而有当发汗证据，医者迳予以麻黄，则大汗出，大汗出，则血中液体减少而血燥。此时表病虽因得汗而解，而尿管附近之微丝血管，则因血燥而炎肿愈甚，剧痛亦愈甚，血管壁变性血则渗出，故曰必便血。若纯单伤寒见麻黄证，得麻黄自然一药而愈。其兼患淋病者，往往汗之且不得解，故曰淋家不可发汗。医者遇此等病，当知先后缓急。所谓从内之外，盛于外者，先调其内，后治其外；从外之内，盛于内者，先治其外，后调其内。中外不相及，则治主病，此所以仅言淋家不可发汗，而不立方也。

第八十五条

疮家，虽身疼痛，不可发汗，汗出则痉。

（《玉函》发汗作攻其表，痉作痓。《康平本》低一格写。）

《金鉴》曰：疮家初起，毒热未成，法当汗散。已经溃后，血气被伤，虽有身痛应汗表证，亦不可发汗，恐汗出营卫愈虚，外风乘袭。即不受外风，筋失液养，亦必致项强反张，而成痉病也。

恽铁樵曰：此条与上一条同一机括，人身血液，只有此数，伸于此者，必绌于彼。疮家本属血病，且患疮不但血中液少，即内分泌亦受影响，此而汗之，是夺各脏器仅有养命之液体。此时无物可为救济，体工起异常变化，神经悉数紧张，则徧身强直，故云汗出则痓。神经不紧张则已，既紧张，则仓猝不得驰缓，而继起之祸患，乃不可胜言，故云不可发汗。

第八十六条

衄家，不可发汗，汗出必额上陷脉急紧，直视不能眴，不得眠。

（《玉函》发汗作攻其表，作必额上促急而紧，病源同。《外台》引病源促作脉，《脉经》作必额陷脉上促急而紧。《康平本》低一格写。）

喻嘉言曰：目得血而能视。汗为血液，衄血之人，清阳之气素伤，更发其汗，则额上必陷，乃上焦枯竭之应也。诸脉皆属于目，筋脉紧急，则目上瞪而不能合，目不合则不得眠也。伤寒发烦目瞑者必衄，宜麻黄汤发其汗，此言素常失血之人，戒发其汗，以重虚其虚故也。

陈修园曰：血从阳经，并督脉而出者为衄。汗为血液，凡素患衄血之人，名曰衄家。三阳之经血俱虚，故不可发汗，汗出则重亡其阴，必额上陷，脉紧急，目直视，不能眴，不得眠。所以然者，以太阳之脉起于目内眦，上额交巅。阳明之脉，起于鼻交頞中，旁约太阳之脉。少阳之脉，起于目锐眦。三经互相贯通，俱在于额上鼻目之间。三阳之血，不营于脉，故额上陷，脉紧急也。三阳之血，不贯于目，故曰直视，不能眴也。阳血虚少，则卫气不能行于阴，故不得眠也。此三阳之危证也。

第八十七条

亡血家，不可发汗，发汗则寒慄而振。

（《玉函》《脉经》作不可攻其表。汗出则云云，《康平本》低一格写。）

成无己曰：鍼经曰，夺血者无汗，夺汗者无血，亡血发汗，则阴阳俱虚，故寒慄而振摇。

《金鉴》曰：凡失血之后，血气未复，为亡血虚家，皆不可发汗也。盖失血之初，固属阳热，然亡血之后，热随血去，热固消矣。而气随血亡，阳亦危矣。若再发汗，则阳气衰微，力不能支，故身寒噤慄，振振耸动，所必然也。盖发阴虚之汗，汗出则亡阴，即发暴吐衄血之汗也，故目不能眴，不得眠，亡阴等证也。发阳虚之汗，汗出则亡阳，故见寒慄而振等证也。

冉雪峰曰：此以上五条，均昭示不可发汗。太阳为表病，发汗为治太阳表病正法。无汗表实用麻黄，有汗表虚用桂枝，前已反复明辨。兹又一系列胪举不可发汗，所以然者，既有病理感受性理的各殊，又有生理偏差素质的各异。此可看出一部伤寒论，讲生理病是整个连系的，讲病理亦是整个连系的。或谓五条平列，后四条举出病变，第一条未举出病变，必有漏落，此实不然。第一条咽喉干燥是言证，后四条淋家疮家衄家亡血家是言病。病能赅证，故后四条均可见咽喉干燥；而咽喉干燥，又可见后四条各病变，贯连互通。读书当活泼泼地，不可以文害词，以词害志，太板太死。咽喉干燥，为普泛习见证象，何以遽断为不可发汗，此必干燥证象，殊型昭显，露出郁热已彰，阴液渐涸机兆，有为淋为疮为衄为亡血趋势，此时发汗，须当注意。必知其不可发汗，乃知其所以可发，或不发之发，不汗之汗。郭氏补亡论，常器之云：第一条可与小柴胡汤，第二条宜猪苓汤，第三条与桂枝加葛根汤，第四条与犀角地黄汤，第五条可与芍药地黄汤，殊太胶着，未中肯要，前贤多已辨及。又均属已汗后的救治，上工治未病，与其救治于已汗病变之后，何若预防于未汗病未变之先。本栏各条意旨，即是示人知在机先。机先如何治，或谓不可辛温发汗，意在清凉；或谓渴者润之，意在滋沃；各得治疗一体。吾人须求到治疗大用全体，逆而从之，从而逆之，随其所至，归其所宗，安其屈伏，庶可以济变，庶可以不使成变，庶可以不变应万变。

冉氏又曰：太阳为伤寒第一层，治之当，后无余事，治之不当，变化难极。可汗不可汗，须视病的性理关系，和体的素质关系，吃紧既由正法，求到变法，更当由变法，求到活法。再举两例说明：（一）汉口宝善里陈宝森女公子，年十岁，体质素弱，瘦骨珊珊。重感于寒，久热不退，卒温辛凉，均不得汗，诸药不疗，已十余日。其舅父邓春敷亦医学知名士，邀予往诊，见其唇口干燥，舌上津少，颊赤舌绛，躁烦，小便难，其脉数虚以涩，扪之皮肤炕燥，热蒸蒸自里出。因拟生地一两，沙参、麦冬、萎蕤、知母、栝蒌根各三钱，薄荷梗三分，外用鲜荷梗四两煮水煎药。邓曰病是发热呀，予曰是设法退热。邓曰这方无表药，能退热吗？予曰，先前服那多表药，何以热不退？邓默然。一剂略安，二剂略缓，三剂遍身漐漐有汗热退。此为涸者润之，滋培汗源，即上所谓不发之发，不汗之汗的明证。（二）武昌乌鱼池三号涂太婆两孙温毒发疹，届五日咽喉肿痛，疹又半透未透，鼾睡气促，病机颇险。予拟化毒透疹，涂母曰：咽喉这样肿痛，恐表不得了。予曰方今五日，疹将齐未齐，若畏于透表，留一分，则受一分的祸，必至吾莫如何地步。乘此阶段，此时期外透，毒邪外出，减少上熏趋势，正所以缘因疗咽喉肿痛。越日六朝，点至足部，已透，但痰鸣气逆，谵妄，神识欲昏。涂母惊惧万状，予曰无妨，疹已出齐，颜色尚正，渡到明日七朝，病势当减。七朝往诊，病势已缓。予曰现既点出而毒出，尚须点化而毒化，虽不再用表药，仍当略兼表意，俾托住缓缓点化毒化收功。自是日轻一日，至十二日，热全退，点全收，神清气平，咽喉不痛向愈。此审度病机先后缓急，活用治疗原则，为知其不可发汗，乃知其所以可发汗的明证。

第八十八条

汗家重发汗，必恍惚心乱，小便已，阴痛，与禹余粮丸。

（《康平本》此条与上亡血家条，合为一条，低一格写。）

成无己曰： 汗者心之液，汗家重发汗，则心虚，恍惚心乱，夺汗则无水，故小便已，阴中痛。

陈修园曰： 平素患汗病之人，名以汗家。心主血，汗为心液，患此病者，其心虚血少可知。着重发其汗，则心主之神气无所依，必恍惚心乱。且心主之神气虚，不能下交于肾，而肾气亦孤，故小便已，而前阴溺管之中亦痛，与禹余粮丸。

唐容川曰： 心肾不交之病多矣，何以独见阴痛之证。陈注以阴痛是心之神气不交肾，而肾气亦孤，于理似精，而于证实不相合。不知前阴溺管，是膀胱下窍，膀胱有津液以润此窍，则小便利，而溺管不痛。内经云：膀胱者，州都之官，津液藏焉，气化则能出矣。此出字，是言化气为津液，下出以润溺管，上出以充皮毛。汗家之津液，既从皮毛发泄，又重发其汗，则津液尽从皮毛外出，而下行之津液反竭，是以溺管枯涩而小便痛也。其恍惚心乱者，亦不是心虚血少，盖心烦是血虚，心悸是阳虚，心乱是阳气飞越，此与以火迫劫亡阳必惊狂同义。修园于汗原委未达，不知心火下交于水，乃化气为津为汗，是以汗太多，则心阳外泄也。读者须细考之。

【禹余粮丸方】（缺）

丹波元简曰：按禹余粮丸方，阙。仍有数说，未知孰是，今备录左。《金鉴》云，按禹余粮丸，为涩利之药，与此证不合，与禹余粮五字，衍文也。汪氏云：补亡论，常器之云，禹余粮一味，火煅，散服亦可。郭白云云：用禹余粮，不用石，石乃壳也。愚以其言未必尽合仲景原方之义，今姑存之。魏氏云：愚臆度之，亦赤石脂禹余粮汤耳，意在收涩小便，以养心气，镇安心神之义，如理中汤可以制丸也。周氏载王日休补禹余粮丸方，用禹余粮、赤石脂、生梓白皮，各三两，赤小豆半升，捣筛，蜜丸如弹丸大，以水二升，煮取一升，早暮各一服。张氏亦引王氏四味，各等分，丸如弹子大，水煮，日二服。蔡正言甦生的镜，补足禹余粮丸。禹余粮一两，龙骨八钱，牡蛎五钱，铅丹六钱，茯苓六钱，人参五钱，上六味，为末，粳米为丸，砯砂为衣，如绿豆大，空心麻沸汤送下。砯砂收敛而镇惊，茯苓行水以利小便，加人参以养心血。

第八十九条

病人有寒，复发汗，胃中冷，必吐蚘。

（一本蚘作逆。《康平本》低一格写。）

柯韵伯云：有寒，是未病时原有寒也。内寒，则不能化物，饮食停滞而成蚘。以内寒之人，复感外邪，当温中以逐寒，若复发其汗，汗生于谷，谷气外散，胃脘阳虚，无谷气以养其蚘，故蚘动而上从口出也。蚘多不止者死，吐蚘不能食者亦死。

《金鉴》曰：胃寒复汗，阳气愈微，胃中冷甚，蚘不能安，故必吐蚘也。宜理中汤送乌梅丸可也。

汪友苓曰：补亡论常器之云：可服乌梅丸。郭白云云：宜理中汤。愚以乌梅丸乃治吐蚘之药，若于未发汗以前，仍宜服理中汤也。

冉雪峰曰：此两条，承上文五条而言，以类相从，均属禁汗范围。特上五条，是不可发汗，此两条，不是不可，只是重发复发，着眼在重复二字。前后六条，俱未出方。惟第六条出禹余粮丸，方佚已久，各本均注一个阙字。诸家各是其说，准以文蛤散只文蛤一味之例，则补亡论常器之谓系禹余粮一味，其义较强。各条均列病变，而惟第一条不列病变。各条均未列方治，而惟第六条独列方治。错综见义，殊耐寻绎。无汗当使有汗，有汗当使无汗，习惯出汗，乃为汗家，较有汗更甚。重发其汗，阴液损劫，安得不显出恍惚心乱、小便已阴痛等证象。病人，是患太阳病的人。有寒，是素质偏属寒体。汗而不解，其人病仍在，前车可鉴。复发其汗，阳气败亡，安得不显出胃中冷吐蚘等证象。发汗同，病转机括不同，逻辑比例，上五条亦可作如是观。本栏禁汗七条,《康平本》均低一格写,疑若非经论原文。但于病理的分辨,疗法的分辨外,更求到素质的分辨,实为整个本末洞彻,即非原文,未容抹煞。经论凡于汗吐下后,多结胃气一条,示人治疗壹是皆以胃气为本,本条吐蚘,亦是结胃气意旨。后天的关键在胃,先天的关键在肾。上栏真武汤,是肾阳虚而动水,此栏禹余粮丸,是肾阴虚而化燥,为表为里,为上为下,为实为虚,为寒为燥,会心不远,一以贯之。真武汤用术,禹余粮名粮,会通精神,头头是道,则谓禹余粮虽亡而未亡,亦无不可。

第九十条

本发汗而复下之,此为逆也,若先发汗,治不为逆。本先下之而反汗之,为逆,若先下之,治不为逆。

(《玉函》无若字,先发汗先下之下,并有者字。《康平本》低二格写。)

成无己曰:病在表者,汗之为宜,下之为逆。病在里者,下之为宜,汗之为逆。经曰:阳盛阴虚,汗之则死,下之则愈。阳虚阴盛,汗之则愈,下之则死。

汪友苓曰:治伤寒之法,表证急者即宜汗,里证急者即宜下,不可拘拘于先汗而后下也。汗下得宜,治不为逆。

《金鉴》曰:若表急于里,本应先汗,而反下之,此为逆也。若先汗而后下,治不为逆也。若里急于表,本应先下，而反汗之，此为逆也。若先下而后汗，治不为逆也。

张隐庵曰：愚按自此以下凡六节，论太阳之气，从内而出，复从表而入，由升而降，复由降而升，病气因正气之出入，即可从外内以分消，故有先汗复下，先下复汗之法也。病气在外，宜从汗解，而复下之，此为逆也。若先发汗，而外邪不尽，复随太阳之气内入，即可从乎下解，故治不为逆。若病机在里，宜先从下解，而反汗之为逆。如下之而里邪不尽，复随太阳之气外出，又可从乎汗解，故治不为逆。此言病随正气之环转者如此。

冉雪峰曰：此节证辨汗下，时辨先后，治辨顺逆。就全篇言，为总结前半。就本栏言，为冒起下文。远瞩高瞻，统举其全，昭示大者远者，活泼者，完整者，词意浑括，只是一个涵盖虚冒。下文逐条分疏，不啻自注自释，一气连读，不难了了。骤观字句，意义不无扞格，或疑有脱简讹佚处，《玉函》谓先发汗先发之下，并有者字。日人中西惟忠谓本发汗之先，脱先字。方中行谓复与覆同，古字通用，准此训释，其义无不可通。张隐庵注尤为明自畅晓，乃日人川越正淑云："此条文义，先发汗治不为逆，犹是可矣。如本先下之以下，则不可也。通篇更无是义，当是后人搀入。"等语，似此下文各条，将何隶属，岂能一概抹煞。大抵治疗精蕴，有定法，有活法，活法中有定法，定法中又有活法。先汗后下，此为定法；先下后汗，此为活法；当汗不可下，当下不可汗，此为活法中定法；汗不尽再下，下不尽再汗，此为定法中活法。明得此项意义，则此条意义，跃跃显出。纯单汗证下证，甚易解决，所难两两相兼。兼证轻重明显，亦易解决，所难两两俱急俱重。至汗后再汗，下后再下，以汗为下，以下为汗，归其所宗，随所攸利，功愈推而愈宏，法愈推而愈广。伤寒邪由外入，着重解外。温病邪由内出，着重清内。此条内外先后并举，统各法而兼之。伤寒方法，所以统治百病。温病家吴又可云：伤寒下不厌迟，温病下不厌早。下之得法，表亦可解，斑疹亦可出，虽偏重一面，与此原相互发明，学者深深证入。神明于先后顺逆之间，尚可悟出预防、待证、综合、利用各法门。此条关系重要，未容滑口读过。

第九十一条

伤寒，医下之，续得下利清谷不止，身疼痛者，急当救里；后身疼痛，清便自调者，急当救表。救里，宜四逆汤；救表，宜桂枝汤。

（上身字下，《玉函》有体字。《康平本》四逆汤作回逆汤，下仿此。）

柯韵伯曰：身痛本麻黄证，而下利清谷，其腠理之疏可知。必桂枝汤和营卫，而痛自解，故不曰攻而曰救，救表仍合和中也。

喻嘉言曰：下利清谷者，脾中之阳气微，而饮食不能腐化也。身体疼痛者，在里之阴邪盛，而筋脉为其阻滞也。阳微阴盛，凶危立至，当救其里之微阳，俾利与痛而俱止。救后小便清，大便调，则在里之阳已复，而身痛不止，明是表邪未尽，营卫不和所致，又当急救其表，俾外邪仍从外解。而表里之辨，始为详且尽耳。

徐灵胎曰：此误下之证，邪在外而引之入阴，故便清谷，阳气下脱可危。虽表证未除，而救里为急。清谷已止，表里分治，而序不乱。后人欲以一方治数证，必至两误。

丹波元简曰：清便，方氏、喻氏、钱氏为小便，非也。详义见于桂枝麻黄各半汤条。按钱氏、汪氏以此条病，为阴阳两证并举，非一证分表里，而用二汤，辨前注之误，亦非也。按《金匮》藏府经络先后篇，问曰：病有急当救里救表者，何谓也？师曰：病医下之，续得下利清谷不止，身体疼痛者，急当救里。后身疼痛，清便自调者，急当救表也。明是示当知缓急先后之序也。

冉雪峰曰：此条两承上文而言，上条是泛言汗下，此条是明昭表里，上条是由汗说到下，此条是由里说到表。上条的关键，虽两两平列，实际却重在下。盖先汗后下，人所周知；先下后汗，理所难晓；此条即是承接上条推论用下的意义。或曰温病先下，伤寒不先下。但此条即是辨论伤寒用下的意义，条文冠首明标伤寒二字，如暮鼓晨钟，发人深省。伤寒下紧接医下之三字，此必既有表，复有里，故但曰下之，不曰误下。而又举出病变曰：续得下利，及身疼痛。举出证型曰：清谷不止，清便自调。举出疗法曰：急当救里，急当救表。举出方治曰：宜四逆汤，宜桂枝汤。上条空空扩扩，此条切切实实。此条得上条，先识其大体，上条合此条，更昭其明确。伤寒用下，本是变法，而诠说得明审清晰如此，非天下至精，其孰能与于斯。灵枢病本篇，有先泄而后生他病者，治其本。先病而后中满者，治其标。大小便不利治其标，大小便利治其本。马元台注谓：凡病均治其本，惟中满大小便不利，则不分为本为标，必先治之。均是扼要中气，与此相互发明，学理如是，事实亦如是。下利清谷，中气已伤，清谷不止，中气更坏，厥逆冷败，亡阳暴脱已兆，安得不急当救里。救里救表，又可活用兼用，如麻黄附子甘草汤、麻黄附子细辛汤、桂枝加附子汤、桂枝加芍药生姜人参新加汤各证，均须参酌，化而裁之，使之宜之，可以通于无穷。分之为二，合之为一，则合两病为一条，分一条为两病，平列串解，均无不可。何事拘牵一面，纷纷辨论为。

第九十二条

病发热头痛，脉反沉，若不差，身体疼痛，当救其里，宜四逆汤。

（《玉函》痛上有更字。《金鉴》身疼痛下有下利清谷四字。《康平本》低一格写。）

柯韵伯曰：此太阳麻黄汤证。病为在表，脉当浮，而反沉，此为逆也。若汗之不差，即身体疼痛不罢，当凭其脉之沉，而为在里矣。阳证见阴脉，是阳消阴长之兆也。热虽发于表，为阳虚，寒反据于里，是真阴矣。必有里证，伏而未见。借其表阳之尚存，乘其阴之未发，迎而夺之，庶无吐利厥逆之患，里和而表自解矣。邪之所凑，其气必虚，故脉有余而证不足，则从证；证有余而脉不足，则从脉。有余可假，不足为真，此仲景心法。

周扬俊曰：身体疼痛，并不及恶寒微厥，则四逆何敢漫授？而仲景明言当救其里。因脉本沉，中则阳素虚，复投汗药，则阳气外亡，阴寒内存，至此则发热变为身疼，敢不回阳，则身痛必如被杖，阴躁因致厥逆，势所必至，然曰当救者，可想而知也。

喻嘉言曰：此一段文义，可得仲景治冬不藏精之奥旨。病发热头痛，证见于表矣。而脉反沉，则病又在里矣。两有可疑也。既发热头痛，势必先治其表。若不差，则治表无益矣。凡治表者，皆治其阳也。阴病治阳，岂惟无益，将见阴中之真阳，因之外越，而身体反加疼痛，一团阴寒用事矣。此所以当用四逆汤，助中下二焦之生气者也。

程郊倩曰：此条乃太阳中之少阴。麻黄附子细辛汤条，乃少阴中之太阳。究竟二证，皆是发于阳，而病在阴，故皆阳病见阴脉。

冉雪峰曰：此条承上条，而续言救里。上条言证不言脉，此条从脉不从证。双承单承，壹是皆以治里救里为本。读书须识大体，详略重轻，各有旨趣。处处整齐，不过汇书，于精义活泼，入神致用乎何有。或谓本条只言脉沉，未言脉绝，只言身疼痛，未言身厥肢厥，四逆证不完全，四逆汤未容漫投，此死于句下，较教条主义为尤甚。又或改窜原文，谓当云病发热头痛，脉反沉，可与麻黄附子细辛汤。若不差，身体疼痛，下利呕逆者，当救其里，宜四逆汤。如此，与上下文隔阂，更不可通。经生武断，犹只改字，此则改句添句，加倍恶劣。细玩本条原文，系较论内外，归结救里，冠首下一病字，殊有意义。发热头痛为太阳，脉沉为少阴，既脉沉，不得称太阳，既发热头痛，不得称少阴，故单下一个病字。身体疼痛，阳证阴证均有，表证气郁不通，固有此证，里证气滞不运，亦有此证。但此条身体疼痛四字，不叙列发热头痛下，而叙列若不差下，其为里不运化，而非表不通适，义已彰著。《玉函》疼上有更字，义尤明显。在里当救里，履霜坚冰，由来者渐，辨宜早辨，不必厥逆冷败，诸证悉备，势至难救，乃为抢救。本条识在机先，故不曰急救其里，而曰当救其里。急之与当，颇有分寸。本条大旨，是言病的证象在外，而病的机窍在内，上条是下之而急当救里，此条是未下而亦当救里，均是由正面推到反面。若太阳正病，全篇前后，已穷研再四，既反主以为宾，又借宾而定主。素问至真要大论，病反其本，得标之病，治反其本，得标之方，与此可以相互印证。

【四逆汤方】

（《康平本》作回逆汤，下仿此）

甘草二两（炙）　干姜一两半　附子一枚（生用，去皮，破八片）

上三味，以水三升，煮取一升二合，去滓，分温再服。强人可大附子一枚，干姜三两。

第九十三条

太阳病，先下而不愈，因复发汗，以此表里俱虚，其人因致冒，冒家汗出自愈，所以然者，汗出表和故也。里未和，然后复下之。

（《玉函》《脉经》无以此二字，家下有当字。《成本》里未和作里得和。《康平本》析为二条，冒家以下，低一格写。）

喻嘉言曰：冒者，神识不清，似有物蒙蔽其外也。所以必须得汗，使外邪先从外解。然后辨其二便之和否，再一分解其邪也。然表里俱虚之证，其两解之法，宜轻而且活，所以汗出自愈，未尝指定服药也。又说得里未和，然后下之，但示其意，并不出方，后人熟察，其遵内经谓虚者实之之义乎，若论用药，表无过桂枝，里无过大柴五苓矣。

程郊倩曰：先下之而不愈，阴液先亡矣。因复发汗，营从卫泄，阳津亦耗。以此表里两虚。虽无邪气扰乱，而虚阳戴上，无津液之升以和之，所以怫郁而致冒。冒者，清阳不彻，昏蔽及头目也。必得汗出津液到，而怫郁始去。所以然者，汗出表和故也。汗者，阳气之所酿，汗出知阳气复于表，故愈。则非用发表之剂，而和表之剂可知。得里未和者，阳气虽返于内，阴气尚未滋而复。得字宜玩，迟久之辞。盖大便由溏而燥，由燥而鞕，至此，不得不斟酌下之，以助津液矣。和表药桂枝加附子汤，或大建中汤类也。

《金鉴》曰：太阳表病，当汗不汗，先下之而不愈，因复发其汗，以此表里俱虚，因虚其人致冒，理必然也。冒家者，谓凡因病而昏冒者也。然冒家或有汗出自愈，其所以然者，非表里俱虚，乃邪正皆衰，表里自和故也。得汗出而自愈者，和于表也。得下利而自愈者，和于里也。得里未和，然后下之，宜调胃承气汤和之。由此推之，得表未和，然后汗之，当以桂枝汤和之，自在言外矣。

丹波元简曰：此条为汗下先后之例而设，以臆测之，此本兼有表里证。医以里为急，而先下之，后见表仍在，以发其汗。然被下之际，表邪不陷，亦似表里之热，从汗下解。乃知其病俱轻，但以汗下过当，与先后失序，而致表里俱虚也。程氏云：冒者清阳不彻，昏蔽及头目也，张氏直解云：然后者，缓词也。如无里证，可不必下也。

冉雪峰曰：本栏是反复辨论汗下。太阳主表，原重在汗，但本栏是由正面推到反面，不重在汗，反重在下。而本条则汗而自汗，下而复下，尤为鞭辟入里，法外寓法，更进一层，不得滑口掠过。舒氏重订集注，谓冒因汗致，何以又云冒家汗出愈。证非阳明，何又凭空插出得里未和，然后复下之二句，对于活用汗下精蕴，丝毫不解。既不知由正面推到反面，更不知由常法推到变法，自甘浅陋，入魔障到如何程度。后世注家，变本加厉，竟斥为文不雅驯，理亦柄凿，并冒都不可称为家，曲解武断，恣言三谬，不知此正伤寒治疗精蕴吃紧处。先汗后下，先下后汗，前条业经明叙。里急救里，表急救表，前条亦经分剖。此条明标太阳病，先下，必系里急。不愈，是里虽缓而表仍留。何以知之，以复发汗知之。设非有表，何以复发！表里俱虚，是经过这个变证变法，辗转治疗。邪正俱衰，冒乃型成，此可与成注引《金匮》亡血复汗，寒多故令冒，和冒家欲解，必大汗出互参。亦可与前四十九条，当自汗出乃解，和表里实，津液和，便自汗出愈互参。汗出自愈，乃体工机能恢复佳象，但此等景象，未容强致，自愈的自字当着眼。正复而后汗出，汗出而后表和，表和而后自愈，审表审得很透彻。里和不须用下，里急必须先下，里不和然后复下，辨里亦辨得很透彻。全条要旨，在汗而又汗，下而又下，在不汗而自汗，须复下而后下，法度井然。将人身表里虚实内外上下，整个完全绘出，此而不能证入，宫墙外望，何以读仲景活泼泼的伤寒论书。

第九十四条

太阳病未解，脉阴阳俱停，必先振慄汗出而解。但阳脉微者，先汗出而解；但阴脉微者，下之而解。若欲下之，宜调胃承气汤。

（丹本原注，停一作微，阴脉微，一作尺中实。《玉函》后汗出，作汗之。又作汗之，宜桂枝汤。下之，宜承气汤。《千金翼》同，《脉经》与《本经》同，惟调胃承气汤，作大柴胡汤。《康平本》俱停下有下之二字，但阳脉以下十九字，系小字嵌注，者汗间无先字。）

《金鉴》曰：太阳病未解，当见未解之脉。今不见未解之脉，而阴阳脉俱停，三部沉伏不见，既三部沉伏不见，则当见可死之证，而又不见可死之证，是欲作解之兆也。作解之兆，必先见振慄汗出而始解者，乃邪正交争，作汗故也。但作解之脉，不能久停。脉之将出，必有其先，先者何，先于三部上下阴阳，沉伏不见处求之也。若从寸脉阳部微微而见者，则知病势向外，必先汗出而解。若从尺脉阴部微微而见者，则知病势向内，必自下利而解。如不自下利，若欲下之以和里，宜调胃承气汤主之。由此推之，则可知如不自汗出者，若欲汗之以和表，宜麻黄各半汤主之也。

尤在泾曰：阳脉微者，阳邪先衰，故当汗出而解。阴脉微者，阴邪先衰，故可下之而解。所谓攻其坚而不入者，攻其瑕而立破也。然本论云：尺中脉微者，不可下。此又云：但阴脉微者，下之而解。盖彼为正虚而微，此为邪退而微也。脉微则同，而辨之于邪与正之间，亦未易言之矣。调胃承气，乃下药之最轻者，以因势利导，故不取大下而取缓行耳。夫伤寒先汗后下者，法之常也。或先汗，或先下，随脉转移者，法之变也。设不知此，而汗下妄施，宁不为逆耶。

周禹载曰：此条经文，仲景曲体病情，言之甚详，但其理最细，千载无人识得。阴阳二字，犹云浮取沉取。停者，停匀也，亦即作微字看。然不概言微，而必言停者，邪气虽表，尚留表里之半，其或入于阴，或出于阳，未可定也。既未可定，何以言必先汗出而解？盖邪气既衰，正必渐复，此邪从外出，理之正也。故汗出欲解，必先振慄，必先二字，为振慄而下，即与欲自解者，必当先烦同义。若脉非俱停，而但阳脉微者，则里脉安和，而阳亦不复盛，汗出而解，更无疑也。然复加一先字，即里有微结，其津回肠润，又在言外也。但阴脉微者，阳既安和，纵里有微结，略下即解。乃又插入若欲下之句，正见即不下亦解。然大法自当急去其病，只一调胃足矣，如此看去，方顺理成章。

程郊倩曰：太阳病不解，脉阴阳俱停止，而不见者，是阴极而阳欲复也。三部既无偏胜，解之兆也。然必先振慄汗出而解者，郁极而欲复，邪正必交争，而阴阳乃退耳。若见停止之脉而仍不解者，必阴阳有偏胜处也。但于三部停止中，而阳脉微见者，即于阳微处，知阳部之邪实盛，故此处欲停之，而不能停也，先汗出以解其表邪则愈。于三部停止中，而阴脉微见者，即于阴微处，知其阴部之邪实盛，故此处欲停之而不能停也，下之以解其里邪则愈。

丹波元简曰：伤寒类方云，脉法无停字，疑似沉滞不起，即下微字之义。寸为阳，尺为阴，微字即上停字之意，与微弱不同，微弱则不当复汗下。按脉停成氏为均调之义，方、喻、张、柯、魏、汪并同，程、钱二氏及《金鉴》，为停止之谓。然据下文阴脉微，阳脉微推之，宋版注，一作微者，极为允当。况停脉，素灵难经，及本经中，他无所见，必是讹谬。且本条文意，与他条不同，诸注亦未明切，但程注稍似可通，故姑取之云。

舒驰远曰：本论有伤寒一日，太阳受之，脉若静者为不传。此云脉阴阳俱停，是两无偏胜，邪欲解可知也。设见阳脉微者，是表气虚。阴脉微者，是里气虚。法当于发表攻里药中，兼扶正气，则俱得之矣。此病在太阳，不在阳明，总不宜下，其理甚明，何得云阴脉微者，下之而解？大抵仲景之书，轶于兵火，后人不能得其真也。

冉雪峰曰：此条凭脉定证，绘出病之所以解的景象，抉出病之所以解的机窍，义理深邃，解人难索。故各注多方以求，总未能全体透彻。其弊坐在不识得脉停的停字和脉微的微字。丹波氏元版宋本原注，停一作微，周氏伤寒汲古，亦作微。并下文阴脉微，作尺中实。各注纷纷藉藉，尤为自桧以下，对古人微言奥义不了解的，不斥为讹谬，即斥为脱佚，惟出于歪曲武断，改字训经之一途。须知停之与微，两两是分不开的。凡脉均有体象，停则无体象可言，故脉法无停字。停字他处无征，惟温病战汗有脉停勿讶之说。病毒久羁，与气血混为一家，清之不去，透之不出，相持日久，邪气渐衰，正气渐复，邪正并争，两两相搏，必出于战。如阴疑于阳必战，其血玄黄，曰必先振慄，俨绘出临战情景。其脉欲停未停，未停似停，古人名曰脉厥，又名曰脉绝。未停先必微，故方书尝谓脉微欲绝。停回时亦微，故方书云脉续出者生，暴出者死。一为邪气进行体象，一为正气恢复体象。一阳起下，复见天心，生机转捩，端资体会。明乎此，则停字改微字，可乎不可？阴脉微改尺中实，能乎不能？若释微是欲停不能停，尤为害道。战汗脉停，在这个阶段，未易用药，须看战到如何程度。正伸邪去，调理已足，战而未尽，以意消息。汗出而解，下之而解，非必用汗用下，乃调护得宜，病机的自汗自下。故若欲下之，宜调胃承气汤，可决定是在脉回后，不是在脉停时；在已解未尽解后，不是在将解尚未解时。以本栏着重在下方面，故煞末补此二句，此为最后用下的一着，显出用下神髓，学者须识得文法文气。

第九十五条

太阳病，发热汗出者，此为营弱卫强，故使汗出，欲救邪风者，宜桂枝汤。

（此条《玉函》《脉经》《千金翼》在太阳上篇桂枝汤本方后，《玉函》救作解。《康平本》低二格写，此字下无为字。）

成无己曰：太阳中风，风并于卫，则卫实而营虚。营者阴也，卫者阳也，发热汗出，阴弱阳强也。内经曰：阴虚者阳必凑之，故少气时热而汗出，与桂枝汤解散风邪，调和营卫。

《金鉴》曰：此释上条阳浮阴弱之义也。经曰邪气盛则实，精气夺则虚。卫为风入，则发热，邪风因之而实，故为卫强，是卫中之邪气强也。营受邪蒸，则汗出，精气因之而虚，故为营弱是营中之阴气弱也，所以使发热汗出也。欲救邪风者，宜桂枝汤。

程郊倩曰： 究从前所以用桂枝之故，以桂枝汤为营卫之总司也。以其为营卫之总司，故不特虚风可解，即邪风亦可救。邪风者，四时不正之风也。邪风则不必脉尽浮缓，然太阳病之发热汗出证自存也。夫汗者营所主，固之者卫，今卫受风邪，则营为卫所併，而营弱矣。正气夺则虚，故云弱也。卫受风邪，肌表不能固密，此亦卫之弱处，何以为强？邪气盛则实，故曰强也。营虚而卫受邪，故使津液失其所主所护，徒随邪气外行而溢之为汗。然则营之弱固弱，卫之强亦弱也，凡皆邪风为之也。欲救邪风者，不必另治风，但用甘酸固护其营卫，而大助之以辛，风邪得所御而自去矣，桂枝汤所以主之者此也。

尤在泾曰： 此即前条卫不谐，营自和之意，而申其说。救邪风者，救卫气之为邪风所扰也。然仲景营弱卫强之说，不过发明所以发热汗出之故，后人不察，遂有风并于卫，卫实营虚，寒中于营，营实而卫虚之说。不知邪气之来，自皮毛而入肌肉，无论中风伤寒，未有不及于卫者，其甚者乃并伤于营耳。郭白云所谓涉卫中营者是也。是以寒之浅者，仅伤于卫；风而甚者，并伤于营。卫之实者，风亦难泄；卫而虚者，寒犹不固。无汗必发其汗，麻黄汤所以去表实，而伐邪气；有汗不可更发汗，桂枝汤所以助表气，而逐邪气。学者但当分病证之有汗无汗，以严麻黄桂枝之辨，不必执营卫之孰虚孰实，以证伤寒中风之殊。且无汗为表实，何以卫虚，麻黄之去实，宁独遗卫，能不胶于俗说者，斯为豪杰之士。

冉雪峰曰：本条是兜转结束上文，本栏由此结束，本篇由此结束，本条以上九十四条，亦由此结束。太阳主表，以治表为正治。但太阳与少阴互为标本，太阳的底面，即是少阴。太阳与阳明俟次递接，太阳的比邻，即是阳明。人身机体系整个联系，生理如是，病理如是，疗法亦如是。麻黄治表，桂枝亦是治表。承气治里，四逆亦是治里。无汗有汗，为实为虚不同，其适应治表治里则同。故举桂枝可以赅麻黄，举承气可以赅四逆。一部伤寒论，均反复推勘，对比互参以明义。大抵上篇多辨桂枝证，中篇多辨麻黄证。本栏在太阳中篇近末，本栏上各条，俱是辨治里，辨用下；此条是辨治表，辨和表。兜转反掉，回龙顾主，首尾相应，通体主动灵活。《玉函》《脉经》《千金翼》置此条于上篇桂枝汤本方后，看似以类相从，实与上下文不属，重叠牴牾。置之于此，意义较强，较深厚。营弱卫强句，是仲景自诠自释发热汗出的所以然，或疑未标出脉浮、头痛、体痛、恶寒等字样，因另生枝节。讵知首冠太阳病三字，已包括上各脉证在内，提纲无发热汗出字样，故单从发热汗出着笔。学者须知风伤营，风亦伤卫；寒伤卫，寒亦伤营；以故伤寒无汗，伤寒又可有汗；中风有汗，中风又可无汗；伤寒脉紧，伤寒又可脉缓；中风脉缓，中风亦可脉紧；惟参错以尽变，斯精义之入神。所以然者，乃邪的性质，病的部位，体的虚实，整个错综杂复变化中的变化，不向大处求，而惟拘拘一端理解，各是其说，将何以求会通而资贯彻。特发于此，以为读书明理致道，深深证人的一助。

冉氏又曰：按太阳大法，重在治表；此栏大法，重在治里；而此条大法，又由治里而复返治表；表而求之里，是惟变所适；里而还于表，是归其所宗。就整篇言，此栏是宾中之主；就本栏言，此条是主中之宾。营弱卫强四字，是诠说上发热汗出句，与前第十二条阳浮者热自发，阴弱者汗自出一例，可互参。条文营弱卫强，两两平列，而下句解释，又仅言汗出，而不言发热，义可深思。盖惟其发热是以汗出，发热已包括于汗出之中，同出异名，可平列释，亦可连贯释。阴不与阳平，阳不秘藏。惟其营弱，是以卫强。阳强不能秘，阴气乃绝。亦惟其卫强，乃致营弱。本栏在太阳篇，汗是治太阳，下亦是治太阳，须将六气融成一气，一体合成具体，方能了彻太阳篇论述独多精义，而不迷不惑。学者须知本条是营卫俱病，曰强、曰弱，不过邪正对举的一个抽象名词。伤寒太阳上中下三篇中，与营卫学理关连的甚多，除泛泛不举外，其明标营卫字样者，计四条。如第五十条、第五十三条、第五十四条及本段第九十五条是。其所列证象，如恶寒恶风，汗出自汗，或仅举身疼痛一证，余缺。各条有各条的取义，各条有各条的用神，若以文害词，以词害志，拘执营卫强弱，以概全篇，自当格格不入。舒驰远谓风主发扬，寒主收引，阳开阴阖，自然之理，无所谓营弱卫强。山田宗俊谓仲景未尝言营卫，只合辨脉法中说，不合仲景全篇之旨，疑后人伪纂，均太武断。营行脉中，卫行脉外，营卫相合，如环无端，出灵素，论序明言撰用素问九卷，则此撰用何伤，何必徒逞臆说为。

第九十六条

伤寒五六日，中风，往来寒热。胸胁苦满，嘿嘿不欲饮食，心烦喜呕。或胸中烦而不呕，或渴，或腹中痛，或胁下痞鞕，或心下悸，小便不利，或不渴，身有微热，或咳者，小柴胡汤主之。

（《玉函》作中风五六日，伤寒往来寒热。《脉经》作中风往来寒热，伤寒五六日以后。全书钱本作伤寒中风五六日。《脉经》心烦作烦心。《玉函》《脉经》鞕作坚，心下悸作心中悸，身作外。《外台》作心下卒悸。《成本》嘿嘿作默默，下同，小柴胡上有与字。《康平本》中风二字，系小字旁注，在往来字侧。）

成无己曰： 邪在表里之间，谓之半表半里，伤寒中风者，是或伤寒或中风，非伤寒再中风，中风复伤寒也。五六日，邪自表传里之时，邪在表则寒，在里则热。今在半表半里之间，未有定处，故往来寒热也。邪在表，心腹不满。邪在里，则心腹胀满。今言胸胁苦满，亦是在表里之间也。邪在表，呻吟不安。邪在里，则内烦。经云阳入之阴则静，默默，由邪方自表之里，在表里之间也。邪在表，则能食。邪在里，则不能食。不欲食者，未至于必不能食，故亦为在表里之间也。邪在表，则不烦不呕。邪在里，则烦满而呕。烦而喜呕者，邪在表方传里也。邪初入里，未有定处，所传不一，故有或见之证也。

方中行曰：伤寒五六日中风，往来寒热，互文也。言伤寒与中风，当五六日之时，皆有此往来寒热已下之证也。五六日，大约言也。往来寒热者，邪入躯壳之里，藏府之外，两夹界之隙地，所谓半表半里，少阳所主之部位。故入而并于阴则寒，出而并于阳则热，出入无常，所以寒热间作也。胸胁苦满者，少阳之脉，循胸络胁，邪凑其经，伏饮搏聚也。默，静也。胸胁既满，谷不化消，所以静默不言，不需饮食也。心烦喜呕者，邪热伏饮搏胸胁者，涌而上溢也。或为诸证者，邪之出入不常，所以变动不一也。柴胡少阳之君药也，半夏辛温，佐柴胡而消胸胁满，黄芩苦寒，佐柴胡而主寒热往来，人参甘枣之甘温者，调中益胃，止烦呕之不时也。此小柴胡一汤，所以为少阳之和剂与。

柯韵伯曰：此言非伤寒五六日而更中风也。言往来寒热有三义，少阳自受寒邪，阳气衰少，既不能退寒，又不能发热，至五六日郁热内发，始得与寒气相争，而往来寒热之一也。若太阳受寒，过五六日，阳气始衰，余邪未尽，转属少阳，此往来寒热之二也。风为阳邪，少阳为风藏，一中于风，便往来寒热，不必五六日而始见，三也。少阳脉循胸胁，邪入其经，故苦满。胆气不舒，故默默。木邪犯土，故不欲饮食。相火内炽，故心烦。邪正相争，故喜呕。盖少阳为枢，不全主表，不全主里，故六证均在表里之间。仲景本意重半里，而柴胡所主，又在半表，故少阳证必见半表，正宜柴胡加减。若悉入里，则柴胡非其任矣，故小柴胡称和解表里之主方。

柯氏又曰：寒热往来，病情见于外。苦喜不欲，病情得于内。看喜苦欲等字，非真呕真满，不能饮食也。看往来二字，见有不寒热时。寒热往来，胸胁苦满，是无形之半表。心烦喜呕，默默不欲饮食，是无形之半里。或然七证皆偏于里，惟微热为在表，皆属无形。惟心下悸为有形，皆风寒通证。惟胁下痞属少阳，总是气分为病，非有实可据，故皆从半表半里之治法。

唐容川曰：内经云，少阳为枢，盖实有枢之境地可指。又曰：十一经皆取决于少阳，亦实有取决之路道可指。盖决如决水，谓流行也，如管子决之则行之义。盖言十二经之流行，皆取道于少阳也。少阳是三焦，古作膲，即人身中之膈膜油网，近人名为连网，内经名为三焦，宋元后谓三焦有名无象，其说非也。三焦之根，发于肾系，由肾系生胁下之两大板油，中生腹内之网油，连小肠大肠膀胱，又上升肝膈，连胆系，由肝膈生胸前之膜膈，循肋腔内，为一层白膜，上至肺系，连于心为心包络，此三焦之府在内者也。从内透出筋骨之外，是生肥肉，肥肉内，瘦肉外，一层网膜，有纹理，为营卫往来之路，名曰腠理，乃三焦之表也。邪在腠理，出与阳争则寒，入与阴争则热，故往来寒热。胸胁是膈膜连接之处，邪在膈膜，故胸胁苦满。少阳胆火游行三焦，内通包络，火郁不达，故默默。凡人饮水俱从胃散入膈膜，下走连网，以入膀胱。凡人食物，化为汁液，从肠中走出，以达各脏。邪在膜油之中，水不下行，则不欲饮，汁不消行，则不欲食。心烦者，三焦之相火，内合心包也。喜呕者，三焦为行水之府，水不下行，故反呕也。或但合心火，为胸中烦，而水不上逆则不呕。或三焦之火，能消水则渴。或肝膜中之气，迫凑于腹内网油之中，则腹中痛。或邪结于胁下两大板油之中，则胁下痞满。或三焦中火弱水盛，水气逆于心下膈膜之间，则心下悸。或三焦之府不热，则不消渴。而邪在三焦之表，居腠理之间，则身有微热。或从膈膜中上肺冲咽喉，为痰火犯肺，则咳；总之是少阳三焦膜中之水火郁而为病也，统以小柴胡汤散火降水主之。各随其证之所见，而随证加减，无不确切。若但引内经囫囵解之，是知其然，而不知其所以然也。

冉雪峰曰：此条系承上汗法下法，而推到和法，乃太阳病的柴胡证，故叙列在太阳篇。细玩条文，伤寒五、六日，未言不解，亦未言已解，证的现象，显著变化。观下文所叙，寒热往来，胸胁苦满，嘿嘿不欲饮食，心烦喜呕等等，均不为太阳见证，而为少阳见证，既牵涉少阳，不得再称太阳，既系在太阳，未便转归少阳，浑冠伤寒，耐人寻味。但是此项证象，伤寒中风俱有，独标伤寒的含义，是太阳中篇，侧重辨论麻黄证。举一示例，言麻黄而桂枝在其中，言伤寒而中风在其中，此项义理渊微，不易领会。不知何时读者，大约在晋唐间，旁注中风二字，（见康平唐写卷子古本），后世注家，将此二字栏入伤寒五、六日下，作为正文，反觉文气不属，致启后人改窜移易添字曲解之渐。查少阳为游部，内连脏腑，外通皮毛，连系地方较广，形成证象较多，治疗的方法亦较备。观下文所叙七或然证，和柴胡方下各加减法，义甚昭显。学者须知病邪既藉少阳的枢转以入内，治疗即当藉少阳的枢转以出外，所以此条是太阳的柴胡证，不是柴胡的少阳证。方同义同，用法不同，目的不同，隶属亦因之不同。高明如方中行、喻嘉言，于此尚未体到，将此条以下辨论柴胡各条，移入少阳篇，看似整齐，实多隔阂。致今活泼泼灵透化机，改成形式主义死板板的教条，条文编次关系之大如此。吾人读古人书，须先识其大体，再穷研其精蕴，高瞻远瞩，庶得其书中之书，法外之法，本条为然，本栏为然，经论全书，亦何莫不然。

【小柴胡汤方】

柴胡半斤　黄芩三两　人参三两　半夏半升（洗）　甘草三两（炙）　生姜三两（切）　大枣十二枚（擘）（全书作十三枚）

上七味，以水一斗二升，煮取六升，去滓，再煎取三升，温服一升，日三服。若胸中烦而不呕者，去半夏人参，加栝蒌实一枚。若渴，去半夏加人参，合前成四两半，栝蒌根四两。若腹中痛者，去黄芩，加芍药三两。若胁下痞鞭，去大枣，加牡蛎四两。若心下悸，小便不利者，去黄芩，加茯苓四两。若不渴，外有微热者，去人参，加桂枝三两，温覆微汗愈。若咳者，去人参、大枣、生姜，加五味子半升，干姜二两。

（《玉函》七味下有㕮咀字，再煎作再煮，无三服之服，若渴下有者字，《成本》亦有。《千金翼》无栝蒌根四两五字。《玉函》《千金翼》鞭作坚，下有者字。牡蛎四两，《千金翼》《外台》作六两。《成本》《玉函》《千金翼》缺桂枝之枝，钱氏不见宋版，故有为桂枝无疑之说。）

《金鉴》曰：邪传太阳阳明，曰汗曰吐曰下。邪传少阳，惟宜和解，汗吐下三法，皆在所禁。以其邪在半表半里，而甬于躯壳之内界。在半表者，是客邪为病也。在半里者，是主气受病也。邪正在两界之间，各无进退而相持，故立和解一法。既以柴胡解少阳在经之表寒，黄芩解少阳在府之里热。犹恐在里之太阴，正气一虚，在经之少阳，邪气乘之，故以姜枣人参和中，而预壮里气，使里不受邪而和，还表以作解也。

程郊倩曰：若烦而不呕者，火气燥实逼胸，故去人参半夏，加栝蒌实也。渴者，燥已耗液逼肺，故去半夏，加栝蒌根也。腹中痛者，木气散入土中，胃阳受困，故去黄芩以安土，加芍药以戢木也。胁下痞鞕者，邪既留，则木气实，故去大枣之甘而缓，加牡蛎之咸而软也。心下悸，小便不利者，水邪侵乎心，故去黄芩之苦寒，加茯苓之淡渗也。不渴身有微热者，半表之寒，尚滞于肌，故去人参，加桂枝以解之也。欬者，半表之寒，凑入于肺，故去参枣，加五味子，易生姜为干姜以温之，虽肺寒不减黄芩，恐干姜动热也。

冉雪峰曰：柴胡汤为少阳病主方，人所共知。但欲知柴胡的药理，须先明少阳的生理。足少阳胆，内经谓胆者中正之官，决断出焉，十一经皆取决于胆。此言胆腑功用甚大，关连整个全体。十一经，皆取决于胆腑的一经。手少阳三焦，内经谓三焦发源肾系，内连脏腑，外通皮毛，此言五脏六腑，皆归三焦连系为一，并外出腠理，通于皮毛。太阳总统诸阳，故太阳有阳明证，太阳有少阳证，不是越传递传并病合病，乃病的区域仍在表，而病的机窍，已牵涉到表中之里。此可与前上篇，太阳病得之八、九日，如疟状，发热恶寒，热多寒少条参看。又可与前上篇服桂枝汤，大汗出，若形似疟，一日再发者，汗出必解条参看。所以此条不为少阳病的柴胡证，而为柴胡证的太阳病。查神农本草经载柴胡气味苦平（别录微寒），主心腹肠胃中结气，饮食积聚，寒热邪气，推陈致新，久服明目益精三十二字。甘而微苦，平而微寒，乃是少阳由阴出阳之象。微苦微寒，乃正清少阳微火。其臭香，乃合于火郁发之之义。瓤空似网，乃像三焦膜网之形。曰心腹肠胃中结气，由心至腹以及肠胃，是躯腔内整个脏腑，均包括在内。凡脏腑均有膜网连系，各各往来道路咸在其中。五脏六腑气结，则此间之气即结。此间气通，五脏六腑之气俱通。由此观之，柴胡是清药，不是温药，是降药，不是升药，是和里药，不是和表药。但善用者可清可温，可升可降，可和表以和里，又可和里以和表。观温胆汤疏达胆气，即可以清为温；四逆散通利三焦，即可回厥救逆。明此，而此方的深层义蕴可得，所以用药处方的深层义蕴，亦均无不可以大得。

第九十七条

血弱气尽，腠理开，邪气因入，与正气相搏，结于胁下，正邪分争，往来寒热，休作有时，嘿嘿不欲饮食，藏府相连，其痛必下，邪高痛下，故使呕也，小柴胡汤主之。服柴胡汤已，渴者属阳明，以法治之。

（原注一云藏府相违，其病必下，胁膈中痛。《玉函》饮食作食饮，《千金翼》同。结作在，使下有其字。《千金翼》已作而，属上有此字。《成本》明下有也字。一本服柴胡汤以下，另作一条。《康平本》俱低一格写，又服柴胡汤以下，划归下条。）

成无己曰：人之气血，随时盛衰，当月郭空之时，则为血弱气尽，腠理开疏之时也，邪气乘虚伤人则深。鍼经曰：月郭空则海水东盛，人血气虚，卫气去，形独居，肌肉减，皮肤缓，腠理开，毛发残，膲理薄，垢落，当是时遇贼风，则其入深者是矣。邪因正虚，自表之里，而结于胁下，与正分争，作往来寒热，默默不欲饮食。下为自外之内，经络与藏府相连，气随经必传于里，故曰其痛下。痛一作病，邪在上焦为病高，邪渐传里为痛下。里气与邪气相搏，逆而上行，故使呕也，与小柴胡汤，以解半表半里之邪。

周禹载曰：风寒之邪，传至少阳，起先不渴者，里证未具也。及服柴胡汤而口渴反加，则邪归阳明之府，断乎无疑。今不即言治法，而曰以法治之者，正以外证未罢，当用本汤去人参半夏加栝蒌法。里多外少，当用大柴胡法。若全入里，则用小承气法。庶几律设大法，治近病情乎。

钱天来曰：但云以法治之，而不言法者，盖法无定法也。假令无形之热邪，在胃烁其津液，则有白虎之法以解之。若津竭胃虚，又有白虎加人参之法以救之。若有形实邪，则有小承气，及调胃承气汤和胃之法。若火实满，而潮热谵语，大便鞕者，则有大承气攻下之法。若胃气已实，而身热未除者，则有大柴胡汤两解之法。若此之类，当随时应变，因证便宜耳。

柯韵伯曰：此仲景自注柴胡证，首五句，释胸胁苦满之因。正邪三句，释往来寒热之义。此下多有阙文，故文理不连属也。

恽铁樵曰：按邪高痛下句，观上下文文理，似乎不误，然与病证不合。寒热往来之柴胡证，乃习见者。邪高痛下，未曾见过。如云少阳证之胁下痛，便是痛下，然若何见得是邪高，且何故邪高痛下便使呕。如云当作病下，则使呕字有着落。而下字可活讲，高字总不能活讲。查伤寒之少阳证，即灵枢之足少阳经。灵枢云：足少阳之脉，贯膈络肝属胆，循胁里，出气冲，是动则病口苦，善太息，心胁痛，并皆与伤寒论所言相合。胆为肝之府，少阳病为胆之经气病。然则此云藏府相连，府当是指胆，藏当是指肝。少阳之经气络肝属胆，是藏府相连也。少阳之经病，口苦善太息，善太息则病在胸中，所谓邪高也。少阳之经循胁里，少阳病，则心胁痛，所谓痛下也。肝胆皆主消化，邪高痛下，肝胆皆病，胃气无有不上逆者。逆则作呕，故云：邪高痛下，故使呕也。而曰小柴胡主之，然则柴胡疏肝胆者也。大抵慢性之肝病，以疏肝为主，逍遥丸之柴胡是也。急性之伤寒少阳证，以和解为主，大小柴胡汤之柴胡是也。小柴胡之参，所以和胃。大柴胡之枳实，所以去积。是以肝胆为正病，胃为副病也。不曰厥阴，而曰少阳者，灵枢凡言藏之经气，则主本藏病患；凡言府之经气，则主营卫津液为病。是可知古人以慢性之肝病属之藏，以急性之少阳病属之府也。

冉雪峰曰：此条文义，似有脱佚，字句亦欠妥贴。各注均多见及，旁采博征，以求通贯。成无己引月郭空时为说，方中行举经事适断为说，尤在泾就亡血和新产为说，均言之成理。但此均非本经的本义，疏之使通，聊便学者，只是得失参半。玩索条文，骤观似与上条有重复。邪高痛下，高下二字费解。上半未言呕，故使呕三字，嫌无根。服小柴胡汤已，渴者属阳明，似若颠倒经次，先少阳而后阳明。宜乎舒驰远陶节庵辈，不无訾言。开首血弱气尽四字，语病尤大，人以气为生命，气尽命将焉托？柴胡证何得有此。伤寒汲古改尽为虚，于义较协，然改字训经，终近武断。通其所可通，阙其所当阙，庶为善读。学者须知此条是诠释上条，与本栏下文伤寒十三日两条，和太阳上篇阳旦证两条，可互参。王肯堂注"血弱气尽，至结于胁下，是释胸胁苦满句。正邪分争三句，是释往来寒热句。默默不欲食，兼上文满痛而言。藏府相连四句，释心烦喜呕"，颇为得旨。观《康平本》此条低一格写，不与正文同一看待，这就是说明并非仲景自释，乃叔和或叔和后读者添注，世后混入正文，致生如许葛藤。学者更须知皮毛邻接肌肉，故阳明即紧接太阳。腠理外通皮毛，故太阳又直涉少阳。所以上条有太阳的少阳，太阳的阳明等诠说。本栏是辨少阳证，少阳而太阳，是由内以返外。少阳而阳明，是由内而出下。本条煞末掉顾一笔，推结阳明，来路去路，各个分明，通体玲珑，少阳生理活泼如绘。此等精蕴处，后世诸家，望尘莫及，恐非叔和不辨，吾人尤当明辨。

第九十八条

得病六七日，脉迟浮弱，恶风寒，手足温，医二三下之，不能食，而胁下满痛，面目及身黄，颈项强，小便黄者，与柴胡汤，后必下重。本渴饮水而呕者，柴胡汤不中与也，食谷者哕。

（《玉函》《脉经》上而字作其人，小便黄作小便难，《千金翼》《成本》亦作难。《成本》本渴饮水而呕者，作本渴而饮水呕者。《玉函》不中间有复字。《康平本》本渴以下，另析一条，低二格写。喻氏、周氏、魏氏、张氏本并缺此条。）

成无己曰：得病六七日，脉迟浮弱，恶风寒，手足温，则邪气在半表半里，未为实。反二三下之，虚其胃气，损其津液，邪蕴于里，故不能食。而胁下满痛，胃虚为热蒸之，薰发于外，面目及身悉黄也。颈项强者，表仍未解。小便难者，内亡津液。虽本柴胡汤证，然以里虚，下焦气涩，而小便难，若与柴胡汤，又走津液，后必下重也。不因饮水而呕者，柴胡汤证。若本因饮而呕者，水停心下也。《金匮要略》曰：先渴却呕者，为水停心下，此属饮家。饮水者，水停而呕。食谷者，物聚而哕。皆非小柴胡汤所宜。二者皆柴胡汤之戒，不可不识也。

柯韵伯曰：浮弱为桂枝脉，恶风寒为桂枝证。然手足温而身不热，脉迟为寒，为无阳，为在藏，是表里虚寒也，法当温中散寒。而反二三下之，胃阳丧亡，不能食矣。食谷者哕，饮水则呕，虚阳外走，故一身面目悉黄。肺气不化，故小便难而渴。营血不足，故颈项强。少阳之枢机无主，故胁下满痛。此太阳中风误下之坏证，非柴胡证矣。柴胡证不欲食，非不能食，小便不利，非小便难，胁下痞鞕，不是满痛，或渴，不是不能饮水，喜呕，不是饮水而呕。与小柴胡汤，后必下利者，虽有参甘，不禁柴芩之寒也。故得一证相似处，大宜着眼。

钱天来曰：后，谓大便也。下重者，非下体沉重，即大便后重也。若再误犯谷气，必至哕而不治矣。哕者，即呃逆也。素问宝命全形论云：病深者其声哕。仲景阳明中风，即有加哕者不治之语。方氏疑末后尚有脱落，不知仲景以不治之证作结，彼竟茫然不知，何哉。尚论并弃而不载，又不知何意。前辈用心，终莫知其意指也。

恽铁樵曰：本节之徵结，在面目及身黄。不懂何以发黄，便全节皆不可解。后文一百十八节，两阳相薰灼则黄。一百三十三节，蓄血则黄。一百四十二节，头汗溲难则黄。一百六十二节，汗下烧针胸满而黄。二百零九、二百十节，阳阴病，无汗，小便不利，被火额上微汗，小便不利，皆必发黄。综以上各条观之，发黄有两种，甲因误治而黄，乙不因误治而黄。甲种更有两种，其一误下，其二误用烧针火劫。乙种亦分两种，其一蓄血，其二无汗。本节及一百十八节、百四二节、百六二节，皆属甲种误治发黄。本节则属甲种之第一种误下证。凡发黄无非是液体起救济作用。蓄血与无汗两种，可谓自家中毒。被火劫者，其病偏于阳明。被下者，则恒兼少阳。所以然之故，肝胆之气，皆喜疏达，不受压抑。不当下而下之，首当其冲者，必为少阳之经气，少阳之经，因被下而上逆则呕，若二三下之，则药力重，少阳与药力相持，遂结于胁下而痛，则小柴胡主治之病也。本条极似柴胡证，惟本渴饮水而呕，乃胃燥停饮之候。仲景恐人误认，特为揭出，示人如此者，柴胡不中与。复恐人莫明其故，特下食谷者哕四字，以明病在胃中。而紧接一百零五节之小柴胡主证，以资比较，何等明显。（恽氏《伤寒论辑义按》条文目次与本编条文目次小异）。

冉雪峰曰：此条是辨太阳属少阳证的分际，和少阳证用柴胡汤的机窍。少阳证用柴胡，不是少阳证不用柴胡，这个道理，浅而易见。但本是少阳证，病的区域不变，病的性质已变，柴胡亦有不中与的，明此，则经论本条正确精义，跃跃显出。本条须分两截看，得病六七日，至手足温，为前半截。医二三下之至柴胡不中与也，为后半截。前是太阳病具少阳证，后是少阳证误治，而为少阳的变证。食谷者哕，是兜转补足一层，以完全条未尽意义。细玩条文，曰得病六七日，是过经不解。曰脉迟浮弱，浮缓为欲愈，浮弱为未欲愈，故下文紧接恶风寒，浮弱而见于迟中，元阳式微，轻则指头冷，重则手足厥逆。今手足温，是邪虽内搏，体工尚能兴奋。手足温三字，根对脉迟浮弱来，不是坏的证象，是证的好象。医者误下，二下三下，中气伤，自不能食。枢机折，胁下自当满痛。胆汁溢出，三焦郁滞，所以面目及身黄。经筋失养，颈项安得不强。津液蒸坏，小便安得不黄。种种均系药物病变，质愈变而愈结，气愈疏而愈窒。与柴胡汤，后必下重，下重字当着眼。苟非协热，下将焉重。诸家扯向阳明，扯向厥阴，均是节外生枝。上条以渴属阳明，衬出呕属少阳。此条渴本似阳明，饮水呕，呕属少阳，仍归结到少阳正位。可见此不是阳明证，而是少阳证。又不是少阳本证，而为少阳变证。不中与，不是不可与，不得与。太阳上篇第十六条，太阳坏证，桂枝不中与。此条少阳变证，柴胡不中与。不中与，犹言与之而不中用，两两可以互参。

第九十九条

伤寒四五日，身热，恶风，颈项强，胁下满，手足温而渴者，小柴胡汤主之。

（《脉经》《千金翼》作身体热。）

钱天来曰： 身热，恶风，项强，皆太阳表证也。胁下满，邪传少阳也。手足温而渴，知其邪未入阴也。以太阳表证言之，似当汗解，然胁下已满，是邪气已入少阳，仲景原云：伤寒中风有柴胡证，但见一证便是，不必悉具，故虽有太阳未罢之证，汗之则犯禁例，故仍以小柴胡汤主之。但小柴胡汤，当从加减用之。太阳表证未除，宜去人参加桂枝，胁下满，当加牡蛎，渴则去半夏加栝蒌根为是。

程郊倩曰： 伤寒四五日，疑邪之逗留者尚未久，然视其表，已非全表矣。恶风是表，而身热恶风，较发热恶风，已近里一层。项强是太阳，而颈项强，较头项强痛，自是低一步。况更有本经胁下满一专证以验之，知离表之邪，已抵于少阳之外界，但使手足温而渴之中，夹有口苦咽干目眩之半里证而来。经邪欲随府热而化火，此其兆矣，又何待往来寒热等之悉具，而小柴胡汤始可主也。

恽铁樵曰：本条与前条异者，一在未经误下；二在不饮水而呕；三在身面不黄；四在食谷不哕。四种不同之外，更有一种不同。盖凡云用柴胡者，即有往来寒热在内。凡云柴胡不中与者，纵有起伏之热，亦是潮热。潮热阳明证，往来寒热少阳证也。前列四项，其大辨亦在此。前条为阳明，故柴胡不中与。此条为少阳，故小柴胡主之。仅据身热手足温，不身热手足温，不足为用药之标准也。

山田正珍曰：太阳病以三日为期，今乃四五日，为少阳病可知矣。盖此条证，自太阳葛根证转来者，故仍身热恶风，而颈项强也。胁下满，手足温而渴者，少阳所兼之证。柴胡本条中，所谓或胁下痞鞕，或身有微热，或渴是也。虽无往来寒热，胸胁苦满，默默不欲饮食，心烦喜呕等正证，然以其转入少阳部位，故用柴胡治之也。若其仍有表证，而不用柴胡桂枝汤者，以少阳证较重，而太阳证不盛也。

冉雪峰曰：此条是言柴胡当与，上条是言柴胡不可

与。当与故曰主之，不可与故曰不中与。本条与上条前
半相合，大同小异。但无脉迟浮弱四字，此四字最关紧
要。迟弱为阴脉，太阳为阳，少阳亦为阳，阳证最忌见
阴脉，苟非手足温，与柴胡尚有问题。即使手足温，与
柴胡仍犹有问题。本条从上条对勘出，脉迟浮弱，虚
寒已著，履霜坚冰，辨宜早辨，故《外台》引仲景伤寒
此条，条文为小柴胡汤主之，出方则为柴胡桂枝干姜
汤，义可深思。本条无脉迟浮弱四字，故竟用小柴胡
汤，不宁与之，而且主之。脉既迟弱，身必不热，故上
条不言身热。此条身既热，手足又温，渴，俨从口苦咽
干转来，与为迟为弱，证脉正两两对比。明得上条的不
可与，即知此条的正当与。故上条的不中，是在下后变
证。此条的为主，是未经下，证未变。太阳的底面，即
是少阴，少阳的底面，即是厥阴。厥为病进，热为病
退，热则利止，见厥复利，标本对勘，则知手足温三
字，为本条用小柴胡大眼目。前栏并衡汗下先后，是审
辨太阳阳明。此栏并衡寒温虚实，是审辨太阳少阳。纲
要体认清楚，支节自少丛生。或谓本条太阳证多，曰身
热，曰恶风，曰颈项强，均太阳证。惟胁下满一项为少
阳证，何以不用桂枝用柴胡？又何以不用柴胡加干姜加
桂枝，而用柴胡原方？盖本栏是辨太阳的少阳，不得
太阳的开，少阳不解，不得少阳的枢，太阳亦不能解。
现象在此，机窍在彼，功用是治少阳，目的仍是治太

阳。苟非深层玩索，何以读渊懿奥折，活泼泼的仲景伤寒书。

第一百条

伤寒，阳脉涩，阴脉弦，法当腹中急痛，先与小建中汤，不差者，小柴胡汤主之。(《成本》痛下有者字，者小间有与字。《玉函》者字即作与。《康平本》法当腹中急痛六字，为小字旁注，在先与侧，先与上有两□□印。)

汪友苓曰：此条乃少阳病，兼挟里虚之证。伤寒脉弦者，弦本少阳之脉，宜与小柴胡汤。兹但阴脉弦，而阳脉则涩。此阴阳以浮沉言，脉浮取之则涩，而不流利。沉取之亦弦，而不和缓。涩主气血虚少，弦又主痛，法当腹中急痛，与建中汤者，以温中补虚缓其痛，而兼散其邪也，先温补矣。而弦脉不除，痛犹未止者，为不差，此为少阳经有留邪也。后以小柴胡汤，去黄芩加芍药，以和解之，盖腹中痛，亦柴胡证中之一候也。愚以先补后解，乃仲景神妙之法。

柯韵伯曰：仲景有一证用两方者，如用麻黄汗解，半日复烦，用桂枝更汗同法，然皆设法御病，非必然也。先麻黄，继桂枝，是从外之内法，先建中，继柴胡，是从内之外法。

恽铁樵曰：清为气血虚少，即是营不足，其人面色必不华。涩之对为滑，凡见滑脉者，其人面色则华，因

335

是营有余。阳明经病，脉滑而数，其人面赤而亮，则因体温集表，发为壮热，故见赤色也。腹中痛，则重心在里，气血皆奔集于里，故见弦脉。惟其气血皆奔集于里，故表见不足，故浮候脉涩。浮候涩，沉候弦，知其重心在里。神经已起救济作用，故云法当腹中急痛。懂得此理。已至望气而知地位，孰谓中医治病模糊影响哉！

唐容川曰：阳脉属气分，卫气从膜网而出，以达皮毛，网膜不通利，则卫气难于外出，故脉应之而涩。阴脉属血分，血藏膏油之中，血凝油寒，气不得与血流通，则血行气阻而作痛，所谓痛则不通也。故先与小建中汤，以温其膏油，建中者，指中焦而言。此汤温中焦之膏油，膏油既温，则血不凝滞，而膜中之气自畅，斯不痛矣。若油既温和，痛仍不瘥者，是膏油血分通利，而膜网之微丝管窍不通利，故阳气不得出也，复与小柴胡汤，疏利其膜网，则阳气得通畅而愈。故在膏油，用建中汤；病在膜网，用小柴胡，义可知矣。

冉雪峰曰：此条乃承上各条，言半表的邪实，而求到半里内的正虚。又由半里内的正虚，而求到半里内的邪实。缘半表有虚实，半里亦有虚实。反复辨论，为示人整个太阳的少阳疗法，始终仍是桂枝家法。小建中汤与桂枝汤，药品同，不过芍药加倍，再加胶饴而已。病而在表，在半表，为桂枝与柴胡二汤分界；病而在里，在半里，为柴胡与建中二汤分界。是桂枝解外，亦可解内，并可以解外之兼内；柴胡和外，亦可和内，并可以和内中之内，在用之者恰中肯綮而各适其应。少阳脉本自弦，今阳不俱弦，而阴独单弦，又以阳之涩，促其阴之弦，正以显外邪之实，纯归于内。故本条条文，无身热恶风，寒热往来等字样。腹为阴的部位，沉弦里急，腹安得不痛，安得不急痛。此时即用小柴胡，阳不运化，枢转无权。虽上列各项或然证，扶正方面，有去半夏加入参法，而只能益阴，不能兴阳。所以不用柴胡加减，而用桂枝加减，变治外为治内，变除邪为补虚，以建立此体工兴奋根本不拔之基。凡以为上文各条，血弱气虚，脉迟脉弱设法，亦即为邪高痛下设法。本柴胡证，而用太阳法；本太阳法，而用柴胡方；极用柴胡的能事，极疗太阳少阳的能事。太阳阳明的反面，有四逆汤；太阳少阳的反面，有建中汤；两两可以互参。小建中本治虚劳内伤，今移治中虚外邪。渊懿微妙，解人难索。各注犹不免隔靴搔痒，舒驰远辈訾言百出，其何足怪，其又何伤。

【小建中汤方】

桂枝三两（去皮） 甘草二两（炙）（《玉函》《成本》作三两） 大枣十二枚（擘）（《千金翼》十一枚） 芍药六两 生姜三两（切） 胶饴一升

上六味，以水七升，煮取三升，去滓，内饴，更上

微火消解，温服一升，日三服。呕家不可用建中汤，以
甜故也。

（《玉函》《成本》饴上有胶字。《外台》作先煮五
味取三升，去滓，内饴，更上微火煮，令消解，用作
服。《玉函》《千金翼》亦作服，无建中汤三字。一本呕
家以下十二字另析一条，《康平本》亦另析一条，低二
格写。）

第一百零一条

伤寒中风，有柴胡证，但见一证便是，不必悉具。
凡柴胡汤病证而下之，若柴胡证不罢者，复与柴胡汤，
必蒸蒸而振，却复发热汗出而解。

（《玉函》《千金翼》无病字若字及却复之复，《成本》
亦无复字。凡柴胡以下，一本另析一条，《康平本》亦
另析一条，均低一格写。）

郑重光曰：有柴胡证，但见一证便是，不必悉具
者，言往来寒热，是柴胡证。此外兼见胸胁满鞕，心烦
喜呕，及诸证中凡有一证者，即是半表半里。故曰呕而
发热者，小柴胡汤主之。因柴胡为枢机之剂，风寒不全
在表，未全入里者，皆可用。故证不必悉具，而方有加
减法也。至若柴胡有疑似证，不可不审者，如胁下满
痛，本渴而饮水呕者，柴胡不中与也。及但欲呕，胸中
痛，微溏者，亦非柴胡证。此等又当细为详辨者也。

程郊倩曰：柴胡汤病证，已经误治，而里证无伤，

不妨仍作小柴胡汤处治，有如下之一法。柴胡证之所禁者，犯此须妨表邪乘虚而入，坏病随成，不复留此柴胡证耳。若柴胡证不罢者，则里气尚能拒表，枢机未经解纽，复与小柴胡汤，使邪气得还于表，而阳神内复，自当蒸蒸而振，振后却发热汗出解。解证如此者，以下后阳虚之故，不虚无此矣。故舍柴胡而更用他法，其变证反有不可测者。

唐容川曰：少阳是三焦，内为膜网，外为腠理。居半表半里之间，界内阴外阳之际。故内经以枢机比之，非果有机轮转动也。盖少阳之邪气，从腠理透入于里，少阳之正气，亦须从腠理透出于表。柴胡生于春日，一茎直上，茎中松白，有似人身网膜，故能透达膜油，使气从腠理中直达于外。既下之邪，已入于里，正气欲出，必蒸蒸而振者，正与邪争，故战也。迨正既胜邪，阳得外出，却只发热，而邪随汗解矣。其先蒸蒸，是阴郁其阳，寒热交作，故振而汗不得出，其后郁解，则但热不寒，汗遂出而解矣。

山田正珍曰：刘栋云，凡柴胡汤正证中，往来寒热，一证也。胸胁苦满，一证也。默默不欲饮食，一证也。心烦喜呕，一证也。病人于此四证中，但见一证者，当服柴胡汤也。刘栋此解，于柴胡正证中定焉，可谓的确矣。征之论中用柴胡诸证，有但认胸满胁痛而施者，有但认胸胁满不去而施者；有但认胁下鞕满，不大便而呕而施者；有但认呕而发热而施者；有但认寒热如疟而施者；可以见其说之正矣。成无己、钱璜诸人，皆以其所兼之客证言之，非也。此等证候诸经通有焉，岂足但就一证，以定少阳柴胡部位乎。惟前条有认腹中急痛一证用柴胡者，然先与小建中汤而不差，然后用柴胡，其不为柴胡正证可知矣。

冉雪峰曰：此条一本析为二条，细玩两者条文，各是一义，分为二条，未为不可。然前者系辨柴胡证的分合偏全；后者系辨服柴胡汤后，病机的转换情况。同是泛言统论，合为一条，亦自可能。伤寒中风有柴胡证，当着眼。柴胡证而叙于太阳篇中，柴胡方而列于太阳篇内，苟非明白指出，后人必多疑义，这即是上各条所说太阳的少阳、太阳的阳明铁板注脚。少阳为游部，相连的地方多，故所见的证象亦多。除少阳正篇提纲不计外，本篇前九十六条所叙，计四主证，七或然证，在事实上既不是一一型成，在诊断上又何必各各毕具，然非明言昭示，后人或以为证的条件不备，这亦是有明标指出的必要。病延多日，牵及少阳，正气自当受损。观上文各条所叙，四五日，五六日，六七日，血弱气虚，脉迟脉弱脉涩等等，可想而知。际此正邪分争，严有两不相下局势，药不瞑眩，厥疾弗瘳，扶正祛邪，是为要着。本栏之有建中汤，本柴胡汤之用人参，可以从此体会。若再误下，正气愈伤，斡旋危局，扶危定倾，如正气犹可支持，外邪未容深陷，再与柴胡。下后用柴胡，与前下后用桂枝，同一蹊径。蒸蒸热自里出，振训拯训奋，易蛊象，君子以振民育德。礼月令，孟春蛰虫始振。蒸蒸而振，体工兴奋振作，昭显于外。却字，当自作一句读，训退训止，春秋孔子却莱兵，孟子却之为不恭。蒸蒸而振，又复退止，显出正邪相搏，寒热往来真面目。卒之正气伸张，热得透发，邪不容留，汗出而解。将这种邪实正虚，正伸邪退景象，写到十二分。此条两两各具要义，康平古本低一格写，虽似后人增加，亦一代大手笔，迥非流俗所可企及。

第一百零二条

伤寒，二三日，心中悸而烦者，小建中汤主之。

（《外台》作伤寒一二日。）

尤在泾曰：伤寒里虚则悸，邪扰则烦。二三日悸而烦者，正气不足，而邪欲入内也。是不可攻其邪，但与小建中汤，温养中气。中气立，则邪自解。即不解，而攻取之法，亦可因而施矣。仲景御变之法如此，谁谓伤寒非全书哉。

喻嘉言曰：欲传未传之证，其人内实，差可无虑。若阳气内虚而心悸，阴气内虚而心烦，将来邪与虚搏，必致危困。建立其中气，则邪不易入，即入，亦足以御之也。

柯韵伯曰：伤寒二三日，无阳明证，是少阳发病之期，不见寒热头痛，胸胁苦满之表，又无腹痛苦呕，或渴或咳之里，但心悸而烦，是少阳中枢受寒，而木邪挟相火为患。相火旺则君火虚，离中真火不藏，故悸，离中真火不足，故烦。非辛甘以助阳，酸苦以维阴，则中气亡矣。故制小建中以理少阳，佐小柴胡之不及。心烦心悸，原属柴胡证，而不用柴胡者，首揭伤寒，不言发热，则无热而恶寒可知。心悸而烦，是寒伤神，热伤气矣。二三日间，热已发里，寒犹在表，原是半表半里证，然不往来寒热，则柴胡不中与也。心悸，当去黄芩；心烦不呕，当去半夏；故君桂枝通心而散寒。佐甘枣胶饴，助脾安悸；倍芍药泻火除烦；任生姜佐金平木。此虽桂枝加饴，而倍芍药，不外柴胡加减之法，名建中，寓发汗于不发之中。少阳误汗后，胃不和，因烦而致躁。宜小柴胡清之。未发汗，心已虚，因悸而致烦，宜小建中和之。

舒驰远曰：此证胃有停饮，外邪挟之而上僭，则凌心而为悸，扰心而生烦。方中用饴糖之意，以补中气，以建脾胃，使中气充满，则剪伐有权。余意更当加陈皮半夏白术茯苓。且太阳寒伤营证，芍药最忌，何反用之，麻黄要药，何反不用，心中不无余憾。

冉雪峰曰：此两建中汤条，叙在太阳病柴胡证栏内。前条虽主柴胡，但先用建中。此条则专主建中，并无柴胡参与其间。本是以柴胡代桂枝，却又以建中代柴胡。方随证定，证由方显，古书之深邃耐读如此。日著伤寒脉证式，谓上二条，系为小柴胡言之，当移于小柴胡汤之次。果尔，则两建中条，连属比邻。上条辨脉，下条辨证。以脉合证，可以明悸烦的为虚；以证合脉，可以明迟弱的主内。逻辑比例，两两更易互参。究之太阳篇，何必列柴胡证。柴胡栏，又何必列建中方。所以然者，太阳总统诸阳。此病的区域在太阳，此病的机窍在少阳；治疗的外貌在少阳，治疗的内骨仍在太阳；故太阳篇内不得不列少阳柴胡证。建中由桂枝脱化，既化则不为外的解肌，而为内的补虚。且既以解肌者补虚，即可以补虚者解肌。故柴胡栏不得不列桂枝系的建中汤。学者并须知柴胡桂枝二方，可以和表，亦可以和里，又可以和表者和里，和里者和表，内外上下，正邪虚实，均可一以贯之。枢转少阳机括用柴胡，推荡少阳枢转的原动力用建中，根本会通，头头是道，又何疑于柴胡建中的歧异。陈平伯谓此条系服麻黄汤后，寒邪已解；愚谓此条系服麻黄汤后，正气已伤。阴伤而阳怯故悸；阳伤而阴扰故烦。虚劳用建中，是阴阳俱竭；此条用建中，是阴阳两虚。名曰建中，方意是从里着力；不是从表着力；是从扶正着力，不是从祛邪着力，已明明诏我。柴胡汤在太阳篇，是代桂枝用；建中汤在柴胡栏，又是代柴胡用。舒驰远辈，以文害词，以词害志，横扯了无关连痰饮，乌能悟及此，又乌能语于此。

第一百零三条

太阳病，过经十余日，反二三下之，后四五日柴胡证仍在者，先与小柴胡。呕不止，心下急，郁郁微烦者，为未解也，与大柴胡汤，下之则愈。

（反《玉函》《外台》作及。仍，《脉经》《千金翼》作续。小柴胡下，《玉函》《脉经》《千金翼》《外台》《成本》有汤字。《玉函》《脉经》《千金翼》呕不止，心下急，作呕止小安。郁郁上，有其人二字。大柴胡汤之汤，《成本》脱。《康平本》过经二字，系小字旁注，在病十字侧。）

成无己曰：日数过多，屡经攻下，而柴胡证不罢者，亦须先与小柴胡汤以解其表。经曰：凡柴胡汤病，而下之，若柴胡证不罢者，复与柴胡汤是也。呕止者，表里和也。若呕不止，郁郁微烦者，里热已甚，结于胃中也，与大柴胡汤，下其里热则愈。

程郊倩曰：太阳病过经十余日，邪不入里，知此际已具有柴胡证矣，观下文柴胡证仍在字可见。医乃二三下之，此之谓反，下后不无伤其里气，骤然用及小柴胡，防犯及前条后必下重，食谷者哕，故徐而俟之。后四五日柴胡证仍在，则枢机尚未解散，先与小柴胡汤和解之。若呕不止，知其下已成堵截也，其人必心下急，郁郁微烦。急者喘促之状，势不为呕缓也。郁烦者，热不为呕越也。此则从前误下时，薄及半表里邪，留结于膈之上下使然。膈上之邪，已经小柴胡解去，而膈下之结未去，气无从降，故逆上不已也。用大柴胡一破其结，留者去而逆气下行矣，此上病治下之法也。

周禹载曰：大柴胡总以少阳为主治，而复有里者也。外邪未解，既不可治内。而里证已具，复不可专外。故于和之之中，加下药微利之。用枳实大黄苦寒，以泄阳明之热也。易甘草以芍药者，烦郁非甘所宜，故以收者滋肝。何者，胆附于肝，肝荣而烦可以解也。仲景于太阳经入膀胱府证，则有五苓散。少阳兼阳明府证，则有大柴胡汤。皆两解表里之法也。

丹波元简曰：按过经，成注各条，其解不同。注本条云，日数过多，屡经攻下。注调胃承气汤条云，再传经尽，谓之过经。注阳明篇汗出谵语条云，过太阳经，无表证。考之原文曰，太阳病过经十余日。又曰，伤寒十三日，过经谵语者。又曰，须下者，过经乃可下之。凡曰过经者，与此条总四条，并言过太阳经，无表证明矣。其他二说，不可从也。

冉雪峰曰：少阳主枢，可以外枢，可以内枢，可以上枢，可以下枢。本柴胡栏此条以上，多推论外枢上枢。此条以下，多推论内枢下枢。生理可由内达外，病理即可由外入内，病理既可由外入内，治疗即可由内达外；上下亦然。外枢是少阳连系太阳；内枢是太阳联系阳明。所以谓之半表半里，所以谓之少阳为阳枢。不过在治疗方法上，外枢尤为重要。外枢而不能出，则下枢亦不可少。外枢为正法，下枢亦为正法。随其所至，以平为期，不啻为这个疗法画龙点睛。细玩条文，太阳病十余日，已过发阴六日，发阳七日正数，是为过经。过经不得再称太阳，未传阳明，亦不得称阳明，只羁滞在这个半表半里的少阳。何以见之，观下文柴胡证仍在见之，苟非先有此证，何以称仍在。太阳忌下，太阳的少阳亦忌下。医者下之，且二三下之，合于后四五日，即前所谓十余日。下而又下，邪陷必深。虽未离少阳之表，却已偏少阳之里。陷溺既深，枢之未必肯出，先与小柴胡汤，先字已识在机先，早料到有后的一着。今果呕不止，心下急，郁郁微烦，为未解，至此不能外枢局势已定，故与大柴胡。外枢不愈，下枢则愈，此与欲用大承气，先与小承气一例。若是其低徊慎重，误下后再下，用柴胡后再用柴胡，非下阳明乃下少阳，仍是少阳内枢下枢意义。各注以为下阳明，殊隔一层。观此则本条大柴胡方内不用大黄，有深层的义蕴存在。不知此不能识大柴胡证，不知此不能用大柴胡汤。

【大柴胡汤方】

柴胡半斤　黄芩三两　芍药三两　半夏半升（洗）　生姜五两（切）（《玉函》三两）　枳实四枚（炙）　大枣十二枚（擘）（《外台》十三枚）

上七味，以水一斗二升，煮取六升，去滓再煎，温服一升，日三服。一方加大黄二两，若不加，恐不为大柴胡汤。

（丹本云：再煎下。《玉函》《外台》有取三升三字。依小柴胡汤煎法，此系脱文。《成本》《玉函》本方有大黄二两。《玉函》右七味作八味，云一方无大黄，不加不得名大柴胡也。按一方加大黄以下，《肘后》《千金》《千金翼》《外台》及《程本》共载之，本事方本方有大黄，注云伊尹汤液论，大柴胡同姜枣共八味，今监本无，脱之也。）

《金鉴》曰：许叔微云，大柴胡汤，一方无大黄，一方有大黄，此方用大黄者，以大黄有荡涤蕴热之功，为伤寒中要药。王叔和云，若不用大黄，恐不名大柴胡汤，且经文明言下之则愈，若无大黄，将何以下心下之急乎，应从叔和为是。柴胡证在，又复有里，故立少阳两解之法。以小柴胡汤加枳实芍药者，解其外以和其内也。去参草者，以里不虚也。少加大黄，所以泻结热也。倍生姜者，因呕不止也。

陈蔚曰：凡太阳之气，逆而内干，必借少阳之枢转而外出者，仲景名为柴胡证。但小柴胡证，心烦，或胸中烦，或心下悸，重在于胁下苦满。而大柴胡证，不在胁下，而在心下，曰心下急，郁郁微烦，曰心下痞鞭，以此为别。小柴胡证曰喜呕，曰胸中烦而不呕。而大柴胡证，不独不呕，而且呕吐，不独喜呕，而且呕不止，又以此为别。所以然者，太阳之气，不从枢外出，反从枢内入，干于君主之分，视小柴胡颇深也。方用芍药、黄芩、枳实、大黄者，以病势入内，必取苦泄之品，以解在内之烦急也。又用柴胡半夏，以启一阴一阳之气。生姜大枣，以宣发中焦之气。盖病热虽已内入，而病情仍欲外达，故制此汤，还借少阳之枢而外出，非若承气之上承热气也。

冉雪峰曰：少阳以柴胡汤为正方，柴胡汤以柴胡为正药。不曰少阳证，而曰柴胡证。证以方名，为朴质唯物的记载。柴胡汤有大小之分，亦若青龙承气建中等汤，分大小一例。小柴胡用参，邪未解忌参，此方用之。观上文各条，血弱气虚，脉迟脉涩，可以领会其意义。观上条蒸蒸而振，却发热汗出而解，可以领会其景象。且上条两建中汤，纯从虚方面设法，即是推广参的功用。调和剂而用补健药、补健方，可窥见古人方学组织，疗法奥窍，深层义蕴。大柴胡用芍药、枳实、柴胡，神农本草主心腹胃肠结气，推陈致新，明明言和里，明明言下枢。本论太阴篇病人旧微溏，设当行大黄、芍药者则减之，芍药通便，义甚显昭。又诸承气汤，用枳朴重，则为大其制；用枳朴轻，则为小其制；不用枳朴，但名调胃，枳实关系催便重要如此。本方以枳实伍半夏，推荡作用更大；以芍药协黄芩，清降作用更宏。知此，则是用大黄方为大柴胡，犹是中人以下知识。但里证已急，表邪渐解，重心在里，本方加大黄，未始不可。若谓本方原有大黄，或必用大黄，则牵制本方外枢之力，其如柴胡证仍在，为未欲解何。此中分际，学者所当深思体会。一方有大黄，一方无大黄，正示人灵活应用，不必死守教条。况条文原甚灵活，而应用反自死板，咎岂能辞。故此方有须加大黄的，有无须加大黄的，大黄可加，大黄不定必加。若拘以大黄分大小，窃期期以为不可。统观经论，柴胡有加桂枝法，柴胡无加麻黄法；柴胡有加芒硝法，柴胡无加大黄法，这并不是偶然，均有深意在乎其间。观察再观察，学者当虔忧静穆作十日思。

第一百零四条

伤寒十三日不解，胸胁满而呕，日晡所发潮热，已而微利，此本柴胡证，下之以不得利，今反利者，知医以丸药下之，此非其治也。潮热者，实也，先宜服小柴胡汤，以解外，后以柴胡加芒硝汤主之。

（《玉函》无所字。《玉函》《脉经》《千金翼》无已字。《外台》作热毕。《脉经》《千金翼》本下有当字、以不之以，《外台》无，《成本》作而，无此非之此，先宜之宜，《玉函》《脉经》《千金翼》作再字。《康平本》此本柴胡证以下二十五字，为小字衬注。潮热者实也，为小字衬注旁注中的旁注，在知医以丸药侧。）

方中行曰：十三日，过经也，不解，坏例也，非其治也。已上乃原其坏。由于医之误，已下至末，救误之治也。然微利矣，加芒硝以更下者，丸之为丸，大率辛热物，虽快攻下，下者药也，热以益热，热结反实而不出，故须咸以软之也。

程郊倩曰：胸胁满而呕，日晡所发潮热，此伤寒十三日不解之本证也。微利者，已而之证也。本证经而兼府，自是大柴胡，能以大柴胡下之。本证且罢，何有于已而之下利，乃医不以柴胡之辛寒下，而以丸药之毒热下。虽有所去，而热以益热，遂复留中而为实，所以下利自下利，而潮热仍潮热。盖邪热不杀谷，而逼液下行，谓云热利是也。潮热者实也，恐人疑攻后之下利为虚，故复指潮热以证之。此实得之攻后，究竟非胃实，不过邪热搏结而成，只须于小柴胡解外，后但加芒硝一洗涤之。以从前已有所去，大黄等并可不用，盖节制之兵也。

柯韵伯曰：日晡潮热，已属阳明。而微利可疑，利既不因于下药，潮热呕逆，又不因利而除，故知误不在下，而在丸药也。丸药发作既迟，又不能涤荡肠胃，以此知日晡潮热，原因胃实。此少阳阳明并病，先服小柴胡二升，以解少阳之表。其一升加芒硝以除阳明之里。不加大黄者，以地道原通。不用大柴胡者，以中气已虚也。后人有加大黄桑螵蛸者，大背仲景法矣。

章虚谷曰：按此方以小柴胡三分之一，而重加芒硝者，因其少阳之证，误用丸药下之，余热留于阳明，而发潮热，故仍用小柴胡和少阳，而加芒硝咸寒润下，以清阳明之热，不取苦重之药峻攻也。张锡驹言应以大柴胡加芒硝，然下焦躁急，方可用枳实、大黄、芒硝。今仲景申言此本柴胡证，又曰今反利者，以丸药下之，非其治也。则是本系误下伤中，已经下利，并非燥结邪实，岂可更用枳实、大黄以伤中乎，可知必无用大柴胡之理矣。其用芒硝者，取其咸寒而不峻利，以清阳明无形之热，非为攻泻而设也，用者审之。

冉雪峰曰：此条与上条，均偏于少阳之里，迫近阳明。上条阳明证未显，不当下而二三下。此条阳明证已显，似当下而不合丸药下。同是误下，同是误下又用下。但证象既未离少阳范围，则治疗即不离少阳方法，学者最当注意。此栏是辨论太阳的少阳，所以外枢是治少阳，内枢亦是治少阳。在这个分际中，下是下少阳，不是下阳明。此条粗观，是少阳阳朋合病。细察，少阳证是真少阳，阳明证是假阳明。何以言之？三焦内连脏腑，胃肠外均有油膜环抱连系。少阳半表半里，郁滞既久，过经，甚逾经期两周不解，偏于少阳之里，其郁热由油膜渡入胃肠，俨似胃肠热实，因而日晡潮热。潮热是阳明的证，而此则为少阳的阳明。其机窍不在阳明，而在少阳。故绝不用大小承气，大柴胡汤内亦不用大黄，此方亦不加大黄，而只加芒硝。潮热者，实也，各注多顺笔释为胃家实。学者须将条文重读几遍，究竟仲景祇言实，未言胃家实，其措词原有分寸，何得添字训经。惟其添字，所以愈释愈晦，如导人入五里雾中。仲景明指之曰，此本柴胡证，始终不离柴胡。外枢用小柴胡；下枢用大柴胡；此条柴胡加芒硝，合两方为一方，分一方为两法。若是阳明证，何须如此；若是下阳明，何须如此。考此本柴胡证以下，至非其治也，二十五字，康平古本，系小字衬注。潮热者实也五字，系小字衬注的旁注。依据古本，是宜先服小柴胡云云，系直接已而微利下，已而微利，所以断为此本柴胡证；已而微利，所以知为医以丸药下之。一经道破，通体玲珑。读古人书，须高着眼孔，勿拘拘以俗说自愚自圊可。

【柴胡加芒硝汤方】

柴胡二两十六铢　黄芩一两　人参一两　甘草一两（炙）　生姜一两（切）　半夏二十铢（本云五枚）（洗）　大枣四枚（擘）　芒硝二两（《外台》二合）

上八味，以水四升，煮取二升，去滓，内芒硝，更煮微沸，分温再服，不解更作。

（《外台》煮取间有七味二字。煮微沸，作上火煎一二沸六字。再服下，《玉函》有以解为差四字，《千金翼》有以解其外四字。《成本》不载本方，第十卷云，小柴胡方内，加芒硝六两，余依前服法，不解更服。）

林亿曰：谨按《金匮玉函》，方中无芒硝。别一方云，以水七升，下芒硝二合，大黄四两，桑螵蛸五枚，煮取一升半，服五合，微下即愈。本云柴胡再服以解其外，余二升，加芒硝、大黄、桑螵蛸也。

徐灵胎曰：此药剂之最轻者，以今秤计之，约二两，分二服，则一服只一两耳。按大柴胡汤加大黄、枳实，乃合用小承气也。此加芒硝，乃合用调胃承气也。皆少阳阳明同治之方。

第一百零五条

伤寒十三日，过经谵语者，以有热也，当以汤下之。若小便利者，大便当鞕，而反下利，脉调和者，知医以丸药下之，非其治也。若自下利者，脉当微厥，今反和者，此为内实也，调胃承气汤主之。

（《成本》过经上有不解二字。《玉函》《脉经》《千金翼》谵上有而字。以有热也，作内有热也。《千金翼》无调胃字。《柯本》删厥字。《康平本》若小便利者，以下另条，并低一格写，谵上有时字。过经二字，系小字旁注，在谵语字侧。）

喻嘉言曰：二条俱见微利之证，难辨其内虚内实。上条胸胁满而呕，邪凑少阳之表，故欲下之，必用柴胡汤为合法。若以他药下之，表邪入内，即是内虚。此条原无表证，虽屡以用丸药为戒。太阳之脾约，乃用麻仁丸，因其人平素津液肠结，必俟邪入阳明下之，恐无救于津液。故虽邪在太阳，即用丸药之缓下润其肠，俾外邪不因峻攻而内陷，乃批却导窍，游刃空虚之妙也，此等处亦须互察。

喻氏又曰：按伤寒证，以七日为一候，其有二候三候不解者，病邪多在三阳经留恋。不但七日传之不尽，即十日、十三日、二十余日，尚有传之不尽者。若不辨证，徒屈指数经数候，汗下展转差误，正虚邪凑，愈久愈难为力，所以过经不解，当辨其邪在何经而取之。仲景云，太阳病，头痛，至七日以上自愈者，以行其经尽故也。即内经太阳七日病衰，头痛少愈之旨也。可见太阳一经，有行之七日以上者矣。其欲作再经者，针足阳明，使经不传则愈。以太阳既羁留多日，阳明少阳，亦可羁留，过经漫无解期矣。所以早从阳明中土而夺之，使其不传，此捷法也。若谓六经传尽，复传太阳，必无是理，后人堕落成无己阱中耳。岂有厥少两阴交尽于里，复从皮毛外，再入太阳之事耶，请破此大惑。

程郊倩曰：谵语为胃实，不应下利。下利为虚，脉不应调和。今皆互而有之，知未下利之先，胃有其实热也。胃热则屎燥，当用汤荡除其热为合法。若未下以汤，亦只有谵语证，何至小便利，大便当鞕，而反下利，下利而脉复调和，调和对下微字看，仍阳明如经之大脉也。脉证不协，知医下以丸药，下焦之关闸徒虚，胃中之燥屎仍在，所以下利兼见谵语。顾下利谵语，亦有亡阳而属虚寒者，要之脉微肢厥可辨。今反和而如经，知液以下利而愈干，屎以液干而愈燥，邪热欲内为实而无疑也。虽属大承气汤证，而关闸已伤，只宜和以调胃承气汤耳。

唐容川曰： 谵语便鞭，不当下利。脉亦当大，不当调和。今不鞭而反下利，脉不大而反调和者，知医不以汤药涤其热，而但以丸药下其粪。旁流滞下，使当大之脉，被其挫弱，遂为调和之形，是下利脉和，而实邪仍在，非其治也。何以知下利脉和，仍是邪实。仲景又申明曰，若下利是虚，其脉当微，手足当厥。今脉不微而反和，所以知其非虚，乃医者挫弱其脉如此。此虽外见和脉，而内仍为实邪也，以调胃承气汤主之。余曾临证见素虚人，及六阴脉人，虽得伤寒热证，脉亦不大，仅见为和，即与此节脉和，同一例也。仲景于常诊外，参一变法，精之至矣。

冉雪峰曰： 按潮热谵语，为阳明正面主证。上条有潮热无谵语，本条有谵语无潮热。互文见义，无大轩轾。所当注意的，上条胸胁满而呕，柴胡证仍在。本条无诸少阳证，柴胡证不在。是上条有少阳，兼有阳明。本条有阳明，不见少阳。本栏自九十六条起，迄一百零九条，计十四条，均系反复辨论太阳的少阳。经论义蕴是解太阳，不是解少阳，更不是解阳明。少阳为三阳枢纽，故全栏各条以少阳为重心。外枢出太阳，下枢出阳明，壹是皆所以为太阳服务。前建中两条，上条有太阳证，又有少阳证。此用芒硝用承气两条，上条既有少阳，又有阳明，后条只见阳明，不见少阳。整个比拟互参，精义乃见。本条与上条同误在丸药，同是下后再用下。上条未离少阳，故用柴胡下；本条已离少阳，故用承气下，矩矱森森。本条一则曰，以有热也。再则曰，为内实也。有热内实，合之谵语，当下原无待言，所可怪者，下后脉反调和，脉和不名为解，而指为实，所以然者，病属太阳的少阳。阳明胃肠，先未受病，若阳明病，必不下利。下利，脉当微厥。今因误下内陷，阳明不实亦实。实则不微不厥，其脉如平，此即谓和，乃假和，非真和，惟其和，乃知内实，惟其内实，乃再用承气。若下后阳明空虚，脉厥肢厥，回阳救逆之不暇，即调胃何敢再用。惟和惟实，乃为调胃承气的候。本条未言不解，亦未言已解，太阳少阳余疾，必有存者。但已过经，证不显著。下之如法，里气通则表气通，少阳不解可解，太阳不解可解。证象离脱少阳，疗法又连系少阳，其功效仍归结到太阳，苟非钻仰苦索，何能明漪彻底。

第一百零六条

太阳病不解，热结膀胱，其人如狂，血自下。下者愈，其外不解者，尚未可攻，当先解其外。外解已，但少腹急结者，乃可攻之，宜桃仁承气汤。

（《玉函》自上有必字，愈上有即字。《成本》解下无其字。《脉经》其外下有属桂枝汤四字，《千金翼》同。原注后云解外宜桂枝汤。《康平本》正文血自下下，无下者愈三字，有小字旁注。血自下者愈五字，在如狂上三字侧。）

成无己曰：太阳，膀胱经也，太阳经邪热不解，随经入府，为热结膀胱，其人如狂者，为未至于狂，但不宁尔。经曰其人如狂者，以热在下焦，太阳多热，热在膀胱，必与血相搏，若血不为蓄，为热迫之，则血自下，血下则热随血出而愈。若血不下者，则血为热搏，蓄积于下，而少复急结，乃可攻之，与桃仁承气汤，下热散血。内经曰，从外之内，而盛于内者，先治其外，后调其内，此之谓也。

方中行曰：狂，心病也，心主血而属火。膀胱居下焦而属水，膀胱热急，水不胜火，心火无制，则热与血搏，不自归经，反侮所不胜而走下焦。下焦蓄血，心虽未病，以火无制，而反侮其所不胜，故勃乱颠倒，语言妄谬，与心病而狂者无异，故曰如狂也。血自下，则邪热不复停，故曰愈也。少腹，指膀胱也。急结者，有形之血蓄积也。桃仁，逐血也；桂枝，解外也；硝黄，软坚而荡热也；甘草，甘平而缓急也。然则五物者，太阳随经入府之轻剂也。先食，谓先服汤，而饮食则续后进也。

汪友苓曰：解其外，《补亡论》郭白云：採《千金》

方云，宜桂枝汤。及考内台方议云，若其外证不解，或脉带浮，或恶寒，或身痛等证，尚未可攻，且与葛根汤，以解其外。二汤皆太阳病解外之药，学者宜临证消息用之。

钱天来曰：注家有血蓄膀胱之说，尤为不经。盖太阳在经之表邪不解，故热邪随经，内入于府，而瘀热结于膀胱，此热在下焦，血受煎迫，故溢入回肠。其所不能自下者，蓄积于少腹，而急结也。膀胱为下焦清道，其蒸腾之气，由气化而入，气化而出，未必能藏蓄血也。若果膀胱之血，蓄而不行，则膀胱瘀塞，所谓少腹鞕满，小便自利者，又何自出乎，有识者不为然也。

冉雪峰曰：此条承上各条，而推阐用下的变证变法，深求仍是少阳下枢家法。前大柴胡汤、柴胡加芒硝汤，是两法合为一法，内外双解。此条是一法分为两法，内外分解。条文开始冠太阳病三字，不解是太阳不解，热结膀胱，是太阳经证，变为太阳府证，似乎无关少阳。但膀胱是一个空洞器官，原系蓄尿，何致蓄血。经论并未言膀胱蓄血，乃注家误注。所以然者，膀胱后直肠前，有一个夹室，就是血室，名曰胞中。任督二脉均起胞中，冲脉亦起胞中。胞中与膀胱和直肠，前后均只隔一层薄膜，故膀胱的热，可蒸动胞中的血，从直肠下，不下则结。观后一四三条，热入血室，其血必结，可以了解。形成胞中沿周的膜质，即三焦之物，为下焦最深最低的底部，归根与三焦是一体。故寒热如疟，其机欲出，仍从外枢。观后一四三条，用小柴胡，更可了解。知此，则所谓解外宜桂枝，宜葛根，或宜麻黄，直是痴人说梦。太阳的膀胱，少阳的胞中，阳明的直肠，同属下焦，同属薼系。脑薼系是一体，感应最捷，故谵语，是脑神经受其薰灼，昏瞀错乱。从前以为蓄血是膀胱，今乃知其是胞中。从前以为谵语是心脏，今乃知其为脑部。病理既变中生变，治疗即法外寓法。善用者，柴胡所以代桂枝，承气所以代柴胡，方化阴阳，通于无穷。膀胱热结，少腹急结，而结字当着眼。惟结乃实，惟实乃下，若非实，如近日肠伤寒末期，肠出血，为坏证死证，将焉用下。两个伤寒，名同实异。或有谓肠伤寒为湿温者，亦属臆说。此等臆说，最是医道魔障，亦不可以不辨。

【桃仁承气汤方】

（《玉函》作桃仁承气汤，《脉经》同。）

桃仁五十个（去皮尖）　大黄四两　桂枝二两（去皮）　甘草二两（炙）　芒硝二两（《千金翼》一两）

上五味，以水七升，煮取二升半，去滓，内芒硝，更上火微沸，下火，先食温服五合，日三服，当微利。

（《玉函》作先煮四味，取二升半，去滓，内硝煮微沸，温服云云。《千金翼》作更煎一沸，分温三服。《康平本》当微利，系小字衬注。)

第一百零七条

伤寒八九日下之，胸满烦惊，小便不利，谵语，一身尽重，不可转侧者，柴胡加龙骨牡蛎汤主之。

（下之下，《外台》有后字。《脉经》《千金翼》有尽重二字。）

喻嘉言曰：此伏饮素积，为变之最钜者。盖积饮之人，津液素结，原不足以充灌周身。及遇外感，一切汗吐下之定法，漫难轻试，其误下之变，更有进于结胸者。似此一证，八九日，过经乃下之，可谓慎矣。熟知外邪未尽，乘虚而陷，积欲挟之填满胸中。胸中既满，则膻中之气，不能四布，而使道绝。使道绝，则君主孤危，所以心惊而神乱也。烦与谵语，本属胃，此则兼心。小便不利，本属津液内竭，此亦兼小肠火燔。一身尽重，不可转侧者，又神明内乱，治节不行，百骸无主之明徵也。夫邪方在表里，其患已及神明。于此而补天浴日，宁复寻常表里所辨。故用人参茯苓之补，以益心虚；铅丹之重，以镇心惊；龙骨牡蛎之涩，以为载神之舟楫；一方而批郤导窾，全收安内攘外之功。后人不察，谓是总三阳而和之之法，岂其然哉。

程郊倩曰：实则去邪，虚则养正，凡病皆然。而在胸次之分，逼近宫城，尤为紧切，故不特结胸与痞，治之有法。而胸满心烦，犹须审虚实，以随证施治。伤寒八九日下之，经期虽深，热却未实，邪气乘虚陷里，胸虽满而实无痞结，心气素虚可知，容邪逼及，主欲出亡矣。烦惊者，神不能安也。小便不利者，液不能布也。谵语者，邪乱其神明也。一身尽重，不可转侧者，邪阻其营隧也。正虚邪实，最难着手。意在和解，而法兼攻补，柴胡加龙骨牡蛎汤主之。主位虚而已乱，自宜补兼安镇。桂枝、参、苓、姜、枣、铅丹、龙牡，群而补之。盗已开门延入，岂容闭而不放。大黄单骑降之，外猾必成内讧。芩夏稍稍清之，安内兼能解外。柴胡重重任之。立方之制如此。其于养正去邪，盖不知几为经营，几为布置者也。

吴仪洛曰：此汤治少阳经邪犯本之证，故于本方中，除去甘草，减大枣上行阳分之味；而加大黄行阴，以下夺其邪；兼茯苓以分利小便；龙骨、牡蛎、铅丹，以镇肝胆之怯；桂枝以通血脉之滞也。与救逆汤同义，彼以龙骨、牡蛎，镇太阳经火逆之神乱；此以龙骨、牡蛎、铅丹，镇少阳经误下之惊烦，亦不易之定法也。

丹波元简曰：按汪氏云，是方也，表里齐走，补泻兼施，通涩并用，恐非仲景之旧，或系叔和采辑时，有差错者。若临是证而用是药，吾不敢也。何也，倘谓胸满谵语是实证，则当用大黄者，不当用人参。倘谓惊烦小便不利身重为虚证，则当用人参、大枣、茯苓、龙骨等药者，不当用大黄。况龙骨、牡蛎、铅丹，皆系重坠收涩阴毒之品，恐非小便不利所宜也。汪氏此说，似有所见，然而今以是方治此证，而奏效者不勘，故未敢为得矣。

冉雪峰曰：此条是申言本太阳的少阳证栏，由聚而散，推类致尽，以完其义。与建中条之由实而虚，桃仁承气条之由气而血一例。本栏以前各条，是辨或汗或下，乃太阳阳明的关系。本栏各条，是辨外枢下枢，乃少阳与阳明的关系。全栏无论为实为虚。为气为血，均系辨论病在何处，聚结何处，牵连何处，惟此条系散漫无定，不可捉摸。不是三阳合病，亦不是三阳并病，头绪纷繁，颇难着手。少阳为游部，关连地方较多。内连藏府，外通皮毛，又由脑薦同系，影响到脑神经。就本条条文玩索，曰胸满烦惊，小便不利，此数证各经共有，可释为少阳，亦可释为太阳，惟谵语为阳明特候。开始又有下之二字，阳明与太阳相递接，首当其冲，八九日又为欲作再经时期，病的趋势现象，以阳明较为显著。但胸满烦惊，小便不利，不得释为阳明。一身尽重，不可转侧，亦不得释为阳明。各注均释此条很重，其实只是很杂。观方药甚轻，只用柴胡之半，又煮取四升，只服一升，未言再服日几服，可以深领其旨趣。证象上下内外，一身无所不到，散无纪极，少阳生理如是，少阳病变亦如是，虽杂何怪。本条义理，在本栏另是一格。本条疗法，在本栏亦另是一义。各注对此多不无有几分疑意，甚谓下之下有阙文，竟添加字句以圆其说，似此尚未达一间。方名标出柴胡，加味标出龙骨、牡蛎，煞是大眼目，不啻将病理疗法，自行注出。龙牡而外，再加铅丹，镇降之力更大，已开后人用金石鳞介，潜阳镇逆，熄风宁脑的先导。汉以前医学，深厚耐读如此。

【柴胡加龙骨牡蛎汤方】

柴胡四两　龙骨　黄芩（《成本》无）　生姜（切）　铅丹（《玉函》作黄丹）　人参　桂枝（去皮）　茯苓各一两半　半夏二合半（洗）（《千金翼》一合）　大黄二两　牡蛎一两半（熬）（全书煅）　大枣六枚（擘）

上十二味，以水八升，煮取四升，内大黄，切如棋子，更煮一两沸，去滓，温服一升。

（一本云柴胡汤，今加龙牡等。《成本》十二味作十一味。切如棋子，《玉函》无。《外台》棋上有博字。一两沸，《玉函》《外台》作取二升，服一升，《外台》作分再服。本云以下，《玉函》作"本方柴胡汤内，加龙骨牡蛎黄丹桂茯苓大黄也，今分作半剂"二十四字。《康平本》本云，柴胡汤今加龙骨等，系小字衬注。）

第一百零八条

伤寒腹满，谵语，寸口脉浮而紧，此肝乘脾也，名曰纵，刺期门。

（《玉函》《脉经》满下有而字。《钱本》《柯本》《周本》《张本》无此及次条。《康平本》此二条均低二格写。

伤寒汲古寸口脉浮而紧下，有关上脉弦者五字。）

成无己曰：腹满谵语者，脾胃疾也。浮而紧者，肝脉也。脾病见肝脉，木行乘土也。经曰水行乘火，木行乘土，名曰纵，此其类矣。期门者，肝之募，刺之以泻肝经盛气。

程郊倩曰：伤寒者，太阳病也。而腹满谵语，则太阴阳明病也。寸口脉浮而紧，则仍是太阳伤寒之脉也。浮紧只见于寸口，又非纯是太阳伤寒之脉也。阴阳互淆如此，寒热自尔交错，其病从何断之，证在中焦，只从中焦断之，此肝乘脾也。脾虚故作腹满，脾虚则邪旺，故作谵语。名曰纵者，以邪从所不胜来也。夫以厥阴之邪，移之太阴，而却见于太阳病中，从前寒热之法，俱无可施，宜从中治可也。刺期门以泻肝木之实，木泻而脾不虚，交错之邪自解。责虚取实，寒热俱可不治，此又一法也。

章虚谷曰：腹满谵语，阳明之里证也，脉浮而紧，太阳之表脉也。脉证不合，必当求其故矣。此由肝邪犯脾，而腹满，必无潮热，手足漐漐汗出等，阳明之实证也。其腹虽满，按之必不实痛，大便或亦不坚，当刺期门以泄肝邪，再解伤寒之表邪也。此证辨在几微，盖肝风内炽，即发谵语，不独胃实，方有谵语也。如或不解，误认胃实而用下法，木既尅土，下之表邪内陷，必死不可救矣。名曰纵者，以脾土本受木制，而木邪放纵无忌也。

《金鉴》曰：伤寒脉浮紧，太阳表寒证也。腹满谵语，太阴阳明里热证也。欲从太阳而发汗，则有太阴阳明之里。欲从太阴阳明而下之，又有太阳之表。主治诚为两难，故不药而用刺法也。虽然，太阴论中，太阳表不解，太阴腹满痛，而用桂枝加大黄汤，亦可法也。此肝乘脾，名曰纵，刺期门，与文义不属，似有遗误。

第一百零九条

伤寒发热，啬啬恶寒，大渴欲饮水，其腹必满，自汗出，小便利，其病欲解，此肝乘肺也，名曰横。刺期门。

（水，《玉函》《脉经》作酢浆二字，《千金翼》作截浆。伤寒汲古小便利下，有寸口脉浮而涩，关上弦急者十一字。）

成无己曰：伤寒发热，啬啬恶寒，肺病也。大渴欲饮水，肝气胜也。《玉函》作大渴欲饮酢浆，是知肝气胜也。伤寒欲饮水者愈，若不愈而腹满者，此肝行乘肺，水不得行也。经曰木行乘金曰横，刺期门，以泻肝之胜气。肝肺气平，水散而津液得通，外作自汗出，内为小便利而解也。

柯韵伯曰：发热恶寒，寒为在表。渴欲饮水，热为在里。其腹因饮水多而满，非太阴之腹满，亦非厥阴之消渴矣。此肝邪挟火而尅金，脾精不上归于肺，故大渴。肺气不能通调水道，故腹满。是侮所不胜，寡于畏也，故名曰横，必刺期门，随其实而泻之。得自汗，则恶寒发热自解。得小便利，则腹满自除矣。

章虚谷曰：大渴腹满自汗，皆阳明证，然阳明则不恶寒，而反恶热，以其渴为内热盛也。今啬啬恶寒，而自汗者，风邪原在表分。其渴欲饮水，而腹满者，肝邪挟相火以犯肺也。既自汗而小便利，其营卫三焦之气已通而病欲解也。肝本受肺制，而反乘肺，如下犯上之横逆，故名横也。当刺期门，以泄肝邪，则表邪亦自解也。以上两条，皆外邪而兼内脏之病，酷似阳明实证，最易误认，必当详审细辨也。

《金鉴》曰：伤寒发热，啬啬恶寒，无汗之表也。大渴欲饮水，其腹必满，停饮之满也。若自汗出，表可自解；小便利，满可自除，故曰其病欲解也。若不汗出，小便难，以小青龙汤先解其外，外解已，其满不除，十枣汤治之，亦可愈也。此肝乘肺，名曰横，刺期门，与上文义不属，似有遗误。

冉雪峰曰：此二条亦是申言本太阳的少阳证栏未尽意义，以针疗补助药疗。本栏十四条，此二条殿末。上柴胡加龙骨、牡蛎条，是由全栏各条，推广其证象。此二条，是由全栏各条，推广其疗法。一切内外相搏，虚实相乘，上各条已明白昭示。但是，一条一义，一义一治。上加龙牡条，乃合各证为一证，合各治以为一治。

此二条并由药疗法，而穷到针疗法。针疗药疗，各有特长。针疗不及，药疗补之。药疗不及，针疗补之。仲景不宁长于用药，并长于用针。此二条，前之一条，腹满谵语，见于其脉浮紧当中，舍脉从证，似当用承气，舍证从脉，似当用麻黄。而病的机窍，明指为是肝乘脾。后之一条，大渴腹满，杂于其证发热恶寒里面，清用白虎，扣不住腹满，温用桂枝，扣不着大渴。而病的机窍，明指是为肝乘肺。此二条乍观，似离脱少阳，其实是一个大半表半里。肝乘脾为纵，肝乘肺曰横，一纵一横，重心均在肝，期门肝募，故刺期门。此病用解表攻里，或清或温，统不中肯，惟针疗，一拨见病之源，庶几披郄导窍，死守教条，安能领会。柯氏、钱氏、周氏、张氏，删此二条，实属宫墙外望。真知道者知事理之因，脉证夹杂，是病的现象，所以使脉证夹杂的，是病的因素。不揣其本而齐其末，鲜有不惑者，各注对此，不无疑义，其何足怪。伤寒汲古，添关上脉弦，及寸口脉浮而涩，关上弦急，意义固较周匝，下文有肝字，就添一个弦字，下文有肺字，就添一个涩字，死守呆相，仍落下乘。明得此为太阳的少阳，刺期门，正面治厥阴，间接治太阴，深层治少阳，归究治太阳，然此安能为只读书不用心者道。

第一百一十条

太阳病二日，反躁，凡熨其背而大汗出，大热入胃，胃中水竭，躁烦必发谵语，十余日振慄，自下利者，此为欲解也。故其汗从腰以下不得汗，欲小便不得，反呕欲失溲，足下恶风，大便鞭，小便当数，而反不数及不多，大便已，头卓然而痛，其人足心必热，谷气下流故也。

（凡，全书作反。反躁至大热入胃，《玉函》作而反烧瓦，熨其背，而大汗出，火热入胃。《脉经》同，作火气入胃。躁烦，《脉经》作燥。《玉函》《脉经》作十余日振而反汗出者，无故字。《脉经》作其人欲小便，反不得呕，及不多，《成本》《脉经》无不字。汪氏云，凡当作反，此为欲解也，也字当在故字之下。《康平本》十余日至此为欲解，为小字衬注，在谵语下。小便当数至及不多，亦为小字衬注，在大便鞭下。谷气下流故也六字，为小字旁注，在而痛其人侧。）

成无己曰：太阳病二日，则邪在表，不当发躁，而反躁者，热气行于里也。反熨其背而发汗，大汗出，则胃中干燥，火热入胃，胃中燥热，躁烦而谵语。至十余日，振慄，自下利者，火邪势微，阴气复生，津液得复也，故为欲解，火邪去，大汗出则愈。若从腰以下不得汗，则津液不得下通，故欲小便不得，热气上逆，而反呕也。欲失溲，足下恶风者，气不得通于下而虚也。津液偏渗，令大便鞭者，小便当数，经曰小便数者，大便必鞭也。此以火热内燥，津液不得下通，故小便不数，及不多也。若火热消，津液和，则较结鞕之便得润，因自大便也。便已，头卓然而痛者，先大便鞕，则阳气不得下通，既得大便，则阳气降下，头中阳虚，故卓然而痛。谷气者，阳气也，先阳气不通于下之时，足下恶风，今阳气得下，故足心热也。

柯韵伯曰：太阳病经二日，不汗出而躁烦，此大青龙证也。不知发汗而兼以清火，而反以火熨其背。背者，太阳之部也，太阳被火迫，因转属阳明。胃者阳明之府，水谷之海也。火邪入胃，胃中水竭，屎必燥鞕，烦躁不止，谵语所由发也。非调胃承气下之，胃气绝矣。十余日句，接大汗出来，盖其人虽大汗出，而火热未入胃中，胃中无恙，谵语不发，烦躁已除，二候之后，火气已衰，阳气微，故振慄而解，阴气复，故自利而解，此阴阳自和而自愈者也。故其汗至末，是倒叙法，释未利未解前证，溯其因而究其由也。言所以能自下利者何以故，因其自汗出时，从腰以下不得汗，夫腰以下为地，地为阴，是火邪未陷入于阴位也。二肠膀胱之津，俱未伤也，欲小便不得而反呕，欲失溲，此非无小便也，其津液在上焦，欲还入胃中故也。凡大便鞕者，小便当数，而不多。今小便反不数，而反多，此应前欲小便不得句，正以明津液自还入胃中。而下利之意也，利是通利，非泻利之谓，观大便已可知矣。头为诸阳之会，卓然而痛者，阴气复则阳气虚也。足心必热，反应足下恶风句，前大汗出，则风已去，故身不恶风，汗出不至足，故足下恶风也。今火气下流，故足心热。火气下流，则谷气因之下流，故大便自己利也。大便已头痛，可与小便已阴痛者参之。欲小便不得，反失溲，小便当数，反不数反多，与后条小便难，小便利，俱是审其阴气之虚不虚，津液之竭不竭耳。

周禹载曰：太阳病二日，反躁，知阳邪重极，不然，何二日遽躁也，两句字约意赅。医者不知表解，反熨其背，背为太阳部位，火以济火，能不令如水流漓乎。胃虽水谷之海，既郁热邪，复遭火邪，遂致劫尽精液，烦躁有加，谵语无已。使尔时明眼见此，急以苦寒下之，救其津液，便如镬汤炉炭，沃以冰雪，赫曦炎暵，饮以甘露，岂不涣然尽解，何至有以下种种危候。乃迁延至十余日，火势积久，急奔大肠，遂下利而振慄。火热之状，反若外寒之状，乃云此为欲解。善读古人书者，便可于此特出手眼，寒下无疑矣。惟不经寒下，则下利为自利矣。火虽下走，余热尚多，故向来火邪郁闷胃中者，今得稍行而得发泄，所以透出微汗。但火势炎上，从腰以下不得也。既利且汗，邪减而正亦亏，又何能得小便乎，故欲字反字最精。见前此邪盛之日，且不作小便想。邪实于内，并不作呕想，至欲失溲三字，形容小便不得尤妙。使津液无亏，膀胱化行，何至呕，而欲失溲耶？足下恶风，正气馁也，因邪退而知风也。大便鞕，小便当数，而反不数者，言邪退有津回之理，而津液有难复之势，然必不久，而多大便出也。大便已，何谓卓然头痛乎？诸阳上聚于首，至此阳邪虽去，阴血已劫，则头痛为虚痛，非阳邪上盛而痛之比，观卓然二字可见也。其人正气渐复，足心必热，观谷气下流一语，并知前日之恶风为阳虚矣。此节匀五段看，太阳病句，是言病证；反熨其背至谵语，是误治后变证；十余日三句，是推原以后不治病势所必至，正见得一下可愈，意在言外；故其汗至反不数，是推原欲解不解，余邪未散，正气未复光景；及多至下流故也，是料定正气稍复，欲愈病轻之状。学者细认此篇，则病势治法，跃然目前。然此必强壮之人，故能经此种种危候，文中不言脉理，意可想悟，倘遇素虚尺迟，安能保其生乎。

《金鉴》曰：太阳病中风伤寒二者不躁，今反躁者，是不得汗出而躁，大青龙汤证也。不以青龙汤发汗，反以火劫熨背，逼汗大出，火邪入胃，胃热水竭，则烦躁谵语所必发也。十有余日，邪正相持，持久必争，争必振慄作解，然解非汗出及下利，邪无从解也。若自下利，此为欲从里解也。若自汗出，此为欲从表解也。今十余日不自下利，而有欲小便不得，反呕，欲失溲者，是里不解也。不自汗出，而下身无汗，足下恶风者，是表不解也。里不解者，大便必鞕，小便当数，而反不数则知水留胃中，久必润肠，其久积之大便，自应多下而解也。及多大便已，虽小便不得，诸病不解，其头卓然而痛，是里解未悉解也。表未悉解者，是因火逼汗出，而从腰以下不得汗，乃上解而下未解也，故有小便不得诸在下之病。今虽里解，而其人头卓然而痛者，是表之余邪上逆也。足心必热者，里之余热下流也。谷气者，即胃气也，言胃中热气，随大便而下流也。此病皆由妄行火劫致变，难以拘定成规，当诊犯何逆，随证治之可也。

汪友苓曰：欲失溲者，此是形容不得小便之状，按郭白云云，火气入胃，胃中枯燥，用白虎加人参汤。小便不利者，当用五苓散。其大便鞕者，用调胃承气汤。于诸证未生时，必须先去火邪，宜救逆汤。愚以五苓散断不可用。此系胃中水竭，津液燥故也。其用调胃承气汤，不若麻仁丸代之。

冉雪峰曰：此条是言火逆误治，而昭示其欲解景象，即于病变的过程，寻出病愈的机转。条文本自明晰，各本异同，他条亦有，但不如此条多至十处以上。各成其义，各是其说，不是各家的注伤寒，竟成各家的伤寒注。本条分前后两段，后段原是解说前段。仲景以此项义理奥折，恐人误解，故言之又言，不惮反复叮咛。自太阳病至为欲解也为前段。火热入胃，胃中水竭，已将病理说得清清楚楚。振慄，自下利，为欲解，又将病的机转，说得明明白白。热既大，水既竭，只应躁烦，不应振慄，只应屎鞭，不应自利。所以振慄自下利者，阴气渐复，水来济火，看似病的新添证象，实为病的机转好象。自字注意，外之营卫和则自汗，内之水火交则自利。经论言自汗愈者多，言自利愈者少。自利欲解，或即议下，固是从病机悟出。究之药强下，不如病自下，此中分际，值得体会。自故其汗至谷气下流故也为后段，此段是追叙前段病历经过。腰以下不得汗，欲小便不得，反呕，是阴竭于下，阳浮于上。欲失溲，即欲小便不得互词。当数不数，失溲未失，将小便未小便，不小便欲小便，活绘出阴气渐复，又未大复情景。始而便鞭，既而便已。大便通，斯小便通，小便通，斯大便通。前气化，则后气化，后气化，则前气化，上气化，则下气化，下气化，则上气化。且外气化则里气化，里气化，则外气亦化，活泼泼一片化机。头卓然而痛，痛应悄然愀然，何以卓然？一卓字，显出气化乍通，似痛非痛真景象。足心必热，上至头，下至足，均显特殊象征。又指之曰谷气下流故也，两故字首尾晖映，可以恍然于其故，尚何事枝枝节节异说为。

冉氏又曰： 病有寒热虚实，内外真假，繁颐杂错，转变万千。不宁热在皮肤，寒在骨髓，寒在皮肤，热在骨髓，为假热真寒，假寒真热。即本条上段振慄自下利，和后段头痛足心热等等，虽为病的增添新型，不啻病的机转佳兆。本编前曰，尚未尽义，兹再申言。太阳病二日，本不应躁，反躁，非先已误治，即病的性质和伏邪有问题。若粗暴的火攻熨背，大汗出，火热入胃，胃中水竭，躁烦谵语，生出种种误治病变。焚如燎如，机已濒危。但大汗出，非大汗不止，胃中水竭，犹望他处未竭的，挹彼注兹，未到真正阴绝地步。延过十余日，火热渐衰，阴液渐复，躁烦变为振慄，阴来就阳，津液还胃，本病的贼邪，化为本身的救星，此为欲解。下段中气不运，上下隔绝，化机或几乎息，所以半身以下无汗，这是大汗出后一个使人偏沮的景象。欲小便，气已渐渐下达，不得，是阴气将复未复，将充未充。上既反呕，下欲失溲，欲小便不便，欲失溲未失，绘出阴阳初交，经过如许体工转折。恶风不是外证，恶限足下，当在大便已，足心未热时间，殊耐体玩。机转至此，小便当数而不数，大便虽鞕而不鞕，大便一解，九窍皆通。卓然而痛，不是痛苦，直是痛快。足心必热，上至头，下至足，晬然益然，如烈风雷雨后，乾坤显出一番新气象。观条文两欲字，一恶字，两反字，一当字，诩诩欲生。又补点谷气下流也句，极细致，极周匝。或释下利为火气下迫，释足心热为火气下窜，释恶风为表未尽解，释反呕为里未尽解，去经旨远到如何程度。予滥竽医界，在临床二十年后，始探得病机繁颐杂错，整个机转先兆，即由读此条悟出，兹特拈出，与同仁一商榷之。

第一百一十一条

太阳病中风，以火劫发汗，邪风被火热，血气流溢，失其常度，两阳相熏灼，其身发黄。阳盛则欲衄，阴虚小便难，阴阳俱虚竭，身体则枯燥，但头汗出，剂颈而还。腹满微喘，口干咽烂，或不大便，久则谵语，甚者至哕，手足躁扰，捻衣摸床，小便利者，其人可治。

（《玉函》无病字，发下有其字。《脉经》溢作泆，剂作齐。捻，《玉函》作寻，《脉经》作循。阴虚下，《成本》有则字。《柯本》改作两阳相熏灼，身体则枯燥，但头汗出，剂颈而还，其身发黄，阳盛则云云，阴阳俱虚竭，腹满云云。《康平本》失其常度，两相熏灼，系小字旁注，无阳字。阳盛则欲衄，至身体则枯燥，系小字衬注，在其身发黄下。小便利者，其人可治，亦小字衬注，在然末摸床下。）

成无己曰：风为阳邪，因火热之气，则邪风愈甚，迫于血气，使血气流溢，失其常度。风与火气谓之两阳，两阳相熏灼，热发于外，必发身黄。若热搏于经络，为阳盛外热，迫血上行必衄。热搏于内者，为阴虚内热，必小便难。若热消血气，血气少，为阴阳俱虚，血气虚少，不能荣于身体，为之枯燥。三阳经络至头，三阴至胸中而还，但头汗出，剂颈而还者，热气炎上，搏阳而不搏于阴也。内经曰，诸腹胀大，皆属于热。腹满微喘者，热气内郁也。内经曰，火气内发，上为口干咽烂者，火热上熏也。热气上而不下者，则大便不鞭。若热气下入胃，消耗津液，则大便鞭。故云或不大便，久则胃中燥热，必发谵语。内经曰，病深者其声哕，火气太甚，正气逆乱则哕。内经曰，四肢者，诸阳之本也。阳盛则四肢实，火热太甚，故手足躁扰，捻衣摸床扰乱也。小便利者，为火未剧，津液未竭，而犹可治也。

喻嘉言曰：风阳也，火亦阳也。邪风更被火热助之，则血气沸腾，所以失其常度，热势弥漫，所以蒸身为黄。然阳邪盛于阳位者，尚或可从衄解，可从汗解。至于阳邪深入阴分，势必劫尽精津，所以剂颈以下，不能得汗。口咽干烂，肺焦喘促，身体枯燥，小便难，大便秘，手足扰动，谵妄哕逆，乃是一团邪火内炽，真阴顷刻立尽之象，有非药力所能胜者。必其人小便尚利，阴未尽伤，始行以得驱阳救阴之治也。臆，亦危矣。

喻氏又曰：按此证阳邪挟火，扰乱阴分，而亡其阴，与前桂枝加附子及真武汤证，二条亡阳证，天渊悬绝。观阳盛欲衄，身体枯燥等语，明是失汗所致，失汗则阳必内入，何反外亡耶。注家泥阴阳俱虚竭一语，遂谓小便利者，阴未甚虚，则阳犹可回，是认可治为回其阳，大失经旨。不知此证，急驱其阳，以存阴气之一线，尚恐不得，况可助阳以更劫其阴乎。且头汗乃阳邪上壅，不下通于阴，所以剂颈以下，不能得汗。设见衄血，则从邪衄解。头间且无汗矣，设有汗，则邪从汗解，又不衄矣。后条火邪深入必圊血一证，亦谓身体枯燥，而不得汗者，必致圊血。设有汗，更不圊血矣。读古人书，全要会意，岂有得汗，而加衄血圊血之理哉。又岂有遍身无汗，而头汗为亡阳之理哉。

柯韵伯曰：太阳中风，不以麻黄青龙发汗，而以火攻其汗，则不须言风邪之患，当知火邪之利害矣。血得热则流，气得热则溢，血气不由常度，而变由生也。风为阳邪，火为阳毒，所谓两阳也，两阳相灼，故即见两阳合明之病。身体枯燥，身无汗也，故身发黄。头汗至颈，故但身黄，而头至颈不黄也。首为元阳之会，不枯燥，是阳未虚竭。有汗出，是阴未虚竭。此两阳尚熏于形身，而未内灼于藏府也。此血气流溢之轻者。若其人阳素盛者，因熏灼而伤血，其鼻必衄；其人阴素虚者，因熏灼而伤津，小便必难；若其人阴阳之气俱虚竭者，腹满而喘，口干咽烂，而死者有矣。或胃实而谵语，或手足躁扰，而至于捻衣摸床者有矣。皆血气流溢，失其常度故也，小便利，是反应小便难句。凡伤寒之病，以阳为主，故最畏亡阳。而火逆之病，则以阴为主，故最怕阴竭。小便利者为可治，是阴不虚，津液未亡，太阳膀胱之气化犹在也。阳盛阴虚，是火逆一证之纲领，阳盛则伤血，阴虚则亡津，又是伤寒一书之大纲领。

冉雪峰曰：此条承上条而言，同是火逆误治。上条火热袭着局部，此条火热蔓延全身。上条病机向愈，故模拟种种欲愈景象。此条病机转坏，故胪举种种致坏证形。合而观之，一聚一散，一轻一重，一愈一难愈，不啻详辨火逆病理的一个总提纲。此条词意明显，须研究的有三个问题：一、火逆伤阴，只阴虚，何至阳虚，何至阴阳俱虚，而虚下又加一个竭字。二、阳明谵语，系有燥屎，此条或不大便，或之者，疑之也。不大便尚不定，何有燥屎，无燥屎，何以又有谵语。三、小便利可治，小便既难，何以又利，各注拟用探法，是否有合经旨。前之一说，各注均见及，故或就素质言，或就气血言，或就阳津阴液言，说均可通。但须知热盛是邪火盛，阳虚是正阳虚。且阳极必阴，阴极必阳，气不到水不到，水不到气亦不到，阴阳互换互根。热证原有构成阴阳俱虚的至理，这个很值得深研的。次之一说，上条与本条，同有谵语，上条的谵语，是偏热重，此条的谵语，是兼正虚，上条谵语，其来速，此条谵语，其来缓。久则谵语，久字着眼，纯单燥屎关系，何必要久。下文第一一三条，被火者必谵语，即是此条好注脚。后之一说，火炽阴伤，炎岗燎原，留得一分阴液，保存一分元气。倘阴气全亡，无以为藏阴起亟之本，阴阳离绝，神机化灭，若亡未尽亡，犹有小便，不必要数要多，则犹有一线生机，曰可治，不是必治。毁万物者莫若火，学者兢兢。此证中气将绝，甚者至哕，手足躁扰，捻衣摸床，亡阴证象毕具。疗法忌汗，忌下，忌利小便，开始标火劫发汗，将焉汗，中气已败，将焉下，身体枯燥，一团邪火，将焉利小便。病的生死问题，都在小便，这个小便，当如何珍贵爱惜。而探之导之，矜矜于五苓散、猪苓汤、茵陈蒿汤之辨，梦中说梦。仲景在两条绘如许景象，胪如许证型，虽未立方，立方意义已显，率词揆方，是在学者。

第一百一十二条

伤寒，脉浮，医以火迫劫之，亡阳，必惊狂，卧起不安者，桂枝去芍药加蜀漆牡蛎龙骨救逆汤主之。

（《脉经》《千金翼》浮下有而字，无必字。《玉函》亦无。《成本》，脉浮下有者字，卧起作起卧。《康平本》亡阳二字，系小字旁注，在劫之侧。）

《金鉴》曰：伤寒脉浮，医不用麻桂之药，而以火劫取汗，汗过亡阳，故见惊狂，起卧不安之证。盖由火劫之误，热气从心，且大脱津液，神明失倚也。然不用附子四逆辈者，以其为火劫亡阳也。

王晋三曰：火迫心经之阳，非酸收可安，故去芍药，而用龙牡镇摄。藉桂枝蜀漆，疾趋阳位，以救卒然散乱之神明。故先煮蜀漆，使其飞腾，劫去阳分之痰。并赖其急性，引领龙牡从阳镇惊固脱。方寸无主，难缓须臾，故曰救逆。

喻嘉言曰：此条文义甚明，后人不识作者之意，虽有良法而不能用，兹特阐之。前大青龙条误服大青龙汤，其厥逆筋惕肉𥆧而亡阳者，乃多汗所致，故用真武汤救之。此以火迫劫而亡阳者，乃方寸元阳之神，被火迫劫而沸腾散乱，故惊狂起卧不安有如此者，少缓须臾，驷马莫追，神丹莫挽矣，故用此汤救之。桂枝汤中除去芍药，人皆不知其故，或谓恶其酸收，非也。夫神散正欲其收，何为见恶耶，故不宜于芍药之酸，又何宜于龙牡之涩耶。学者当于此等处，猛下一参，透此一关，胜读方书千卷。盖阳神散乱，当救之于阳，桂枝汤，阳药也，然必去芍药之阴重，始得疾趋以达于阳位。既达于阳位矣，其神之惊狂者，漫难安定，更加蜀漆为之主统，则神可赖之以攸宁矣。缘蜀漆之性最急，丹溪谓其能飞补是也。更加龙骨牡蛎有形之骨属，为之舟楫，以载神而返其宅，亦以重而镇怯，涩以固脱之外，行其妙用。如是而后天君复辟，聿追晋重耳，越勾践反国之良图矣。仲景制方，岂易识哉。

恽铁樵曰：伤寒脉浮，为病在外，以火迫劫之，观迫劫字，其为误治无疑。然用火而误，阴液被劫，当焦骨伤筋，未必能得汗。若得汗，则外当解，不可谓误治，然则亡阳当作亡阴。又阳主动，阴主静。假使亡阳，则为阴躁，当云躁扰不宁，不曰卧起不安。又亡阳者汗出如雨，复其阳则汗敛，乃附子主证之治，不当云桂枝。但既是亡阴，则去芍药字亦可疑，阴伤正当用芍药以救之，不当去也。又蜀漆柯氏疑之，亦是。本条之蜀漆，与前柴胡龙骨牡蛎之黄丹，与白散之巴豆，皆与其他各方，用药不类，皆不得轻易尝试。

冉雪峰曰：此承上两节言火逆，而出其方治。火逆伤阴，阴气复则欲解，阴未绝则可治。解否治否，咸以阴气为关键。读上两节，可以了了。但火逆亡阴易知，火逆亡阳难知，易知的不必言，本条是言其难知的。或谓亡阳宜改作亡阴，此只见得浅的易知一层，未见到深的难知一层。所以然者，火逆是邪热，被火逆的是正阳。赫曦燔飙，不可响迩，真阴固被劫夺，真阳亦被协迫，观惕然而惊，猝然而狂，卧起不安，想见心君震撼，不得泰然。水不济火则躁，火不交水则烦，曰惊曰狂，较躁烦更进一步。躁烦只是阴伤，惊狂更兼阳怯，此可为上条阴阳两虚的好佐证。既不安拱于内，自必越亡于外，直言之即是心火失位。但细察本条证状病情，尚未至真正亡阳地步，未亡欲亡，不亡将亡，只是不安的摹写。康平古本亡阳二字，系小字旁注，然点出亡阳，别于上二条亡阴，为此注者，境诣颇高，迥非后世注家所可企及。亡下焦阴中之阳，是有寒；亡上焦阳中之阳，是有火。本条疗法，不用柔剂而用刚剂，尤有深一层的意义。刚剂有一丝阴药，亦必除去，含义尤深。

非阴药之不可用，阳未亡之先可用，壮水正以制火。阳已回之后可用，育阴正以恋阳。惟此未亡将亡之顷，用之阴未及复，而阳反促之亡。阳病救逆，须用阳药，明此，则去芍药之义可明，用蜀漆之义亦可明。本火逆栏三方，并无滋腻益阴之品，亦无不可以大明。至阳亡于内，宜甘草干姜汤。阳亡于外，宜桂枝加附子汤。阳亡于下，宜四逆汤。阳亡于上，宜桂枝去芍药加蜀漆龙骨牡蛎汤。各具病理，各具证象，各有疗法，不得比而同之。错综杂互，义更无穷，神而明之，存乎其人。

【桂枝去芍药加蜀漆牡蛎龙骨汤方】

（《成本》作龙骨，牡蛎）

桂枝三两（去皮）　甘草二两（炙）　生姜三两（切）　大枣十二枚（擘）　牡蛎五两（熬）　蜀漆三两洗（去腥）　龙骨四两

上七味，以水一斗二升，先煮蜀漆减二升，内诸药，煮取三升，去滓，温服一升。本云桂枝汤今去芍药加蜀漆、牡蛎、龙骨。

（《成本》作为末，非也。《玉函》七味下，有㕮咀字。作水八升，本云作本方。方后云，一法以水一斗二升，煮取五升，《千金翼》同。）

第一百一十三条

形作伤寒，其脉不弦紧而弱，弱者，必渴，被火，必谵语，弱者发热脉浮，解之，当汗出愈。

（《玉函》《脉经》无形作二字，而下无一弱字，《千金翼》同。《成本》火下有者字。《喻本》《魏本》无此条。汪氏云发热当在渴字之前，《金鉴》云三弱字当俱是数字，若是弱字，热从何有，不但文义不属，且论中并无此说。《康平本》此条低一格写，另有弱者发热四字，在而弱弱者之侧。）

成无己曰：形作伤寒，谓头痛身热也。脉不弦紧，则无伤寒表脉也。经曰诸弱发热，则脉弱为里热，故云弱者必渴。若被火，两热相合，搏于胃中，胃中躁烦，必发谵语。脉弱发热者，得脉浮为邪气还表，当汗出而解矣。

程郊倩曰：形作伤寒，发热恶寒，身疼痛，不汗出之证备具。但其脉不弦紧而弱，不弦紧即弱字注脚，言脉浮则同，但不弦紧耳，明是指阳浮而阴弱之缓脉也。伤寒而见风脉，热伤气也，则亦同属寒邪外壅，而郁热于经之病，自应同属大青龙之治。解之当汗出愈者，以大青龙汤有石膏涤热，故云解之，复有麻黄汤发汗，故云当汗出愈。亦以见大青龙之为解剂，而不同麻桂之汗剂也。

柯韵伯曰：形作伤寒，见恶寒体疼厥逆，脉当弦紧，而反浮弱，其本虚可知，此东垣所云劳倦内伤证也。夫脉弱者阴不足，阳气陷于阴分必渴。渴者，液虚故也。若以恶寒而用火攻，津液亡，必胃实而谵语。然脉虽弱，而发热身痛不休，宜消息和解其外，谅非麻黄所宜，必桂枝汤啜热稀粥，汗出则愈矣，此夹虚伤寒之证。

章虚谷曰：形作伤寒者，有伤寒之表证也。伤寒之脉当弦紧，今不弦紧而弱，弱者指下无力，以阳气虚也。阳虚不能生津，故必渴。津液本虚，又被火劫，则胃汁干而神乱，必致谵语也。脉弱不能作汗，则发热由津液不足，岂可以形作伤寒，而用火攻乎。其脉浮，邪仍在表，故当汗出而愈，似宜桂枝越脾之法也。因其有弱者必渴，弱者发热两句，历来有解作温病者。若温病之渴，内热甚也，脉必洪滑，如更加外邪，必兼数矣，岂有脉弱之理乎。仲景特标形作伤寒，谓寒邪在表，胃阳不振，故脉弱。阳虚不能生津，故渴。津虚邪闭，故发热也。是为伤寒挟虚之证，岂可解作温病有余之证乎。

冉雪峰曰：此承上条亡阳，更进一步的研究。阳之亡，固由于火逆的迫夺，阳之亡，实由于正阳的虚怯。本条辨病的脉象，病的证象，自加解释；并辨证的机转，脉的机转，昭示途径。脉弱者不可发汗，脉沉迟，尺中迟，凡近弱者，均不可发汗，此是正常规范。本条脉弱汗解，义太奥颐，故各注纷纷藉藉，各是其说，兹特引伸其义。伤寒脉当浮紧，乃形作伤寒，其脉不惟不紧，并不弦，且弱。此处亦未提脉浮字样，俨似阳证得阴脉。诸注释为内热，其实在未被火以前，内何有热。只是正阳式微，热反不够，所以显出弱象，果热，何弱之有。试细读本条十遍，问有一字可寻出热的证据否？弱者必渴，被火者必谵语，两必字，词意肯定，无稍游移。阳虚脉弱不当渴，而必渴者，水不到，则气不到，气不到，则水不到，直从化源根茎抉出。仲景恐人不解，故自加诠释。正阳既虚，邪火骤袭，势将惊狂，最低额亦必谵语，不待阳明燥结而即谵语，此亦是仲景自加诠释。究之伤寒何以脉紧，外邪侵袭，体工兴奋，起而自卫，正邪交结，故紧。今不弦不紧而弱，几似折关毁枢，一败不可复振，故浮亦不可见。热即促助脉的原动力，故发热亦不可见。此可判定阳虚脉弱的病者，热发不了，脉数不了。可是初虽不弦紧而弱，继却又反热反浮，体工无恙，正气有权。这个机转，弱岂终弱，虽不弦紧，就要显出弦紧的前途来到。此不是甚么神秘，即古人所说的邪气还表。下一一六条云："脉浮故知汗出解"，与此相互发明。本条在火逆栏，火逆栏在太阳篇，凡此是辨脉弱，亦有可由太阳汗出途径解者，乃太阳的变证变法。如此渊微义蕴，仲景惟凭脉凭证，在病的实际唯物上勘出。又好整以暇，兼叙兼释，探出原因，推出后果，此而犹不善读，真是有负作者苦心。

第一百一十四条

太阳病，以火熏之，不得汗，其人必躁，到经不解，必清血，名为火邪。

（《玉函》汗下有者字，《成本》无经字，实系遗脱。《方本》无经字，注意亦然。《柯本》到作过，《康平本》到经不解四字，系小字旁注，在必躁侧，清一本作圊。）

成无己曰：此火邪逼血，而血下行者也。太阳病用火熏之，不得汗，则热无从出。阴虚被火，必发躁也。六日传经尽，至七日再到太阳经，则热气当解。若不解，热气逼血下行必清血，清，厕也。

方中行曰：熏亦劫汗法，盖当时庸俗用之，烧坑铺陈，洒水取气，卧病人以熏蒸之之类是也。躁，手足疾动也。到，犹言反也。谓徒躁扰，而反不得解也。清血，便血也。汗为血之液，血得热则行，火性大热，既不得汗，则血必横溢，阴盛者，所以下圊也。

程郊倩曰：温其所当温，虽四逆可用于太阳。若不明其所禁，而妄行温法，则火逆烧针，其变有不可胜言者。如太阳病，以火熏之取汗矣，竟不能得汗，液之素虚可知。盖阳不得阴，则无从化汗也。阴虚被火，热无从出，故其人必躁扰不宁。到经者，火邪内攻，由浅入深，循行一周，经既尽矣。若不解，则热邪且陷入血室矣。必当圊血，缘阳邪不从汗解，因火袭入阴络，故逼血下行，名为火邪。苟火邪不尽，圊血必不止。故申其名，示人以治火邪，而不治其血也。

丹波元简曰：到经二字未详。方氏无经字，注云：到，反也，反不得解也。喻氏不解，志聪、锡驹、钱氏、汪氏，并从成注，柯氏改为过经。程氏云：到经者，随经入里也。魏氏云：火邪散到经络之间为害，数说未知孰是，姑依成解。

冉雪峰曰：此条言火邪之逆于下，火熏亦火劫的一种。太阳为巨阳，用热远热，处处须防伤阴，故一部伤寒论，都是着重救津液。苟正阳不足，不能鼓荡外出，须增加其托邪原动力，如桂枝加附子汤、桂枝去芍药加附子汤、麻黄附子汤、麻黄细辛附子汤，均是兼扶阳。然阳不化阴不汗，阴不济阳亦不汗；不汗同，所以致不汗者不同。如辨认不清，误用火劫，不仅汗多，大汗出，生变，且求其一汗而不可得。本条首冠太阳病，太阳当表，这是为医起码知识，必其病初无汗，或治不得汗，医者疑其正阳不足，正不胜邪。火熏，熏之是求汗，求汗而不得汗，不得汗三字，昭示以火熏的误认误治。其人必躁，微弱衰竭的阴液，遭此火劫，躁疾不宁，莫可奈何。至不得已，不惜牺牲宝贵阴液，与火邪同归于尽。圊血，血之为血，受苦良多，必躁、必圊血，两必字，有肯定必出此途意思。血本非邪，横遭火劫，邪热袭入，合同变质，名为火邪，非血之罪，乃火之罪，循名覈实，学者所当明辨。到经不解四字，康平古本系小字旁注，古人读有心得，缀此四字，意谓虽被火劫，尚望阴未大伤，稍缓邪火渐衰，真阴渐复，到经犹有可解希望。若不解，则希望断绝，惟有别寻出路，与邪火作最后的解决。血自下者愈，此条不言愈，成败尚未可定，火的可畏如此，血的被迫如此。其人两字，不仅连必躁读，直贯到必圊血止，试将到经不解四字，移正文旁读之，意义更显。仲景书难读，仲景书不可不细读，善读者悟彻条文精意，不啻亲炙仲景而与之语云。

第一百一十五条

脉浮，热甚，反灸之，此为实，实以虚治，因火而动，必咽燥吐血。

（甚，《玉函》作盛，无必字。吐，《脉经》《千金翼》作唾，《成本》同，《程本》《柯本》《金鉴》作吐，余与《成本》同。《康平本》此条低一格写，脉浮上有火邪二字，反灸上有而字，此为实实以虚治七字，系小字旁注，在而反灸之侧。）

程郊倩曰：脉浮热甚，无灸之理，而反灸之，由其人虚实不辨故也。表实有热，误认虚寒，而用灸法，热无从泄。因火而动，自然内攻。邪束于外，火攻于内。肺金被伤，故咽燥而吐血。

张锡驹曰：上节以火熏发汗，反动其血，血即汗，汗即血，不出于毛窍而为汗，即出于阴窍而圊血。此节言阳不下陷，而反以下陷灸之，以致迫血上行而唾血。下节言经脉虚者，又以火攻散其脉中之血。以见火攻同，而致证有上下之异。

《金鉴》曰：上条火伤阴分，迫血下行，故令圊血。此条火伤阳分，迫血上行，故吐血也。此即灵枢所谓阳络伤则血外溢，血外溢则衄血。阴络伤则血内溢，血内溢则后血者是也。

章虚谷曰：三阴经虚寒之证，有药力不及者，灸之以助其阳。今脉浮邪在表，热甚阳气盛，而反灸之。此为表实，而作内虚治之。因火动血，必咽燥而吐血也。

冉雪峰曰：此条言正气本实，误用火攻病变。于衄血圊血外，又补出吐血。此为实三字当着眼，仲景深恐人误解，特殊明白点出。各注释为邪实，释为外实，犹未能领会经旨深层。皆缘不达脉浮热甚原理，不知脉浮热甚，是正实，是内实。兹再剀切质直诠释。此条在太阳篇内，太阳为最外一层，太阳受外邪侵袭，成为太阳病。有邪为实，则外层的为实，何待言。这个实，有医学起码知识的周知，何必费力，指点出此为实，又何必费力，指点出实以虚治。况灸法不是治外实，亦不是治外虚，与实以虚治不符合。各注未体察，信笔写出。或问本条条文，从何处看出正实内实来？曰：即于脉浮热甚四字见之。仲景首标此四字，讵得无故。盖外邪从外层侵犯，构成太阳病。体工必起反应，急趋病区表层救护，作正当的防御，因而发热。发热为正气鼓荡，脉即应之而浮。浮为正气，即脉之原动力。倘正气弱不能鼓荡，热将焉发，脉将焉浮。过弱，则恶寒蜷卧，脉沉脉迟甚或肢厥脉厥，这才真是虚，真是内虚。此际奋勇疾追，用药犹惧不及，当助以灸。本条不宁发热，而且热甚，脉浮热甚，正气很旺，足以敌邪，是实不是虚。此为实，此字指脉浮热甚言。实以虚治，治字指反灸之言。以实为虚，将虚作实，治疗自当适得其反。观反灸的反字，罪案已定。此病在未灸之先，只有外热，既灸之后，内热乃成。火借热势，热助火力，正邪混乱，不遑宁处，因火而动，不戢自焚，咽干吐血，势所必然。上条圊血，是下行为顺；此条吐血，是逆行为逆。前条衄血，是由清道出；此条吐血，是由浊道出。学者均当各各体认。

第一百一十六条

微数之脉，慎不可灸，因火为邪，则为烦逆，追虚逐实，血散脉中，火气虽微，内攻有力，焦骨伤筋，血难复也。

（《康平本》此条低一格写。追虚逐实，作追虚追实，系小字旁注，在邪字侧。焦骨伤筋，亦小字旁注。在内攻有力侧，渝本此条与下条合为一条。）

方中行曰：微数，虚热也，故戒慎不可灸。逐，亦追也。实，为热也。血散脉中，言追逐之余，必致追血。血为营而行脉中，故谓谷散于脉中也。火气虽微以下，甚言追逐之害大。盖骨赖血以濡，既失其所濡，必枯而焦；筋赖血以荣，既无以为荣，必衰而伤；残伐其本缘故也。以比示人，而近来人之以火灸阴虚发热者，犹比比焉，窃见其无有不焦骨伤筋而毙者，是岂正命哉，可哀也已。

程郊倩曰：血少阴虚之人，脉见微数，尤不可灸。虚邪因火内入，上攻则为烦为逆。阴本虚也，而更加火，则为追虚。热本实也，而更加火，则为逐实。夫行于脉中者，营血也，血少被迫，脉中无复血聚矣。艾火虽微，孤行无御，内攻有力矣。无血可逼，焦燎乃在筋骨。盖气主呴之，血主濡之，筋骨失其所濡，而火所到处，其骨必焦，其筋必损。盖内伤真阴者，未有不流散于经脉者也。虽复滋营养血，终难复旧，此则枯稿之形立见，纵善调护，亦终身为残废之人而已，可不慎与。

周禹载曰：此段只重微数之脉一句，伤寒阳证中，仲景从无用火劫法，此云微数之脉，慎不可灸，岂脉之不微数者，便可灸耶。吾知圣人推广其义以教人，盖言不但伤寒不可灸，即有七年之病，必求三年之艾者。苟脉微且数，则正既虚，血亦热，慎不可灸也。尤妙在因火为邪句，病既难解，复增火邪，便有种种危证。横说竖说，反说正说，见阴虚之人，不可复耗其血，读者不可以悟乎。

恽铁樵曰：阳虚而寒，当灸。有时大剂辛温，不能挽回，有非灸不可者。阴虚而热之病，灸之则无有不死者，本节所戒是也。古文甚简，所言恒苦不详，读者贵能贯通，前后互证，洞明其理，自然不误。

冉雪峰曰：此条承上条而言。上条脉不数，此条脉不浮，互文见义。上条明著此为实，此条应作此为虚。观追虚逐实句，岂非明明将虚字点出。各注多释此条虚的为阴，实的为热，究之未火灸前，内并无热。数则为热，理固不贰；数则为虚，仲景亦尝言之。膈气虚，脉乃数，数为客热，下一二三条，更明白昭示。或问此条之数，由何处看出虚来？曰：即于微数之脉句，微数二字看出。数寓微中，此为假数。数若为热，何至兼微。微者气虚，气为阳，气虚即阳虚，合而言之为阳气虚。阳实不可灸，其理易知；阳虚不可灸，其义难明。上一一三条，其脉不弦紧而弱，亦是虚证。但彼条病机，向好处走；此条病机，向坏处走。故一则发热脉浮，汗出解；一则焦骨伤筋，血难复。火逆栏共十一条，须合看。本栏言脉浮者四，本条不言浮，微而兼数，数以微见，均内部变化，浮象自当隐去，以故不浮，若浮，则与上条欲解一例，热当外出皮肤，不内窜筋骨了。火性燥熯，利赖阴复。知上条振慄为病退，则知此条烦逆为病进；知上条火气流溢，失其常度，则知此夺血散脉中，内攻有力。因火为邪四字，将本条病的转变，尤显得十分清楚。与因火而动，因火为盛，咸探索到病的真因。邪火胜则真阳败，真阴竭则邪火炽。真阳不虚，脉不至微；真阴不虚，脉不至数。全条以微数之脉，慎不

可灸二句为主。以下均解说此二句，解说中又以因火为
邪四字为主，其余均解说此四字。潜心玩索，前后推
比，经论精义，不难字字透彻。

第一百一十七条

脉浮，宜以汗解，用火灸之，邪无从出，因火而
盛，病从腰以下，必重而痹，名火逆也。欲自解者，
必当先烦，烦乃有汗而解，何以知之，脉浮，故知汗
出解。

（《玉函》《脉经》《千金翼》作当以汗解，而反灸
之。名字，作此为二字。有汗下，有随汗二字。《成本》
解下有也字。欲自解二十五字，《成本》为别节，方氏、
喻氏、程氏、钱氏同。特志聪、锡驹、汪氏为一条，丹
本从之。《康平本》低一格写，火逆之也，为小字旁注，
在欲自解侧。何以知之十字，为小字衬注，在煞末。《渝
本》此条与上条合为一条。）

成无己曰：脉浮在表，宜以汗解之。医以火灸取
汗，而不得汗，邪无从出，又加以火气相助，则热愈
甚。身半以上，同天之阳，身半以下，同地之阴。火性
炎上，则腰以下阴气独治，故从腰以下，必重而痹也。

程郊倩曰：脉浮在表，汗解为宜矣。用火灸之，不
能得汗，则邪无出路，因火而盛，虽不必焦骨伤筋，而
火阻其邪，阴气渐竭。下焦乃营血所治，营气竭而莫
运，必重着而为痹，名曰火逆。则欲治其痹者，宜先治

其火矣。

张锡驹曰：本论曰，脉浮者，病在表，可发汗，故宜以汗解。用火灸之，伤其阴血，无以作汗，故邪无从出，反因火势而加盛，火性炎上，阳气俱从火而上腾，不复下行，故病从腰以下必重而痹也。经曰真气不能周，命曰痹。此因火为逆，以致气不能周而为痹。非气之为逆，而火之为逆也。欲自解者，邪气还表，与正分争，必为烦热，乃能有汗而解也。何以知之，以脉浮，气机仍欲外达，故知汗出而解也。

柯韵伯曰：欲自解，便寓不可妄治意。诸经皆有烦，而太阳更甚，故有发烦、反烦、更烦、复烦、内烦等证。盖烦为阳邪内扰，汗为阳气外发。浮为阳盛之脉，脉浮则阳自内发，故可必其先烦。见其烦，必当待其有汗，勿剧妄投汤剂也。汗出则阳胜，而寒邪自解矣。若烦而不得汗，或汗而不解，则审脉定证，麻黄、桂枝、青龙，在所施而恰当矣。

冉雪峰曰：上条脉微为虚，虽数亦虚。此条脉浮为实，虽不数亦实。为虚为实，反复推勘，所以示人者至深且切。浮为主表，人所周知。而所以浮，所以能浮者，体工无恙，抵御力强，正足敌邪，由内而显之外。故上条为脉浮当汗出愈；此条脉浮，宜以汗解；又谓脉浮，故知汗出解；三浮字含义都较深邃。凡此皆凭脉辨证，不仅讲脉法，而是讲脉理。因火而盛，与上因火为邪，因火而动一例，均申言火攻之害。伤寒太阳病，必头项强痛，或身体疼痛。彼为病在上，此为病在下；彼仅疼痛，此并重痹；这就是因火而盛实际。此名火逆，寒湿何与。风寒湿合而成痹，乃言其因。痹成化热涸液，即近世所谓关节炎，炎字字画重火，与本条因火而盛，两两正合。欲自解者，必当先烦，烦字颇费解。病不解固烦，病欲解何反烦？所以然者，阴者藏精而起亟，阴既渐复，阳即渐回，虽未达阴平阳秘程度，而阴阳已见环抱，劫后烬余，警惕殊甚，其烦大有不耐邪不容邪情势，理既奥折，义甚渊微。凡此可决于脉之终末仍浮，证之预兆先烦，正伸邪退，其机如此，此为体工自动的机转。曰自解，不是其他各法可勉强解；曰欲自解，不是其他各法可逼迫解。惟阴复乃能有汗，惟阳复乃能汗出。何以知其欲，烦即欲的象征；何以知其解，浮即解的表现。柯韵伯说理较透，但误于前条辨，释痹为寒湿，煞末方治，拟用麻黄桂枝青龙，不惜错误到底，实太隔阂。柯氏贤者，尚犹尔尔，著述之难如此。

第一百一十八条

烧针令其汗，针处被寒，核起而赤者，必发奔豚，气从少腹上冲心者，灸其核上各一壮，与桂枝加桂汤，更加桂二两也。

（《玉函》《脉经》奔作贲。《脉经》无各字，注云一本作各一壮。《玉函》《脉经》《千金翼》无更以下六字。

《丹本》云二两，全书作三两，非。）

　　成无己曰：烧针发汗，则损阴血，而惊动心气。针处被寒，气聚而成核。心气因惊而虚，肾气乘寒气而动，发为奔豚。《金匮要略》曰：病有奔豚，从惊发得之。肾气欲上乘心，故其气从少腹上冲心也。先灸核上，以散其寒，与桂枝加桂汤，以泄奔豚之气。

　　喻嘉言曰：奔豚者，肾邪也。肾邪一动，势必从少腹，上逆而冲心，壮若豕突，以北方亥位属猪故也。北方肾邪，惟桂能伐之，所以用桂二倍，加入桂枝汤中，外解风邪，内泄阴气也。

　　柯韵伯曰：寒气外束，火邪不散，发为赤核，是将作奔豚之兆也。从少腹上冲心，是奔豚已发之象也。此因当汗不发汗，阳气不舒，阴气上逆，必灸其核以散寒。仍用桂枝以解外，更加桂者，益火之阳，而阴自平也。桂枝更加桂，治阴邪上攻，只在一味中加分两，不于本方外求他味，不即不离之妙如此。茯苓桂枝甘草大枣汤，证已在里，而奔豚未发，此证尚在表而发，故治有不同。

　　陈蔚曰：少阴上火而下水，太阳以烧针令其汗，汗多伤心，火衰而水乘之，故发奔豚。故用桂枝加桂，使桂枝得尽其量，上能保少阴之火藏，下能温少阴之水藏，一物而两扼其要也。

　　冉雪峰曰：此条为火逆变证，故救治用火逆变法。

经论火逆栏共十一条，无论薰熨针灸，无火误再用火者，一逆尚引日，再逆促命期，前风温条已明申其诫。本条烧针令其汗，苟非内部虚寒，仅伤寒太阳病，令汗无须烧针，医者竟然烧针，观令其汗三字，可见业经汗出或汗多。柯注所谓当汗不汗，似少体会，特汗之不得其道，烧针不是太阳病发汗适宜普泛正法。因火为邪，因火而动，因火为盛，或烦躁，或谵妄，或阴虚，或阳虚，或阴阳俱虚竭，上各条均辨及。更有变中生变，如烧针即在针处显出，曰针处被寒，旧之寒已随汗去，新之寒又从针来，重感于寒，正阳亢奋，阳即体工捍御原动力，不能不急起自卫。此与前所谓腠理开，邪气因入，与正气相搏类似。核起而赤，核起即邪正相搏。赤为火色，不啻真脏色见，恍如龙战于野，其血元黄，凡此是言阳气怫郁在表。阳既外出，而不复返，上即虚洞而不下交，虚实相乘，切身救济，必发奔豚，理固宜然。舒驰远辈谓核起外在躯壳，何为内发奔豚，实属宫墙外望。气自少腹上冲心，即形容病源病形病情状况，既非寒水上凌，亦非真阳暴脱，故真武四逆白通，在所不用。各灸其核上一壮，既针又灸，误火后再用火，别开火逆疗法新局。再与桂枝加桂汤，寒解于外，阳复之内，内外咸宁，上下安位，俨具旋乾转坤手段。加桂或云加肉桂，矜矜于桂枝肉桂之辨，不知神农本草，原系一个桂字。桂性温和，氤氲鼓荡，可内可外，可上可下。张锡纯衷中参西录，疗肝胆气逆，兼大气下陷险证，用一味桂枝救愈。升陷降逆，一物两擅其功，一方两收其效，得此而本方加桂枝之义，益以证明。

【桂枝加桂汤方】

桂枝五两（去皮）　芍药三两　生姜三两（切）（《玉函》二两）　甘草二两　大枣十二枚（擘）

上五味，以水七升，煮取三升，去滓，温服一升。本云桂枝汤，今加桂满五两，所以加桂者，以能泄奔豚气也。

（《丹本》云，按《成本》不载方为是，本条已云更加桂二两故也，《玉函》无满以下十五字。）

第一百一十九条

火逆下之，因烧针烦躁者，桂枝甘草龙骨牡蛎汤主之。

（一本躁作燥。）

喻嘉言曰：此证误而又误，虽无惊狂等变，然烦躁，则外邪未尽之候，亦真阳欲亡之机。故但用桂枝以解其外，龙骨牡蛎以安其内。不用蜀漆，以元神未至飞越，无敢急迫以兹扰也。

柯韵伯曰：火逆又下之，因烧针而烦躁，即惊狂之渐也。急用桂枝甘草以安神，龙骨牡蛎以救逆，比前救逆方简而切当。近世治伤寒者，无火熨之法。而病伤寒者，多烦躁惊狂之变，大抵用白虎承气辈，作有余治之。然此证属实热者固多，而属虚寒者间有，则温补安神之法，不可废也。更有阳盛阴虚者而见此证，当用炙甘草加减，用枣仁、远志、茯神、当归等味，又不可不知。

陈蔚曰：太阳病，因烧针而为火逆者多。今人不用烧针，而每有火逆之证者，炮姜桂附，荆防羌独之类，逼其逆也。火逆则阳亢于上，若遽下之，则阴陷于下。阳亢于上，不能遇阴而烦；阴陷于下，不得遇阳而躁。故取龙牡水族之物，抑亢阳以下交于阴；取桂枝辛温之品，启阴气以上交于阳。最妙在甘草之多，资助中焦，使上下阴阳之气，交会于中土，而烦躁自平也。

《金鉴》曰：此方即桂枝去芍药，加蜀漆龙骨牡蛎救逆汤制，小其剂而用之也。火邪逼内，则生烦躁。虽烦躁似带表邪，不宜散以桂枝之辛热。而火逆既经下之，则阴血受伤，较之救逆汤，似当增芍药也。

冉雪峰曰：上条误汗，此条误下。因误汗，病的机窍在外。因误下，病的机窍在内。上条烧针在汗前，此条烧针在下后。上条发奔豚，是由外牵及内。此条因烦躁，是由阴损到阳。比拟互参，经论意旨跃如。各注火逆下之作一句，因烧针烦躁作一句，竟说成因火逆而用下，既用下而又烧针，如许转折，实太駊钝。全栏都是辨论火逆，火逆含义广，火熨、火熏、火灸、火迫、火劫，均是火逆。此条首标火逆二字，明显赫昭。故火逆二字，当作一句。下之因烧针，是叙其火逆历程。用下伤阴，烧针伤阳。阴不济阳，安得不烦；阳不济阴，安得不躁。为烦为躁，火逆以成。以上各条，系辨生理运行，邪气乖戾，脉证虚实，病机转变。此和上条，则辨区域内外，群山万壑，都归眼底，善读者可以全盘领会。本火逆栏计三方，均脱胎桂枝汤，缘火逆栏在太阳篇内，故治火逆仍是太阳家法。合观三方，有加桂枝法，无加芍药法；有去芍药法，无去桂枝法。于此可窥见古人治疗精蕴。火逆无论阴虚阳虚，阴阳俱虚竭，无不伤阴。益阴似宜芍药，何以三方两去芍药，咸从救阳方面着力。而两用龙牡，虽摄阴而仍是救阳。所以然者，病在太阳，既恶其火邪之内侵，更恶其正阳之外越。太阳为正阳，因火为火邪，正之与邪，两两当分。火逆阳实，则两阳相熏灼。火逆阳虚，则真阳必亡越。此时遽投阴药，阴未必复。阳欲沉沦，迎阳归舍，护阳出险。逆其机而使之相激，何若顺其性而俾之自安。素问微者逆之，甚者从之，从而逆之，逆而从之，两两相互辉映。桂枝加桂方注云，所以加桂者，以能泄奔豚气也。又素问气和而生，津液相成，神乃自生，旨哉言乎。《金鉴》谓当增芍药，舒氏谓当重用生地，似是而非，学者均当明辨。

【桂枝甘草龙骨牡蛎汤方】

桂枝一两（去皮）　甘草二两（炙）　牡蛎二两（熬）　龙

骨二两（《玉函》以上三味各三两）

上四味，以水五升，煮取二升半，去滓，温服八合，日三服。

（《成本》四味作为末，丹云非也，《玉函》无半字。）

第一百二十条

太阳伤寒者，加温针，必惊也。

（《玉函》无者字。《脉经》《千金翼》无太阳字。《千金翼》作火针。《康平本》此条低一格写。）

方中行曰：温针者，针用必先烧温，以去寒性。惊者，心有所动而惶惧也。盖心乃神之舍，故谓心藏神。营气通于心，故营与心皆主血。寒邪伤于营，郁而蒸热矣。温针以攻寒，火之性大热，血得热则耗，耗则虚，血虚则心虚，心虚则舍空，舍空则神无所依，而气浮越于外，故失守而惊惶也。

钱天来曰：温针，即前烧针也。太阳伤寒，当以麻黄汤发汗，乃为正治。若以温针取汗，虽欲以热攻寒，而邪受火迫，不得外泄，而反内走，必致火邪内犯阳神，故震惊摇动也。

王肯堂曰：心属火，火先入心。心主血而藏神，血如水，神如鱼。两阳相熏灼，则鱼惊而跃，不能安矣。

陈修园曰：太阳伤寒者，若在经脉，当用针刺，若在表在肌，则宜发汗，宜解肌，不宜针刺矣。若加温针，伤其经脉，则经脉之神气外浮，故必惊也。即内经所谓起居如惊，神气乃浮是也。

冉雪峰曰：此总结火逆全栏，明昭纲领旨趣。火逆前十条，已反复辨论，详且尽。此条煞末兜转，追溯病原，分析病质，推阐病机。病原者何，曰太阳。病质者何，曰伤寒。病机者何，曰加温针必惊。寥寥两语，本末兼赅。上古疗法多用针灸，中古针药参半，张仲景推广伊尹汤液作伤寒论，乃普泛用药，此为医事治疗一大革命。伤寒整个内容，用药者百分之九十五以上。但针药各适其用，针灸亦所不废。书中如刺足阳明，刺期门，刺风府，刺肺俞肝俞，灸少阴灸厥阴等，所在恒有。针灸不能治者，药物多能治之，其理吴鞠通在温病中，亦曾言之。此为社会进展的规律，亦为治疗积久的经验。温以却寒，伤寒原不忌温。但太阳伤寒，明明阳证。既系之太阳，苟非牵涉少阴，内蕴虚寒，何必温。加温针以火济火，因火为邪，因火而甚，因火为逆，内攻有力，险象环生。伤寒如此，中风可推。至少机转，惊所必至，虽未至亡阳亡阴，惊狂惊厥，而趋势业已显兆。或谓中风可刺，伤寒不可刺，理性安在，似有商榷的必要。不当温而温，不须针而针，此条貌看虽属平平，而垂诫实为深深。伤寒为热病，此就气化已变言。寒未化热，寒热为二气，安可混同。仲景全部书中，凡标伤寒多寒证，标中风多热证。微言大义，所当逻辑寻绎，析其真理。若凭个人臆见，轻下断语，聪明自误，此为我辈著述当引为深戒。各注对此条解说，殊少精粹，惟张隐庵、陈修园，气化经脉，明辨以晰。在他处多影响依稀，在此处为辨证切合，学者所当各各体识。

第一百二十一条

太阳病，当恶寒发热，今自汗出，反不恶寒发热，关上脉细数者，以医吐之过也。一、二日吐之者，腹中饥，口不能食。三、四日吐之者，不喜糜粥，欲食冷食，朝食暮吐。以医吐之所致也，此为小逆。

（《玉函》两恶寒下，有而字，过作故。《成本》无反字。一二日上《脉经》有若得病三字。《金鉴》欲食冷食之下，当有五六日吐之者六字。柯本此为小逆四字，当在一二日上。《康平本》一二日吐之以下，另析一条，低一格写。反不恶寒下，有不字。欲食冷食句，无上食字。关上二字，及此为小逆四字，均小字旁注。）

钱天来曰：病在太阳，自当恶寒发热，今自汗出，而不恶寒，已属阳明。然阳明当身热汗出，不恶寒，而反恶热。今不发热，及关上脉见细数，则又非阳明之脉证矣。其所以脉证不相符合者，以医误吐而致变也。夫太阳表证，当以汗解，自非邪在胸中，岂宜用吐。若妄用吐法，必伤胃气。然因吐得汗，有发散之义寓焉，故不恶寒发热也。关上，脾胃之部位也。细则为虚，数则为热。误吐之后，胃气既伤，津液耗亡，虚邪误入阳明，胃脘之阳虚躁，故细数也。一二日邪在太阳之经，因吐而散，故表证皆去。虽误伤其胃中之阳气，而胃未大损，所以腹中犹饥。然阳气已伤，胃中虚冷，故口不能食。三四日，则邪入已深，若误吐之，损胃尤甚。胃气虚冷，状如阳明中寒不能食，故不喜糜粥也。及胃阳虚躁，故反欲食冷食，及至冷食入胃，胃中虚冷不化，故上逆而吐也。此虽同误吐致变，然表邪既解，无内陷之患，不过当温中和胃而已，此为变逆之小者也。

张隐庵曰：此下凡四节，统论吐之之过，而有邪正虚实之分焉。此节言吐伤中气，而脾胃虚寒。一二日乃阳明主气，故吐之则伤胃。三四日乃太阴主气，故吐之则伤脾也。病属太阳，当恶寒发热，今自汗出，反不恶寒发热，而关上脉细数者，何故也？以医吐之过也。夫吐之，则津液外亡，中气内虚，是以汗出，而关脉细数，关以候中也。夫一二日吐之，则伤阳明胃土之气，故腹中虽饥，而口不能食，胃主纳谷故也。三四日吐之，则伤太阴脾土之气。夫胃气虚者，糜粥自养，今不喜糜粥。胃气寒者，饮食宜温，今欲食冷食。夫阳明太阴，互相资益，朝食暮吐者，脾不磨而反出，脾主消谷故也。凡此皆以医吐之所致也。本论曰，脉浮大，应发汗，医反下之，此为大逆。但今以吐之，故为小逆。

柯韵伯曰：言太阳病，头项强痛可知，今自汗出，而不恶寒发热，疑非桂枝证。以脉辨之，关上者，阳明脉位也。细数而不洪大，虽自汗而不恶热，则不是与阳明并病。不口干烦满，而自汗出，是不与少阴两感。原其故，乃庸医妄吐之所致也。吐后恶寒发热之表虽除，而头项强痛仍在，则自汗为表虚，脉细数为里热也。此其人胃气未伤，犹未至不能食，尚为小逆，其误吐而伤及胃气也。更当计日以辨之，若一二日间，热正在表，当汗解而反吐之，寒邪乘虚入胃，故饥不能食。三四日间热发于里，当清解而反吐之，胃阳已亡，故不喜谷气，而反喜瓜果，是除中也。邪热不化物，故朝食暮吐，生意尽矣，此为大逆。

丹波元简曰： 按《金鉴》云，欲食冷食之下，当有五、六日吐之者六字，若无此一句，则不喜糜粥，欲食冷食，与朝食暮吐之文，不相联属。且以上文一二日三四日之文细玩之，则可知必有五六日吐之一句，由浅以及深之谓也。柯氏本此为小逆四字，移吐之过也下，二说皆不可从。

冉雪峰曰： 伤寒一书，着重胃气，故每栏末多结胃气一条。本条吐伤胃气，亦是火逆栏后反结胃气，与全书他条结胃气例同。此条《康平本》析为二，自一二日句下，另作一条。关上二字和此为小逆四字，系小字旁注。一在脉细侧，一在过也侧。细玩原文，义蕴跃跃显出。下二条，百二十二、百二十三，系推广本条未尽意义。下百二十四条，既吐又下，似外实内，为上为下，为内为外，推阐尽致。本条反不恶寒发热的反字，脉细数的数字，欲食冷食的冷字，均当着眼。太阳病必恶寒，当发热，正因吐伤，寒热隐去，俨有内陷内攻趋势。注家释为表因吐解，实大隔阂，果尔，则吐为合法，何致为过为逆。吐能出汗，吐不能肯定必出汗，汗能解表，汗不能肯定必解表。此病吐虽伤中，而体工兴奋，急趋自救，其脉尚数，正气犹存。数见细中，与数见微中类似，同为劫后残余生机。细数见于关上，关前为阳，关后为阴，不以按之轻重见浮，而以位之上下见数，犹有太阳表病变脉真相存在。或疑关上二字，不似仲景脉法口吻。朝食暮吐，中气败坏，近乎除中，不是小逆。查此二者本后人所加，在《康平本》为旁注，疑之诚是。然细数系于关上，论脉为透过一层。吐而又吐，不名大逆名小逆，论证亦为透过一层。体会功深，迥非后世各家注疏可企及。柯注欲将此为小逆句移前，《金鉴》拟加五六日吐之句，均拘牵文义。学者须知此条在太阳篇，冠首明标太阳病，原注重一二日，三四日不过推进一层，再加五六日，成印板文字，呆钝到如何程度。观他处煞末反结，经论常有，逻辑归纳，而本条精蕴，乃因愈辨而愈明。

第一百二十二条

太阳病，吐之，但太阳病当恶寒，今反不恶寒，不欲近衣，此为吐之内烦也。

（《康平本》低一格写。）

成无己曰：太阳表病，医反吐之，伤其胃气。邪热乘虚入胃，胃为邪热，内烦，故不恶寒，不欲近衣也。

方中行曰：此亦误吐之变证。不恶寒，不欲近衣，言表虽不显热，而热在里也，故曰内烦。内烦者，吐则津液亡，胃中干而热悗内作也。

喻嘉言曰：此以吐而伤胃中之阴，较上条两伤脾胃之阴阳者稍轻，故内烦不欲近衣。虽显虚热之证，比关上脉细数，已成虚热之脉者，亦自不同。然以吐而伤其津液，虽幸病不致逆，医者能无过乎。可见用吐法时，亦当相人之津液矣。

《金鉴》曰：太阳病吐之，表解者当不恶寒，里解者亦不恶热。今反不恶寒，不欲近衣者，是恶热也。此由吐之后，表解里不解，内生烦热也。盖无汗烦热，热在表，大青龙汤证也。有汗烦热，热在内，白虎汤证也。吐下后心中懊憹，无汗烦热，大便虽硬，热犹在内，栀子豉汤证也。有汗烦热，大便已硬，热悉入府，调胃承气汤证也。今因吐后内生烦热，是为气液已伤之虚烦，非未经汗下之实烦也。以上之法，皆不可施，惟宜用竹叶石膏汤，于益气生津中，清热宁烦可也。

冉雪峰曰：此条承上百二十一条言，上条欲食冷食，此条不欲近衣。一欲一不欲，均从饮食衣服消息审度病机。上条寒热并举，此条言寒不言热，省文。此以下两条，均诠释上条，以此项义蕴深邃，故反复详辨以明之。喻注谓此条比上条轻，失经旨远甚。细玩条文，不恶寒，不欲近衣，一显于恶，一显于欲，活绘出内烦景象。曰此为吐之内烦也，明点出内烦二字，可见内烦句，是表明本条上文，此条又是表明上条。经论全书多烦证，曰烦，曰微烦，曰虚烦，曰益烦，曰暴烦，曰反烦，曰复烦，此则曰内烦。又有心烦，胸烦，烦躁，躁烦，烦满，惊烦等等，不下数十条。约言之，可分为表为里，为虚为实，为寒为热，或好或坏。如大青龙证的烦，属外；大承气证的烦，属内；栀子豉证的烦，属虚；大陷胸证的烦，属实；四逆证的烦，属寒；泻心证的烦，属热。太阳篇，欲自解者，必当先烦，烦乃有汗而解。少阴篇，虽烦，下利必自愈，此为烦的好转。又少阴篇，吐利，烦躁四逆者死。厥阴篇，手足冷逆，烦躁，灸厥阴不还者死。此为烦的坏征。本条烦而曰内，似属里证，却为表证，冠首即明标太阳病。承句又再提太阳病。太阳病必恶寒，乃不恶寒而仍称太阳病，太阳不解，必传阳明，阳明当恶热，本条虽言不恶寒，亦不言恶热，不恶热，即非阳明病，是此病始终未离太阳范围。各注或释为外已解，或释为外内搏，均不合经旨。惟知其内烦，并知其为太阳病的内烦，透过一层，乃知经论此条不虚设。不出方者，其义甚奥，其机甚微，进退出入，俾人尚有伸缩余地。若局局一方，反滞活泼泼化机，即令适应，仅属片面，虽得犹失，学者不可不辨。

第一百二十三条

病人脉数，数为热，当消谷引食，而反吐者，此以发汗，令阳气微，膈气虚，脉乃数也。数为客热，不能消谷，以胃中虚冷，故吐也。

（此以发汗，《玉函》作以医发其汗。脉乃数也，作脉则为数。《丹本》云，《汪本》删冷字非也。《康平本》低一格写。）

成无己曰：阳气受于胸中，发汗外虚阳气，是令阳气微，膈气虚也。数为热，本热则合消谷，客热则不能消谷。因发汗外损阳气，致胃中虚冷，故吐也。

张玉路曰：凡脉阳盛则数，阴盛则迟，其人阳气既微，何得脉反数，脉既数，何得胃反冷，此不可不求其故也。盖脉之数，由于误用辛温发散，而遗其客热。胃之冷，由于阳气不足，而生其内寒也。医见其脉数，反以寒剂泻其无过，必致上下之阳俱损，其后脉从阴，而变为弦，胃气无余，变为反胃也。

钱天来曰：此条之义，盖以发热汗自出之中风，而又误发其汗，致令卫外之阳，与胸中之阳气俱微，膈间之宗气大虚，故虚阳浮动，而脉乃数也。若胃脘之阳气盛，则能消谷引食矣。此数非胃中之热气盛而数也，乃误汗之后，阳气衰微，膈气空虚，其外越之虚阳所致也。以其非胃脘之真阳，故为客热。其所以不能消谷者，以胃中虚冷，非唯不能消谷，亦且不能容纳，故吐也。

夏禹甸曰：脉数为热高之象，亦为心弱之证。如系热高之数，则其胃壁充血，消化机能兴奋，必能消谷而引食。今反吐者，心弱而胃消化机能衰减，食物发酵腐败，胃黏膜受刺激，呕吐而出也。其心之所以弱，由于发汗太过，或不当汗而汗之，致在表之体温，放散过多，其内脏之体温，随汗势浮越于表，而感不足。同时所出之汗，即血中之液，过汗则血虚，血虚则心脏代偿性运动加速，故其脉亦数也。

冉雪峰曰：此条亦承上百二十一条言，上条明标内烦，是侧重诠释证象。此条明标客热，是侧重诠释脉象。经论以上条奥折渊懿，解人难索，诚恐后人误会，故续此二条，反复诠释，各各点明，一一指清，以为真假虚实现象原理的解决。乃各注仍未体到，暗中摸索，各是其说，甚说中有阙文，或谓后人伪托，读书之难如此。要之后二条系诠释前条，其意义已完全包括前条条文里面。如关上脉细数，本写得精详明晰，脉法普泛数为热，数见细中，则为虚热。细数见于关上，则为虚热在膈上，不在膈下，意义甚显。但所以数的原理未叙及，非明眼人不能慧了。故此条抉出阳气微，膈气虚，脉乃数，数为客热，不能消谷，又更进一步，赤裸裸写出胃中虚冷四字。前条欲食冷食，此条胃中虚冷，于虚烦虚热之中，演映此两冷字。一反言以探其病情，一正言以著其病理；一由病情以审证，一由证象以释脉，均耐探寻。数本为热，而反为寒；证本为寒，而反为热，五光十色，耀为异观。再即他条用比拟法观之，曰数则为虚；曰脉数者当其寒；曰胃中空虚客气动膈；曰蛕厥当吐蛕；今病者静而复烦，此为脏寒；皆为此良好佐证。而诸四逆通脉白通的烦躁，其为寒更显明易见。病人二字，当着眼。病人乃患此不恶寒发热太阳病的人，人何以病？此过在误吐，既叶又汗，既汗复吐，自汗发汗，不吐自吐，安得不构成此扑索迷离，复杂异常的现象。曰以医吐之所致也，曰此为吐之内烦也，曰故吐也，数条一气蝉联，以此释彼，义更显昭。总括剀切言之，此证本不虚，因吐因汗而致虚，本不寒，因吐因汗而致寒。就近处看，为以上火逆各条的余波；就远处看，为以下陷胸各条的反映。为寒为热，为实为虚，在学者各各体认。

第一百二十四条

太阳病，过经十余日，心下温温欲吐，而胸中痛，大便反溏，腹微满，郁郁微烦，先此时自极吐下者，与调胃承气汤。若不尔者，不可与。但欲呕，胸中痛，微溏者，此非柴胡汤证，以呕故知极吐下也。

（《玉函》温温作嗢嗢，而下有又字，但作反，无柴胡二字。《脉经》无调胃二字。《成本》无柴胡汤之汤。《千金翼》无若不以下三十字。《康平本》过经二字，系小字旁注，若不尔者以下，系小字衬注，在煞末。）

方中行曰：胸中痛，邪在膈也。若曾急吐，则应有心下温温欲吐，何也？以胃中已被吐伤，邪热上搏于膈，反欲吐而不得吐也。腹微满，郁郁微烦，邪在胃也。若曾急下，则应大便微溏，何也？以下则胃虚，邪虽实于胃，大便反不能结鞕也。故曰先此时自极吐下者，与调胃承气汤，言当荡其热，以和其胃也。不尔，言未极吐下也。但欲呕至末，申明上文。

喻嘉言曰：此条注解，不得仲景叮咛之意，兹特明之。太阳病过经十余日，心下温温欲吐而不吐，其人胸中痛，大便反溏，腹微满，郁郁微烦者，此有二辨。若曾经大吐大下者，邪从吐解，且已入里，可用调胃承气之法。若未极吐下，但欲呕不呕，胸中痛，微溏者，是痛非吐所伤，溏非下所致，调胃之法，不可用矣。岂但调胃不可用，即柴胡亦不可用。以邪尚在太阳高位，徒治阳明少阳，而邪不服耳。解太阳之邪，仲景言之已悉，故此但示其意也。若其人能呕，则是为吐下所伤，而所主又不在太阳矣。

柯韵伯曰：太阳居三阳之表，其病过经不解，不转属阳明，则转属少阳矣。心烦喜呕为柴胡证，然柴胡证，或胸中烦而不痛，或大便微结而不溏，或腹中痛而不满，此则胸中痛，大便溏，腹微满，皆不是柴胡证，但以欲呕一证似柴胡，当深究其欲呕之故矣。夫伤寒中风有柴胡证，有半表证也，故呕而发热者主之。此病既不关少阳寒热往来，胁下痞鞕之半表，见太阳过经而来，一切皆属里证。必十日前吐下，而误之坏病也。胸中痛者，必极吐可知；腹微满，便微溏，必误下可知；是太阳转属阳明，而不转属少阳矣。今胃气虽伤，而余邪未尽，故与调胃承气和之。不用枳朴者，以胸中痛，上焦伤，即呕多，虽有阳明证，不可攻之谓也。若未经吐下，是病气分，而不在胃，则呕不止，而郁郁微烦者，当属之大柴胡矣。

尤在泾曰：过经者，病过一经，不复在太阳矣。心下温温欲吐，而胸中痛者，上气因吐而逆，不得下降也，与病人欲吐者不同。大便溏而不实者，下气因下而注，不得上行也，与大便本自溏者不同。设见腹满，郁郁微烦，知其热结在中者犹甚，则必以调胃承气，以尽其邪矣。邪尽，则不特腹中之烦满释，即胸中之呕吐亦除矣，此因势利导之法也。若不因吐下而致者，则病人欲吐者，与大便自溏者，均有不可下之戒，岂可漫与调胃承气汤哉。但欲呕胸下痛，有似柴胡证，而系在极吐下后，则病在中气，非柴胡所得而治者矣。所以知其为极吐大下者，以大便溏，而仍复呕也。不然，病既在下，岂得复行于上哉。

丹波元简曰： 按非柴胡证，汪氏用葛根加半夏汤。郭白云云：宜大半夏加桔皮汤。《金鉴》则云：须从太阳少阳合病，下利若呕者，与黄芩加半夏生姜汤可也。魏氏云：若不尔者，指心下郁郁微烦言，若不郁郁微烦，则其人但正虚，而无邪以相溷，岂调胃承气可用乎，又系建中甘草附子等汤之证矣，又岂诸柴胡可言耶，示禁甚深也。以上三说，未知孰是。王氏云：以呕下，当有阙文。徐大椿云：此段疑有误字。《千金翼》删若不以下三十字，柯氏遂从之。要之此条极难解，姑举数说备考。

冉雪峰曰： 太阳毗连阳明少阳，太阳病不解，必传阳明，或少阳。然将传未传，已见阳明少阳，而未离太阳，亦所恒有，故太阳有阳明证，有少阳证。此条意旨，是在辨太阳传未传，划清三阳分界，用以掌握治疗的重心。太阳主表，众所周知。一解表无余事，若过经不解，延至十余日，其中必有特殊情形。有病的现象在表，而病的机窍在里。吐之而后表解，下之而后表解。为吐为下，固非太阳正法，要为太阳捷法。然病在疑似时，最易误认误治，故此条特加明辨。此节在太阳篇，开首又明标太阳病三字，明明隶太阳，今无一字叙及表证，此可知表证即未全罢，而表邪却不甚急。据所载心下温温，胸中痛，便溏腹满等等，是上、中、下均显有里证。再细玩索，温温是正伤不舒，加痛是外邪内搏。

观下大小陷胸证，均有胸痛，一按之痛，一不按亦痛可知。阳明当燥结，今反溏，而腹满郁烦，并见溏后，虚中夹实，外的趋势已向内，上的趋势已向中，此病隶太阳，似在外，而却在内，似在上，而却在中，重心在中，故用承气。下之得当，中气和则上气和，内气和则外气和。但太阳病而用下，此是变法。吐下后再用下，为变中极变。苟非有历历已久的日期，确确可靠的证象，重重极端戕贼，迫使内陷错误的治疗，勿得妄用渎用。曰不尔者不可与，岂特似阳明不可与承气，似少阳亦不可与柴胡。既误于先，不能再误于后，划清界畔，详察病机，掌握现实，扼住重心，在学者造诣何如。《康平本》以若不尔以下为衬注，尤显得条文词简义精，包括靡遗，免去重复琐碎，蕴蓄更深，学者三复读之，可以深领其旨趣。

第一百二十五条

太阳病，六七日表证仍在，脉微而沉，反不结胸，其人发狂者，以热在下焦，少腹当鞕满，小便自利者，下血乃愈。所以然者，以太阳随经，瘀热在里故也，抵当汤主之。

（《玉函》六七作七八，当鞕满作坚而满。《柯本》表证仍在下，当有而反下之四字。《康平本》所以然者，以太阳随证，瘀热在里故也，十五字系小字衬鞕，在乃愈下，且经作证。）

415

钱天来曰：太阳病至六七日，乃邪当入里之候，不应表证仍在。其表证仍在者，法当脉浮，今反脉微而沉，又非邪气在表之脉矣。邪气既不在表，则太阳之邪，当入而为结胸矣。今又反不结胸，而其人发狂者，何也？盖以邪不在阳分气分，故脉微，邪不在上焦胸膈而在下，故脉沉。热在下焦者，即桃仁承气条，所谓热结膀胱也。热邪煎迫，血沸妄溢，留于少腹，故少腹当鞕满。热在阴分血分，无伤于阳分气分，则三焦之气化，仍得运行，故小便自利也。若此者，当下其血乃愈。其所以然者，太阳以膀胱为府，其太阳在经之表邪，随经内入于府，其郁热之邪，瘀蓄于里故也。热瘀膀胱，逼血妄行，溢入回肠，所以少腹当鞕满也。桃仁承气条不言脉，此言脉微而沉；彼言如狂，此言发狂；彼云少腹急结，此言少腹鞕满；彼条之血尚有自下而愈者，其不下者，方以桃仁承气下之；此条之血，必下之乃愈。证之轻重，迥然不同，故不用桃仁承气汤，而以攻坚破瘀之抵当汤主之。

张隐庵曰：太阳经脉，起于目内眦，从巅下项，挟脊抵腰，入循膂，而内络膀胱，是以病在上，则头痛，其次则项背强几几。循俞内入，则合阳明，循经下入，则结于胞中，而为下血证矣。太阳病六七日，环运已周，又当来复于太阳，表证仍在者，太阳之气，运于内外，而病气仍在表也。脉微而沉者，太阳之气，随经脉而沉以内薄也。夫太阳之气，从胸出入，今反不结胸者，循背下入，而不从于胸胁也。其人发狂者，阳热之气，薄于血室，阴不胜其阳，则脉流薄疾，并乃狂，非若如狂之在气分也。以热在下焦，少腹当有形之鞕满，盖血瘀则鞕，气结则满，非若无形之急结也。小便自利者，不在气分，而归于血分矣，下血乃愈。所以然者，以太阳随经，瘀热在里故也，抵当汤主之。名曰抵当者，谓抵当随经之热，而使之下泄也。

《金鉴》曰：太阳病六七日，表证仍在者，脉当浮大，若脉微而沉，则是外有太阳之表，而内见少阴之脉，乃麻黄附子细辛汤证也。或邪入里，则为结胸藏结之证。今既无太阳少阴兼病之证，而又不作结胸藏结之病，但其人发狂，是知太阳随经瘀热，不结于上焦之卫分，而结于下焦之营分也，故少腹当鞕满。而小便自利者，是血蓄于下焦也。下血乃愈者，言不自下者，须当下之，非抵当汤，不足以逐血下瘀，乃至当不易之法也。

山田正珍曰：此辨太阳病有蓄血，比桃仁承气证一等重者也。彼则小腹急结，此则小腹鞕满；彼则如狂，此则发狂；彼则汗后，此则下后。桃仁承气证，其血自下，其为瘀血之病，不待辨明矣。此则血不下，故因小便利不利，以断其为瘀血也。桃仁承气，主治伤寒病中热，邪结于下焦，而其血为之不行，滞而为瘀者也。抵当汤丸，主治其人本有瘀血，而热邪乘之者。故阳明篇曰，其人善忘者，本有久瘀血，宜抵当汤。本有积血之人，适病伤寒，而其热乘瘀血，秽气上而乘心，由此观之，虽丈夫亦有积血之疾，但不及妇人最多已。言太阳病六七日，下之后，头痛发热恶寒等仍在，其脉微而沉者当变为结胸。大陷胸条云：脉沉而紧，可见结胸之脉多沉。今反不结胸，其人发狂者，此为热乘其蓄血。试看小腹虽鞕满，小便则快利如常，可以决蓄血无疑而下之。何以知其经攻下，以仍在二字，及反不结胸四字知之也。下篇云：病发于阳，而反下之，热入因作结胸，可见结胸必是下后之病矣。今此证下后脉沉，而不结胸，故曰反也。再按伤寒下法，种种不同，咸待其表解，而后下之。今此条表证仍在，而用下者，何也？以其脉既变沉微也，若犹浮大者，未可下之也。下条云：太阳病，身黄，脉沉结，亦以脉决其表之假在，而实则既解也。

冉雪峰曰：此条与前桃仁承气证，均是热在下焦。前条曰如狂，此条曰发狂；前条曰急结，此条曰鞕满；前条曰血自下者愈，此条曰下血乃愈，不过有轻重缓急的不同。太阳主表，太阳病宜从表解，即有里证，亦须表解后乃可攻里。前条申诫曰，其外不解者，尚未可攻。又曰，外解已，乃可攻之。一条之中，反复叮咛。此条明明大书表证仍在，病的阶段，尚在太阳范围，毫无疑义。乃不稍顾惜，大下特下，出寻常法度言思拟议外。虽自诠自解，曰所以然者，太阳随经，瘀热在里故也，但此是诠释病的内传道路，不是诠释病的特下原理。考《康平本》此随经瘀热两句，系小字衬注，后人窜入正文。然为此二语的学问造诣，颇不寻常。已知此病不是俟经顺传，是随经越传；不是由前面直下，是由背后直下。究之古人当日，是从何处看出，值得探索，曰即由脉微而沉和发狂六字，体会肯定。太阳为巨阳，阳主表，脉当不沉，阳称太，脉当不微。本论前越脾汤证条云，脉微弱者，此无阳也。大青龙证条云，脉微弱，汗出恶风者，不可服。这就是微非太阳应有的脉象，脉微非可仍用太阳主表的疗法。本条虽太阳表证仍在，而太阳脉象已不在，太阳的脉象既不在，所谓太阳表证，如掠影浮光，瞬息将逝，在如不在，趋势向里，无复再留连瞻顾的价值。况证兼发狂，病既随经而直结于下，邪即随经而直凌于上。脑薦是一系，今下焦血结发狂，直犯脑海，神经已显错乱，大脑皮质有中毒的堪虞，迫切无以抵当，惟釜底抽薪，俾下泄而不上犯，庶堵截病原。知此，则病的内传道路可明，而所以不稍游移，竟情攻下的意旨，亦无不可以大明。

【抵当汤方】

水蛭　虻虫各三十个（去翅足熬）　桃仁二十个（去皮尖）（《千金》二十三个，《千金翼》同本文）　大黄三两（酒洗）（《玉函》《成本》酒浸，《千金翼》作二两破六片）。

上四味，以水五升，煮取三升，去滓，温服一升，不下更服。

（四味下，《玉函》《成本》有为末二字。）

第一百二十六条

太阳病身黄，脉沉结，少腹鞕，小便不利者，为无血也。小便自利，其人如狂者，血证谛也，抵当汤主之。

（《千金》黄作重，鞕下有满字。《康平本》少腹作小腹，小便不利以下九字和血证谛也四字，均小字旁注，一在鞕少间，一在者抵间。）

喻嘉言曰：此一条乃法中之法也，见血证为重证，抵当为重药，恐后人辨认不真，不当用而误用，与夫当用而不敢用，故重申其义。言身黄脉沉结少腹满，三者本为下焦蓄血之证。然只现此，尚与发黄相邻，必如前条之其人如狂，小便自利，则血证无疑。舍抵当一法，别无代药可代之矣。

钱天来曰：此又以小便之利与不利，以别血证之是与非是也。身黄，遍身俱黄也。沉为在里，而主下焦，结则脉来动而中止，气血凝滞，不相接续之脉也。前云少腹当鞕满，此则竟云少腹鞕，脉证如此。若犹小便不利者，终是胃中瘀热郁蒸之发黄，非血证发黄也，故为无血。若小便自利而如狂，则知热邪与气分无涉，故气化无乖，其邪在阴血矣，此乃为蓄血发黄。

程郊倩曰：太阳病至于蓄血，其身必黄，里热固谛于色矣。脉沉而结，里热且谛于脉矣。少腹鞕满，里热更谛于证矣。据此，可指为血证，而用抵当乎，未也。须以小便谛之，小便不利，前三者虽具，只为蓄溺而发黄，属茵陈五苓散证。毋论抵当不中与，即桃仁承气，不中与也。若前三者既具，而小便自利，其人如狂，是血证谛而又谛，何论桃仁承气，直须以抵当汤主之，而无狐疑矣。

柯韵伯曰：太阳病发黄与狂，有气血之分。小便不利而发黄者，病在气分，麻黄连轺赤小豆汤证也。若小便自利而发狂者，病在血分，抵当汤证也。湿热留于皮肤而发黄，卫气不行之故也。燥血结于膀胱而发黄，营气不敷之故也。沉为在里，凡下后热入之证，如结胸发黄蓄血，其脉必沉，或紧或微或结，在乎受病之轻重，而不可以因证分也。水结血结，俱是膀胱病，故皆少腹鞕满。小便不利是水结，小便自利是血结。如字助语词，若以如字实讲，与发狂分轻重，谬矣。

冉雪峰曰：此条是申明上文太阳病内传，直搏下焦。身黄二字宜着眼，《千金翼》身黄作身重，恐系传写误笔。黄病多端，此为蓄血，其原从下焦血分瘀蓄来。邪热循三焦，散结在各网状体素，其色既显，其质即变，类似近代所谓溶血性黄疸。黄病多小便不利，故

《金匮》疗黄，以利小便为第一义。惟是此病关系，在血不在水，此病的发黄，亦关系在血不在水。《金匮》诸黄无少腹鞕证，此条身黄反有小便利证。彼为杂病发黄，此为伤寒发黄，不类而类，类而不类。此不仅可补上条蓄血证未备的证象，兼可补《金匮》黄瘅门未备的疗法。以小便的利不利，衡血证的有和无，为以证审证捷法，划清界畔。因膀胱胞中直肠，均只隔一个薄膜，微细血管，又循下焦腔壁各各贯通，病区最易淆混，故经论以外形测内形。但此等解说，是相对的，不是绝对的，不可过拘。膀胱的热，可袭入胞中，胞中的血，亦可泄出直肠，胞中的血，并可侵入膀胱。膀胱是一个空洞器官，在泛常状况下，蓄血很少，且经论并未言膀胱蓄血，乃诸家未加精审，模糊写出。吾人为学，不得随人说妍媸，并须会通条文精神。本条曰脉沉结，曰少腹鞕，脉证均是结积闭塞状态。胞中密通膀胱，胞中蓄血，讵不影响膀胱。况膀胱为太阳归结隶属器官，病已至此，安容逍遥事外。观膜网变质，血郁蒸黄，尿质已起变化，三焦决渎失司，膀胱虽欲清宁独善而不可得。假如胞中与膀胱俱病，凭何理性，可决其小便独利。且小便秘涩，血结气窒，又凭何理性，可决其无血。小便利不尽有血，小便不利亦不尽无血。整个透彻，证入深层，不以文害词，不以词害志，是为得之。

第一百二十七条

伤寒有热，少腹满，应小便不利，今反利者，为有血也，当下之，不可余药，宜抵当丸。

（有热下，《玉函》《脉经》《外台》有而字。坊本当下有可字。《康平本》小便不利者为无血也及不可余药二句，均小字旁注，一在今反利者侧，一在宜抵当丸侧。）

周禹载曰：前条脉微沉，或沉结，此条独不言脉。前条言鞕满，或身黄，此条止言满。似此条证，较上二条稍轻，乃反变汤而为丸者何耶？殊不知汤中水蛭虻虫，俱用三十，丸则共减去十五，药本轻矣。轻则恐其邪不服，庶几连滓服之，使之留恋其间。纵使药力稍减，不容不去，既令药不至于欺病，复令病仍不敢欺药。一转移中，两相照顾之道也，非至精其孰能之。

张隐庵曰：夫热结膀胱，必小便利而后为有血者，何也？盖膀胱者，乃胞之室，胞中有血，膀胱无血。小便不利者，热结膀胱也。小便利，则膀胱气分之邪，散入于胞中之血分，故必下血乃愈。盖膀胱通小便，胞中又通大便矣。

程郊倩曰：总数条观之，血证固宜攻矣。初者曰外不解者，尚未可攻。继则曰小便不利者，为无血也。终则曰，不可余药。诚恐攻不如法，而营室一枯，其血永伤。是以未出所宜，先示所禁。学者于禁宜之间，调停得法，而后或用桃仁承气汤，或用抵当汤，或用抵当丸，斯无误于下之之法也已。

陈修园曰：此一节变汤为丸，分量极轻，连滓而服，又法外之法也。内经云，今夫热病者，皆伤寒之类也。伤寒有热，至所有之热，皆归于少腹，故少腹满鞕，小便不利。今反利者，热归血海，而为有血也。但血结阴位，卒难荡涤，投药过多，恐伤中气，故当缓缓下之。然又恐药力太微，病根深固难拔，故应用之药，宜尽数以与之，不可更留余药，宜抵当丸。

冉雪峰曰：此条和上条，同是申言前条未尽意义，兼引起下文结胸陷胸各条。从后从前，或下或上，一气衔接，节次井然。三条壹是皆随经由后下搏，小便利为蓄血，小便不利为蓄水，重心放在蓄血方面，蓄水的小便不利，只作一个陪衬。但三条都在小便不利上斡旋，此可看出一篇之中三致意。缘由经及府，必犯寒水，虽本栏重心是辨蓄血，而近取诸经，眼前是道，不得不借水府膀胱的小便，为主中之宾，以资衡量。且不仅审彼虚此实，此实彼虚，深层义蕴，并可辨出由后由前，肯定病的来源。太阳之脉，上额交巅，挟脊抵腰，循膂络肾，属膀胱。邪从后下，故可直达结于下焦。太阳之气出入胸中，邪从前下，故多结于胸中。知陷胸证之从前下，则知抵当证之从后下。本栏第二条身黄证，为由下而牵及中。下篇一四四条柴胡证，为由下而出之外。各各会参，则整个生理病理，不难历历如绘。总观本栏，前二条言脉，后一条不言脉。前二条言狂，后一条不言狂。其间参错处多，省文处亦多。各注因误释后条较前二条为轻，其实在他处易汤为丸，是重转轻。张锡纯衷中参西录，载水蛭末用五分，若用煎剂，必须二钱，是末之与汤，效力大三四倍。本方为丸剂，又用水煮，丸而兼汤，系连滓服，恐人取汤去滓，故明示不可余药。观方注并无去滓字样，义尤明显。上二条冠有太阳病三字，尚免不了几分顾忌；此条太阳病已隐去，何妨尽情直攻。倘太阳病尚在，必不如此，督促峻厉，别具慧眼慧心，分观以广其义，合观以会其通，是在学者。

【抵当丸方】

水蛭二十个（熬）　虻虫二十个（去翅足熬）　桃仁二十五个（去皮尖）（《玉函》《外台》《成本》三十个，《千金》二十二个，《千金翼》有熬字）　大黄（三两）

上四味，捣分四丸，以水一升，煮一丸，取七合服之，晬时当下血，若不下者更服。（《千金》作右四为末，蜜和分四丸。《康平本》若不下者更服六字，系小字旁注，在当下血侧。）

山田正珍曰：按尔雅释虫曰，蛭蝚至掌。名医别录亦云，水蛭一名至掌。《太平御览》，亦引《本草经》曰，水蛭一名至掌。因检韵镜，至字去声，四宾韵，抵字上声，四纸韵。韵虽不同，均属开转齿音清行第三等照母。又考之字书，抵通作抵，纸邸二音，击也，触也，当也，至也。乃知此训抵为至，亦因同音而然。盖古昔四声未判，往往同音通用。如亡名作亡命，智者作知者，不遑枚举，此知至抵通用。所谓抵当，即抵掌之讹，而实为水蛭之异称矣。是方以水蛭为君，所以命曰抵掌汤也。

山田氏又曰：按刘向新序云"楚惠王食寒菹而得蛭，因遂吞之，腹有疾而不能食。令尹入间曰，王安得此病也。"王曰："我食寒菹而得蛭，念谴之而不行其罪乎，是法废而威不立也。谴而行其诛乎，则庖宰食监，法皆当死，心又不忍也。故吾恐蛭之见也，因遂吞之。令尹避席再拜而贺曰，臣闻天道无亲，惟德是辅，君有仁德，天之所奉也，病不为伤。是夕也，惠王之后蛭出，故其久病心腹之疾皆愈。"王充论衡福虚篇曰："蛭之性食血，惠王心腹之积，殆积血也，故食血之虫死，而积血之疾愈。"由此观之，虽丈夫亦有积血之疾，自古而然，第不及妇人最多已。

第一百二十八条

太阳病，小便利者，以饮水多，必心下悸，小便少者，必苦里急也。

（《丹本》云，病源作太阳病，小便不利者为多饮水，心下必悸云云，非也。《康平本》此条低二格写。）

《金鉴》曰：太阳初病，不欲饮水，将传阳明，则欲饮水，此其常也。今太阳初病，即饮水多，必其人平素胃燥可知。设胃阳不衰，则所饮之水，亦可以敷布于外，作汗而解。今饮水多，而胃阳不充，即使小便利，亦必停三焦而为心下悸。若更小便少，则水停下焦，必苦里急矣。

程郊倩曰：太阳病，小便利而欲得水，此渴热在上中二焦。虽可与水，少少与之，和其胃而止。若饮水过多，则水停心下，乘及心火，火畏水乘，必心下悸。若小便少，而欲得水者，此渴热在下焦，属五苓散证。强而与之，纵不格拒，而水积不行，必里作苦急满也。学者欲得水之所宜，必明水之所禁，而后勿误于水法也。

章虚谷曰：小便下，脱落一不字，必由初编传抄之误也。若果小便利，则水下行，焉有停逆心悸之证乎。其水不消者，因三焦气窒之故。心为君火，故遇水邪而悸也。若小便少，比之不利略通，其水就下，不犯心，故不悸，而少腹里急也。

山田正珍曰：小便利，当作小便不利，病源伤寒悸候引此文，小便利作小便不利，宜从而改焉。小柴胡条云，心下悸，小便不利。真武条云，心下悸头眩，又云有水气。茯苓甘草汤条云，厥而心下悸，宜先治水《金匮》云，食少饮多，水停心下，甚者则悸。合而考之，饮水多而悸者，以水停心下，小便不利也。小便少，乃不利之甚者，膀胱为之填满，故苦小腹里急也。里急，谓腹里拘急，《外台》虚劳里急篇，可参看矣。按此条承前章，以辨小便不利之由也，盖茯苓甘草汤证也。

冉雪峰曰：此条是承上三条言，上三条是辨小便利不利，此条亦是辨小便利不利。但上条是以蓄水，衬托蓄血，此条是以水凌于上，衬托水结于下。太阳之上，寒气治之，本寒标热，故整个太阳篇，不化热则化水。膀胱为太阳经气归结隶属器官，太阳与膀胱，联珠合璧，息息相通。太阳病最易干犯膀胱，是水病为太阳本气固有的病，上三条因重心是辩论蓄血，故蓄水方面，只作了一个空洞陪衬，所谓主中之宾。但仅言小便利不利，所以利不利义理，并未提及。不宁未言利不利的疗法，并未言利不利的证象，显出若大漏洞，故补出此条，为由宾而复返于主，既辨明蓄水所以然的义理，又互证蓄血所以然的义理。归其所宗，总结太阳篇前后水病，以补足未了意义，经论文法细致周匝如此。各注不察，对此条反怀疑义，甚欲改小便利，为小便不利。即《康平本》亦是低二格写，若摒诸正条外也者，殊为遗憾。本条分两截看，自小便利至必心下悸，为上半截。因小便利，故水不结于下，而凌于上。自小便少至里急也，为下半截。因小便虽利，不大利而少，故水不仅凌于上，而又结于下，曰必心下悸，曰必苦里急，两必字当着眼。吃紧处尤在小便利三字，盖小便利，虽可减免水的下蓄，小便利，亦可导致水的下趋。利而适量斯可耳，利而少，则下焦蓄水终必构成。上三条是以小便利不利审蓄血，此条是以小便利不利审蓄水。可见小便的利不利，直接可以辨蓄水，间接并可以辨蓄血。但此条文词字句，与上文似联非联，故为结束上文也可，谓补足上文也可，谓广泛为太阳水病作一个总结，承上起下，亦无不可。识大识小，在学者领会到如何程度。

近代名医珍本医书重刊大系
（第一辑）

冉氏伤寒论

（下册）

冉雪峰　著

钱平芬　王慧如　点校

天津出版传媒集团

天津科学技术出版社

目　录

三、阳明篇总论

六、附录

辨太阳病脉证并治下

（《康平本》无脉证并治下五字，有结胸二字。）

第一百二十九条

问曰：病有结胸，有藏结，其状何如？答曰：按之痛，寸脉浮，关脉沉，名曰结胸也。何谓藏结？答曰：如结胸状，饮食如故，时时下利。寸脉浮，关脉小，细沉紧，名曰藏结，舌上白胎滑者难治。

（一本，何谓藏结以下另作一条。《玉函》作其脉寸口浮，关上自沉。时时下利云云，时小便不利，阳脉浮，关上细沉而紧。《成本》结胸下又有结胸二字。白云阁本，答作师，无如结胸以下十二字。又饮食如故，时时不利，舌上白胎滑者为难治十七字，在下条不可攻也下。《康平本》低二格写，病有结胸有作在。张锡驹本胎作苔。）

张隐庵曰：自此以下凡十节，论太阳之结胸，不同于少阴之藏结痞气，阳气受病，而为大陷胸汤之证也。结胸者，病发于太阳，而结于胸也。藏结者，病发于少阴，而结于藏也。病气结于胸膈之有形，而太阳之正气，反格于外而不能人，故按之痛。太阳之气主高表，故寸脉浮。邪结于胸，故关脉沉。自此以下凡三十九节，统论痞结之证。夫结者，结胸藏结是也。痞者，痞气是也。然结胸有在气在经之不同，在气则为大结胸，在经则为小结胸。藏结有在心下胁下之各异，在心下则为痞，在胁下则为三阴藏结之死证。大大小结胸痞气藏结，俱有死有生。今大结胸言死证，而小结胸不言，藏结言死证，而痞气不言，其中各宜体会章法气脉。自病有结胸有藏结始，直至胁心下素有痞，此名藏结终。其中在气在经，在上在下，阴阳生死，内外证治，井井有条。学者玩索而有得焉，则终身取之，而其义无穷矣。

柯韵伯曰：结胸之脉，沉紧者可下，浮大者不可下，此言其略耳。若按部推之，寸为阳，浮为阳，阳邪结胸而不散，必寸部仍见浮脉。关主中焦，妄行而中气伤，故沉。寒水留结于胸胁之间，故紧。不及尺者，所重在关，故举关以统之也。如结胸状而非结胸者，结胸则不能食，不下利，舌上燥而渴，按之痛，脉虽沉紧而实大，此则结在藏而不在府，故见证种种不同。夫硬而不通谓之结，此能食而利，亦谓之结者，是结在无形之气分，五藏不通，故曰藏结。与阴结之不能食，而大便硬，不同者，是阴结尚为胃病，而无关于藏也。五藏以心为主，舌为心之外候，舌苔白而滑，是水来尅火，心火几于熄矣，故难治。

尤在泾曰：此设为问答，以辨结胸藏结之异。结胸者，邪结胸中，按之则痛。藏结者。邪结肠间，按之亦痛。如结胸者，谓如结胸之按而痛也。然胸高而藏下，胸阳而藏阴，病状虽同，而所处之位则不同。是以结胸不能食，藏结则饮食如故；结胸不必下利，藏结则时时下利；结胸关脉沉，藏结则更小细紧。而其病之从表入里，与表犹未尽之故，则又无不同。故结胸藏结，其寸脉俱浮也。舌上白胎滑者，在里之阳不振，入结之邪已深，结邪非攻不去，而藏虚又不可攻，故曰难治。

《金鉴》曰：按此条舌上白胎滑者难治句，前人旧注，皆单指藏结而言，未见明晰，误人不少。盖舌胎白滑，即结胸证具，亦是假实。舌胎干黄，虽藏结证具，每伏真热。藏结阴邪，白滑为顺，尚可温散。结胸阳邪，见此为逆，不堪攻下，故为难治。由此可知著书立论，必须躬亲体验，真知灼见，方有济于用。若徒就纸上而言，牵强附会，又何异按图索骥耶。

冉雪峰曰：本篇以结胸为主体，藏结痞气为陪衬。观首条结胸藏结并问，只答结胸一项。下条发阳发阴，作结胸作痞并举，只详结胸病因证象方治一项，已可概见。本条《成本》结胸下，又有结胸二字，为病有结胸，结胸有藏结。《康平本》上有字作在，为病在结胸，有藏结，意义略同。揆以文词理解，两均优胜。《康平本》全篇标题，不是辨太阳病脉证并治下，而是辨太阳病结胸，意义更显。前篇抵当汤栏，是循经由后直下，因为太阳经脉行身背的缘故。本条陷胸汤栏，是俟次由前递下，因为太阳的气，出入胸中缘故。前由后下的，直达而迳结于下。此由前下的，依次而先结于上。由后由前，经未明言昭示，仅上篇著循经二字以示例。各注既知循经是由后，而又在彼栏扯向由前，本篇本是由前，而又在此栏扯向由后，这就是所谓无定见定识。再考白云阁本，无如结胸状以下十二字，又饮食如故，时时下利，舌上白胎滑者为难治十七字，在下条不可攻也下，循环诵读，文气豁然，针锋恰恰相对。在未出方治前，多方譬喻，划清界畔，俾学者认识明确，以为施治救危的掌握。陷胸实证，痞气虚证，陷胸当攻，藏结不可攻，证的转变，病的生死，治疗的成败关键，咸在于此。再即结胸类推，有大陷胸、小陷胸，有热入结胸，有寒实结胸，有水结在胸胁，有胸胁满微结，有阳微结，纯阴结，有心下支结，又有连在脐傍，痛引少腹。入阴筋的藏结，性质不同，部位不同，证象因之亦不同，皆此结胸一证之所传变，是本条不啻本篇整的一个小提纲。不宁至病胁素有痞条止，直至煞末脉结代止，补出脉结，文气络脉，一线到底，可历历玩索。

第一百三十条

藏结，无阳证，不往来寒热，其人反静，舌上胎滑者，不可攻也。

（不往来寒热，《脉经》作寒而不热。胎滑，巢源作不胎，庞氏胎作苔，锡驹同白云阁本。反静下无舌上苔滑者五字。不可攻也下，有上条饮食如故，时时自下利十七字，并详上。《康平本》低二格写。）

方中行曰：无阳证，言当藏结之时，表已罢除，无太阳也。不往来寒热，言痞虽属胁下，由素常有而发，非少阳传经之邪也。反静，言无阳明之谵妄也。舌，心之苗也。胎滑，生长滑腻，如胎膜也。胎滑本由丹田有热，胸中有寒而成，然丹田阴也，胸中阳也，热反在阴，而寒反在阳，所以为不可攻也。

柯韵伯曰：结胸是阳邪下陷，尚有阳证见于外，故脉虽沉紧，有可攻之理。藏结是积渐凝结而为阴，五藏之阳已竭也。外无烦躁潮热之阳，舌无黄黑芒刺之胎。虽有鞕满之证，慎不可攻，理中四逆辈温之，尚有可生之义。

程知曰：经于藏结白胎滑者，只言难治，未尝言不可治也。只言藏结无热，舌胎滑者不可攻，未尝言藏结有热，舌胎不滑者，亦不可攻也。意者丹田有热，胸中有寒之证，必有和解其热，温散其寒之法，俾内邪全消，外邪渐解者，斯则良工之苦心乎。

唐容川曰：藏结是言下焦膜油中之夹室，即血室丹田之中也。与《金匮》妇人藏燥之藏，皆指此言，非泛言五藏也。血室胞宫，其膜上通胸胁，下通大肠，故上如结胸，而下则时时下利，两面夹写出藏结之所在。凡血室有热，则发于膜膜之间，而为往来寒热。藏结皆是阴结，无阳证也，故不往来寒热。仲景此章，历言胸膈胁膜，下焦膜油，而并详丹田之热，通身膜网已详矣。

冉雪峰曰：此条是承上条而言。上条言脉，此条言证。上条以藏结衬出结胸，此条以藏结的不可攻，显出结胸的正可攻。不当攻而攻，其失粗暴。当攻而不攻，其弊因循，投机之会，间不容发。结胸大证，陷胸大药，故在未出方前，慎密较量，其所以叮咛示人之意，至深且切。或以为叔和语，或以为后人所加，又或以仲景有丹田有热、胸中有寒二语，因牵释脉滑为热。以仲景有胃中空虚、客气动膈二语，因牵释病区在胃。强混颠倒，殊属懵懵。条文冠首明标藏结无阳证，无阳则阴独，几成死阴。以下不往来寒热，其人反静，舌上苔滑，均是模写无阳。为其嫌于无阳，故不可攻。不是无阳不可攻，有阳又为可攻，纯阴无阳，本为死证，观下文一六六条，直断为死，义可互证。且除此两条外，全篇毫未辨及。设可救治，仲景何为不论；设可救治，仲景又何以直断为死；义尤明显。可见各注灸关元，刺关元，宜人参三白加干姜，与吴茱萸四逆加附子，均属多事。不往来寒热，《脉经》作寒而不热，此条系在太阳，太阳主寒热，太阳发于阴，结于藏，纯阴无阳，单寒不热，合则合矣，义殊浅率。盖太阳有少阳证，少阳丽络三焦，内连藏府，外通皮毛。藏结发胁下，连在脐傍，痛引少腹，入阴筋，即是这个道路。胞中膜壁亦三焦物，为三焦一体，如邪虽深结在此，苟往来寒热，欲从这个道路外出，仲景用小柴胡汤。本条曰不往来寒热，是三焦气化，或几乎熄，无外出趋势，凡此将生理病理治疗，整个赤裸裸绘出，为进一层写法，较寒而不热，义实优胜。无热，反静，苔滑，履霜坚冰，辨宜早辨。由此推到反面，则结胸真实病理疗法，跃跃显出。潜玩领会之不暇，尚何事訾言百出为。

第一百三十一条

病发于阳，而反下之，热入因作结胸。病发于阴，而反下之，因作痞也。所以成结胸者，下之太早故也。结胸者项亦强，如柔痉状，下之则和，宜大陷胸丸。

（《成本》痞下无也字。《玉函》同，病上冠夫字。下而反下之，《千金翼》作而反汗之。痞，巢源作否。《康平本》低一格写，所以成结胸者以下和结胸者项亦强以下，均另作一条。）

成无己曰： 发热恶寒者，发于阳也。而反下之，则表中阳邪入里，结于胸中而为结胸。无热恶寒者，发于阴也，而反下之，则表中阴邪入里，结于心下为痞。

方中行曰： 此原结胸与痞之因，病发于阴，而反下之，不言热入，与末后申明上句，而不及下句者，皆欲人同推也。然发于阳，而下之早者，未尝无痞。发于阴，而下之早者，亦有结胸。疾病之机，每多不期然而然。盖出于反常之变，良由人之气禀不齐，或从实化，或从虚化也。

柯韵伯曰： 阳者指外而言，形躯是也。阴者指内而言，胸中心下是也。此指人身之外为阳而内为阴，非指阴经之阴，亦非指阴证之阴。发阳发阴，俱指发热。结胸与痞，俱是热证。作痞不言热入者，热原发于里也。误下而热不得散，因而痞鞕，不可以发阴作无热解也。若作痞谓非热证，泻心汤不得用芩连大黄矣。若栀子豉之心中懊𢙐，瓜蒂散之心中温温欲吐，与心下满而烦，黄连汤之胸中有热，皆是病发于阴。

钱天来曰：发于阳者，邪在阳经之谓也。发于阴者，邪在阴经之谓也。反下之者，不当下而下也。两反下之，其义迥别。一则以表邪未解，而曰反下。一则以始终不可下，而曰反下也。因者，因误下之虚也。结胸则言热入者，以发热恶寒，表邪未解，误下，则热邪乘虚陷入而为结胸。以热邪实于里，故以大小陷胸攻之。痞不言热入者，盖阴病本属无阳，一误下之，则阳气愈虚，阴邪愈盛，客气上逆，即因之而为痞鞕，如甘草、半夏、生姜三泻心汤证是也。末句但言下早为结胸之故，而不及痞者，以邪在阳经而未解，邪犹在表。若早下之，则里虚而邪热陷入，致成结胸。若表邪已解而下之，自无变逆之患，故以下早为嫌。至于邪入阴经之证，本无可下之理。阴经虽有急下之条，亦皆由热邪传里，非阴经本病也。除此以外，其可反下之乎。

周禹载曰：结胸与痞，乃伤寒证中大关键处。其发阳发阴，二千年来，未有能知之者。果如成注谓无热恶寒为阴，则中寒矣，下之有不立毙者乎。如嘉言以寒伤营血为阴，则仲景痞结论中，中风伤寒，明明互言，未尝分属也。不知发于阴者，洵是阴证。但是阳经传入之邪，而非无已中阴之谓也。阳经传入，原为热证，但循次入太阴者，已只手足温矣。至于少厥二经，未有不热深于内者，此所以去热入二字，而成千载之疑也。且热证传三阴入胃者，惟太阴无下例，若少阴则有大承气法，厥阴亦有小承气法。在经有三阴受病，已入于府者为可下，此尤大彰明较著者也。若在经而下，则为误下，与三阳在经无异。故曰阳邪结于阳位，则结在胸。阴邪结于阴位，则在心下，或偏旁也。然转至阴经，误下何只成痞耶。缘阴经热已在里，故所结只于阴位，不若阳邪势盛，所结必在阳位也。曰太早，专承气病来，痞病未尝言早。但较阳病为稍迟，则为痞亦稍轻耳。盖早而不太，意在言外，如此看去，便夜光雪窦，妙理眼前。但恨读是书者，既不能悟，复不能疑，又何怪焉。

冉雪峰曰：此条是以痞衬托结胸，归到结胸正面，而出其方治。结胸为太阳变病，隶属太阳。太阳主外，痞和结胸，都是由外来，都是由不当下而反下来。本条所载两发字，两下字，意义甚显。因理较深邃，解人难索，故各注纷纷藉藉，各是其说。盖病由背后下传，可循经直达胞中。观上抵当栏，可以了解。病由胸前下传，可俟次由胸，而心下而胁下而少腹，亦达胞中。唐容川谓藏结即子藏，与妇人藏燥的藏字，均指此处。所以结胸有藏结，藏结如结胸。河车覆转，前后连贯，不惟上下一气，前后亦是一气。下文结在心下，结在胁下，痛引少腹，入阴筋，从心下至少腹等等，即是解说上下一气意义，解说由结胸转变诸结的意义。究之生理系整个连贯，病理又当界畔各分。既须明澈彻底，又须部位秩然，不在歧异处求融洽，反从会通处生混淆，胶执一面，此亦各注为学自蔽的一个通弊。外证当由外解，即兼里证，表解乃可攻里，此为治疗定义，亦即为医起码知识。此必太阳病久羁，有内搏趋势，已显下证，故用下法。原不当下，乃曰反下，即令可下，亦嫌太早，所以成结胸者，下之太早故也，如画龙点睛。病发的发字，所以成结胸的成字，俱当着眼。发者病之始，成者病之终。不下亦可成结胸，但下之则愈以促其成。里气既虚，外邪乘机内搏，观陷胸之陷字，义甚彰显。既可由外而入内，亦可由上而达下，陷胸是内外的关系，痞是上下的关系。内外上下，相互依伏。结胸成于下，陷胸汤丸又用下，下错再下，出寻常言思拟议之外。病未结，不可下。病已结，又不可不下。既下之病因成，又下之病转和，妙绪横披，奥折渊懿。义理是活泼泼地，文气亦是活泼泼地，此等吃紧处，很值得深思体会。

【大陷胸丸方】

（《康平本》此方在后大陷胸汤下）

大黄半斤　葶苈子半升（熬）　芒硝半升　杏仁半斤（去
皮尖熬黑）

上四味，捣筛二味，内杏仁、芒硝，合研如脂，和
散，取如弹丸一枚，别捣甘遂末一钱匕，白蜜二合，水
二升，煮取一升，温顿服之。一宿乃下，如不下更服，
取下为效。禁如药法。

（白蜜二合，《玉函》《千金》并《千金翼》《外台》
作一两。）

钱天来曰： 大黄芒硝甘遂，即大陷胸汤。白蜜一
合，亦即十枣汤中之大枣十枚也。增入葶苈、杏仁者，
盖以胸为肺之所处，膻中为气之海，上通于肺，而为呼
吸，邪结胸膈，鞕满而痛，气道阻塞，则有少气躁烦，
水结胸胁之害，故用葶苈甘遂，以逐水泻肺。杏仁，以
利肺下气也。所用不过一弹丸，剂虽大而用实小也。和
之以白蜜，药虽峻而佐则缓也。

陈蔚曰： 邪气因误下而结于胸膈之间，其正气亦随
邪气而内结，不能外行于经脉。以致经输不利，而头项
强急，如柔痉反张之状。取大黄芒硝苦咸，以泄火热。
甘遂苦辛，以攻水结。其用葶苈、杏仁奈何？以肺主皮
毛，太阳亦主皮毛，肺气利，而太阳之结气亦解矣。其
捣丸而又纳蜜奈何？欲峻药不急于下行，亦欲毒药不伤
其肠胃也。

冉雪峰曰：陷胸证是外邪内陷，上已申言，汤名陷胸，已将病的来路指出，太阳本寒而标热，故本节条文，前半有发于阳，发于阴等说。其陷入也，因不化热则化水。一般化水轻的，用五苓猪苓；化水重的，用真武十枣；化热轻的，用栀豉白虎；化热重的，用黄连泻心、大小承气。然此为水热单结，本条为水热并结，病既郁滞不解，治又违反误攻，骤雨狂风，急转直下，故陷胸汤丸方制，均是以误攻再攻，误下再下为救治。亦若稍缓变证，内外隔绝，上下隔绝，虽欲攻下而不可得者。大黄、芒硝、甘遂三药，即大陷胸汤。本丸方制，并加葶苈、杏仁，利肺泻水力量更大。但重药轻投，每服只用一弹丸，又加白蜜缓和，既丸之而又煎之，两扼汤丸之要。急不伤峻，缓不伤怠，殊费斟酌。所以然者，外证已罢，太阳隐去不见，故条文称病发，不称太阳病。但内的证急，已成结胸。外的邪在，仍有项强。是外证已罢，尚未全罢，全盘卷入，其陷愈深，其结愈大，故不可无此丸剂斡旋方法。一宿乃下，于峻攻之中，仍寓不过急，不太早意义。盖既反下而使邪内陷，安能逐情直遂，再急下而使邪尽陷。柯韵伯谓以待表证之先除，以保胃肠之无伤，体会较深。且只用弹大一丸，合今权不过一二钱许，若抵当全剂分四丸，合今权不下二三两。彼已犯脑发狂，故大其制；此仅牵项如痉，故小其制。《金匮》妇人门有大黄甘遂汤，疗水热并结于下。此条大陷胸丸，疗水热并结于上。结于下者，胞中为血海、血结成瘀，故泻其血。结于上者，膻中为气海，气郁化水，故泻其水。逻辑比例，本条方义愈显。方制大黄、葶苈捣筛；芒硝、杏仁合研；甘遂不杂丸内另末；白蜜不和丸，乃蜜水合煮，既去滓渣，更加润沃，既求融洽，又免牵制，古人为方的精密周匝如此。

第一百三十二条

结胸证，其脉浮大者，不可下，下之则死。

（《康平本》与下结胸证悉具合为一条，同低一格写。）

方中行曰：此示人凭脉不凭证之要旨，戒人勿孟浪之意。夫结胸之为阳邪内陷，法固当下，下必待实。浮为在表，大则为虚，浮虚相搏，则表犹有未尽入，而里未全实可知。下则尚虚之里气必脱，未尽之表邪皆陷，祸可立至。如此而命尽，谓非医咎何，是故致戒也。

喻嘉言曰：胸既结矣，本当下以开其结。然脉浮大，则表邪未尽，下之，是令其结而又结也，所以主死，此见一误不堪再误也。

柯韵伯曰：阳明脉浮大，心下反鞕，有热属藏者，可攻之。太阳结胸，热实，脉浮大者，不可下，何也？盖阳明燥化，心下鞕，是浮大为心脉矣。火就燥，故急下之以存津液，釜底抽薪法也。结胸虽由热入所致，然尚浮大，仍为表脉，恐热未实，则水未结，若下之利不止矣，故必待沉紧，始可下之，此又凭脉不凭证之法也。

黄坤载曰： 结胸之脉，寸浮关沉。寸浮则上热，关沉则中寒。上热甚，而中寒不甚，则浮多而沉少，是以可下。若其脉浮大，绝无沉意，是非无中寒也，乃中寒之极，阳气全格于上，是以但见浮大，而不见其沉，下之中气败竭，必死无疑也。结胸可以下愈者，下焦之阳，未至绝根，故推荡其上郁之阳，使之通达于下，以接下焦之根，是以愈也。其脉浮大，则阳已绝根于下，是中虚外寒之诊，下之所以速其死也。

第一百三十三条
结胸证悉具，烦躁者亦死。

（躁坊本作燥，尤在泾作烦躁者死，下利者亦死。）

成无己曰： 结胸证悉具，邪结已深也。烦躁者，正气散乱也。邪气胜正，病者必死。

喻嘉言曰： 邪结于胸，惟借药力以开之，而所以载药力上行者，胃气也。汗之胃气一伤，下之胃气再伤，至热邪搏饮，结聚胸中，而胃气有不尽不已之势。烦躁者，津液已竭，胃气垂绝之征也。坚敌在前，营中士卒化为乌有，能无败乎。此陷胸诸法，见几于早，兢兢以开结为先务，结开则胃气自安，如寇退而百姓复为良民，噫，亦微矣。

程郊倩曰：结胸证悉具，无复浮大之脉，此时急宜下之，以存津液，再复迁延，津液亡尽，必至烦躁，正虚邪胜故也，此时下之则死，不下亦死。惟从前失下，至于如此。然则结胸证妄下不可，失下亦不可。总之正液宜安，邪液宜去，去邪液，正所以安正液也。

魏荔彤曰：此条乃承上条脉见浮大而言，必结胸证具，脉兼见浮大，而加以烦躁，方可卜其死。不然，烦躁亦结胸之一证也，何遽然死耶。

冉雪峰曰：藏结无阳证，故不可攻。此两条一论脉，一论证。论脉者浮与大并见，论证者烦与躁并见。曰浮曰烦，不得谓为无阳，藏结死证，仅曰难治，曰不可攻，此两条并非藏结。结胸疗法，惟一在下，何以不可下？何以直断曰死？浮大不过寻常脉象，烦躁不过寻常证象，何又以均主死，两死字令人疑虑震惕。查上文解释结胸藏结，均有寸脉浮字样，两浮字昭然在目，即此可推知本病生死关键，不在脉的浮，而在脉的大。且整个脉部均浮大，不是独见寸口。经论书中，所载烦躁证多，更仆难数。即以本篇下文言，心烦，心中懊恼，支结烦痛，干呕心烦，燥渴心烦，干燥而烦，身体痛烦，骨节烦痛，亦有多条，未闻主死。本条因与结胸证悉具结合，故尔探出死机。前条曰结胸证，是结胸已成。后条曰结胸证悉具，悉具云者，凡属结胸证象，无乎不有，是为结胸之最重者。阳不遇阴，阴不遇阳，中气败坏，斡运失司，下之死，不下亦死。总上以观，前条为内外隔绝，后条为上下隔绝，阴阳离绝，神机化灭，安得不死。各注释浮大为表邪未尽，为正气已虚。释烦躁为正气散乱，为津液已竭。又或以为脉兼浮大，加以烦躁，方可卜其死。条文明明两个死字，何得并而为一，牵强太甚，殊不合拍。结胸为重证，生死攸关，安容稍有偏差，迟疑不可，轻率不得。虽应下而又不可早下，虽当下而又不可下，不宁藏结主死，结胸亦有死证。上文抵当条，脉沉微犹可治，此脉浮大反不可治。前抵当条，发狂犹可治，此烦躁即不可治。学者玩索细参，务得其所以然，庶可领取古人深邃奥懿的真义蕴。

第一百三十四条

太阳病，脉浮而动数，浮则为风，数则为热，动则为痛，数则为虚。头痛发热，微盗汗出，而反恶寒者，表未解也，医反下之，动数变迟，膈内拒痛，胃中空虚，客气动膈，短气躁烦，心中懊恼，阳气内陷，心下因鞕，则为结胸，大陷胸汤主之。若不结胸，但头汗出，余处无汗，剂颈而还，小便不利，身必发黄。

（膈内拒痛，《玉函》《脉经》《千金翼》作头痛即眩。客气，《外台》作客热。余处，《玉函》《脉经》作其余，全书脱处字。剂，《脉经》《千金翼》作齐。黄下，《成本》有也字。《康平本》浮则为风四句，系小字衬注，胃中空虚客气动膈八字，为小字旁注，在膈内拒痛侧。《袁表》《沈际飞本》《脉经》有属柴胡栀子汤六字。《伤寒汲古》删数则为虚,黄下有宜五苓散。)

成无己曰: 动数,皆阳脉也,当责在表。睡而汗出者,谓之盗汗。为邪气在半表半里,则不恶寒。此头痛发热,微盗汗出,反恶寒者,表未解也。当发其汗,医反下之,虚其胃气,表邪乘虚则陷。邪在表则见阳脉,邪在里则见阴脉,邪气内陷,动数之脉,所以变迟。而浮脉独不变者,以邪结胸中,上焦阳结,脉不得而沉也。客气者,外邪乘胃中空虚入里,结于胸膈。膈中拒痛者,客气动膈也。《金匮要略》曰:短气不足以息者,实也。短气躁烦,心中懊恼,皆邪热为实。阳气内陷,气不得通于膈,壅于心下,为鞕满而痛,成结胸也,与大陷胸汤以下结热。若胃中空虚,阳气内陷,不结于胸膈,下入于胃中者,遍身汗出,则为热越,不能发黄。若但头汗出,身无汗,剂颈而还,小便不利者,热不得越,必发黄也。

方中行曰: 太阳之脉本浮,动数者,欲传也。浮则为风四句,承上文以释其义。头痛至表未解也,言前证。然太阳本自汗,而言微盗汗,本恶寒而言反恶寒者,稽久而然也。医反下之,至大陷胸主之,言误治之变,与救变之治。膈,心胸之间也。拒,格拒也。言邪气入膈,膈气与邪气相格拒,而为痛也。空虚,言真气与食气,皆因下而致亏损也。客气,邪气也。阳气,客气之别名也。以本外邪，故曰客气。以邪本风，故曰阳气。里虚而陷入，故曰内陷。

唐容川曰：脉动应头痛，脉浮应发热，数为虚则应盗汗。若果内虚，则不恶寒，今反恶寒者，乃表邪未解，非内虚也。在表宜散，医者不知表散，而反下之，则动数快利之脉，反变出艰迟之象，此非虚寒脉迟，乃因下后阻抑其脉，使不快利，脉被其阻，则不易出。况胸膈间为正气往来之路，为邪所入，正气拒之，则为拒痛。盖正气生于气海，上于胸膈，尤赖胃中气实，有以托之，则正气外出，邪不得入。今下后胃中空虚，不能扶托正气，遂令客热之邪，得入膈中，行动不止，正气因与相拒也。膈中者，呼吸之道路也。正邪相拒，则呼吸之路不通利，故短气。邪内犯则烦，正难山则躁，烦躁之极，心中懊侬。所以然者，人之元气，生于膀胱水中，透入气海，而上于胸膈，气生于水，为邪所阻，陷于胸中，则仍化为水，与邪热结，是为水火交结，心下因鞕，则为结胸，此仲景自行注解之文。注家不知膈间膜油下达气海，内通心包，上达口鼻，外通皮毛，是以注多不晰。下文若不结胸，是胸前之膈通利，则气得上出，故但头汗出，余处无汗，是邪热从周身皮毛，陷于肥肉膏油之内，则周身膜油，气不得出，故无汗。若小便利，则水得下泻，不与热蒸。小便不利者，水壅于内，必与热蒸，从肥肉肌腠中，必发出黄色，是黄证乃邪热阻于通身之油中，陷胸是邪热阻于胸前之膜中。陷胸是水火相结，发黄是水火相蒸。必知邪正水火之理，又必知膜油之别，然后知仲景连及黄证，是与陷胸互相发明也。

舒驰远曰：按陷胸汤非仲景原方，乃叔和伪撰。其脉动数变迟，热变为寒矣。阴气协饮上攻，故膈内拒痛。胃中因误下而致空虚，客气乘虚而攻动其膈，正气受伤，则气短而躁烦有加。心君为邪逼不安，而生懊憹。阳虚气陷，阴独结聚，心下因鞕，则为结胸。逐句推求，总为阳虚而阴凑也。然阳之所以虚，而阴之所以凑者，皆因误在大黄、芒硝。岂可复用大黄、芒硝，一误而再误之乎，断断无此理也。于是更进而求之，仲景原方，自必重用参耆术附，砂半姜椒，温中补气，驱阴散结，乃有以合乎理而中乎用，否则非法也。原文大陷胸汤主之，文意已毕，其下数句，无故加添，叔和无理之至。

山田宗俊曰：浮则为风云云三十三字，王叔和注文误入者也。按盗汗二字，恐六朝以下之名，非汉时语，内经中亦未有之。六元正纪大论，则谓之寝汗。膈内拒痛云云二十字，甘草泻心汤，及栀子豉汤条文，错乱入于此者也，今并删之。阳气者，在表之邪气。阳，表也。气，邪也。本篇文蛤散条云，病在阳，应以汗解之。上篇各半汤条云，阴阳俱虚，皆以表称阳者也，非所谓亡阳之阳也。中篇小青龙汤条云，心下有水气；本篇甘草泻心汤条云，客气上逆，皆于邪称气者也，非所谓胃气之气也。言太阳病，脉浮而动数者，宜发其汗。而医反下之，浮数变为沉迟者，此为表邪乘虚而内陷，必使人心下鞕满而痛，名曰结胸。所以名之结胸者，以水气为邪所团结，而在于胸胁间也，宜大陷胸汤陷下以平之。若下后不结胸，但头汗出，剂颈而还，小便不利者，此为热不得发越，壅塞在里，身必发黄也，乃茵陈蒿汤证，其详见阳明篇。

冉雪峰曰：此条为陷胸证正面文字，最关紧要。故仲景将证的前后，脉的变化，陷结的状况，或结，或散而不结情形，从实际经验模写绘出，为本陷胸栏整个重心所在。由生理可衡量病理，由病理可转求生理。注家删去数则为虚四字，和胃中空虚客气动膈八字，或删去浮则为风以下三十三字，和膈内拒痛以下二十字。全节共一百一十一字，竟删去过半数五十七字，节改整删，经生武断，未有如此再甚者。或问条文脉浮而动数，曰浮曰动曰数，是三项。下文浮则为风，数则为热，动则为痛，解说已毕，何以又砌数则为虚一句？曰此正重心所在。如本栏上文结胸藏结并问，而只答结胸。结胸和痞并举，而只详结胸。和此条浮动数三脉并举，而数则重言申明，双料诠释，或释或不释，或单释或双释，均是趋向重心方面。设无此数则为虚句，不过太阳病夹风热而止，惟虚，乃显出内陷兆征。下文微盗汗出，即是凭证，不虚何以盗汗，不盗汗何以见其为虚。外邪既暴，其来也忽，本实先拨，兆端已见，如此前面追证，正以定其误下早下的罪案。初邪未入里，不当下，下则邪入里，又不得不下。凡此均唯物辨证的施治，一言可决，何犹懵懵。下后动数变迟，是显其脉的变化。胃中空虚，是显其证的变化。只言数变迟，不言浮变沉，亦是趋向重心省文。胃中空虚的虚字，与数则为虚的虚字，两两晖映。膈内拒痛，客气动膈，短气躁烦，心中懊憹，心下因鞕云云，活绘出陷胸证象的所以然。又由结推到散，由结于膈膜的结胸，推到散于网膜的发黄，逐层体会，喟叹观止。可见各家纷纷异说，不啻门外汉自认宫墙外望。

【大陷胸汤方】

大黄六两(去皮)(《千金》及《千金翼》无去皮二字) 芒硝一升 甘遂一钱匕(《千金》及《千金翼》《外台》一上有末字，《成本》脱匕字)

上三味，以水六升，先煮大黄，取二升，去滓，内芒硝，煮一两沸，内甘遂末，温服一升，得快利止后服。

附《玉函》大陷胸汤方。桂枝四两，甘遂四两，大枣十二枚，栝蒌实一枚，去皮，人参四两。

上五味，以水七升，煮取三升，去滓，温服一升，胸中无坚，勿服之。

又《千金翼》陷胸汤，主胸中心下结坚，食饮不消方。甘遂、大黄各一两，栝蒌、甘草各一两，黄连六两。上以水五升，煮取二升五合，分三服，《千金》无甘遂。

第一百三十五条

伤寒六七日，结胸，热实，脉沉而紧，心下痛，按之石鞕者，大陷胸汤主之。

（脉沉而紧，《玉函》作其脉浮紧。石鞕者，《玉函》《脉经》《千金翼》作如石坚。《伤寒汲古》结胸热实，作结胸实热。脉沉而紧，作脉沉紧而实。）

程郊倩曰：结胸一证，虽曰阳邪陷入，然阴阳二字，从虚实寒热上区别，非从中风伤寒上区别。表热盛实，转入胃府，则为阳明证；表热盛实，不转入胃府，而陷入膈，则为结胸证；故不必误下始成。伤寒六七日，有竟成结胸者，以热已成实，而填塞在胸也。脉沉紧，心下痛，按之石鞕，知邪热聚于此一处矣。不因下而成结胸者，必其人胸有燥邪，以失汗而表邪合之，遂成里实。此处之紧脉，从痛得之，不作寒断。

魏荔彤曰：六七日之久，表寒不解，而内热大盛，于是寒邪能变热于里，在胃则为传阳明，在胸则为结胸矣。入胃则为胃实，入胸则为胸实。实者，邪热已盛而实也。

《金鉴》曰：伤寒表不解，误下成痞，此其常也。伤寒或有因误下而成结胸者，乃其变也。今伤寒六七日结胸，不因误下而成，此热实之证。若脉沉紧，里实脉也。心下痛，按之石鞭，里实证也。此为脉病皆实，故以大陷胸汤主之也。

陈修园曰：伤寒六日，为一经已周。至七日，又当来复于太阳。不从表解，而结于胸，则伤寒之邪，郁而为热实，其证重矣。又诊其脉，沉而且紧，沉为在里，紧则为痛为实。今心下痛，按之如石之鞭者，非他药所可攻，必以大陷胸汤主之。

唐容川曰：热实二字，见另有寒实结胸，不在此例，详于下文，医者当细辨也。又凡紧脉，今法只断为寒，不知紧是绞结迫切之形，无论寒热，但是绞结迫切等证，皆能见此脉形，通考仲景脉法自见。

冉雪峰曰：此条合下两条，承上出方大陷胸汤条而言。乃推广大陷胸的病理，大陷胸的证象，大陷胸的脉象，大陷胸的疗法。直书结胸，不详下未下，是下而邪陷，可促成结胸，未下邪自陷，亦可成为结胸。意在言外，不必肯定如上文由下早来。发于阳，反下，因作结胸。发于阴，反下，因作痞。本条开始明冠伤寒二字，伤寒论通例，概言外层，则曰太阳病，有关性质，则曰伤寒中风。寒为阴邪，本条伤寒亦成结胸，更不必肯定发阳成结胸，发阴成痞的教条，可见表邪内陷，下之成结胸，不下亦可成结胸；发阳成结胸，发阴亦可成结胸。学者须结合事实，整个贯通，毋得拘于一端的理解。再进一步言，素问"今夫热病者，皆伤寒之类也。"又曰"人之伤于寒也，则为病热。"寒能化热，故后贤统谓伤寒为热病。太阳为寒水之经，故寒称太阳。与其称为发于阴，毋宁称为发于阳。条文伤寒六七日，非始得可比，时已过经，寒尽化热。伤寒脉浮紧，陷里则浮变为沉，浮紧变为沉紧。上条有动数，有动数变迟，动数为怫郁于外，沉紧为绞结于内，恐人误认沉紧为寒，故明著热实以树之标，恐人误认热结未坚，故明著石鞕以昭之象。六七日字，热实字，沉紧字，石鞕字，俱是大眼目，须各各嚼出精汁，不得滑口读过。由是观察，经论原自明白，而注家纷纷藉藉，各是其说。亦如上篇风伤卫，寒伤营，寒伤卫，风伤营。此下篇发于阴，发于阳。热成结胸，寒成虚痞。其实结胸苟无寒，何以白散用巴豆。痞证苟无热，何以泻心用连芩。凡此均不可自通，甚谓通章不合仲景法，是必叔和之误，断摘章句，妄肆瞽谈。吾不为若辈惜，不能不为天下后世患结胸者惜。所愿医林豪杰之士，对经论原文，再一穷研。

第一百三十六条

伤寒十余日，热结在里，复往来寒热者，与大柴胡汤。但结胸无大热者，此为水结在胸胁也，但头微汗出者，大陷胸汤主之。

（《玉函》无也但二字。《柯本》但头微汗出者句，在此为水结在胸胁下之上。又首句无但者二字。《康平本》但结胸下，有无大热三字。其无大热者，此为水结在胸胁也十三字，为小字旁注，在但结胸无大热句侧。）

喻嘉言曰：治结胸之证，取用陷胸之法者，以外邪挟内饮搏结胸间，末全入于里也。若十余日热结在里，则是无形之邪热蕴结，必不定在胸上。加以往来寒热，仍兼半表，当用大柴胡汤，以两解表里之热邪，于陷胸之义无取矣。无大热，与上文热实互意。内陷之邪，但结胸间，表里之热，反不炽盛，是为水饮结在胸胁。其人头有微汗，乃邪结在高，而阳气不能下达之明征，此则主用大陷胸汤，允为的对也。

柯韵伯曰：前条言热入，是结胸之因，此条言水结，是结胸之本，互相发明结胸病源。若不误下，则热不入，热不入，则水不结，此因误下热入。太阳寒水之邪，亦随热而内陷于胸胁间。水邪热邪，结而不散，故名曰结胸。粗工不解此义，另立水结胸一证，由是多歧滋惑矣。不思大陷胸汤丸，仲景用甘遂葶苈何为耶。无大热指表言，未下时大热，已下后无大热，可知大热乘虚入里矣。但头微汗者，热气上蒸也。余处无汗者，水气内结也。水结于内，则热不得散。热结于内，则水不得行。故用甘遂以直攻其水，任硝黄以大下其热，所谓其次在治六府也，又大变乎五苓十枣等法。

尤在泾曰：热结在里，而复往来寒热，是谓表里俱实，不得以十余日之久，而独治其里也，故宜大柴胡表里两解之法。若但结胸而无大热，如口燥渴心烦等证者，此为水饮结在胸胁之间，所谓水结胸者是也。盖邪气入里，必挟身中所有，以为依附之地，是以在肠胃，则结于糟粕，在胸膈，则结于水饮，各随其所有以为病耳。水结在胸，而但头汗出者，邪膈于上，而气不下通也。故与大陷胸汤，以破饮而散结。

唐容川曰：热结在里，则似结胸矣。使不往来寒热，而但见烦痛大热等证，便当用大陷胸汤。今复有往来寒热，则热邪虽入结于胸中，而正气尚欲达于身外也，宜用大柴胡汤，为表里两解之法。若但结胸，无往来寒热之证，且无陷胸等烦躁之大热证者，此为水结在胸膈间，非热结也。使纯是水，则火不上蒸，无头汗矣，便不得用大陷胸汤矣。乃虽无大热，而尚有热，虽火不结，而尚能上蒸为头汗出，则不但水结，尚兼火证矣。宜以陷胸汤夺去其水，兼泻其火。大柴胡证，是邪结而正欲出；此证，是水结而火尚炎。

冉雪峰曰：结胸证，原是水热并结，只分热多水多。上条热多，故曰热实，曰石鞕。此条水多，故曰无大热，曰水结在胸胁。上条是在病的正面着笔，昭之象而示之的。此条是在旁面着笔，推其类而广其治。各具作用，各饶义蕴。太阳之上，寒气治之，本寒标热，不化热则化水。不必里先有热，外闭热自郁成。不必里先有水，外闭水自郁成。亦不必热由外入，里遏自尔生热。不必水由外入，里遏自尔生水。太阳病不过一气机，郁空处则化热，着实处则化水。为外为内，是正是邪，不可不分，不能过分。陷胸为太阳变证，太阳下篇，重心在反复辨论斯旨，成败攸关，为太阳通篇吃紧处。注家扯向原发病浆液胸膜炎，或原发病浆液胃肠炎，名词似新，实与本书太阳病了不相属。本条插入大柴胡证，亦当着眼。热结在里，外即无热，又何有寒，更何有往来寒热，此必邪气虽渐陷结，正气犹能捍御，俨有溃围突出趋势，一往一来，情景宛然。既有柴胡证象，即采柴胡方治，不用小柴胡外枢，而用大柴胡内枢。权衡重轻，内枢较便。且此条大柴胡汤方，内无大黄，里气既通，表气自化，于大柴胡汤中，仍寓小柴胡汤意。方注一方加大黄二两，若不加，恐不名大柴胡，不知此条大柴胡，其妙处正在不加大黄。大陷胸亦有大黄，所以佐遂葶的涤荡。大柴胡不加大黄，所以随枢机的运转。无大热，非曰无热，热只不大。头微汗，总算有汗，不过较微。两但字撇开上文，另画两层，外无大热，显其气陷，内无大热，显其水多。水从热化，则头汗不结胸。热从水化，则结胸头仍汗。既已层层剔剥，即可各个比例，察同察异，愈深愈明。柯氏贤者，尚未达一间，竟出改窜移置，蹈经生武断气习，读书之难如此。

第一百三十七条

太阳病，重发汗，而复下之，不大便五六日，舌上燥而渴，日晡所小有潮热，从心下至少腹鞕满而痛不可近者，大陷胸汤主之。

（所，《玉函》无，《千金翼》作如。《千金》作日晡有小潮热，心胸大烦，从心下云云，盖原于小品文。内台方议补发字。总病所作则。《康平本》潮热下有发心胸大烦五字，下小陷胸条与此合为一条。）

喻嘉言曰：不大便，燥渴，日晡潮热，少腹鞕满，证与阳明颇同。但小有潮热，则不似阳明大热。从心下至少腹，手不可近，则阳明又不似此大痛。因是辨其为太阳结胸，兼阳明内实也。缘误汗复误下，重伤津液。不大便，而燥渴潮热，虽太阳阳明，亦属下证。但痰饮内结，必用陷胸汤，由胸胁以及胃肠，荡涤始无余。若但下肠胃结热，反遗胸上痰饮，则非法矣。

程郊倩曰：重发汗而复下，内外两亡其津液矣，以致邪热内结。不大便五六日，胃府已实可知。舌上燥而渴，胃液已竭可知。日晡所小有潮热，胃热盛而薰蒸可知。此皆兼乎阳明内实之证。然须辨其鞕痛处之部位，如从心下连至少腹，鞕满而痛不可近者，此由正液已伤，邪液反聚。聚则留于心上，缘心上乃三阳所主，故热入只结住痰与饮而成搏击。阳明被格，气不得上下行，故燥结之气，亦复翕然从之。其实与肠胃结热为实秽者不同，故仍从太阳下例，大陷胸汤主之。

唐容川曰：从心下至少腹，鞕满而痛，是指胸膈连中下焦之膜中，皆有结热。又兼日晡潮热，不大便，则大腹中亦有结热也。凡言潮热，皆应大肠燥金申酉旺时而热。大肠与下焦膜网相连，大肠既有燥热，鞕满又抵少腹，则在下焦膜网之中，与大肠热气相合矣。仍用大陷胸汤，使膜中肠中之结，并除乃愈。上文结胸，而心中懊恼者，是邪从上焦膈膜，而上合心包。此节结胸，而日晡潮热者，是邪从下焦膜油，而下合大肠。读者互勘，可得三焦与脏腑相连之理。

丹波元简曰：按证治准绳朱震亨云，汗下之后，表里俱虚矣。不大便五六日，可见津液之耗。今虽有鞕痛，而可以迅攻之乎。抑调胃承气，缓取之乎。此乃与前用栀子豉汤之见同矣，皆坐不熟经旨而已。

冉雪峰曰：此条总结陷胸正面病理证象方治，穷委溯源，推类尽致。因陷胸为重证，陷胸汤为重药，不得不周密昭示。结胸者，邪陷于胸而结，膈上为胸，心下已抵膈际。胸属上焦，膈下胁下属中焦，胃是中焦重要脏器。脐以下为少腹，属下焦，为膀胱血室所在。三焦上中下一气相连，共为一腑，内连脏腑，外通皮毛，腠理毫毛其应。故病邪可由上而牵及下，病邪亦可由内而出之外。究之结胸是结在胸中，各注多就胁下膈下和胃言，甚谓不连胃，不成为大结胸，殊太矫强。不知生理气化，可以相连，病理部位，不容相混。本条从心下至少腹，上中下无不陷结。曰鞕满而痛，不可近，陷溺之深，闭结之紧，均写到十二分，而不明标结胸二字，煞寓深意。不大便，燥渴，潮热，本阳明证象，乃曰从心下至少腹，言上言下，独不言中，亦寓深意。盖证非阳明，亦非只结在胸中一部分，诚恐来世，以此为口实，生出误解，不得不如此着笔。由此观之，以上扯中，混中为上者，讵非对经旨丝毫不曾理解。结胸证全是在三焦推阐，温病究三焦，未尝不讲六经，伤寒讲六经，未始不究三焦。本条从心下至少腹，鞕满而痛，凌不可近，不是空空如，是筑筑然，失其上焦如雾、中焦如沤、下焦如渎气化的正常。不仅心腹胃肠气结，而且心腹胃肠热结、水结。不是无形无质，弥漫三焦；而是有形有质，陷结三焦。非雷霆走精锐，甘遂、葶苈、大黄、芒硝，猛勇疾驰，水热并下，化机或几乎熄。名曰陷胸，实救胸陷。莽壮不可，游移不得，此即禁法禁方所在，神而明之，存乎其人。

第一百三十八条

小结胸病，正在心下，按之则痛，脉浮滑者，小陷胸汤主之。

（《玉函》病作者，滑下无者字。《康平本》小字作少，此条与上合为一条，详上。）

成无己曰：心下鞕痛，手不可近者，结胸也。正在心下，按之则痛，是热气犹浅，谓之小结胸。结胸，脉沉紧，或寸浮关沉。今脉浮滑，知热未深结，与小陷胸汤，以除胸膈上结热也。

柯韵伯曰：结胸有轻重，立方分大小。从心下至小腹，按之石鞕而痛，不可近者，为大结胸。正在心下，未及胁腹，按之则痛，未曾石鞕者，为小结胸。大结胸是水结在胸腹，故脉沉紧。小结胸是痰结于心下，故脉浮滑。水结宜下，故用甘遂、葶、杏等下之。痰结宜消，故用黄连、栝蒌、半夏以消之。水气能结而为痰，其人之阳气重可知矣。

张锡驹曰：汤有大小之别，证有轻重之殊。今人多以小陷胸汤，治大陷胸证，皆致不救，遂诿结胸为不可治之证。不知结胸之证不可治，只一二节，余皆可治者。苟不体认经旨，必致临时推诿，误人性命也。

唐容川曰：大结胸证，仲景止言心下鞕满，并未言其高在心间。修园误添此语，盖不知心下是指膈膜言，心火下交于血室，要从此膈中行。膀胱水中元气，上于肺为呼吸，亦从此膈中行。水火交结于膈中，即为结胸，无分大小结胸，皆是水火结于膈间。膈间正当心下，凡仲景书所谓心下，皆指此膈间言。膈间结而分大小之名者，小结胸止在心下，不连腹胁，大结胸则下连胁腹，皆从膈与胁腹之膜言之。修园不知膈与中下之膜相通，又不知正在心下之文，是承上节从心下至少腹言。此不至少腹，而正在心下也，是水火之结较轻。故攻水不用甘遂，而只用半夏；攻火不用硝黄，而只用栝蒌、黄连。且栝蒌瓤格似膜，陈注言结于胃络，亦未尽合。

冉雪峰曰：结胸是结在胸，大结小结，是其结有重轻。结胸是太阳病变，故隶属在太阳篇。太阳本寒标热，其病不化热则化水，就人体受病实际言，太阳主表，为最外一层。表气遏郁，里不得通，愈积愈多，气有余即是热。然在空处化热，在实处却又化水。水热化源，是一个东西。不必里先有热，表闭即成热；不必里先有水，表闭即成水。故太阳病不解，病变结胸，是水热并结，大结是水热并结，小结亦是水热并结，观陷胸汤丸都是水热并下，义甚昭显。此条上文连出四个大陷胸汤主之，不厌求详，并推到由上焦结胸，连属胁下膈下少腹中下二焦，凡此皆以结胸为主，为三焦病变一气的传化。各注多谓里素有热，素有水，是不明太阳气化传变。又多谓大陷胸连及胁腹，小陷胸只在胸中，是连结胸病名二字，都不了了，殊为自蔽。上文对大结胸，已推阐尽致。本条乃水热相搏，热胜于水，水化为痰，故脉浮滑。按之痛，不是石鞕，不是痛不可近。病区亦未越出胸的范围，只在心下。水已变质，等于无水，故不用甘遂葶苈。胶黏浊邪，非一涤荡可了，故不用硝黄。水不重热重，故不用大黄而用黄连。黄连苦寒除热，胜过大黄，注家多谓小陷胸热轻，不用大黄，亦属非是。热固有只宜清，而不宜下者。栝蒌滑利，本利膈要药，观《金匮》栝蒌薤白苦酒汤、栝蒌薤白桂枝汤可知。小陷胸以栝蒌为主药，故先煎栝蒌，俾连夏一从栝蒌的幹旋，与大陷胸方制迥异。是小结胸为大结胸的变证，小陷胸汤为大陷胸汤的变法，不仅轻重而已。太阳病以麻桂为正治，但麻桂各方有加减法。大小陷胸为救治，但大小陷胸无加减法。规律森严，不稍移易，学者均不可不辨。

【小陷胸汤方】

黄连一两（《玉函》作二两）　半夏半升（洗）　栝蒌实大者一枚（《成本》作一个）

上三味，以水六升，先煮栝蒌，取三升，去滓，内诸药，煮取二升，去滓，分温三服下。

（三服下，总病论有微解下黄涎即愈七字，活人书、准绳并同。）

第一百三十九条

太阳病二三日，不能卧，但欲起，心下必结，脉微弱者，此本有寒分也。反下之，若利止，必作结胸。未止者，四五日复下之，此作协热利也。

（《玉函》《脉经》《千金翼》起下有者字。此作为本寒也。反上有而字，四下有五字，复下有重字，协作挟。《脉经》不上有终字。《外台》寒分作久寒。神巧万全方，分作故。《王本》删分字。《金鉴》云，复下之，之字当是利字，上文利未止，岂有复下之理，是必传写之误。《伤寒汲古》无四日复下之五字。《康平本》分作饮，此本有寒饮也六字，系小字旁注，在脉微弱侧。）

喻嘉言曰：二三日不能卧，但欲起，阳邪炽盛，逼处心胸，扰乱不宁，所以知其心下必结。然但显欲结之象，尚未至于结也。若其人脉微弱者，此平日素有痰饮，积于心膈之间，适与外邪相召，则外邪方炽，其不可下明矣。反下之，若利止，则外势乘虚欲结者，愈益上结。利未止，因复下之，俾阳邪不复上结，亦将差就错，因势利导之法。但热邪从表解极易，从里解极难，协热下利，热不尽，则利漫无止期，亦危道也。

《金鉴》曰：太阳病，谓头项强痛而恶寒也。二三日见不得卧，但欲起之证，谓已传阳明也。心下，胃之分也。必结，谓胃分必有结也。若脉实大，乃胃分有热而结也，则当下之。今脉微弱，是胃分有寒而结也，法不当下。不当下而下之，谓之反下。二三日正当解太阳阳明之表，反之下，表热乘虚入里，必自利。设利自止，是其人胃实而同燥化，必作结胸矣。今利未止，四日仍复下利，是其人胃虚而同湿化，故必作协热利也。

唐容川曰：修园解本有寒分为纯寒，解协热利为寒变热，词理牵强，而于必作结胸之故，更不明矣。不知寒分之寒，寒作股分解。谓不能卧，但欲起，心下结，已具太阳之标热，有六七分矣。热则脉不当微弱，今脉微弱者，此是热证中，兼有太阳本寒二三分也。兼有寒，便不当下，医反下之，若热不下陷而利止，寒反上凑而相结，则为寒实结胸。若利未止，又下之，则寒水不上凑，而标热尽下陷，是为协热利也。寒热水火进退之情如此。

舒驰远曰：言太阳病二三日，有何关系。即不言二三日，亦未为不可。不能卧，但欲起，何以知其心下必结？曰脉微弱者，此本有寒分也。喻氏为之解曰：本有寒饮积于心膈之分，虽解得好，究竟叔和撰句不通。然以寒饮而致不能卧，乃支饮上撑，法当温中理脾，散逆逐饮。而反下之，以夺其阳而伤其中，则必痰壅气脱而死矣。苟一息尚存，而利自止者，其间又有辨焉。盖阳回利止则生，阴尽利止则死也，安得有所谓必结胸者哉。若阴尚未尽，阳尚可回，何故复下之，重夺其阳而伤其中，未有不死者也。而又曰此作协热利也，协热利者，里寒协表热而利也，条中里寒盖有之，表热未之见，岂因四日复下之，而表热凭空突出者乎。藉令有之，则当立法以温其里，而兼解其表，余无憾矣。乃竟毕其文而不立其法，叔和真门外汉也。

冉雪峰曰：此条紧接胪叙大小陷胸汤后，是追溯未陷未结前的病质，和辨论将陷将结时的病机，以补上文陷胸正面意义所未及。本条文义，各注多谓难解，或谓叔和伪撰。其实条文原自明白，各注狃于积习，未能展开独立思考，所以自囿自蔽。或谓胸膈素有痰饮，其实本条条文，在何字句中，可以看出是痰饮。或谓属寒实结胸，不知本条固有寒分，却非寒实，下一百四十条，乃是寒实。结胸原是热入，前已昭示。太阳病二三日，为日尚浅，寒尚未尽化热，乃外热未尽化成，而内热已大显著。不能卧，但欲起，俨成热炽躁烦不安的里证。适值三日，三阳为尽，内外感召，机势迫促，欲陷将陷，未陷必陷，故直断之曰，心下必结。必结不是已结，条文无心下痛，如石鞭等字样，不过机势业已造成。太阳脉浮，结胸脉沉。上文寸浮关沉，是在结成后，动数变迟，是在已下后。此则未结未下，已显阴脉，既微且弱，嫌于无阳。一方面可看出表阳式微，一方面可看出里阳空洞，不是纯单热入，中杂几许寒的成分，故我说是追溯未陷未结前的病质。在这个状况下，安可反下，下之里热随下由上而下，外热又随下由外而内，必成结胸。犹是就病机一方解说，较上文下早成结胸，更显复杂。利止成结胸，利不止成协热利，由下前推到下后，由一下推到再下，由一病转成两病，由两病连成一病，殊耐探索。细玩条文，曰寒分，曰协热，明标出寒热二字，是全条大眼目。寒而曰分，热而曰协，

寒有分，热岂五分？纯变寒，热将奚协，分协二字，尤
耐咀嚼。曰心下必结，曰必作结胸。两必字，肯定了病
机。曰此为有寒分，曰此作协热利，两此字，指明了病
质。惟恐后人不解，惟恐后人误解。乃各注犹多臆说，
读书之难，有如此者。

第一百四十条

太阳病下之，其脉促，不结胸者，此为欲解也。脉
浮者，必结胸；脉紧者，必咽痛；脉弦者，必两胁拘
急；脉细数者，头痛未止；脉沉紧者，必欲呕；脉沉滑
者，协热利；脉浮滑者，必下血。

（《玉函》《经脉》脉上并有其字，协作挟。伤寒汲
古，脉上并有下之之二字。《康平本》此为欲解也，为小
字旁注，在不结胸者侧，者字下有六□印，系佚文。脉
浮者以下另作一条，低一格写。）

成无己曰： 此太阳病下之后，邪气传变，其脉促
者，为阳盛。下后脉促，为阳胜阴也，故不作结胸为欲
解。下后脉浮，为上焦阳邪结，而为结胸也。经曰：结
胸者，寸脉浮，关脉沉。下后脉紧，则太阳之邪，传
于少阴。经曰：脉紧者属少阴。内经曰：邪客于少阴之
络，令人嗌痛不可纳食，所以脉紧必咽痛。脉弦则太阳
之邪，传于少阳。经曰：尺寸惧弦者，少阳受病也。其
脉循胁络于耳，所以脉弦者，必两胁拘急。下后邪气传
里，则头痛当止。脉细数为邪未传里，而伤气也。细为

气少，数为在表，故头痛未止。脉沉紧则太阳之邪，传于阳明，为里实也。沉为在里，紧则里实。阳明里实，故必欲呕。脉滑则太阳之脉，传于肠胃，以滑为阴气有余，知邪气入里，干于下焦也。沉为血胜气虚，是为协热利。浮为气胜血虚，是知必下血。经曰：不宜下而便攻之，诸变不可胜数，此之谓也。

钱天来曰：此条详言误下之脉证，以尽其变。误下之后，脉促，既不能盛于上而为喘汗，亦不至陷于内而为结胸。脉虽促，而阳分之邪，已自不能为患，是邪势将衰，故为欲解，此误下之侥幸者也。若脉仍浮者，可见表邪甚盛，不为下衰，将必乘误下之里虚，陷入上焦清阳之分，而为结胸矣。若脉见紧者，则下后下焦之虚阳，为少阴之阴寒所逼，循经上冲，必作咽痛也。脉弦者，邪传少阳。经云：尺寸俱弦者，少阳受病。少阳之脉循胁，故云：必两胁拘急也。脉细数者，细则为虚，数则为热。下后虚阳上奔，故头痛未止。若脉见沉紧，则为下后阳虚，致下焦阴邪上逆，而呕也。沉主下焦，滑为阳动，滑主里实，误下之后沉滑，热在里而仍挟表，水谷下趋，随其误下之势，必为协热下利也。若脉浮滑，阳邪止在阳分，而邪热下走，扰动其血，故必下血也。

程郊倩曰：病在太阳，总无可下之理。不当下而下，其变乱岂一二证已哉。若见脉促，此为阳邪上盛，反不结聚于胸，则阳邪未陷可知。阳邪未陷，则阳能胜阴，而邪气可勃勃从表出，**此误下之偶中者也**，其余不可恃矣。脉浮以下七项，论脉辨证，各着一必字，见势所必然。考其源头，总在太阳病下之而来，故虽有已成坏病，未成坏病之分，但宜以活法治之。不得据脉治脉，据证治证也。

《金鉴》曰：脉促当是脉浮，始与不结胸为欲解之文义相属。脉浮当是脉促，始与论中结胸胸满同义。脉紧当是脉细数，脉细数当是脉紧，始合论中二经本脉。脉浮滑当是脉数滑，浮滑是论中白虎汤证之脉，数滑是论中下脓血之脉。细玩诸篇自知。

（丹氏按《金鉴》所改，未知旧文果如是否。然此条以脉断证，文势略与辨平二脉相似，疑非仲景原文，柯氏删之，可谓有所见矣。恽氏按此条当从《金鉴》改订者为是，否则于理不可通。且全书自乱其例，即全书之脉，皆不可为训矣。学者第参之脉学讲义，自然瞭然。）

冉雪峰曰：此条以辨结胸欲愈的趋势为主。全条分两截看，太阳病以下十七字，为上截。脉浮者以下四十九字，为下截。上截是欲愈的所以然，欲愈不是结胸欲愈，乃欲愈不结胸。下截是或结或不结，或成坏证，或不成坏证，推类尽变。结胸中有此过程，不结胸亦有此传变。不是离开结胸讲，亦不是专指结胸讲，当活看。各注只知为凭脉辨证，不知为随治辨脉。舍脉从证，舍证从脉，为治疗上活用原则的精神。从证从脉，伤寒书中所在多有。各脉书所详是脉法，伤寒书中所详是脉理。寻常知见，可以测脉法，寻常知见，不可以测脉理。本条跟踪下之方面推阐，条文下之二字，直贯到底，玩读自知。伤寒汲古校误，谓脉浮句下，并有下之二字，义尤明显。是本条诠释，当以认定下之二字为大眼目。下后各脉，是下后的变脉。下后各证，即是下后的变证。为病变真际种种的事实，奥折入里，更进一层。《金鉴》不达此旨，忘却下之二字，而以局定的脉法，注说灵活的脉理。因欲将促与浮对换，紧与细数对换等，不啻自供对深邃脉理，丝毫不解。各注盲目赞和，踵谬承愆，贤豪不免。太阳脉浮，下则当转沉，今不浮，又不沉，竟现促。所以然者，内之正气旺，体工捍御外邪，遏拒不容内犯，前仆后继，云涌波通，一促字，情形如绘。正能胜邪，自尔欲愈。浮不过太阳本脉，未下前，浮主外，既下后，浮主上，浮见下后，故必结胸。这个进退变化，尚不了解，何以言脉。成结胸不成结胸，是结胸栏大关键，此中尚可悟出预防斡旋诸法门。下截七项脉证，包罗广袤，度尽金针。柯氏删去此条，实为遗憾！挖掘古人精蕴，阐扬斯道真理，愿与学者共勉。

第一百四十一条

病在阳，应以汗解之，反以冷水潠之。若灌之，其热被劫不得去，弥更益烦，肉上粟起，意欲饮水，反不渴者，服文蛤散。若不差者，与五苓散。寒实结胸，无热证者，与三物小陷胸汤，白散亦可服。

（潠，《全书》《脉经》《千金翼》作㨹，程钱亦同。《玉函》《脉经》无冷字。《脉经》《外台》无被，劫作却。《脉经》《外台》无弥更二字，肉作皮。《丹本》寒实结胸下，另作一条。《玉函》《千金》无陷汤，及亦可服三字，作与三物小白散。《康平本》白散亦可服五字，为小字衬注，在煞末亦可服下。）

方中行曰：在阳，谓表未罢，热未除也。㨹，喷之也。灌，溉之也。被，蒙也。言邪蒙冒于㨹灌之水，郁闭而不散，热悗烦恼益甚也。粟起，言肤上粒起如粟，水寒郁留于表而然也。意欲得水，而不渴者，邪热虽甚，反为水寒所制也。文蛤，即海蛤之有文理者，咸寒走肾而利水，以之独专任者，盖取督肾而行水也。不差者，水虽内渍，犹有外被者，故用五苓散，内以消之，外以散之，而两解也。

周禹载曰：身热当以汗解，反以冷水潠灌，不惟不解其外，复逼使之入内，故内则增烦，外则粟起，势所必至。知其邪热传里，或阳明府，或膀胱府，俱未可定也。乃试揣病情，则意欲饮水，而反不渴，知其欲饮，

471

非为渴也。喉间必有燥烦之状，而实少阴所循也。故与文蛤之咸寒，以润阴泻阳，似为的法。假令不差，则仍入膀胱府矣，五苓又何疑也。

柯韵伯曰：病发于阳，应以汗解，庸工用水攻之法，热被水劫，而不得散，外则肉上粟起，因湿气凝结于元府也，内则烦热。意欲饮水，是阳邪内郁也。当渴而反不渴者，皮毛之水气入肺也。夫皮毛之水气，非五苓散之可任，而小青龙之温散，又非内烦者之所宜，故制文蛤汤。文蛤生于海中，而不畏水，其能制水可知，咸能补心，寒能胜热，其壳能利皮肤之水，其肉能止胸中之烦，故以为君。然阳为阴郁，非汗不解，而湿在皮肤，又不当动其经络。热淫于内，亦不可发以大温，故于麻黄汤，去桂枝，而加石膏、姜枣，此亦大青龙之变局也。其不差者，更与五苓散，以除未尽之邪。

夏禹甸曰：冷水潠灌之法，古人以治热郁不得外越之证，乃利用体工之反射力，使体温达表而汗解也。今人于高热之证，以温水拭身，利用水气之蒸发作用，夺除体内大部份之热，其法亦属可采。此条证，系太阳表证，治宜汗解，如以冷水潠灌，则皮肤层微血管之收缩加甚，不但其热被劫不得去，弥更益烦，且令竖毛肌痉挛，肉上起如鸡皮粟状矣。意欲得水，反不渴者，病属太阳，其热不在胃中，体液尚未损失也。文蛤之主要成份为炭酸钙，能中和胃酸，减少血中酸度，微有解渴作用。文蛤散仅文蛤一味为散，药效极微，当系文蛤汤（文蛤五两、麻黄、甘草、生姜各三两、杏仁五十个、大枣十一枚），盖即大青龙汤，去桂枝加文蛤之误是也。服之不差，与渴欲饮水，水入则吐同理，宜五苓散。

冉雪峰曰：此条注重在寒实结胸方面。结胸栏，都是言热入、热实、水热并结。或结的区域，由上而中而下；或胃中有寒逼热于上，客气动膈，动数变迟；或脉微弱，本有几成寒分，均不失热实结胸的真面目，却未有寒实。并郑重声明，其寒实为无热证者，此条则正昭示寒实。由正面推到反面，由常局推到变局。胸中为宗气所居，膈肓之上，中有父母，阴寒结此，天地或几乎息，夫岂细故。明明在上阳位，势不容阴寒僭据凝结，然无其理，而有其事，有其事，即有其理。观本条所病因水潠水灌，厘然明白。此不过举以为例，其他大寒侵袭，凉药闭塞准此，诸可类推。此等非常病变，安可唐突诠说，故经论先叙文蛤五苓两层，接连衬托，善读者可以窥见其意旨。试进一步探求，经论在上文前数条，已渐露端倪，如结胸始条的藏结无阳证；胃中空虚条的动数变迟；大柴胡汤条的无大热者；脉微弱条的本有寒分；均有蛛丝马迹可寻。不过至本条，乃显明整个揭出，以白散为陷胸汤丸一个正对的反映。再即本条条文细绎，无热证，不是无热，只是热的证不显著。故曰无热证者，其实正面的热结有寒分，变例的寒结安得无热分。果无热，条文何以说其热被劫，不得去，明明有热存在。曰欲饮水，曰弥更益烦，并将热郁的情景绘出。且无热，何以用文蛤，文蛤原是咸寒。何以用五苓，五苓原是治热多。从来注家，均死守无热证句教条，以无热不宜小陷胸汤，并删去小陷胸字，以三物字接属白散，不知归其所宗，适事为故。救阴救阳，经论双管齐下，在学者审度病者，择别而用之。若删去小陷胸字，则白散下亦可服，亦说不去，不得不一删再删。亦可，不仅文法上关系，尚有寒实非结胸正病，白散非结胸正法，变证变法，诸宜审顾。亦可云云，意甚松动，俨示人神明规矩之巧，与大小陷胸汤丸主之，亦可作一个对照。

【文蛤散方】

文蛤五两

上一味为散，以沸汤，和一方寸匕服，汤用五合。

柯韵伯曰：本论以文蛤一味为散，以沸汤和一钱匕服，汤用五合，此等轻剂，恐难散湿热之重邪。《金匮要略》云：渴欲饮水，不止者，文蛤汤主之，审证用方，则此汤而彼散为宜。

【白散方】

桔梗三分　巴豆一分（去皮心，熬黑，研如脂）　贝母三分

上三味为散，内巴豆，更于臼中杵之，以白饮和

服，强人半钱匕，羸者减之。病在膈上必吐，在膈下必利。不利进热粥一杯。利过不止，进冷粥一杯。身热皮粟不解，欲引衣自覆，若以水潠之洗之，益令热劫，不得出。当汗而不汗则烦，假令汗出已，腹中痛，与芍药三两如上法。

（《康平本》身热以四十八字，另条作正文，不在方注内，低一格写。）

吴谦曰：与三物小陷胸汤，当是与三物白散，小陷胸汤四字，当是错简。桔梗贝母巴豆三物，其色皆白，有三物白散之义。温而能攻，与寒实之理相合。小陷胸汤，乃瓜蒌、黄连皆性寒之品，岂可以治寒实结胸之证耶。亦可服三字，亦衍文也，当俱删为是。

第一百四十二条

太阳与少阳并病，头项强痛，或眩冒，时如结胸，心下痞鞕者，当刺大椎第一间，肺俞、肝俞。慎不可发汗，发汗则谵语，脉弦。五日谵语不止，当刺期门。

（五下，《成本》《玉函》有六字。《康平本》大椎大作太，低二格写。）

张隐庵曰：此言二阳并病，涉于经脉，而宜刺也。太阳与少阳并病，言太阳之并病于少阳也。头项者，太阳少阳经脉所循之部署也。强痛者，邪实于经也。眩冒者，经气之虚也。邪搏于经，经气不能从心主以外达，故时如结胸，而心下痞鞕也，当泻在经之邪，而气机自转矣。大椎第一间，乃督脉与太阳所行之经俞。肺俞者，肺主皮毛，刺之所以泻太阳之邪也。肝俞者，厥阴乃少阳中见之气，刺之所以泻少阳之邪也。慎不可发汗，以夺心液，夺心液则谵语。夫一日太阳，三日少阳，少阳之脉弦，至五日而谵语不止，当刺肝之期门，使邪不传厥阴，亦所以泻少阳之意也。

尤在泾曰：太阳之脉，其直者从巅入络脑，还别出下项。少阳之脉，起目锐眦，上抵头角。其内行者，由缺盆下胸中，贯膈络肝属胆。故项强痛者，太阳之邪未罢，或眩冒时如结胸。心下痞鞕者，少阳之邪方盛也。大椎在脊骨第一节上，刺之所以泻太阳邪气，而除颈项之强痛。肺俞在脊骨第三节下两傍，肝俞在第九节下两傍，刺之所以泻少阳邪气，而除眩冒。时如结胸，及心下之痞鞕，慎不可发汗，以亡胃液，液亡胃燥，必发谵语。且恐少阳之邪，得乘虚而干胃也。若脉弦，至五六日，谵语不止，是少阳胜而阳明负，故当刺期门，以泻少阳之邪。

《金鉴》曰：太阳与少阳并病，故见头项强痛。或眩冒，时如结胸，心下痞鞕之证，而曰或，曰时如者，谓两阳归并，未定之病状也。病状不定，不可以药，当刺肺俞，以泻太阳，以太阳与肺通也。当刺肝俞，以泻少阳，以肝与胆合也。故刺而俟之，以待其机也。苟不如此，而发其汗，两阳之邪，乘燥入胃，则发谵语。设脉长大，则犹为顺，可以下之。今脉不大而弦，五六日谵语不止，是土病而见木脉也，慎不可下，当刺期门，以直泻其肝可也。

丹波元简曰：按《金鉴》以大椎第一间为肺俞，其说原于成氏，果然，则当曰第三间。又《金鉴》载林澜说云，第一间，疑即商阳，在手食指内侧，此乃依有二间三间穴而云尔者，尤属牵强。又按后条云，太阳少阳并病，心下鞕，颈项强而眩者，当刺肺俞肝俞，慎勿下之，正与此条同义。

冉雪峰曰：此条言邪在经，当取之经。病已入里，不可强责表。从常病推到变病，从正法推到变法。结胸证多失未解表，早用攻下，在表，当以表解。少阳病虽汗吐下均忌，仍有小柴胡的外枢，不求外而求内，不用药而用刺。所以然者，邪在经，刺之通其经；热已甚，刺之泻其热。既刺之而复药之，意在言外。如太阳上篇，太阳病，初服桂枝汤，反烦不解，先刺风池风府，却与桂枝汤则愈，即先刺后药，义可瞭然。本条刺大椎肺俞肝俞，是通其经的闭塞；刺期门，是泻其热的亢甚。观太阳中篇伤寒腹满谵语，肝乘脾，名曰纵，刺期门；伤寒腹满自汗，肝乘肺，名曰横，刺期门，义亦瞭然。若拘牵文义，死于句下，谓曰或曰时如，是两阳归并未定的名词，实太牵强。未定不可药，未定又何可刺，凡此均说不通。前引太阳中篇，是两个刺期门，此与下条，亦是两个刺期门。彼是一纵一横，此是一上一下，曲尽刺法之妙。或谓小柴胡中加牛膝、桃仁、丹皮，或酒制大黄之类，即可以药代刺，随其实而泻之，要之不如针药并进便利效捷。证之太阳中篇，少腹急结，用桃仁承气汤。本条下文，热入血室，用小柴胡汤。不闻小柴胡桃仁承气，二方合用，讵得无故。本条明示不可发汗，为太少两阳并病，邪已入内，寒已化热。曰满鞕，曰眩冒，曰时如结胸，曰发汗谵语，表未全罢，二阳尚在，刺之里气通，则表气通。里证已急，谵妄不止，刺之结气散，则经气和。不以药汗而以针汗，不以药泻而以针泻，个中分际，很耐探求。或竟欲以药代，对此项精义，殊欠领会。五日字亦当着眼，二日将传阳明，针足阳明，使经不传；与五日将传厥阴，针足厥阴，使经不传，例义正同。且平肝即以息风，清血即以宁脑，变例仍是常例，变法仍是正法。古典蕴藏丰富如此，学者勿滑口读过。

第一百四十三条

妇人中风，发热恶寒，经水适来，得之七八日，热除而脉迟身凉，胸胁下满，如结胸状，谵语者，此为热入血室也，当刺期门，随其实而取之。

（其实间，《玉函》《脉经》有虚字。取，《成本》作泻。《脉经》取之下，有平病云，热入血室，勿犯胃气，及上口焦，与此相反，岂谓药不谓针耶二十六字。《康平本》低二格写。）

程郊倩曰：妇人中风，发热恶寒，自是表证，无关与里。乃经水适来，且七八日之久，于是血室空虚，阳热之表邪，乘虚而内据之。阳入里，是以热除。而脉迟身凉，经停邪，是以胸胁满，如结胸状。阴被阳扰，是以如见鬼状，而谵语，凡此热入血室故也。邪热入而居之，实非其所实矣。刺期门以泻之，实者去而虚者回，即泻法为补法耳。

汪友苓曰：热入血室，而瘀积必归于肝，故随其经之实，而用刺法以泻之也。成注反云：审看何经气实，更随其实而泻之。殊出不解。邪传少阳，热入血室，故作谵语等证。仲景恐人误认为阳明府实证，轻用三承气，以伐胃气，故特出一刺期门法疗之。

许叔微曰：邪气传入经络，与正气相搏，上下流行。或遇经水适来适断，邪气乘虚而入血室，为邪迫上入肝经，肝受邪则评言而见鬼。复入膻中，则血结于胸也。妇人平居，水当养于木，血当养于肝也。方未受孕，则下行之以为月事；既妊娠，则中育之以养胎；及已产，则上壅之以为乳，皆血也。今邪逐血，并归肝经，聚于膻中，结于乳下，故手触之则痛，非汤剂可及，故当刺期门也。

山田宗俊曰：经水适来四字，当在得之七八日之下。血室谓胞，即子宫也。《金匮》云：妇人少腹满如敦状，小便微难而不渴，生后者，此为水与血俱结在血室也，可见血室果是子宫矣。不则，何以有少腹满，小便微难之理乎。且下条明言此为热入血室，其血必结，其指子宫而言者，益可以无疑焉。凡云某结者，皆就其地位言之，而无一以经络者，所谓热结膀胱，邪结在胸中，冷结在膀胱，热结在里，水结在胸胁之类是也。此证热虽除，脉虽迟，然有谵语，而不议汤药者，以经水下，则血室之热，从而自解也。前第四十七条云：（此旧目次与本篇目次稍异，下同）太阳病，脉浮紧，发热身无汗，自衄者愈。又百十一条云：太阳病，不解，热结膀胱，其人如狂，血自下下者愈。后百五十四条云：妇人伤寒，经事适来，昼日明了，暮则谵语，如见鬼状者，此为热入血室，无犯胃气及上二焦，必自愈。可见血下，则热随血自解，不复假汤药而愈矣。

冉雪峰曰：自此以下三条，系藉妇人病有月事易见的，以资比例，不独妇人，男子亦然。或谓此三条错简，应归入《金匮》妇人杂病篇。不知结胸栏，为太阳变病下篇的肯綮。而本栏妇人三条，为结胸出入进退的肯綮。苟不知此，则全下篇的肯綮不明。既不能由生理以识病理，又何能由病理以妙疗法。全下篇精确真正的堂奥，将不得其门而入。盖缘此项义理深邃，在男子隐晦难窥，故藉妇人有月事显著以明之，其所以示人者至深且切。胸膈在上焦，胁腹在中焦，血室在下焦。三焦虽有上中下之殊，而一气连属，同为一腑，故其为病，亦同是一个路线。所以结胸证有由心下，而胁腹，而少腹，痛不可近者，正是上中下一气相连。上各条多言上，牵及中下。近各条多言下，牵及中上。本条如结胸状，如之云者，似结胸实非结胸，离脱胸而言结，由胸膜而腹膜而少腹膜，陷于三焦底层。热除，明明无外证。脉迟身凉，明明外证全除。前正文出大陷胸汤计四条，均无谵语；此与下条，均有谵语。因脑蕴系是一体，与上中下三焦，是一体一例，气脉息息相通。前只犯心，而躁烦而懊恼。此则犯脑，而谵语。由此观之，则中篇抵当证三条，即此热入结胸的先导。特一是由后随经脉直下，一是由前循三焦递下。理可汇归，治宜通贯。是抵当栏，为结胸先一层的表明。此妇人栏，为结胸进一步的探索。下血乃愈，血自下者愈，此条经事适来，正是下血，正是血自下。适来，自当续来。病理可由此领会，疗法亦可由此领会。行月事是泄热，刺期门亦是泄热，利用其来，和顺其来，促助其来，掌握其来。再由妇人推到男子，是在学者。

第一百四十四条

妇人中风七八日，续得寒热发作，有时经水适断者，此为热入血室，其血必结，故使如疟状，发作有时，小柴胡汤主之。

（《康平本》此为热入血室六字，系小字旁注，在经水适断者侧。）

程郊倩曰：前条之热入血室，由中风在血来之前，邪热乘血空而入之，室中略无血，而浑是邪，故可用刺法，尽泻其实。此条之热入血室，由中风在血来之后，邪乘血半离其室，而入之。血与热搏，所以结。正邪争，所以如疟状。而休作有时，邪半实而血半虚。故只可用小柴胡为和解法。

钱天来曰：小柴胡汤中，应量加血药，如牛膝、桃仁、丹皮之类。其脉迟身凉者，或少加姜桂，及酒治大黄少许，取效尤速，所谓随其实而泻之也。若不应补者，人参亦当弃取，尤未可执方以为治也。

恽铁樵曰：肝胆之气条达，则血行通畅。不条达，而郁结斯聚矣。郁结之因有两种，其一因环境之拂逆，观妇人月经不调，或月事竟不行，而成俗所谓干血痨者，其病因辄由于甚深之肝郁，可以证明血结之属肝。其二即本论之柴胡证抵当证，及本节前节之刺期门。此皆由于外感发热，月事适行，因而成病。综观本论各条，是从少阳论治者。于是可得一公例曰：由忧郁而来之血结，从肝治；由外来之血结，从胆治。

夏禹甸曰：妇人当行经之时，其经水因患热性传染病，而忽断者，子宫黏膜之吸收机能，因热甚而亢进，能将应行排出之经水，复为吸收也。经水之适来与适断，虚实虽有不同，然其为血室则一。血中水液既被吸收，则血浆浓厚而凝结，故曰其血必结。寒热发作有时，本系原有之证，今血结子宫，仍令如疟状，医学读书记，所谓血结亦能作寒热者，殆系事实。小柴胡汤有解热、镇静子宫及减黏膜吸收等作用，故以主之。

冉雪峰曰：此条诠说小柴胡汤伟大的功用，言邪热虽陷于三焦最低最深底层，仍可藉以枢出，昭显出少阳为阳枢的极功。上条经事适来，此条经事适断，适之云者，不是因病使之来，因病使之断，而是因来因断反影响病机趋势的转变，所谓只算恰遇偶值。男子此项病机隐而难明，妇人此项病机，显而易见。故经论本条和上下计三条，均藉妇人解说。为结胸栏病变，作一个归结的大段落。由外而内，由上而中而下，由又极下、内而转之外，煞是奇观。本条条文妇人中风，与上条同。七八日，与上条同。但上条热除身凉，本条续得寒热。续字当着眼，寒热已除，而又续得，不有除，何有续。经事适断，与上经事适来，成反比例，不得浑言同中之异，异中之同。来是后浪推前浪，具下行趋势。断是空然扩然，有容积处所，其血必结。必结不是已结，特热既入，机势必出此途。苟果亢进，或少腹急结，或少腹鞭满，轻则桃仁承气，重则抵当汤丸，小柴胡何能济；甚或热入较剧，其结较紧，水热并结，如《金匮》少腹如敦状，当用大黄甘遂汤，小柴胡更何能济；凡此均无外出机会。大陷胸证是水热并结于上，大黄甘遂证是水热并结于下，亦可比证。热入血室四句，是解释续得寒热所以然，一使字，将病变真相，完全写出。尤重要在一条之中，两个发作有时，标出两个大眼目，真是重言申明，诲之谆谆。小柴胡在他处，多是疗从外生出的寒热；在此条，却是疗从内生出来的寒热。曰续曰使，奥义已赤裸裸显出。以生理衡病理，以病理合生理，再以生理病理变化趋势，审度出活泼灵妙的疗法，直穷到底。各注诸少体会，故未能言之亲切。味经之畲，咀嚼精华，而本条的义蕴以宣，而编者的心目一快。

第一百四十五条

妇人伤寒发热，经水适来，昼日明了，暮则谵语，如见鬼状者，此为热入血室，无犯胃气及上二焦必自愈。

（明了，《脉经》作了了。必下，《玉函》《脉经》有当字，《脉经》注云二字疑。《康平本》此条低一格写。）

成无己曰：阳盛谵语则宜下，此热入血室，不可与下药，犯其胃气。热入血室，血结寒热者，与小柴胡汤，散邪发汗。此虽热入血室，而无血结寒热，不可与小柴胡汤发汗以犯上焦。热入血室，胸胁满，如结胸状者，可刺期门。此虽热入血室，而无满结，不可刺期门，犯其中焦。必自愈者，以经行，则热随血去而下也，已则邪热悉除而愈矣。

程林《金匮》直解曰：上章以往来寒热如疟，故用小柴胡以解其邪。下章以胸胁下满如结胸状，故刺期门以泻其实。此章则无上下二证，似待其经行血去，邪热得以随血出而解也。

刘栋曰：有血之证，往来寒热。经水适断来，谵语，如见鬼状者，以外证为主，而以血证为客也。小腹鞕满，小便自利，如狂发狂者，以血证为主，而以余证为客也。故大小柴胡二汤者，以热为本根。桃仁承气汤抵当汤，以血为本根。此血证谵语发狂，疑似之别也。

丹波元简曰：按胃气及上二焦，方氏、程氏、汪氏并云言汗吐也。柯氏改作上下焦，盖僭妄耳。《脉经》疑之似是，成氏以汗为小柴胡，且以刺期门为犯中焦，于义未妥，然亦他无明注，故姑揭成注尔。

冉雪峰曰：此条承上文两条言，均热入血室，病属下焦，与结胸，为一上一下的对峙。太阳下篇所辨脉证治法，原以结胸为主。结胸者，外邪内陷，结于胸中。前著病因，系下之早，下伤中气，外既内搏，中不斡运，胸安得不结。观上文胃中空虚，客气动膈云云，可以了然。但非传胃，传胃属阳明，详阳明篇。此系三焦上部，牵连三焦中部，观上文结胸无大热，为水结在胸胁云云，可以了然。且三焦一气连贯，而胸膜，而腹膜，而少腹膜，观上文从心下至少腹，鞕满而痛，不可近云云，可以了然。三焦气化关连，固是相通，三焦部位界畔，要当各别。观上文叙结胸脉象，言寸言关，而

485

不言下焦之尺；叙结胸证象，曰心下痛，曰正当心下，不及下焦之腹；重心是放在结胸方面，病以适其所至为归。病在上焦，不必混扯中下，病在下焦，又何必混扯中上。明此，则本条无犯胃气及上二焦，不啻画龙点睛。且未叙结胸前，在中篇煞末，先叙抵当三条。在既叙结胸后，补叙此妇人病热入血室三条。不叙列结胸正文，而叙列正文前后，只作一个对比衬托，撰著精神所在，跃跃显出。学者整篇一气读下，历历体认，不难心领神会。乃历来注家，诸多隔阂，甚改上二焦的二字为下字。结在下，当治下，安得无犯。似此不宁本条的义理晦，太阳下篇整个义理皆晦。太阳下篇系昭示太阳病变救治疗法，为全篇归结紧要所在，稍有差别，其何以济。一字之差，群生之阨，是安可以不辨。

第一百四十六条

伤寒六七日，发热微恶寒，支节烦疼，微呕心下支结，外证未去者，柴胡桂枝汤主之。

（支节，《玉函》作肢节。《成本》柴胡下有加字。心下支结，《康平本》下作上。）

程知曰：此邪入少阳，而太阳证未去也。发热微恶寒，支节烦疼，太阳证也。乃恶寒而微，但支节烦疼，而不头项强痛，则太阳证亦稍减矣。呕而支结，少阳证也。乃呕逆而微，但结于心下之偏旁，而不结于两胁之间，则少阳亦尚浅也。若此者，惟当以柴胡汤和解少阳，而加桂枝汤发散太阳，此不易之法也。

柯韵伯曰：微恶寒，便是寒少。烦痛只在四肢骨节间，比身疼腰痛稍轻，此外证将解而未去之时也。微呕是喜呕之兆，支结是痞满之始，即阳微结之谓，是半在表半在里也。外证微，故取桂枝之半；内证微，故取柴胡之半。虽不及脉，而微弱可知。发热而烦，则热多可知。仲景制此轻剂以和解，便见无阳不可发汗，用麻黄石膏之谬矣。

唐容川曰：发热恶寒，四肢骨节疼痛，即桂枝证也。呕而心下支结，即心下满，是柴胡证也。外证未去句，以明柴胡证是病将入内，而桂枝证尚在，不得单用柴胡汤，宜合桂枝汤治之，义极显明。而陈注支节是外结于经脉之支络，注心下支结，亦是支络。然考仲景书，所谓支节，皆言四肢。而心下支结的支字又与四肢不同，若皆指作支络解，试问支节疼，属何经之支络。心下支结，又属何经之支络，盖支结即支满支饮同义，心下指膈中言，膈中行气行水管窍，如树枝贯串。支结者，即指此膈间管窍不通也。柴胡汤之胸满亦是此意，何必扯杂。

舒驰远曰：此证由其胃中留饮素盛，偶受外感，饮即内动，溢出四肢。而肢节烦疼，时从上逆则微呕，旁流入胁则支结。宜用白术、苓半、南星、砂仁、附子、草果、芫花、虎掌骨，温经散结，理脾逐饮。不宜解表者，里重于表也。盖以里阳为表阳之主，表阳为里阳之卫。温里则阳回，兼可托表。误表则阳亡，遂为寒中。若柴胡桂枝，断不可用。

冉雪峰曰：自此以下三条，系推广上柴胡汤功用。本结胸栏上文，有热结在里，用大柴胡汤的；有热入血室，用小柴胡汤的。均用原方。此为柴胡合剂，或柴胡加减。又补出支结微结，和辨析阳微结纯阴结，推类尽致，以便下文再由结转到痞。上言表邪已陷的辨法，此言表邪未陷的办法。上言里结甚，表已解的办法。此言里结微，表未去的办法。本条原是柴胡桂枝各半汤，不名桂枝柴胡，而名柴胡桂枝，重心系在少阳，不在太阳。方注本云人参汤，作如桂枝法。加半夏、柴胡、黄芩，复如柴胡法。自诠方义，经如许周折，重心不宁放在柴胡方，且放在柴胡方的人参。所以然者，本条伤寒六七日，过经不解，已显里证，心下支节，脱令邪全内陷，必作结胸，必正当心下，何支之可云。今不大结，仅似微结，而成支结。邪微正亦微，外微里亦微，惟寒与呕，可衡量内外。曰微恶寒，曰微呕；两微字病情如绘。际此邪正俱衰，体工犹能兴奋，拿出最后力量，热而能发，幸中之幸。然支体烦痛，疲惫已甚，安得不急与支持，小柴胡汤内的人参，跃跃显出。前中篇桂枝人参新加汤，身疼痛，此条四肢疼。桂枝人参新加汤，用在外邪已解之后，此则用在外邪未解之前，意义尤为奥折，学者对此，当作十日思。本条邪微正微，外微里微，方剂用量亦微，恰如分际。准以麻黄桂枝各半、桂枝二麻黄一例义，尚可随病机进退伸缩。舒注谓此证由胃中留饮素盛，离脱经论本题，试问本栏与留饮何关，本条文又从何处看出有留饮来，不宁横通，直是横扯。选注附录，不足争鸣，乃提供对比反证。

【柴胡桂枝汤方】

桂枝一两（去皮）（《成本》《玉函》一两半） 黄芩一两半 人参一两半 甘草一两（炙） 半夏二合半（洗） 芍药一两半 大枣六枚（擘） 生姜一两半 柴胡四两

上九味，以水七升，煮取三升，去滓，温服一升。本云人参汤，作如桂枝法。加半夏、柴胡、黄芩，复如柴胡法，今用人参作半剂。

（《成本》不见此方，载在第十卷。无本云二十九字。《玉函》同。）

《金鉴》曰：不名桂枝柴胡汤者，以太阳外证虽未去，而病机已见于少阳里也。故以柴胡冠桂枝之上，意在解少阳为主，而散太阳为兼也。

柯韵伯曰：仲景书中，最重柴桂二方。以桂枝解太阳肌表，又可以调诸经之肌表。小柴胡解少阳半表，亦可以和三阳之半表。故于六经病外，独有桂枝证柴胡证之称，见二方之任重，不拘于经也。如阳浮阴弱条，是仲景自为桂枝证之注释。血弱气尽条，是仲景自为柴胡证之注释。桂枝有坏病，柴胡亦有坏病。桂枝有疑似证，柴胡亦有疑似证。如病似桂枝证，脚挛急，与胸中痞鞕者，及病似柴胡证，本渴而饮水呕，与但欲呕，胸中痛者是已。此条言伤寒六七日，正寒热当退之时，反见发热恶寒诸表证，更见心下支结诸里证，表里不解，法当表里双解之矣。然恶寒微，则发热亦微可知。支节烦痛，则一身骨节不疼可知。微呕，心下亦微结，故谓之支结。是表证虽不去而已轻，里证虽已见而未甚，故取桂枝之半，以散太阳未尽之邪，取柴胡之半，以解少阳微结之证。口不渴，身有微热者，法当去人参，以六七日邪虽未解，而正已虚，故仍用之。外证虽在，而病机已见于里，故方于柴胡冠桂枝之上，为双解两阳之轻剂也。

第一百四十七条

伤寒五六日，已发汗，而复下之，胸胁满，微结，小便不利，渴而不呕，但头汗出，往来寒热心烦者，此为未解也，柴胡桂枝干姜汤主之。

（《康平本》此为未解也五字，系小字傍注，在心烦者侧。）

《金鉴》曰：少阳表里未解，故以柴胡桂枝合剂而主之，即小柴胡之变法也。去人参者，因其正气不虚。减半夏者，以其不呕，恐助燥也。加栝蒌根，以其能止渴，兼生津液也。倍柴胡加桂枝，以主少阳之表。加牡蛎以软少阳之结。干姜佐桂枝，以散往来之寒。黄芩佐柴胡，以除往来之热，且可制干姜，不益心烦也。诸药寒温不一，必需甘草以和之。初服微烦，药力未及，复服汗出即愈者，可知此证，非汗出不解也。

柯韵伯曰：伤寒五六日，发汗不解，尚在太阳界。反下之，胸胁满，微结，是系在少阳矣。此微结，与阳微结不同。阳微结对纯阴结言，是指邪实在胃。此微结对大结胸言，是指胸胁痞鞕。小便不利者，因下后，下焦津液不足也。头为三阳之会，阳气不得降，故但头汗出。半表半里之寒邪未解，上下二焦之邪热已甚，故往来寒热心烦耳。此方全以柴胡加减，心烦不呕不渴，故去半夏之辛温，加栝蒌根以生津。胸胁满而微结，故减大枣之甘满，加牡蛎之咸以软之。小便不利，而心下不悸，是无水可利，故不去黄芩，不加茯苓。虽渴，而太阳之余邪不解，故不用参而加桂。生姜之辛，易干姜之温苦，所以散胸胁之满结也。初服烦即微者，黄芩栝蒌之效。继服汗出，周身内外全愈者，姜桂之功。小柴胡加减之妙，若无定法，而实有定局矣。更定其名曰柴胡桂枝干姜，以柴胡证具，而太阳之表犹未解。里已微结，须此桂枝解表，干姜解结，以佐柴胡之不及耳。

唐容川曰：已发汗，则阳气外泄矣。又复下之，则阳气下陷，水饮内动，逆于胸胁，故胸胁满，微结。小便不利，水结则津不升，故渴，此与五苓散证同一意也。阳遏于内，不能四散，但能上冒，为头汗出。而通身阳气，欲出不能，则往来寒热，此与小柴胡汤同一意也。此皆寒水之气，闭其胸膈腠理，而火不得外发，则返于心包，是以心烦故用柴胡以透达膜腠，用姜桂以散撤寒水，又用栝蒌黄芩，以清内郁之火。夫散寒必先助其火，本证心烦，已是火郁于内，初服桂姜，反助其火，故仍见微烦。复服则桂姜之性，已得升达，而火外发矣，是以汗出而愈。

恽铁樵曰：本论有阳明病下血谵语者，此为热入血室，但头汗出者，刺期门，随其实而泻之。濈然汗出则愈之文，是本节绝好注脚也。曰刺期门，随其实而泻之，则刺期门之意义为泻肝，肝之猝病治少阳。则期门，虽是泻肝，其实是疏达少阳。其濈然汗出句，对头汗出而言，谓遍身汗出也，疏泄少阳，即遍身汗出。执果以求因，是遍身汗不出，但头汗出者，即因少阳不得疏泄之故。惟其病在少阳，故可以用柴胡，非头汗可以用柴胡。其阳微结一条，主小柴胡，亦同一蹊径。此外又有栀豉证、茵陈蒿证，皆头汗出。所以主栀豉，以懊憹为主。所以主茵陈，以发黄为主。头汗是副证，故不注重。若头汗脚踡为少阴，乃头汗之最危险者。又暑温亦有头汗踡卧者，当从暑温治，不可从伤寒少阴治，亦不可不知。

冉雪峰曰：此条承上支结而言微结，结胸正当心下，无所谓支。其证剧，其药重，无所谓微。曰支曰微，是辨结胸后，推类尽致，以穷其理而尽其义。两条均冠伤寒，一者六七日，一者五六日，正当进退出入时期。但上条未经汗下，此条既发汗，而又复下。下早成结胸，上文已详。外证未解，不可攻里，上文已详。今先汗之，而后下之，治不为逆。何为胸胁满，成微结？此必汗过，或汗不彻；下迟，或下太早。原因复杂，一言以蔽之，未能恰如分际。既成微结，将何济后，汗耶，下耶，攻耶，和耶，温耶，清耶，何去何从，何所适应，然此要以病机证象为准则，未可臆度。本条无恶寒厥逆蜷卧等证，未至亡阳。无液涸循衣抹床等证，未至亡阴。又无腹满痛胃家实等证，亦未传阳明。所谓胸胁满，仍是太少两阳循行区域。阴气不充，故小便不利；阳气不布，故但头汗出。吃紧尤在往来寒热四字！汗则寒热当除，下则寒热当罢。正邪并争，一往一来，而渴而烦，想见郁闭遏抑，欲出不出景象。此际小柴胡外枢，大柴胡内枢，均在可商讨之列。但外则少阳而兼太阳，内则阳微而兼阴微，既为太阳少阴的里层，又为阳伤阴伤的并合。故一面和少阳，一面和太阳，一面救阳气，一面救阴气。前上篇末，作甘草干姜汤，以复其阳。作芍药甘草汤，以复其阴。此条柴桂于姜，以复其阳。芩蒌牡蛎，以复其阴。合两法为一法，萃两方为一方。方注初服微烦，复服汗出即愈，与蒸蒸而振，却发热汗出而愈一例。不宁解表，而且解里。不宁解肌腠之里，且解胸胁之里。不发之发，不表之表。下之表和，汗之里和，法外寓法，方外有方，学者所当细细体认。

【柴胡桂枝干姜汤方】

柴胡半斤　桂枝三两（去皮）　干姜二两（全书、《外台》作三两）　栝蒌根四两　黄芩三两　牡蛎二两（熬）（《全书》《外台》作三两）　甘草二两（炙）

上七味，以水一斗二升，煮取六升，去滓再煎，取三升，温服一升，日三服。初服微烦，复服汗出便愈。

章虚谷曰：此方柴胡用八两，实为少阳主治之方，佐以调和肝胃。而桂枝仅用二两，取以通中焦之营气也。其胸中满，往来寒热，心烦，皆少阳病。三焦气窒，故小便不利。以干姜、甘草、花粉、牡蛎，调肝胃之阴阳。肝胃调和，少阳枢转，则外邪自解。三焦气化，小便亦通，故不用茯苓之利水也。

汪友苓曰：即小柴胡汤加减方也，据原方加减法云：胸中烦而不呕者，去半夏、人参，加栝蒌实。若渴者去半夏。兹者心烦，渴而不呕，故去人参、半夏，加栝蒌根四两。若胁下痞鞕，去大枣，加牡蛎。兹者胸胁满微结，即痞鞕也，故去大枣，加牡蛎二两。若心悸，小便不利者，去黄芩，加茯苓。兹者小便不利，心不悸而但烦，是为津液少而燥热，非蓄水也，故留黄芩，不加茯苓。又云若咳者，去人参、大枣、生姜，加五味子、干姜。兹不因咳，而以干姜易生姜者何也？盖干姜味辛而气热，其用有二，一以辛散胸胁之微结；一以热济黄芩、栝蒌根之苦寒，使阴阳和而寒热已焉。

第一百四十八条

伤寒五六日，头汗出，微恶寒，手足冷，心下满，口不欲食，大便鞕，脉细者，此为阳微结，必有表复有里也。脉沉亦在里也，汗出为阳微，假令纯阴结，不得复有外证悉入在里，此为半在里半在外也。脉虽沉紧，不得为少阴病，所以然者，阴不得有汗，今头汗出，故知非少阴也。可与小柴胡汤，设不了了者，得屎而解。

（《玉函》在里也，作病为在里。《康平本》此为阳微结以下十八字，系小字傍注，在口不欲食侧。汗出为阳微以下五十八字，系小字衬注，在脉细者下。）

成无己曰： 伤寒五六日，邪当传里之时，头汗出，微恶寒者，表仍未解也。手足冷，心下满，口不欲食，大便鞕，脉细者，邪结于里也。大便鞕为阳结，此邪热虽传于里，然以外带表邪，则热结犹浅，故曰阳微结。脉沉虽为在里，若纯阴结，则更无头汗恶寒之表证，诸阴脉皆至颈胸而还，不上循头，今头汗出，知非少阴也。与小柴胡汤，以除半表半里之邪。服汤已，外证罢而不了了者，为里热未除，与汤取其微利则愈，故云得

495

屎而解。

程郊倩曰：半里之热，以怫郁不能外达，故头汗出。半表之寒，以持久不能解散，故微恶寒。两邪互拒，知阳气郁滞而成结矣。惟其阳气郁而滞也，所以手足冷，心下满，口不欲食，大便鞕。既有结滞之证，便成结滞之脉，所以脉亦细。所云阳证似阴者，此其类也。凡脉细、脉沉、脉紧，皆阳热郁结之证，无关少阴也。可见阳气一经郁结，不但阳证似阴，并阳脉似阴矣。只据头汗出一证，其人阳气郁结，必夹口苦咽干目眩而成。其余半在表证，但一审之微恶寒，而凡往来寒热等证，不必悉具，即可作少阳病处治，与以小柴胡汤矣，得屎自解。即大柴胡，与柴胡加芒硝汤，皆所当斟酌者耳。

周禹载曰：此条恶寒，肢冷，不欲食，脉细或沉，有似乎阴，最难辨晰。仲景特出阳微结三字，昭揭千古。但以头汗出为阳，阴不得有汗也，此仲景明言者也。至五六日中，头痛发热，证属阳也，此仲景言表者也。然纵见少阴之脉，不得为少阴病，独未见少阳一证，何遽得为少阳病耶？此仲景所以又明言半在里，半在外也。尔时里证既多，不得纯以表药汗之。外证似阴，不得复以里药温之。故用小柴胡，提出其邪于表里之半。而大便鞕不了了者，则属小承气无疑也，仲景恐人未明，自为详辨。然后知手足冷，微恶寒者，正因阳邪微结，不外通于支体，故独上汗于诸阳之会耳。

恽铁樵曰：阴不得有汗，今头汗出，故知非少阴三句不得凿解。少阴明明有头汗出者，不过少阴之头汗，张景岳、王肯堂均谓之脱汗，即是亡阳。亡阳者，阳扰于外，阴争于内，此虽有汗，当不名汗，大约内经所谓绝汗乃出者是。盖病至于此，目光必异常，呼吸必不续，脉必或沉或细，或鞭或乱，面色或灰败，或戴阳，舌色或干枯，或鲜明如锦，凡此种种，皆藏气垂绝之象，医者所注意，当在此等处。虽头汗，岂复得与寻常汗出，相提并论，故此处直言阴不得有汗。因本条病证，不过少阳与阴证相差甚远，仲景以此为说，弦外之音，正多妙谛。若死煞句下，以阴不得有汗为疑，便去题万里矣。

冉雪峰曰：此条承上微结言，缘结胸系太阳病变，下早热入，多为热实，亦间有寒实者。或大结，或小结，或水结，或血结，或正当心下结，或支结，或微结。微结之中，又有阳微结，纯阴结。辨结胸至此，可谓阐扬尽致，赤裸裸完全写出。细玩条文，只言恶寒，不言发热，不言手足温，反言手足冷。阳滞于上，则心下满。阳滞于中，则不能食。阳滞于下，则大便鞭。一身上中下，阳少运化。且血虚脉细，与气虚脉微，脉象再进一层。周身不出汗，独头汗出，证象亦更进一步。不宁阴疑于阳，直是阳疑于阴，颇难辨认。经论宋前无注，前贤恐后人难解，故在脉细者侧，旁注此为阳微结云云十八字。又于脉细者下，衬注汗出为阳微云云五十八字，皆所以解说经论条文。后半衬注，并兼解说前半旁注。似非一人手笔，亦非一时撰写，均可看出。《康平本》小字附录，犹可窥见宋林亿未校正前典型旧观。后人混入正文，疑义因之丛生。然无此注，则此段经义，愈以难明。此为阳微结，如画龙点睛，非二注之误，乃后世注家，改窜此注的自误。此段所叙各证，一派阴霾气象，实以反映出阳微的真面目。伤寒五六日，经期方周，又未误汗误下，何致遽如阴证。阴厥阳竭的头汗出危急，此盖阳微邪亦微，邪结阳亦结，其阳既微，隐而难见，其邪虽结，无须大攻。小柴胡的外枢，大柴胡的内枢，均在法中。三焦丽络藏府，三焦内的气化，则三焦外的气亦化。胃肠外的气通，则胃肠内的气亦通。故有小柴胡，并无须大柴胡，得屎而解，自然而然。手足冷不用温，大便鞭不用下，曲尽结胸病情，曲尽结胸治疗意义，曲尽小柴胡汤功用。此为结胸栏归结一大段落，诵读一通，喟叹观止。

第一百四十九条

伤寒五六日，呕而发热者，柴胡汤证具，而以他药下之，柴胡证仍在者，复与柴胡汤，此虽已下之，不为逆，必蒸蒸而振，却发热汗出而解。若心下满而鞭痛者，此为结胸也，大陷胸汤主之。但满而不痛者，此为痞，柴胡不中与之，宜半夏泻心汤。

（《外台》此条作太阳病下之，其脉促不结胸者，此为欲解也，若心下满鞕痛者，此为结胸也，大陷胸汤主之。但满不痛者，此为痞，柴胡不中与之，宜半夏泻心汤主之。《玉函》发热下有者字，已作以，但作若，不中与之，作不中复与之也。《康平本》此虽已下之，不为逆也，系小字旁注，在复与柴胡汤侧。此为结，此为痞，亦小字旁注，一在而鞕痛者侧，一在而不痛者侧。）

柯韵伯曰：本论云，呕而发热者，小柴胡主之，即所云伤寒中风有柴胡证，但见一证即是，不必悉具者是也。又云：呕多虽有阳明证，不可攻之，可见少阳阳明合病，阖从输转，故不用阳明之三承气，当从少阳之大柴胡。上焦得通，则津液得下，故大柴胡为少阳阳明之下药也。若伤寒五六日，呕而发热，是柴胡汤证，以他药下之，枢机废弛，变证见矣。结胸与痞，同为鞕满之证，当以痛为辨。满而鞕痛，为结胸实热，大陷胸汤下之，则痛随利减。如满而不痛者，为虚热痞闷，宜清火散寒而补虚，盖泻心汤方，即小柴胡去柴胡，加黄连干姜汤也。不往来寒热，是无半表证，故不用柴胡。痞因寒热之气互结而成，用黄连干姜之大寒大热者，为之两解，且取其苦先入心，辛以散邪耳。此痞本于呕，故君以半夏。生姜能散水气，干姜善散寒气，凡呕后痞鞕，是上焦津液已干，寒邪留滞，可知故去生姜而倍干姜。痛本于心火内郁，故仍用黄芩，佐黄连以泻心也。干姜助半夏之辛，黄芩协黄连之苦，痞鞕自散。用参甘大枣者，调既伤之脾胃，且以壮少阳之枢也。

程郊倩曰： 泻心虽同，而证中具呕，则功专涤饮，故以半夏名汤耳。曰泻心者，言满在心下清阳之位，热邪挟饮，尚未成实，故清热涤饮，使心下之气得通，上下自无阻留，阴阳自然交互矣。然枢机全在于胃，故复补胃家之虚，以为之斡旋，与实热入胃，而泻其蓄满者，大相迳庭矣。痞虽虚邪，乃表气入里，寒成热矣。寒虽成热，而热非实，故用苦寒以泻其热，兼佐辛甘以补其虚，不必攻痞，而痞自散，所以一方之中，寒热互用也。

《金鉴》曰： 结胸兼阳明里实者，大陷胸汤证也。兼阳明不成实者，小陷胸汤证也。痞鞕兼少阳里实证者，大柴胡汤证也。兼少阳里不成实者，半夏泻心汤证也。今伤寒五六日，呕而发热者，是邪传少阳之病也。既柴胡证具，乃不以柴胡和之，而以他药下之，误矣。若柴胡证仍在者，此虽已下，尚未成逆，则当复与柴胡，必蒸蒸而振战，然后发热汗出而解矣。盖以下后虚中作解之状，皆如是也。若下后心下满，而鞕痛者，此为结胸，大陷胸汤固所宜也。若但满而不痛，此为虚热气逆之痞，即有呕而发热之少阳证，柴胡汤亦不中与之，法当治痞也，宜半夏泻心汤主之。

汤本求真曰：本条示柴胡汤、大陷胸汤、半夏泻心汤，三证之鉴别法：心下部膨满而鞕，有自他觉的疼痛者，名结胸，大陷胸汤所主治也。但心下部膨满，无他觉的疼痛者，称痞，柴胡剂主治胸胁苦满，不主治心下满，非治痞适中之方，宜用半夏泻心汤。以上鉴别法，临床上甚紧要。更详论之，柴胡剂主胸胁苦满，不主心下。大柴胡汤证虽有心下急，必别有胸胁苦满。若结胸及痞，则与肋骨弓下无关系，可以区别。结胸证心下部必膨满而鞕，有自他觉的疼痛。痞证心下部膨满，有自发痛，但不坚鞕，且无压痛。是三者之别也。

恽铁樵曰：本节意义自明，惟柴胡陷胸半夏泻心三方，总觉阶级相差太远，固知本节之主意，只在泻心。然三方之证，相去无几。三方之药，夷险悬绝，则陷胸总属可疑。柴胡证亦痞满，不过少阳之满，乃连及胁下者。泻心证痞满只在胸中，观泻心方以芩连为主药，是即集表之体温，因误下之故，反而救里，所谓内陷者是。有积者为结胸，故按之鞕。无积者为痞，故按之濡。虚者下之则入阴分，故云藏结。藏结结胸与痞，皆是内陷，陷者当举。高者以瓜蒂散吐之，颇效。其结之地位略低者，大柴胡表里分疏，亦效。何故忽出一奇悍药品之大陷胸汤。至于痞，亦是热陷。外不解者，仍当解外，外已解者，但余里热，恐未必发热而呕吐，此于理论既甚真确，于经验亦复习见不鲜，而经文乃不可解矣。泻心非不可用，事实上往往只用为副药。泻心出专条，而更有种种泻心，已属可疑。至于陷胸，仅小陷胸可用，大陷胸汤丸，皆无可用之理。后文之十枣汤，尤属谬妄。而各条散见之陷胸汤，可以前后互证，绝非一节偶误可知。故吾疑伤寒论太阳下篇，竟是伪书。若必认定是仲景之书，曲为之解，则各家注释，捉襟露肘，已淋漓尽致。若竟盲从而尝试，则有杀人而已。

冉雪峰曰：此条是承上起下，收束上的结证，引起下的痞证，类辨枢转的柴胡证。虽各各并列，三峰鼎峙，观所叙方治处，曰与曰宜曰主，字法句法，轻重各有攸分。就本栏言，则以归总结胸为主，痞证不过是一个对勘的陪衬。就本条言，则以引起痞证为主，结胸又反主为宾，作主中之宾。《外台》此条，开始作太阳病，下之，其脉促，不结胸者，此为欲解也。接若心下满而鞕痛者云云，免去与前第一百零一条，词句重复，专就一方面诠释，于义较长。但本条总括上文，引起下文。上文各栏迭次插入大小柴胡汤，如上一百三十五、一百四十三、一百四十七等条，几以柴胡为结胸证的机栝总枢。故本条一贯连叙，各各点清，实为全面。设去本条前段，采《外台》说，则煞末柴胡不中与也，似无根据着落。且用本条，庶柴胡得解的真理，得解的景象，重言申明，精神愈以显出。不宁本条义理明，前条义理更明，全栏用柴胡的义理，亦无不大明，精密周匝，全体玲珑。本条柴胡证关键，在柴胡证罢未罢。结胸痞证关键，在心下满鞕，兼痛不兼痛。上全栏所叙有关证象，均包括在内，原文本极明白。乃或者但释为三证临床的分野，殊太浅率。又或理本易解，而反向难解处求。即以己所不解的理性，据为本题不可解的理性，因疑太阳下篇，全为伪书，并斥注此篇者为曲解，用此方者为盲从，似此不啻自供外望宫墙，对伤寒论丝毫不解，赤裸裸在此完全露出，尚复冷骂热嘲，落文字禅到如何程度。吾不为某氏惜，不得不为天下后世之患伤寒结胸者惜。若后之学者，整理国故，染此余毒，则先代文化遗产，更大可惜。是不得不辨，是不可不辨。

【半夏泻心汤方】

半夏半升（洗）（《外台》注一方五两） 黄芩 干姜 人参 甘草各三两（炙） 黄连一两 大枣十二枚（《玉函》作十六枚）

上七味，以水一斗，煮取六升，去滓再煎，取三升，温服一升，日三服。须大陷胸汤者，方用前第二方。

（再煎，《成本》《玉函》作再煮。须以下十二字，《成本》无。）

成无己曰：凡陷胸汤，攻结也。泻心汤，攻痞也。气结而不散，壅而不通，为结胸，陷胸汤为直达之剂。

塞而不通，痞而不分，为痞，泻心汤为分解之剂。所以谓之泻心，谓泻心下之邪也。痞与结胸，有高下焉。结胸者，邪结在胸中，故治结胸，曰陷胸汤。痞者，邪留在心下，故治痞，曰泻心汤。黄连味苦寒，黄芩味苦寒，内经曰，苦先入心，以苦泄之。泻心者必以苦为主，是以黄连为君，黄芩为臣，以降阳而升阴也。半夏味辛温，干姜味辛热，内经曰，辛走气，辛以散之，散痞者必以辛为助，故以半夏干姜为佐，以分阴而行阳也。甘草味甘平，大枣味甘温，人参味甘温，阴阳不交曰痞，上下不通为满，欲通上下，交阴阳，必和其中。所谓中者，脾胃是也，脾不足者，以甘补之，故用人参甘草大枣为使，以补脾而和中。中气得和，上下得通，阴阳得位，水升火降，则痞消热已，而大汗解矣。

陈蔚曰：但满而不痛者为痞，痞者否也。天气不降，地气不升之义也。芩连大苦以降天气，姜、枣、人参辛甘，以升地气，所以转否而为泰也。君以半夏者，因此证起于呕，取半夏之降逆止呕如神。亦即小柴胡汤，去柴胡加黄连，以生姜易干姜是也。古人治病，不离其宗如此。

第一百五十条

太阳少阳并病，而反下之，成结胸，心下鞕，下利不止，水浆不下，其人心烦。

（《玉函》《脉经》利下有复字，不下间有者字，其人下有必字。《康平本》心烦下有五个□印方格空框。)

喻嘉言曰：误下之变，乃至结胸下利，上下交征，水浆不入，心烦待毙，伤寒固可易言治哉。并病即不误用汗下，已如结胸心下痞鞕矣，况加误下乎。此比太阳一经误下之结胸，殆有甚焉。其人心烦，似不了之语，然仲景太阳经谓结胸悉具，烦躁者死，意者此谓其人心烦者死乎。

尤在泾曰：太阳病，未罢，而并于少阳，法当和散，如柴胡加桂枝之例。而反下之，阳邪内陷，则成结胸，亦如太阳及少阳误下之例也。但邪既上结，则当不复下注，乃结胸心下鞕，而反下利不止者，邪气甚盛，而淫溢上下也。于是胃气失其和，而水浆不下，邪气乱其心，而烦扰不宁。所以然者，太少二阳之热，并而入里，充斥三焦心胃之间，故其为病，较诸结胸，有独甚焉。仲景不出治法者，非以其盛而不可制耶。

汪友苓曰：太阳病，在经者不可下，少阳病下之亦所当禁，故以下之为反也。下之则阳邪乘虚，上结于胸，则心下鞕，下入于肠，则利不止，中伤其胃，则水浆不入。其人心烦者，正气已虚，邪热躁极也。条辨云，心烦下疑有脱简，大抵其候为不治之证。仲景云：结胸证悉具，烦躁者亦死，况兼下利，水浆不下者耶？其为不治之证宜矣。

山田宗俊曰：此条言太阳少阳并病，当先解其外，而反下之，则热邪乘虚而入，因成结胸也。大抵结胸之证，大便多鞕，或者不通，此之为常，所谓热实寒实是也，故用大黄芒硝，以荡涤之。此则下利不止，水浆不下，而烦，亦结胸中之变局也。此为下后肠胃受伤，而其里不得成实，但水结在胸胁之所致，乃十枣汤证也。刘栋以成结胸为一病；以心下鞕，下利不止，别为一病；以水浆不下，其人心烦，又别一病。可谓用意太过，反失于凿矣。

冉雪峰曰：此条承上条而言，两两对勘，上言下之表仍在，此言下之利不止。利不止，则表不在可知。表不在为逆，则利不止，表不在，为逆可知。本栏自上条起，已入辨痞的脉证治范围。本条兜转再言结胸者，缘结胸与痞同一病源，均由下来，均由表邪内陷来。结胸原可转为痞，痞亦可反成结胸，凡所以往复穷研其义蕴。本条是因下而成结胸，由结胸既成，而又转成痞。结与痞之分，不在满鞕，而在痛不痛。为满为鞕，二证所同。为痛不为痛，二证所独。条文泛言心下鞕，即不是专对结胸说法。结胸多大便阻碍，或饮食如常，此则下利不止，水浆不下，为上文结胸栏内未有的证象，更不是专对结胸说法。不宁内陷，而且下陷，不宁胃空虚，直是胃败坏，实为痞证的严重现象，乃是专对痞证说法。所谓结胸，不过病变的一个中间过程，表面上似言结，骨子里实言痞。其人心烦，各注多以为词未终了。《康平本》煞末心烦下，有五个□印方空框，是否为泻心汤主之，或为当从痞救治，未敢臆度。惟阙疑阙殆，等诸虢公夏五之列。上结胸栏，只言必结胸，为结胸，作结胸，此言成结胸，成字当着眼。此条叙列在半夏泻心汤后，大有线索可寻，目次亦当着眼。由结胸的假成，过渡到痞的真成。细玩条文，上下隔阂，中气败坏，阴阳离绝，活绘出痞证严重形态。为结为痞，都从误下来，两证是一病源。故上条一病化为两证，此条两证又合为一病。本条已进入痞栏，何必再叙结胸，既成结胸，何必再叙下利不止，水浆不下等证。索词可以揆方，因文可以见义，语意浑含，不了了之。善读者即以其病之结，济其病之痞，以其病之烦，制其病之利。药治亦可由此推勘，无方之方，有无限灵活方治在，不传之秘，学者须在此进一步自为领会。

第一百五十一条

脉浮而紧，而复下之，紧反入里，则作痞，按之自濡，但气痞耳。

（《玉函》复作反。《康平本》此条低一格写。《伤寒汲古》耳下有小青龙汤主之六字。）

方中行曰：濡与软同，古字通用。复亦反也，紧反入里，言寒邪转内伏也。濡，言不鞕不痛而柔软也。痞，言气隔不通而否塞也。

钱天来曰：脉浮而紧，浮为在表，紧则为寒，乃头痛发热，身疼腰痛，恶风无汗，寒邪在表之脉，麻黄汤证也。而复下之者，言不以汗解，而反误下之也。紧反入里者，言前所见紧脉之寒邪，因误下之虚，陷入于里，而作心下痞满之证也。此不过因表邪未解，误下里虚，无形之邪气，陷入于里而成痞耳。其脉证不同，治法各异者，又于下条分出，以为临证施治之用。

程郊倩曰：误下成痞，既误在证，尤误在脉，则救之之法，仍当兼凭夫脉与证，而定治矣。紧反入里者，则浮紧变为沉紧，表邪陷入而不散，徒怫郁于心下，则作痞。此七字，作一句读。按之自濡，指脉言，非指痞言。以紧反入里，与结胸之沉紧无异，故以按之自濡，别气痞之与结胸。言痞虽结鞕，只属无形之气所结耳，非如结胸之有实邪也。但从沉紧之脉而按之，则虚实自定也。

《金鉴》曰：伤寒脉浮紧，不汗，而反下之，浮紧之脉，变为沉紧，是为寒邪内陷，作痞之诊也。按之自濡者，谓不鞕不痛，但气痞不快耳，此甘草泻心汤证也。

丹波元简曰：此条证，常器之主小陷胸汤、生姜泻心汤。郭白云主半夏泻心汤、枳实理中丸。喻氏、程氏、魏氏，主大黄黄连泻心汤。《金鉴》主甘草泻心汤，未如钱氏不主一方也。

冉雪峰曰：按此条解说作痞原理，为痞证栏正面纪述。经论太阳下篇，主旨原是辨结胸。痞与结对，作正比例。结则坚聚不散，筑筑然，为有形实质的病变。痞则郁窒不通，空空如，为无形气体的病变。痞证病变杂复，其疗法有泻心方五，故附结胸栏后，欲人辨认互勘。虽辨诸痞，不啻仍辨结胸。注家多以结为实证，痞为虚证，似是而非。与上篇释伤寒无汗为表实，中风汗出为表虚，同一自蔽。彼为邪同在外，此为邪同在内，不过邪的性质不同，病的转变不同，有何虚实可分。至谓寒为重证，风为轻证，结为阳证，痞为阴证，尤为害道。痞而果虚，疗法何必用泻，五泻心何必都用黄连，虚实二字，下得欠妥。浮紧是寒脉，人之伤于寒也，则为病热。今紧反入里，浮紧变为沉紧，浮紧是正拒邪而搏于外，沉紧是邪迫正而迸于内，准以前百三八条词义，当名之曰本有寒分。盖邪未完全化热，尚存有几许寒的成分，此亦作痞根本紧要因素之一。见得紧不能浮，体工未能持久捍御，这个病机内容，值得体会。按之濡，濡字当着眼。但气痞气字，亦当着眼。惟其但气，所以按之濡，惟其按之濡，所以知是但气。前条满鞕痛为结胸，满而不痛为痞。但满而不痛句，撇去鞕字不书，大抵满为结胸痞证所共同，痛为结胸所独，鞕则结痞二者共有。而濡又痞证所独有，何以言之？濡则不鞕，鞕则不濡。本痞证栏，虽言鞕处多，如生姜泻心汤条、甘草泻心汤条，俱言痞鞕，究之不是坚如石鞕，是濡中兼鞕，犹可看出濡的真相。读古人书，要当领会精神，不可死于句下。伤寒汲古，此条主小青龙，煞未有小青龙汤主之六字，亦具巧思。但痞已入里，外化较隔一层，录备一格，聊供参考。

第一百五十二条

太阳中风，下利呕逆，表解者，乃可攻之。其人漐漐汗出，发作有时，头痛，心下痞鞕满，引胁下痛，干呕短气，汗出不恶寒者，此表解里未和也，十枣汤主之。

（干呕短气，《玉函》作呕即短气，《玉函》无汗出不恶寒者六字。《玉函》《脉经》《千金翼》此下有为字。《金鉴》下利之下，当是不字，发作之作，当是热字。《康平本》表解乃可攻之，为小字衬注，在呕逆下，此表解里未和也，系小字旁注，在汗出不恶寒侧。）

喻嘉言曰： 此证与结胸颇同，但结胸者，邪结于胸，其位高，此在心下及胁，其位卑。然必表解可攻，亦与攻结胸之戒不殊也。其人漐漐汗出，发作有时，而非昼夜俱笃，即此便是表解之征。虽有头痛及短气诸证，乃邪结之本证，不得以表名之，故复申其义。见汗出不恶寒，便是表解可攻之候，虑何深耶。盖外邪挟饮，两相搏结，设外邪不解，何缘而得汗出津津乎。攻药取十枣者，正与结胸之陷胸相仿。因伤寒门中，种种下法，多为胃实而设。胃实者，邪热燥烁津液，肠胃俱结，不得不用苦寒以涤荡之。今证在胸胁而不在胃，则胃中津液，未经热耗，而涤荡肠胃之药，无所取矣。故取蠲饮逐水于胸胁之间，以为下法也。

柯韵伯曰：中风下利呕逆，本葛根加半夏证。若表既解，而水气淫溢，不用十枣攻之，胃气大虚，后难为力矣。然下利呕逆，因为里证，而本于中风，不可不细审其表也。若其人漐漐汗出，似乎表证，然发作有时，则病不在表矣。头痛是表证，然既不恶寒，又不发热，但心下痞鞕而满，胁下牵引而痛，是心下水气泛溢，上攻于脑而显头痛也。与伤寒不大便六七日而头痛，与承气汤同。干呕汗出为在表，然而汗出而有时，更不恶寒，干呕而短气，为里证也明矣。此可以见表之风邪已解，而里之水气不和也。然诸水气为患，或喘或渴，或噎或悸，或烦或利而不吐，或吐而不利，或吐利而无汗。此则外走皮毛而汗出，上走咽喉而呕逆，下走肠胃而下利。浩浩莫御，非得利水之峻剂，以直折之，中气不支矣。此十枣之剂，与五苓青龙泻心等法悬殊矣。

魏荔彤曰：太阳之邪既入里，宜下矣。又有不下胸膈，不下肠胃，而下心与胁下者，较下结胸部分稍卑，较下胃实部位又稍高，此下中之又一法也。须认明同一下也，证不同而法自别。盖太阳阳明之交，必辨表里而施汗下。彼之在里应下，乃邪热挟食物为胃实。此之在里应下，乃邪热挟水饮为饮实。二者俱必待表解而后下，此大同也。

《金鉴》曰：伤寒表未解，水停心下呕逆者，是寒束于外，水气不得宣越也，宜小青龙汤汗而散之。中风表未解，水停心下而吐者，是饮格于中，水气不得输泄也，宜五苓散散而利之。此皆表未解不可攻里之饮证也。至如十枣汤，与前之桂枝去芍药加茯苓白术汤二方，皆治饮家有表里证者。十枣汤，治头痛，发热，汗出，不恶寒之表已解，而有痞鞕满痛之里未和，故专主攻里也。桂枝去芍药加茯苓白术汤，治头痛，发热，无汗之表未解，而兼有心下满微痛之里未和，故不主攻里，当先解表也。然其心下鞕满痛之微甚，亦自有别矣。

《金鉴》又曰：下利之下字，当是不字，若是下利，岂有上呕下利，而用十枣汤峻剂攻之之理乎。惟其大便不利，痞鞕满痛，始属里病。小便不利，呕逆气短，始属饮病，乃可攻也。发作之作字，当是热字，若无热汗出，乃少阴阴邪寒饮，真武汤证也。且作字与上下句文义皆不相属，当改之。

冉雪峰曰：此条始为表轻里重，继为表解里未和，故竟用攻下。与前百三五条（但结胸无大热者，此水结在胸胁也。）可以参看。彼为结胸栏插水饮一条，此为痞证栏插水饮一条。缘太阳本寒标热，其为病，不化热则化水，故无论为结为痞，都有化水一项。心下痞鞕满，引胁下痛，二句宜着眼。痞不当鞕，即鞕不痛，兹为鞕为满为痛，特与结胸鞕满痛有别。故冠一痞字，曰痞鞕而满；系一引字，曰引胁下痛。汗出不恶寒，是明其外邪已解。干呕短气，是明其里水郁成。漐漐汗出，发作有时，是明其有阳证，非纯阴。心下鞕满不言痛，痛是引胁下，不是在心下，昭显出是痞证满鞕痛，不是结胸满鞕痛。恰恰是痞证病变，郁水真实病型。头痛义蕴极深，关系尤大。脏结入阴筋者死，下极而上，脑薦系是一体，履霜坚冰，辨宜早辨，兆端已形，安得不早障此滔天横流。故证象虽不特殊，药治无妨峻厉。各注多谓外有表证，内有水饮。不知此项水饮，是太阳本气所化。经论是辨晰外邪变里邪，不是辨晰里证见表证。内外连属，内外机窍，固所当知。内外趋势，内外界畔，尤所当辨。至谓胃气大虚，后难为力，不知此项水饮，并不在胃，不是水走肠间，条文明指胁下，何仍盲未有知，致令可解之条，竟成难解之义。或问此条证不十分紧急，何必拘拘定用十枣。曰水邪泛滥，真阳汩没，不至构成纯阴脏结死证不止，防微杜渐，识在机先，此仲景之所以为仲景。观《金匮》支饮欬烦，不卒死，至一百日或一岁，十枣汤主之，彼病久虚极尚复尔尔，则此伤寒新邪，病未久，虚未极，又隐伏一个脏结危险难关在，其用十枣，又何足怪。条文逐层商讨，必破其的，用心良苦，禁方禁法，端在此中领会。

【十枣汤方】

芫花（熬） 甘遂 大戟

上三味，等分，各别捣为散，以水一升半，先煮大枣肥者十枚，取八合，去滓，内药末，强人服一钱匕，羸人服半钱，温服之。平旦服，若下少，病不除者，明日更服，加半钱，得快下利后，糜粥自养。

（《康平本》强人二句，系小字衬注，在药末下。平旦服，加半钱，均小字旁注，一在温服侧，一在更服侧。）

第一百五十三条

太阳病，医发汗，遂发热恶寒，因复下之，心下痞，表里俱虚，阴阳气并竭，无阳则阴独，复加烧针，因胸烦，面色青黄，肤润者，难治。今色微黄，手足温者，易愈。

（心上，《玉函》《脉经》有则字。瞤下，有如此二字。烧，《脉经》作火。《康平本》表里俱虚二句，系小字衬注，在心下痞下。无阳则阴独，系小字旁注，在表里俱虚侧。面色青黄以下十九字，系小字衬注，在胸烦下。又下文三个心下痞，共六十八字，《康平本》与本条合为一节。）

成无己曰：太阳病，因发汗，遂发热恶寒者，外虚阳气，邪复不除也。因复下之，又虚其里，表中虚邪内陷，传于心下为痞。发汗表虚为竭阳，下之里虚为竭阴。表证罢为无阳，里有痞为独阴。又加烧针，虚不胜火，火气内攻，致胸烦也。伤寒之病，以阳为主，其人面色青，肤肉眴动者，阳气大虚，故云难治。若面色微黄，手足温者，阳气得复，故云易愈。

喻嘉言曰：心下痞与胸间结，虽有上下之分，究竟皆是阳气所治之位。观无阳则阴独一语，正见所以成痞之故。虽曰阴阳气并竭，实由心下无阳，故阴独痞塞也。无阳独阴，早已括伤寒误下成痞大义，安得草草读过。无阳亦与亡阳有别，无阳不过阳气不治，复加烧针，以逼劫其阴阳，乃成如此征候也。其用药逼劫，即可同推。

周禹载曰：此条又为痞中危证。嘉言只重无阳阴独一语，殊不知此条不独误下，先已误汗。故一经误汗，遂发热恶寒，则知未汗前，或未必甚热，即热亦未必恶寒，明是汗多亡阳矣。既亡阳，而复下之，则又因下而亡阴矣。故曰表里俱虚，犹恐未明，复曰阴阳气并竭，岂不昭然可见。然又云无阳则阴独，所以申明恶寒一语也。正见阴独无阳，则治痞寒，下之药必不可用，而可用者，庶几附子泻心汤乎。若使复加烧针，不但心下为痞，因增胸中之烦，其阴阳错杂，有难拟议。观其外见之候，而面杂青色，阳气外脱者，自为危笃。使其色微黄，则脾气尚存，手足温，则真阳犹在，是以尚易为力也。

丹波元简曰：按既云阴阳气并竭，而又云无阳则阴独，义不明切。方氏云：无阳，以俱虚言也，阴独，谓痞也。喻氏云：虽曰阴阳气并竭，实由心下无阳，故阴独痞塞也。程氏云：阴阳气并竭，则并陷入之阳邪，亦不成其为阳，而兼并于阴矣。无阳则阴独，恐发热者不发热，而单恶寒矣。志聪云：无太阳之表阳，有阴邪之独陷也。锡驹云：言无阳气于外，则阴血独守于内也。钱氏云：并竭之阴阳者，乃人身之真气也。所谓无阳者，指胃中之阳气空虚也。阴独者，谓惟有阴邪否塞于中也。魏氏云：阴阳之正气虽俱竭，而阴阳之性，痞塞于心下之阴分者独不散，故曰无阳则阴独。《金鉴》云：阴阳并竭，已成坏证矣。况无阳则阴不生，阴独则阳不化，而复加烧针，火气内攻，阴阳皆病。汪氏云：痞证为天气不降，地气不升。气属阳，二气不能交通，故曰无阳。中州之土闭塞，犹之孟冬之月，则纯阴用事，故曰阴独。以上数说，糊涂不通，特柯氏于此二句，不敢解释，岂其遵阙如之圣训耶。

冉雪峰曰：此条是深一层诠释痞证之所由成。首冠太阳病，明明病在表，汗为疗太阳正法，原不为逆。汗而后下，亦是若先汗之，治不为逆。何以成痞，何以显出痞的种种危候？所以然者，太阳下篇多是坏证。此条序列下篇痞证栏，即是坏证。何以见其坏，曰于下文医发汗，遂发热恶寒见之。发热恶寒为太阳主证，发汗，寒热当解。乃未汗前，寒热并不十分显著，将太阳主证隐去，此必本实先拨，体工不能兴奋，外邪内陷，只存太阳外面一个虚廓，很似前百三十条病发于阴。医不深察，向外发捣了一个空，惹起反应，遂发热恶寒，阴病竟见阳证，一遂字，将病的前后，实在真相，完全绘出。至此医方知不在表而在里，因复下之，不误之误，一误再误，合下烧针，为三误，痞安得不构成，痞安得不显重。或谓里证何以反见寒热，曰李东垣有言，劳倦内伤，脾阳下陷，外显寒热，颇似外感，此即内证寒热的一个佐证。再观内因胸膜炎、肋膜炎，腹膜炎等，无关表邪，外亦寒热，尤可印证。但彼为内证而见外证，此为外证而变内证，其中颇有分寸。此条寒热当在既汗后，未下前，下后痞成，当不尔尔。表里俱虚四字，为此条大眼目，阴阳气并竭，是自下注脚，诠释阴阳俱虚，阴阳离绝，神机化灭，讵可真竭。特其气不交，阴阳气并竭，阳不济阴则阴竭，阴不济阳则阳竭，无阳则阴独，亦是自下注脚，诠释气并竭，对面即有个无阴则阳独在。阴阳字、竭独字，俱宜活看，不可死于句下。加烧针胸烦，俨同结胸证具，烦躁则死一例。犹复衡量难愈易愈，仰见活人无已苦衷。寒热是实证易知，寒热是虚证难知，寒热是表证易知，寒热是里证难知，学者当各各体认，猛下一参。

第一百五十四条

心下痞，按之濡，其脉关上浮者，大黄黄连泻心汤主之。

（《千金翼》濡上有自字。《玉函》浮上有自字。《康平本》关上二字系小字旁注，在其脉浮侧。）

汪友苓曰：关上浮者，诸阳之脉皆浮也。以手按其痞处虽濡，纯是邪热壅聚，故用此汤，以导其热，而下其邪也。成注云虚热者误。夫中气虽虚，邪热则聚，故仲景以实热治之。若系虚热，则不用大黄黄连矣。

钱天来曰：心下者，心之下，中脘之上，胃之上脘也。胃居心之下，故曰心下也。其脉关上浮者，浮为阳邪，浮主在上。关为中焦，寸为上焦，因邪在中焦，故关上浮也。按之濡，乃无形之邪热也。热虽无形，然非苦寒以泄之，不能去也，故以此汤主之。

陈蔚曰：心下痞，按之濡而不鞕，是内陷之邪，与无形之气，博聚而不散也。脉浮在关以上，其势甚高，是君火亢于上，不能下交于阴也。此感上焦君火之化，而为热痞也。方用大黄黄连，大苦大寒以降之，火降而水自升，亦所以转否为泰法也。最妙在不用煮而在渍，仅得其无形之气，不重其有形之味，使气味俱薄，能降而即能升，所谓圣而不可知之谓神也。

柯韵伯曰：濡当作鞕，按之濡下，当有大便鞕，不恶寒，反恶热句，故立此汤。观泻心汤治痞，是攻补兼施，寒热并驰之剂。此则尽去温补，独任苦寒下泄之品。且用麻沸汤，渍绞浓汁，而生用之，利于急下。如此而不言及热结当攻诸证，谬矣。夫按之濡为气痞，是无形也，则不当下。且结胸证，其脉浮大者，不可下，则心下痞，而关上浮者，反可下乎。小结胸按之痛者，尚不用大黄，何此比陷胸汤更峻，是必有当急下之证，比陷胸更甚者，故制此峻攻急剂也。学者用古方治今病，如据此条脉证，而用此方，下咽即死耳。勿以断简残文，尊为圣经，而曲护其说，以遗祸后人也。

冉雪峰曰：伤寒太阳下篇，痞证栏泻心共五方，以此条大黄黄连泻心汤为主剂。结痞多由外邪内陷来，结痞多是热入实证，特结则博聚较紧，痞则郁窒不通，随病机的转移而为转移。所谓发阴发阳，为虚为实，均宜活看。胸中为太阳气化所出入，故为病先犯上焦。结的病名，命曰结胸。结的区域，正当心下。疗痞五方，统曰泻心。泻心五方，均用黄连。陷胸方只分汤丸，分大小，不改原方。泻心五方，各是各的组织，各是各的理性，不同而同，同而不同，凡此均值得探索。痞通否，易否卦，上下不交，而阴阳不通，病理颇为适合。广泛言，心不交肾病痞，肾不交心病痞，中气不旋转亦病痞。而本条独注重心的方面，大黄黄连泻心，用麻沸汤渍，既用渍不用煎，又渍之仅须臾，重药轻投，引心火下交肾水，病机转变，药气亦转变，泻剂变成导剂。虽是用寒，不啻用热，虽是用降，不啻用升。心既交于肾，以火济水；肾即交于心，化水为气。交媾坎离，既济水火，转否为泰，其中有实功在。本条条文本甚明晰，按之濡，即上条气痞之濡，不单上条是气，诸痞皆属于气，诚恐解人难索，上条特笔先昭其义，注家仍多误会。又即据所误之点，以为推阐解说张本，因之愈去愈远。柯氏贤者，尚未体及，其注语与舒驰远辈口吻，如出一辙，令人几疑署名错误，不知柯氏何以出此反常之论。上文紧反入里，是言邪的内陷；此条浮在关上，是言病区的在胸。关之上，即心之下，亦即为胸之中。证象脉象，均赤裸裸绘出痞证真相。或谓泻心诸条，为后人搀入。泻心各方，万不可用。甚谓太阳下篇，整个是赝鼎，经生武断，讵有如是甚者，诚医学注疏的怪现象。

【大黄黄连泻心汤方】

大黄二两　黄连一两

上二味，以麻沸汤二升渍之，须臾，绞去滓，分温再服。

林亿曰：臣亿等看详大黄黄连泻心汤，诸本皆二味，又后附子泻心汤，用大黄黄连黄芩附子，恐是前方中亦有黄芩，后但加附子也，故后云附子泻心汤，本云加附子也。

第一百五十五条

心下痞，而复恶寒汗出者，附子泻心汤主之。

（《玉函》心上有若字，一本复作后。）

程郊倩曰：伤寒大下后，复发汗，心下痞，恶寒者，表未解也，不可攻痞。解表宜桂枝汤，攻痞宜大黄黄连泻心汤。与此条宜参看。彼条何以主桂枝解表，此条何以主附子回阳，缘彼条发汗汗未出，而原来之恶寒不罢，故属之表。此条汗已出，恶寒已罢，而复恶寒汗出，故属之虚。凡看论中文字，须于异同处，细细参考互勘，方得立法处方之意耳。

周禹载曰：附子泻心汤，君附子者也。君附子者，不特恶寒，兼之汗出，此中伏阳微危机。心下痞，舍三黄别无荡热之法。因邪热非此不祛，而阳虚有欲亡之渐，又非附子不固。于是以附子加入其间，使痞开而汗自收，里热消而外寒去，讵不神乎。

尤在泾曰：此证邪热有余，而正阳不足，设治邪而遗正，则恶寒益甚，或补阳而遗热，则痞满愈增。此方寒热补泻，并投互治，诚不得已之苦心。然使无法以制之，鲜不混而无功矣。方以麻沸汤渍寒药，别煮附子取汁，合和与服，则寒热异其性，生熟异其性，药虽同行，而功则各奏，乃先圣之妙用也。

柯韵伯曰：心下痞下，当有大便鞕，心烦，不得眠句，故用此汤。夫心下痞而恶寒者，表未解也，当先解表，宜桂枝加附子，而反用大黄，谬矣。既加附子，复用连芩，抑又何也。若汗出是胃实，则不当用附子。若汗出为亡阳，又乌可用芩连大黄乎。许学士云：但师仲景意，不取仲景方，盖谓此耳。

柯氏又曰：仲景泻心无定法，正气夺则为虚痞，用甘补辛散苦泄寒温之品以和之。邪气盛则为实痞，用大寒大热大苦大辛之味以下之。和有轻重之分，下有寒热之别，同名泻心，而命剂不同如此。然五方中，诸药味数分两，各有进退加减，独黄连定而不移者，以其苦先入心，中空外连，能疏通诸药之寒热，故为泻心之主剂。

冉雪峰曰：此条附子泻心汤，清上温下，一方两扼其要。痞是阴阳不通，而上下不交。致痞原有多端，就伤寒言，痞由外来。故以上各条，辨论表之罢未罢，或已罢，或半罢未罢，或全罢。至痞已构成，不是表里的问题，而是上下的问题。注家见此条有恶寒汗出，多就表证言，谓汗出为表证，恶寒为表未罢，谓附子是护固微阳，实表止汗。所谓外寒内热，外虚里实，似是而非，终觉隔阂一层。不必他求，即此条文书法，已可领会其旨趣。汗出恶寒为表未解，此为恶寒汗出。盖汗出，表气虚，因而恶寒，此为表阳微恶寒。气不统摄，因而汗出，此为里阳微恶寒。仍此汗出字、恶寒字，上下移易，表里攸分。条文首冠心下痞三字先定主证，恶寒汗出，即系在这个心下痞下，其不是外证关系，明明显出。而复两虚字，尤当着眼。曰复，见得前此已汗出，已恶寒，现又复恶寒，复汗出。而复恶寒汗出，而字又多一层转折，见得不应如此，而竞复如此。一本改复为后，义更明显，但不如复字渊懿奥折。由此观之，条文本自明白，各家愈注愈晦。高明如柯氏，尚复改窜字句，隔靴搔痒，余子何足责。方制三黄清上，附子温下，导其心肾之交，促其水火之济，调其阴阳之燮，在坎离交媾处拨动神机，皆所以反否为泰。三黄渍清汁，附子煮浓汁，三黄用复味，附子用单味，一清一浊，一寒一热，一上一下，合两法为一方，分一方为二治，各有义蕴，各具巧思。尤有进者，三黄清上，热随药下，即可以温下寒。附子温下，水气上滋，又可以清上热。病随药转，药随病转，方外有方，法外有法。素问寒以寒治，热以热治，从而逆之，逆而从之，不啻为此写照。

【附子泻心汤方】

大黄二两　黄连一两　黄芩一两　附子二枚（炮去皮，破，别煮取汁，一本作一两，《成本》《玉函》《千金翼》作一枚。）

上四味，切三味。以麻沸汤二升渍之，须臾，绞去滓，内附子汁，分温再服。

（切，《玉函》作㕮咀二字）

第一百五十六条

以本下之，故心下痞，与泻心汤。痞不解，其人渴，而口燥烦，小便不利者，五苓散主之。

（一本有一方云忍之一日乃愈，在煞末，《成本》无。《脉经》无烦字。《康平本》以本下之故五字，系小字旁注，在心下痞侧。一方云以下九字系小字衬注，在五苓散主之下。）

成无己曰：本因下后成痞，当与泻心汤除之，若服之痞不解，其人渴而口燥烦，小便不利者，为水饮内蓄，津液不行，非热痞也，与五苓散发汗散水则愈。一方忍之一日乃愈者，不饮者外水不入，所停之水得行，而亦愈矣。

程郊倩曰：泻心诸方，开结荡热益虚，可谓备矣。然其治法，实在上中二焦，亦有痞在上，而治在下者，斯又不同其法也。若痞之来路虽同，而其人口渴燥烦，小便不利，则知下后胃虚，以致水饮内蓄，津液不行，痞无去路，非结热也。以五苓散主之，使浊阴出下窍，而清阳之在上焦者，自无阻留矣。况五苓散宣通化气，兼行表里之邪，使心邪不从心泻，而从膀胱泻，是又一法也。

陈修园曰：水火不交其作痞，固也。而土气不能转运者，亦因而作痞。太阳之本，寒也。伤寒中风，但见恶寒之本病，不见发热之标病。汗之宜慎，而下更非所宜。医者不知其病只在本，汗后复以承气之类下之，故心下痞。与泻心汤欲泻其阳痞，而痞竟不解，所以然者，汗伤中焦之汁，下伤中宫之气，脾虚故也。脾虚不能上升而布津液，则其人渴，而口燥烦，脾虚不能下利，则其人小便或短赤，或癃闭，而不利者，以五苓散主之。

《金鉴》曰：本以下之早，故成心下痞，如系结热成实之痞，则宜大黄黄连泻心汤寒攻之法也。如系外寒内热之痞，则宜附子泻心汤温攻之法也。如系虚热水气之痞，则宜生姜泻心汤散饮之法也。如系虚热而呕之痞，则宜半夏泻心汤折逆之法也。如系虚热益甚之痞，则宜甘草泻心汤缓急之法也。今以诸泻心汤审证与之，而痞不解，则当审其人若渴，而口燥心烦，小便不利者，非辨证不明，药力之不及也。盖水饮内蓄，津液不行，故痞病不解耳，宜五苓散外发内利，汗出小便利则愈。

冉雪峰曰：此条不在五泻心汤内，为痞的变证，故用疗痞的变法。即与泻心，痞亦不解。缘太阳本寒标热，不化热则化水，故前陷胸栏，和此泻心栏，均插有水气一条。水已成主十枣，水渐停主五苓。痞证气化郁窒不通，气不化水，水最易停，水既停则气愈窒，痞证或转为结证，五苓证或转为十枣证，凡此均一气传化，一病传化。此条条文本以下之五字，疑衍文，上两条均以心下痞开始，则此条亦为心下痞开始，可类推。结痞多由下早来，前已再四诠说，此条无再释之必要，存疑仍旧，附辨于此。曰心下痞，明其病的机窍在心，与诸泻心当解。不解，其中必另有问题存在。痞无渴证，即欲饮亦不渴，乃其人渴，不惟渴，而且燥渴，不惟燥渴，而且渴而燥烦，表示渴到极点。又加小便不利，明系气滞水停，水滞津停，不是火痞，而是水痞，其重心不在上而在下，不在热而在水。五泻心由上转下之功穷，五苓散由下转上之功乃显。同是治痞，机窍各有不同，此条借用五苓，恰恰适合，若专为此条设立者。下早成痞，痞成又下，中伤可知，故用白术调中，肉桂化气，代心君通聘报使，作交肾的先导。本条气不化，用桂气化则水行。本条原兼热，用桂水行则热去。二苓一起阴气，一濡阴液，不徒以渗利见长。妙在用泽泻之多，一茎直上，清升而泽。《金鉴》释此方外发内利，汗出，小便利则愈，在前太阳中篇五苓散本条，原具此项功能，但用释本条，于病情反多隔阂。痞纯在里，又偏于下，决无先汗出之机势。痞解气化，小便利后自汗出，容或有之。但须云小便利，汗出，不得云汗出，小便利。学者参透此关，庶对本条病理，和病理与药理化合之真相，方更有进一步的体会。

第一百五十七条

伤寒汗出解之后，胃中不和，心下痞鞕，干噫食臭，胁下有水气，腹中雷鸣，下利者，生姜泻心汤主之。

（《玉函》下利作而利。丹云，柯本噫作呕，非。）

方中行曰：解，大邪退散也。胃为中土，温润则和，不和者，汗后无津液，邪乍退散，正未全复也。痞鞕，伏饮搏膈也。噫，饱食息也。食臭，馂气也。平人过饱，伤食则噫。食臭，病人初瘥，脾气尚弱，化输未强，虽未必过饱，犹之过饱而然也。水气，亦谓饮也。雷鸣，脾为阴，胃为阳，阴阳不和，薄动之声也。下利者，为阴阳不和，水谷不分清，所以杂进而注也。然则泻心者，健其脾而脾输，益其胃而胃化，斯所以泻去其心下痞鞕之谓也。

程郊倩曰：汗多亡阳，人皆知之矣。然人身之阳，部分各有所主。有卫外之阳，为周身营卫之主，此阳虚，遂有汗漏不止，恶寒身疼痛之证；有肾中之阳，为下焦真元之主，此阳虚，遂有发热眩悸，身𥆧动欲擗地之证；有膻中之阳，为上焦心气之主，此阳虚，遂有叉手冒心，耳聋，及奔豚之证；有胃中之阳，为中焦水谷化生之主，此阳虚，遂有腹鸣，胃中不和，而成心下痞之证。虽皆从发汗后所得，然救误者，须观其脉证，知犯何逆，以法治之，不得以汗多亡阳一语，混同漫及之也。

柯韵伯曰：凡外感风寒而阳盛者，汗出不解，多转属阳明，而成胃实。此心下痞鞕而下利者，病虽在胃，不是转属阳明。下利不因误下，肠鸣而不满痛，又非转属太阴矣。夫心为阳中太阳，则心下是太阳之宫城，而心下痞，是太阳之里也。君主之火用不宣，汗出不彻，内之水气不得越，水气不得散，是以痞鞕。邪热不杀谷，故干呕食臭。胁下为少阳之位，太阳之阳气不盛，少阳之相火不支，故水气得支胁下，土虚不能制水，水气从胁入胃，泛滥中州，故腹中雷鸣而下利也。病势已及腹中，病根犹在心下，总因寒热交结于内，以致胃中不和。若用热散寒，则热势猖獗，用寒攻热，则水势横行，法当寒热并举，攻补兼施，以和胃气。故用干姜芩连之苦，入心化痞；人参甘草之甘，泻心和胃；君以生姜，佐以半夏，倍辛甘之发散，兼苦寒之涌泄，水气有不散者乎！名曰泻心，止戈为武之意也。

《金鉴》曰：名生姜泻心汤者，其义重在散水气之痞也。生姜半夏，散胁下之水气；人参大枣补中州之虚；干姜甘草，以温里寒；黄芩黄连，以泻痞热。备乎虚水寒热之治，胃中不和，下利之痞，焉有不愈者乎！

冉雪峰曰：上大黄黄连泻心汤，是从上治。上附子泻心汤，是从上下治。此条生姜泻心汤，和下条甘草泻心汤，是从中治。上病治下，下病治上，上下病治中，为普泛进一步治疗方法。痞证阴阳不交，而上下不通，则旋转中气，执中以运两头，疑若较为进步。但伤寒致痞，是由外因来，不是由内因来。外邪内入，先犯上焦，故条文明指心下，疗法本病理，故治疗咸用泻心。所谓心下痞，并非心下有痞块，乃气化痞塞病根在心，整个胸腹郁窒。结胸是搏于一处，故疗法陷胸无加减。痞是散漫各处，故探寻机窍，随在施治。加何主药，即改何名称，故泻心有加减，并由加减自为方制。然其用黄连泻心则一，活法之中有定法。此条首冠伤寒，明其为外证。汗出，不是汗出不彻，亦不是汗出不止，经过良好。解之后，明其为已往事，现与外证无关，无关何必著录。盖既外因转成内因，诚恐内因又混作外因，紧接胃中和，心下痞鞕二句，词意显然。曰心下，曰胁下，曰腹中，信乎痞之连属整个上中下，而不和的重心，归结胃中。胃中二字，与心下二字，两两对峙辉映。干噫食臭，为中不和形上，雷鸣下利，为中不和形下。有水气，与上十枣五苓同一演变，此可证明上十枣五苓两条，并非错简和虚设。胃肠内，胃肠外，都成痞象，虚实相乘，寒热杂错，纷至沓来，尤为变局。方治本半夏泻心汤，以黄连易柴胡，以干姜易生姜，为小柴胡汤变相。和内外之气，宜柴胡生姜；和上下之气，宜干姜黄连。本方又减干姜，加生姜，去滓再煎，亦如小柴法，何事去生姜，何事加生姜，何事加生姜而不全去干姜，讲方制者，宜猛下一参，领其旨趣，门门洞彻，庶可即病理以明方制，又即方制以明病理。

【生姜泻心汤方】

生姜四两（切）　甘草三两（炙）　人参三两　干姜一两　黄芩三两　半夏半升（洗）　黄连一两　大枣十二枚（擘）

上八味，以水一斗，煮取六升，去滓再煎，取三升，温服一升，日三服。附子泻心汤，本云加附子，半夏泻心汤，甘草泻心汤，同体别名耳。生姜泻心汤，本云理中人参黄芩汤，去桂枝术加黄连，并泻肝法。

（附子泻心汤以下，《玉函》《成本》无。《康平本》系小字衬注，在下条甘草泻心汤下。）

第一百五十八条

伤寒中风，医反下之，其人下利，日数十行，谷不化，腹中雷鸣，心下鞭痞而满，干呕心烦不得安。医见心下痞，谓病不尽复下之，其痞益甚。此非结热，但以胃中虚，客气上逆，故使鞭也，甘草泻心汤主之。

（谷上，《外台》有水字。心烦，《玉函》《脉经》作而烦。不得间，《外台》有能字，《脉经》《千金翼》谓作为，复下有重字，使鞭，作使之坚，《外台》并同，《玉函》亦有之字。《康平本》此非结热四字为小字旁注，在益甚侧。但以胃中虚以下十三字，为小字衬注，在益甚下。）

柯韵伯曰：上条是汗解后，水气下攻证。此条是误下后，客气上逆证。总是胃虚，而稍有分别矣。上条腹鸣下利，胃中犹寒热相半，故云不和。此腹鸣，而完谷不化，日数十行，则痞为虚痞，鞕为虚鞕，满为虚满也明矣。上条因水气下趋，故不烦不满。此虚邪上逆，故心烦而满。盖当汗不汗，其人心烦，故于前方，去人参加甘草；下利清谷，又不可攻表，故去生姜，而加干姜。不曰理中，仍名泻心者，以心烦痞鞕，病本于心耳。

程郊倩曰： 表有邪，无论其为伤寒，为中风，总无下理。医反下之，其人下利日数十行，谷不化，腹中雷鸣，里虚胃弱，下焦正虚可知。心下痞鞕而满，干呕，心烦不得安，阳乘虚陷，上焦邪结可知。见病不尽，而复下之，一误再误，只缘错认干呕心烦等证为结热耳。其痞益甚，则干呕心烦等证亦益甚，恐结热之疑，到底难破，故特揭出胃中空虚，照下利日数十行，谷不化，腹中雷鸣说。此雷鸣属气虚，非水也。客气上逆，照心下痞鞕，干呕，心烦不得安说。胃主中焦，中焦不治，故阴邪得逆于下，而阳邪遂阻于上，阳上阴下，是为不交之痞。制住下焦之阴邪，彻去上焦之阳邪，使无阻留，两勿羁縻，阳得入阴，否乃成泰矣。

周禹载曰： 此条文理次序，读之自解。其间手眼，只在此非结热一句。既非结热，何为复用芩连，不知所结于心下者，非热也。而其阳邪，因下入里者终在也。其心下之痞满，仲景早已自下注脚，为胃虚上逆。又何以反去人参，嘉言谓人参宽柔，无刚决之力，又岂甘草反过之乎。抑知前条不由误下而痞者，因素虚，非人参不足以为助。此条两误下而痞者，因新虚，且证见上逆，正恐人参反助邪气，故只须甘草和中，干姜散结，芩连除热，半夏涤饮，为合法耳。

《金鉴》曰：无论伤寒中风，表未解，总不当下，医反下之，或成痞，或作利。今其人以误下之故，下利日数十行，水谷不化，腹中雷鸣，是邪乘里虚而利也。心下痞鞕而满，干呕心烦，不得安，是邪陷胸，虚而上逆也。似此痞利表里俱病，法当用桂枝加人参汤两解之。医惟以心下痞，谓病不尽，复下之，其痞益甚。可见此痞非热结，亦非寒结，乃乘误下中虚，而邪气上逆，阳陷阴凝之痞也。故以甘草泻心汤，以缓其急而和其中也。

冉雪峰曰：此条承上条而言，亦是从中治。但上条是宣中导滞，此条是调中缓急。何谓宣中，重用生姜可见。何谓调中，重用甘草可见。生姜泻心、甘草泻心，两方名已将两条整个大旨显出。条文冠首伤寒中风并列，无论伤了寒，又中风，作一串连解，和或伤寒，或中风，作活动词解。总之有外邪不当下，这是医门定律。且可证明发阳发阴，不得以风寒二字，截然分释，否则此条无法诠说，必陷入上篇风寒营卫两伤，旧有错误的漩涡。此两条同是虚证，上干噫食臭，为真虚假实。此痞鞕而满，为假实真虚。吾人辨证，均不可不破的。痞对结言，原是虚证。此条对上条言，其虚益甚。上条汗不误，此条下误。上条未下，此条一下再下。上条仅下利，此条下利曰数十行。上条仅心下痞鞕，此条心下痞鞕而满，其痞益甚，其鞕满亦益甚。观雷鸣频下谷不化，干呕心烦不得安等等，几似下厥上竭，阴阳离绝，写痞象写到二十分。不得认为轻浅后遗，轻率误事。假实真虚，真虚假实，愈实愈虚，愈虚愈实，其旋转机杼，咸在中枢。此项病理，奥折渊微，故仲景条末，自下注脚，合前一百三十三条互参，义更明了。证虚至此，何去人参，神农本草，人参明著除邪开心，仲景岂不知之，盖内证不忌参，外证要忌参。上条生姜泻心用参，是在汗出解之后。此条甘草泻心汤不用参，缘开首明著伤寒中风，以下虽未提风寒外证一字，然却未明言已罢已去已解。可见里急救里，不过外证隐去，必尚留有残余恍惚依稀的存在，于此用参，不能不加一番审慎，这个分际，学者当深深体会。人参可用，人参可不用，药随病转。林亿校正以为脱落，尚嫌死守执着。

【甘草泻心汤方】

甘草四两（炙） 黄芩三两 干姜三两（《外台》作二两） 半夏半升（《外台》有去滑二字） 大枣十二枚（擘） 黄连一两

上六味，以水一斗，煮取六升，去滓，再煎，取三升，温服一升，日三服。

林亿曰：臣亿等谨按，上生姜泻心汤法，本云理中人参半夏生姜甘草泻心汤，今详泻心以疗痞，痞气因发阴而生，是半夏生姜甘草泻心三方，皆本于理中也。其方必各有人参，今甘草泻心汤中无者，脱落之也。又按《千金》并《外台》秘要，治伤寒𧏾食，用此方，皆有人参，知脱落无疑。

《金鉴》曰：方以甘草命名者，取和缓之意也。用甘草大枣之甘，补中之虚，缓中之急。半夏之辛，降逆止呕。芩连之寒，泻阳陷之痞热。干姜之热，散阴凝之痞寒。缓中降逆，泻痞除烦，寒热并用也。

冉雪峰曰：泻心五方，均用黄连，黄连用量，同为一两。五泻心中用大黄者二，不用大黄者三，不用大黄仍名泻，可见泻的关键，不在大黄在黄连。黄连方可泻心，大黄只能泻胃。泻心证中有当用大黄的，有不当用大黄的。但无黄连，则不成为泻心，这是我们首先要知道的。痞的根源在心，故条文明示心下痞。痞的现实，为气化郁滞，故疗痞方法，利用泻。泻心莫过黄连，故五泻心不离黄连。黄连不仅泻热，并能引导心火，鼓荡在下肾水，以火济水，取坎填离，旋乾转坤，反否为泰，倾否从最高着手，纳天根于月窟。诸痞咸用黄连，为仲景家法，用黄连的真义蕴，这是我们更要知道的。大黄黄连泻心，渍取清汁。黄连附子泻心，三黄渍清汁，附子煮浓汁，惟恐其重浊，或淆混。生姜泻心甘草泻心二方，与半夏泻心同。半夏泻心脱胎小柴胡，和内外宜柴胡生姜，和上下宜干姜黄连，前已辨及。煮后去滓再煎，亦如小柴胡法，惟恐其偏胜，或不融洽。方中如用连不用姜，则渍仅须臾，姜连并用，则煮而再煮。合五方为一致，分一方为五法，这是我们更要全知道的。黄连泻心，从上治；附子泻心从上下治；生姜泻心、甘草泻心，从中治。半夏义取降逆，合同而化，降即是泻。半夏泻心，提前在结痞交接处著录，夹叙于柴胡大陷胸之末，虽在五泻心之中，实出乎五泻心之外，义蕴尤赖探索。再林亿校正附按，谓半夏生姜甘草泻心三方，均本理中，似不甚合。此三方重在干姜黄连，不惟寒热并用，而且苦辛合化又连芩半枣，均理中所无，理中亦无煮后去滓再煎方制。下条理中，是痞证误药救治方法，不得混入痞证治疗正面，不可不辩。

第一百五十九条

伤寒，服汤药，下利不止，心下痞鞕，服泻心汤，已复，以他药下之，利不止，医以理中与之，利益甚。理中者，理中焦，此利在下焦，赤石脂禹余粮汤主之。复不止者，当利其小便。

（汤药下，《脉经》《千金》有而字。已，《千金》作竟。复不止，《玉函》《脉经》作若不止，《成本》作复利不止。《康平本》理中者以下十一字，和煞末复不止以下九字，均小字衬注。）

成无己曰：伤寒服汤药，下后利不止，而心下痞鞕者，气虚而客气上逆也，与泻心汤攻之则痞已。医复以他药下之，又虚其里，致利不止也。理中丸，脾胃虚寒，下利者服之愈。此以下焦虚，故与之其利益甚。圣济经曰：滑则气脱，欲其收也，如开肠洞泻，便溺遗失，涩剂所以收之。此利由下焦不约，与赤石脂禹余粮汤，以涩洞泻。下焦主分清浊，下利者，水谷不分也。若服涩剂而利不止，当利小便，以分其气。

程郊倩曰：服泻心汤及他药，下之又下，表热虽除，里虚益甚，医者于此，以理中与之，自以为亡羊补牢矣，而利益甚者，何也？缘证有初得续得之不同，则法亦有初治未治之不一。利有中焦，有下焦。其始也，以下而利，以利而痞，中焦虚寒，故可用理中。其既也，因痞再下，因下益利，则中焦虚寒，更移为下焦之滑脱矣。下脱上结，理中反成堵截，上下二焦，无由交通。所以利益甚。故改补剂为涩剂，余粮重而缓，以镇定其脏腑；石脂涩而固，以收敛其滑脱。使元气不下走，而三焦之阳火得以上蒸，则亦不必用及理中，而土气当得令矣。复利不止者，止后复作之证，不无塞之太过，水无去路，则当利其小便。石脂余粮未主之先，利小便非其法也。盖谷道易塞，水道易通，先塞后通，下焦之次序，不可紊也。

柯韵伯曰：下后下利不止，与理中汤而益甚者，是胃关不固，下焦虚脱也。夫甘姜参术，可以补中宫火气之虚，而不足以固下焦脂膏之脱。此利在下焦，未可以理中之剂收功也。然大肠之不固，仍责在胃。关门之不紧，仍责在脾。此二石均土之精气所结，味甘归脾，气冲和而性凝静，用以固堤防而平水土，其功胜于草木。盖急以治下焦之标者，实以培中宫之本也。要之此证是土虚而非火虚，故不宜于姜附。若水不利而湿甚，复利不止者，则又当利其小便矣。

丹波元简曰：此条设法御病，就变示例。言误下之后，下利不止者，有冷热不调，宜用泻心者。又有胃气虚寒，宜用理中者。又有下焦滑脱，宜用收涩者。又有泌别不职，宜用渗利者。证有数等，不可一概也。

冉雪峰曰：此条为痞证误下救治方法，不宁补中，而且摄下，法外有法，所以示人者至深且切。首二句文词费解，向疑脱简讹佚。服汤药，是何物汤药，久读深思，若有所会。此条在太阳下篇，紧接痞证栏诸泻心下，凡解说都应依据痞证为出发点。着眼在两个利不止，而利不止，是平分两项，不是连属一项。伤寒服汤药，下利不止，是一项。文中无痞证字样，是将成痞未成痞，故从实隐去痞证不书。未成痞，即不能用疗痞汤药。用早，不惟促成上下隔阂的为痞，且能变成邪正进趋的为泻。洞泻不止，为前五泻心条所无，可补上文意义所不足。言外显得痞证，泻心亦不宜用之过早，此为未成痞前的利不止。心下痞鞕，服泻心汤已，复以他药下之，利不止，又是一项。证既痞鞕，当用泻心，乃一击不中，复下他药。前不当用泻心，而早用泻心，此又当用泻心，而不守信用泻心，此为已成痞后的利不止。查痞证只有下利，或日下数十行，未有下利不止者。利不止，里急当救里，用理中补益脾胃，扶持健运，似为合拍。然下利用此则可，下利而至于不止，中焦的虚败，变为下焦的滑脱，贸然与之，违反病机，参术呆钝，徒滞中宫，川壅而溃，更益其疾。故精思独辟，乃立此固涩下焦，填补中焦之赤石脂禹余粮方。后世温病家二甲复脉，三甲复脉，大抵即从此悟出。似此多方以求，宜无不愈。若犹不止，则不关胃肠内育道事，而为胃肠外水道事。水淫浸袭，泌别失司，又当利其小便。凡此将病理的整个原委，疗法的整个始末，合盘托出，理太奥折，故条文自下注释。《康平本》，理中者以下十一字，和复不止者以下九字，系小字衬注，若为后人所加，果尔，这个后人扶经之心，迥非后世各注家所可企及。首二句尚有疑义，阙疑至今，惜乎其未得一加。

【赤石脂禹余粮汤方】

赤石脂一斤（碎）　太一禹余粮一斤（碎）

上二味，以水六升，煮取二升，去滓，分温三服。

（《玉函》《成本》无太一二字。《成本》右字作已以二字，误脱分温二字。）

第一百六十条

伤寒吐下后，发汗虚烦，脉甚微，八九日，心下痞鞕，胁下痛，气上冲咽喉，眩冒，经脉动惕者，久而成痿。

（《脉经》发上无后字。《康平本》此条低一格写。）

成无己曰：伤寒吐下后，发汗，则表里之气俱虚。虚烦，脉甚微，为正气内虚，邪气独在。至七八日正气当复，邪气当罢，而心下痞，胁下痛，气上冲咽喉，眩冒者，正气内虚而不复，邪气留结而不去。经脉动惕者，经络之气虚极，久则热气还经，必成痿弱。

尤在泾曰：吐下复汗，津液叠伤，邪气陷入，则为虚烦。虚烦者，正不足，而邪扰之为烦，心不宁也。至八九日，正气复，邪气退则愈。乃反心下痞鞕，胁下痛，气上冲咽喉，眩冒者，邪气搏饮，内聚而上逆也。内聚者，不能四布。上逆者，无以下达。夫经脉者，资血液以为用者也，汗吐下后，血液之所存几何，而复搏结为饮，不能布散诸经，譬如鱼之失水，能不为之时时动惕耶。且经脉者，所以网维一身者也，今既失浸润于前，又不能长养于后，必将筋膜干急而挛，或枢折胫纵而不任地，如内经所云脉痿经痿之证，故曰久而成痿。

柯韵伯曰：此以八九日，吐下复汗，其脉甚微，看出是虚烦。则心下痞鞕，胁下痛，经脉动惕，皆属于虚。气上冲咽喉，眩冒，皆虚烦也。此半夏泻心汤证，治之失宜，久而成痿矣，若用竹叶石膏汤大谬。

《金鉴》曰：伤寒吐下后，复发其汗，治失其宜矣，故令阳气阴液两虚也。阴津虚，故虚烦。阳气虚，故脉微。阳气微而不升，故目眩冒。阴液虚而不濡，故经脉动惕也。阳气阴液亏损，久则百体失所滋养，故力乏筋软，而成痿矣。

《金鉴》又曰：八九日心下痞鞕，胁下痛，气上冲咽喉三句，与上下文义不属，注家皆因有此三句，不得不支离蔓衍，牵强解释。不知此证总因汗出过多，大伤津液而成，当用补气补血，益精壮骨之药。经年始愈，此三句必是错简，当删也。

冉雪峰曰：此条为痞证栏误治的坏证，与上下两条，连类而及。彼两条出方，此条不出方，盖病机已坏，正在进行，万变千歧，安能局于一个式。汗吐下为治疗伤寒大法，用之得当，病斯可已。书吐下后发汗，并不是汗吐下，颠倒次序，不循常规。治疗既经混乱，现证自尔杂沓。证之烦则曰虚，脉之微则曰甚。他条曰心烦，曰胸烦，曰躁烦，曰心烦不安，未有言虚烦的。他条曰关浮，曰浮细，曰浮紧，曰紧反入里，未有言微甚的。正既弱而虚微，邪复盛而鞕痛。上下乖错，则上冲咽喉眩冒；内外隔绝，则筋脉动惕成痿。凡此种种证象，皆为前五泻心条文所未有。久而成痿的久字，八九日心痞胁痛的八九日字，两两相映。《金鉴》谓心下痞鞕三句，为错简，与上下文义不属，宜删去，却未领略到此等丝丝入扣境诣。祇见得各证非痞证所常有，而不知此条为痞证误治病后的变相变局，不得拘以病证常理范之，惟其歧异，正以见穷其理而广其义。此条重心在一痿字，表邪内陷，搏聚一处则为结，观上诸陷胸可知。散窒各处则为痞，观上诸泻心可知。郁滞变质则发黄，观上百三三条身必发黄可知。停顿死坏则为痿，观本条久而成痿可知。壹是皆为表邪内陷所传化。此条与上发黄条，尤须比例体认。脉象证象，出寻常痞证恒谿之外，尤须深入推求。上条下利不止，不宁中焦之气败坏，下焦之气亦败坏。此条更进一层，周身经脉之气都败坏。痞是郁滞不通，痿是废弛不用，上下反戾，阴阳杂错，内外隔绝，经脉废弛。痞久成痿，痿更甚痞，适其所至，归其所宗，安其屈伏，以平为期。理明而后治显，治显而后法定，学者须于无法处求法，无方中求方，庶为得之。

第一百六十一条

伤寒发汗，若吐若下，解后，心下痞鞕，噫气不除者，旋复代赭汤主之。

（《玉函》《脉经》发汗作汗出，复作覆，者下有右字。）

柯韵伯曰： 此方乃泻心之变剂，以心虚不可复泻心，故去芩连干姜辈，苦寒辛热之品。心本苦缓，此为贼邪伤残之后，而反苦急，故加甘草以缓之。心本欲收，今因余邪留结，而反欲散，故倍生姜以散之。虚气上逆，非得金石之重，为之镇坠，则痞鞕不能遽消，而噫气无能顿止。

俞麟州曰：此即生姜泻心汤之变法也。夫二条皆有心下痞鞕句，而生姜泻心汤，重在水气下趋而作利。旋覆代赭汤，重在胃虚挟饮，水气上逆而作噫。取治水气下趋而利者，必用生姜以散水。取治胃虚挟饮而噫者，必用赭石以镇逆。二条对勘，益见仲景治方之妙。

周扬俊曰：旋覆花能消痰结、软痞、治噫气。代赭石止反胃，除五脏血脉中热，健脾，乃痞而噫气者用之，谁曰不宜。于是佐以生姜之辛，可以开结也。半夏，逐饮也。人参，补正也。甘草大枣，益胃也。予每借之以治反胃噎食，气逆不降者，靡不神效。

喻嘉言曰：治一人膈气，粒食不入，始吐清水，次吐绿水，次吐黑水，次吐臭水，呼吸将绝。一昼夜，先服理中汤六剂，不令其绝。来早转方，一剂而安。《金匮》有云：噫气不除者，旋复代赭石汤主之。吾于此病，分别用之者，有二道。一者以黑水为胃底之水，此水且出，则胃中之津，久已不存，不敢用半夏，以燥其胃也。一者已将绝之气，止存一丝，以代赭坠之，恐其立断，必先以理中，分理阴阳，使气易于降下，然后代赭得以建奇奏勋，乃用旋复花一味煎汤，调代赭石末二匙与之。才入口，即觉其转入丹田矣。但困倦之极，服补药二十剂，将息二月而愈。

冉雪峰曰：此以上三条，乃辨痞证后半转变和救治方法。此条为泻心的变证，故用泻心的变法。前条赤石脂禹余粮，填固其下。此条代赭石，镇摄其中。从下治，从中治，与五泻心不离黄连，从上治的，颇有分别。且此方和上方，不惟不用黄连，并不用黄芩大黄，亦不用干姜，整个离脱泻心方制，故曰变法。三条均有心下痞鞕字样，痞按之自濡，前已明白昭示。此三条三鞕字，与前百五十条濡字，一濡一鞕，恰恰相反。缘三条均是痞的误治变证，可知纯单痞证，不显鞕象。十枣汤有鞕，因为夹水；生姜泻心汤、甘草泻心汤有鞕，均因夹食；故曰变证。此条解后二字宜着眼，见得汗吐下次序，既未紊乱，治疗方法，又正合拍。既在解之后，外证外解，病当愈，乃不愈，不愈，有表解可攻里之文，乃不用攻，更耐寻味。所以然者，表虽全解，里未大和，虽无痛利烦满等证，似痞非痞，不痞亦痞，中气未复，尚有噫气不除余疾存在。噫，集韵叹声，说文饱食思也，言食饱气阻，思叹息以舒之。痞证非饱食，而气哽于中，俨与饱食噫气无异。似此上无可泻，中无可攻，辛苦开降，以刚药变胃而不为胃变，亦扣不着。或谓此为生姜泻心证，不知生姜泻心证，服彼汤不愈，可续服此汤。本旋复代赭石证，服此汤不愈，决不可续服彼汤。这个分际，所当辨认。喻嘉言善用此方，分用合用，先用后用。各极其妙。虽是从病情上体会出，不是从病理上融化出，而事实的经验，愈互证学理的精确。其实泻心非泻，亦非泻心，不过调其阴阳，济其水火，既欲由上而交于下，又欲由下而交于上，一言蔽之，降纳而已。黄连大黄降以味，旋复代赭降以质，方药虽出泻心之外，意义仍归泻心之中。变而不失其正，特非泛泛者所能深入领会。

【旋复代赭汤方】

旋复花三两　　人参二两　　生姜五两　　代赭一两　　甘草三两（炙）　　半夏半升　　大枣十二枚（擘）

上七味，以水一斗，煮取六升，去滓，再煎，取三升，温服一升，日三服。

（《成本》右下有件字。《玉函》《成本》代赭下有石字。）

第一百六十二条

下后，不可更行桂枝汤，若汗出而喘，无大热者，可与麻黄杏子甘草石膏汤。

（下后《玉函》作大下以后，杏子作杏仁。《康平本》此条低一格写，首句下后上，有喘家二字。）

方中行曰：前发汗后不可更行桂枝汤条，与此止差下之，余皆同。夫以汗下不同，而治同者，汗与下虽殊，其为反误，而致变喘则一。惟其喘一，所以同归于一治也。

喻嘉言曰：易桂枝以石膏，少变麻黄之法，以治误汗而喘，当矣。乃误下而喘，亦以桂枝为戒，而不越此方者何耶。盖太阳中风，与太阳伤寒，一从桂枝，一从麻黄，分途异治。由中风之误下而喘者，用厚朴杏仁，加入桂枝汤中观之。则伤寒之误下而喘者，用石膏加入麻黄汤中。乃天造地设，两不移易之定法。仲景所以谆谆告戒者，正恐人以伤寒已得汗之证，认为伤风有汗，而误用桂枝，故特出误汗误下两条，以示同归麻黄一治之要。益见营卫分途成法，不可混施矣。

山田正珍曰：此与前六十四条全同，惟下后作发汗后，为异已。张志聪以为重出衍文，其说极是，今从之。何者？本篇自前百三十六条，至后百七十四条（条文目次系依山田本）率以属痞之证骈列而论，而此条独不及此，兹知重出无疑，当删之。

陈修园曰：此一节因上下文皆言下后之证，亦姑备此证以参观也。诸本皆觅其错简，或谓其传写之误，然汉季至晋，为时未久，不可与秦以前之书并论。余读书凡遇不能晓悟之处，必自咎识见不到，不敢辄以错简等说自文。

冉雪峰曰：按此条承上条而言，上条是表解，此条是表未解。痞证义理，至上条已完毕，告一结束。此条又再推开一层辩论。痞是里证，痞证栏各条，虽汗吐下并列，重心放在下的一方面。痞由下成，痞即用下治。观痞用泻心，一泻心广为五泻心可知。用泻下，必其表已解，未有表未解用下的。此条翻转来叙列，是下后表未解，表未解，正当行桂枝。如前十五条，下之后，其气上冲者，可与桂枝汤。四十四条，外未解，不可下，下之为逆，欲解外者，宜桂枝汤。以及救表宜桂枝汤，救风邪宜桂枝汤，多不胜举。乃前六十四条云，汗后不可更行桂枝汤；此条又云，下后不可更行桂枝汤；都是翻转来说，与正常义理相反。所以然者，此于文为倒装句法，所以不可行桂枝的义蕴，就在下面。盖汗下不同，而其为汗出而喘，无大热则同。证既同，故其用麻杏甘石汤亦同。以编次文法论，前条是承上文桂枝人参新加汤言，此条是启下文桂枝人参汤言。一方分为两治，两证合用一方。注家以两条文词同，方药同，用量服法亦同，又以本条上下文均是辨论痞证，此条无一字一义及痞，上下文义不属，疑为衍文重出，不知此与上下前后针锋相对，缜密结合。汗出似无须用麻黄，无大热，似无须用石膏。查麻黄能使毛细血管末梢怒张，血行迅速，同桂枝用，则鼓荡外出，同石膏用，则镇纳内敛。可行石膏，正以见其不可行桂枝。石膏得麻黄，可以清里者清表，麻黄得石膏，可以解表者解里。全条易一二字，如拔赵帜易汉帜，壁垒一新。不宁相互贯通，并相互发明，焕出各方面种种新义，煞是异观。五泻心均治血分，此治气分。五泻心均从内解，此兼从外解。正以补上栏条文所不及，于此犹眦言百出，疑是疑非，不是书负人，乃是人不善读书。

第一百六十三条

太阳病外证未除，而数下之，遂协热而利，利下不止，心下痞鞕，表里不解者，桂枝人参汤主之。

（协，《成本》作协，《玉函》《脉经》《千金翼》作挟。《康平本》利下间无利字，遂协热断句。）

成无己曰： 外证未除，而数下之，为重虚其里，邪热乘虚而入，里虚协热，遂利不止，而心下痞。若表解而下利，心下痞者，可与泻心汤。若不下利，表不解，而心下痞者，可先解表，而后攻痞。以表里不解，故用桂枝人参汤和里解表。

程郊倩曰： 太阳病，外证未除，而数下之，表热不去，而里虚作利，是曰协热。利下不止，心下痞鞕者，里气虚，而土乘心下也。表里不解者，阳因痞而被格于外也。桂枝行阳于外，以解表；理中助阳于内，以止利。阴阳两治，总是补正，令邪自却。缘此痞无客气上逆，动膈之阳邪，辄防阳欲入阴，故不但泻心中，芩连不可用，并桂枝中，芍药不可用也。协热而利，向来俱作阳邪陷入下焦，果尔，安得用理中耶。利有寒热二证，但表热不罢者，皆为协热利也。

方中行曰： 数言失于急遽，下之太早，所以原反，而为反之互词也。协，相互合同之谓，言误下则致里虚，外热乘虚而入里，里虚遂协同外热，变而为利。利，即俗所谓泄泻是也。不止，里虚不守也。痞鞕者，正虚邪实，中成滞碍，否塞而不通也。以表未除也，故用桂枝以解之；以里下虚也，故用理中以和之。干姜兼能散痞鞕之功，甘草亦有和协热之用，是以方则从理中加桂枝而易名，义则取表里，期两解之必效。

丹波元简曰：按此条方氏诸家，并为热邪陷入证，至汪氏则云，此系邪热未解，乃实热之证，非虚寒也。桂枝人参汤，大都是叔和撰次时，传写之误。此盖以协热之协，为合同之义，而不知与挟同，皆坐不博考之弊也。程氏辨晰之，极是矣。锡驹以挟热为解，然未能免陷入之说，殊可惜也。按此心下痞鞕，与《金匮》胸痹心中痞，与人参汤之证略同。

冉雪峰曰：此条辨解表和里，均用温用补，与上各栏，均用凉用泻者迥别，此为变证变法。病结病痞，多缘下早，厥初都有表证。但已成结成痞，外邪内陷，表证多罢，病机大都如是。此外证未罢，既有里复有表，协热而利；既有寒复有热，下利不止；既为实又为虚，是为变中极变。然和表用桂枝，温里用姜，止泻用术用理中，对痞证言为变法，对普泛治疗言，实为定法，故此又为变法中的定法。前陷胸栏，用大黄甘遂寒下，而煞末有白散的温行。前痞证栏，用大黄黄连寒泄，而此有姜桂的温补。皆由正面推到反面，常法推到变法。此条与前赤石脂禹余粮条，遥遥辉映。彼为下利不止，此亦为下利不止。但彼病在下焦，而此病在中焦。彼理中不中与，此理中又正当与。就文气近察，此条承上条言。上言下后不可更行桂枝，此言下后正当加桂枝。此条合上条，又是起下条言。此条和里解表一方兼治，下条解表和里两法分治。善读者整个了彻，真是八面玲珑。伤寒有已化热，未化热，有外寒内热，内寒外热，寒轻热重，寒重热轻。此栏寒热夹杂，上下相凌，内外相搏，虚实相乘。反复推辨，曲尽病理病情。本条条文曰协热，热的对面隐显寒，曰协热而利，寒不上逆，而客气犯膈，热反下趋，而随利以泄。所以不重在热而重在寒，不重在痞，而重在利。此证若热重，当用葛根芩连汤，今寒重，故用此理中加桂。里气不固，表何以托，表若继陷，更当贼里。学者须知固里即所以和表，和表正所以固里。上条无大热，却治热。此条本协热，反不顾热。病变无穷，治疗亦通于无穷。此为微言奥义，精华所在，于此而犹疑是疑非，疑错简，宫墙外望，不得其门而入。似此安能引而伸之，触类而长之，更有进一步实际神悟境诣。

【桂枝人参汤方】

桂枝四两（别切）　甘草四两（炙）　白术三两　人参三两　干姜三两

上五味，以水九升，先煮四味，取五升，内桂，更煮取三升，去滓，温服一升，日再，夜一服。

（别切二字，《玉函》《成本》作去皮。五升下，《玉函》有去滓二字。《成本》三升下脱去滓二字。方氏圈白术之白，《吴本》删。）

第一百六十四条

伤寒大下后，复发汗，心下痞。恶寒者，表未解也，不可攻痞，当先解表，表解乃可攻痞。解表宜桂枝汤，攻痞宜大黄黄连泻心汤。

（《玉函》《脉经》发下有其字。《康平本》表未解也四字，系小字旁注，在恶寒者侧。解表宜桂枝二句，系衬注在煞末。）

柯韵伯曰：心下痞，是误下后里证。恶寒，是汗后未解证。里实表虚，内外俱病，皆因汗下倒施所致。表里交持，仍当遵先表后里，先汗后下正法。盖恶寒之表，甚于身痛。心下之痞，轻于清谷。与救急之法不同。

钱天来曰：心下已痞，而仍恶寒者，犹有表邪未解也。前条同是痞证而恶寒，以附子泻心者，因恶寒汗出，所以知其为阳虚之恶寒也。此则恶寒而不汗出，是以知其为表未解也。

陈修园曰：此一节汪友苓谓其重出，而不知仲景继上节而复言之，以见表之邪热虽同，而里之变证各异。

且表里同治，有用一方，而为双解之法。双解中又有缓急之分，或用两方，而审先后之宜，两方中又有合一之妙。一重复处，开一新境，不可与读书死于句下者说也。

恽铁樵曰：此条当是原文。内经病从外而之内者，先治其外。病从外之内，甚于内者，先治其外，后治其内。正与此条互相发明，证诸实验亦然。凡外未解者，先解外，不犯内，则病愈不出三五日。是证诸病理而合，征诸实验而信，与前数节，迥然不同。惟钱氏及总病论，金谓此条是发汗后无汗，故不用附子，是又大谬不然。同是有汗，有表不解与亡阳之辨，附子为亡阳而设，桂枝为有汗表不解而设。故知此条必有汗，若汗后无汗，是桂枝麻黄各半汤所主也。

冉雪峰曰：此条总结痞证全栏，重言申明，欲人全盘了彻，以了未尽之义。学者合读全栏，以会其通；分读本条，字字咬出精汁；必更别有领悟。长乐谓一重复处，开出一新境，询为读书得间。本条条文首冠伤寒二字，伤寒宜发表，断无用下之理，何况大下。此必表邪内搏，太阳病隐去外证不显，里证已急，故施治尔尔。试取本经他条互证，一五三条云："太阳病，医发汗，遂发热恶寒。"寒热本伤寒主证，乃先不寒热，经发汗后，遂乃寒热，一遂字十分明显，这就是外证不显的好佐证。又书"大下后，复发汗。"病非悉入在里，大下既捣了一个空。幸而是下后，不是利不止，又幸而表未全罢，病未全坏。只是心下痞的里未解，恶寒的表未解。汗下颠倒，未能掌握重心，恰中机窍不误之误，咎何能辞。迷途未远，仍当复循正轨，先解表，后攻里，表里不可混淆。解表宜桂枝汤，攻里宜大黄黄连泻心汤，步骤未容紊乱。上文柴胡桂枝汤、柴胡桂枝干姜汤、小柴胡汤、大柴胡汤，均可作桂枝汤观。半夏泻心汤、附子泻心汤、生姜泻心汤、甘草泻心汤，均可作泻心汤观。究之如不结此一条，犹嫌游骑无归，可见此条为归其所宗结穴所在，学者须郑重读之，领略其旨趣。诠释表证未解，独拈恶寒二字，不及发热头痛等等，缘热入作痞，恶寒何有，气已内趋，热将焉发，头将焉痛，标出恶寒，模写已足。此条恶寒者，表未解也，与前一三四条，而反恶寒者，表未解也一例。或以有汗无汗，辨恶寒的虚实；或谓有汗恶风，为桂枝本证，此条必有汗；均未从病机事实，领略此项分际，阴不得有汗。参透此理，方许再谈，方许入理深谈，方许彻始彻终，全盘会通整谈。

第一百六十五条

伤寒发热，汗出不解，心中痞鞕，呕吐而下利者，大柴胡汤主之。

（中，《玉函》《正脉》作下，《方本》《汪本》同。《金鉴》下利之下字，当是不字。大柴胡主四字，《康平本》

作四个□印。)

程郊倩曰：心中痞鞕，呕吐而下利，较之心腹濡软，呕吐而下利，为里虚者不同。发热汗出不解，较之呕吐下利，表解者乃可攻之，竟用十枣汤者，又不同。况其痞不因下而后成，并非阳邪陷入之痞，而里气内拒之痞。痞气填入心中，以致上下不交，故呕吐而下利也。大柴胡汤虽属攻剂，然实管领表里上中之邪，总从下焦为出路，则攻中自寓和解之义，主之是为合法。

柯韵伯曰：汗出不解，蒸蒸发热者，是调胃承气证。汗出解后，心下痞鞕下利者，是生姜泻心证。此心下痞鞕，协热而利，表里不解，似桂枝人参证。然彼在妄下后而不呕，则此未经下而呕。则呕而发热者，小柴胡汤主之矣。然痞鞕在心下，而不在胁下，此虚实补泻之所由分也。故去参甘之甘温益气，而加枳芍之酸苦涌泄耳。

张隐庵曰：按以上十二则，皆言心下痞，至此则曰心中，以明正气仍若上达之意。呕吐而下利者，邪欲下泄，而气欲上腾也，故以大柴胡主之。芍药枳实，泻心中之痞鞕，黄芩清膈中之余邪，柴半姜枣，从中土而达太阳之气于外。病从下解，而气仍上出，由此可以知痞证之气机矣。

恽铁樵曰：程注以里虚及表解两条，比较为言，十枣汤有疑义，自不可同日而语。大柴胡方中，既有大黄，当然是里实。且此所云心下痞鞕，必是连及胁下者。云呕吐，必口苦者，盖胸胁痞满，方是柴胡的证。里面是实热，而兼少阳，则口无不苦。经文简单，读者当自己理会也。至于《金鉴》改下利之下字为不字，全书实无此句法，丹氏驳之甚是。然热利何以当攻，亦一问题。鄙意旁流与协热利，皆体工反应之见证。

冉雪峰曰：此节系推阐致痞的原由，和疗痞的方法。结胸痞证，多由下来，此条并未经下，细审与上条诸多差别。上条言恶寒，此条言发热；上条不言汗之出不出，此条明言汗出；上条下是药的病变，此条下是病的病变；上条只言下未言吐，此条吐下并言；上各条言痞均在心下，此条言痞独在心中；凡此同而不同，均属错综以见义。查发热汗出不解，只是表证未解，而心中痞鞕，呕吐下利，则兼里证亦未解。未经下，未经大下，未经数下，为何成痞？为何不仅痞，且痞鞕？不惟心下痞鞕，而为心中痞鞕？此可看出痞由下来，而未下亦有成痞的。既吐利，何不用理中，既表不解，何不用桂枝？盖上文利不止，中气已坏，不得不理。发汗解肌，为解表两大法门，业经发汗，惟解肌用桂枝。此条呕吐下利，心中痞鞕，由中连上，由上连外，不在肌表，故从半表半里设法，这个分际所当体会。胁下痞鞕，呕而发热，宜小柴胡。此则不是胁下痞鞕，而是心下痞鞕，不仅呕吐，而又下利，非大柴胡表里两和，不能丝丝入扣。此可看出痞宜攻下由里解，而亦有宜和解用枢转解的。大柴胡在太阳篇凡三见，前一○三条，治心下急微烦；一百三十五条，治热结在里，均是寒热往来，柴胡证在。此条未叙列柴胡证，但呕吐而利，活绘出上下不交之痞。汗出不解，心中痞鞕，活绘出内外不通之痞。这个痞，故不叙在正痞的栏内，而叙在正痞的栏外。既内外上下综合为治，所以不用小柴胡，而用大柴胡。前半夏泻心条，有痞满柴胡不中与之诫，但彼条为汗出而解，此条为汗出不解。已解专和上下，未解兼和内外。和上下宜黄连干姜，和内外宜柴胡生姜。知上条的不中与，乃知此条的正中与。若谓回顾十枣，反映泻心，犹嫌执着一面耳。

第一百六十六条

病如桂枝证，头不痛，项不强，寸口微浮，胸中痞鞕，气上冲喉咽，不得息者，此为胸有寒也，当吐之，宜瓜蒂散。

（头上项上，《脉经》有其字。《千金翼》作头项不强痛。喉咽，《玉函》《成本》作咽喉。此为胸有寒，《千金》作此以内有久痰。《康平本》此条低一格写，此为胸中有寒饮也，系小字旁注，在当吐之侧，多一饮字。）

成无己曰：病如桂枝证，为发热汗出恶风，言邪在表也。头痛项强，为桂枝汤证具。若头不痛项不强，则邪不在表，而传里也。浮为在表，沉为在里。今寸口脉微浮，则邪不在表，亦不在里，而在胸中也。胸中与表相应，故知邪在胸中者，犹如桂枝证，而寸脉微浮也。以胸中痞鞕，上冲咽喉，不得息，知寒邪客于胸中，而不在表也。《千金》曰：气浮上部，填塞心胸，胸中满者，吐之则愈。与瓜蒂散，以吐胸中之邪。

方中行曰：如桂枝证，言大约似中风也。头不痛项不强，言太阳经中无外入之风邪，以明非中风也。寸候身半以上，微浮，邪自内出也。胸中痞鞕，痰涎塞膈也。气上冲咽喉者，痰涌上逆，或谓声如曳锯是也。寒以痰言，痰内证也。内者为虚，故曰寒也，是病也。想当先仲景命名者，盖不过按素问阳之气，以天地之疾风名之，而亦呼为中风，岂意后世夺本经之中风，相乱而相误哉。经革其名，而以病如桂枝证揭之，诚万世辨明中风，似是而非之至教也。

周禹载曰：寒饮停蓄，阻遏胸中之阳，使卫气不能外固，故发热恶寒汗出，纯是中风之证，但头不痛，项不强为异耳，余于此不免疑焉。痰因滞积，脉当滑，而不当微也。饮为水类，脉又当沉，而不当浮也。且既曰有寒，脉又当沉紧滑兼见，而不当微浮也。殊不知痰之为病，未有不由胃而旁达，此则上入胸膈其一也。既入胸膈，阳气阻抑，阴不外鼓，遂令上焦之气，举之不利，按之无力，故微浮独见于寸口耳。其里证痞鞕，气上冲而不得息。有形之饮，侵犯上焦，设不因高越之，则为喘为咳，种种变证，未易言也。

丹波元简曰：按方氏诸家，以寒为痰，盖瓜蒂能吐膈间之顽痰，故有此说，而不可以寒直斥为痰。程氏则以为邪字看，极稳当矣。如钱氏单为风寒之寒，亦恐不尔。厥阴篇瓜蒂散条云，邪结在胸中，又云病在胸中，程说有所据。

冉雪峰曰：此条补出吐法，以完汗吐下为治伤寒三大法未尽意义。结胸痞证，多是下早，表邪深入，其气内搏内陷，故痞无吐证，陷胸亦无吐证，痞无吐法，陷胸亦无吐法。陷胸为热实，痞证为热的实中之虚，故均用苦寒，均用下法。阴不得有阳证，这个大关键，是要知道的。然有不化热，化水的，故疗法有十枣五苓之属；有不为热，为寒的，有白散桂枝人参之属。陷胸栏大陷胸汤丸的甘遂葶苈，痞证栏诸泻心的生姜干姜，已早露其微，善读者均可体会。查上文结痞两栏，只有支结的微呕，甘草泻心的干呕，生姜泻心的干噫，以及旋复代赭石的噫气不除，实际上均未尝吐。前一五九条，有吐下后，发汗。一六〇条，有发汗，若吐若下。无论吐在汗下先，吐在汗下后，总是误吐实施的经过。彼二条是因吐，而心下痞。此条是心下痞，而后用吐。上为结为痞，均不用吐，此何以独用吐？或谓此条明指胸中有寒也，已握要点出。然前一三八条，脉微弱者本有寒分也，何以不用吐？且陷胸栏的白散，痞证栏的桂枝人参汤，均是疗寒，何以亦不用吐？所以然者，用吐不是在寒不寒，而是在其气上冲喉咽，不得息二句。见得病机迫促，如桂枝证，明其不是桂枝证。桂枝证其气上冲，可与桂枝加桂，既非桂枝证，又卒急已达不得息程度。里急救里，里之上急，更当救上，迫斯可吐，故曰当吐。究之太阳为寒水。有化热者，有未化热者；有未化水者，有已化水者；有寒热夹杂者，有水热互搏者。不补此条，是只知有热，不知有寒；只知用泻，不知用吐。瓜蒂苦寒，实系治热，不是治寒，不惟能吐，而且能下。条文宜活读，义理宜活看，治疗更宜活用，在学者体会到如何程度。

【瓜蒂散方】

瓜蒂一分（熬黄） 赤小豆一分（《玉函》作各六铢）

上二味，各别捣筛为散已，合治之，取一钱匕，以香豉一合，热汤七合，煮作稀糜，去滓，取汁和散，温顿服之。不吐者少少加，得快吐为止。诸亡血虚家，不可与瓜蒂散。

（一钱匕，《千金翼》作半钱匕。《康平本》诸亡血二字，系小字衬注。）

《金鉴》曰：胸满痞硬，热气上冲，燥渴心烦，嗢嗢欲吐，脉数促者，此热郁结也。胸满痞硬，气上冲咽喉，不得息，手足寒冷，欲吐不能吐，脉迟紧者，此寒郁结也。凡胸中寒热，与气与饮，郁结为病。谅非汗下之法所能治，必得酸苦涌泄之品，因而越之，上焦得通，阳气得复，痞鞕可消，胸中可和也。瓜蒂极苦，赤豆味酸，相须相益，能疏胸中实邪，为吐剂中第一品也。而佐香豉汁合服者，借谷气以保胃气也。服之不吐，少少加服，得快吐即止者，恐伤胸中元气也。

永富独啸庵曰：古人谓病在膈上者吐之。凡用吐方之法，先令病人服吐剂，安卧二时间许，勿令动摇。若动摇而吐速，则吐药汁药气，不及透彻病毒也。待胸中温温上迫咽喉，乃令病人跂足蹲坐，前置吐盆，一人自后抱持之，以鸟羽探咽中，则得快吐，如此三四回，或五六回。凡须数吐之证，每隔五六日，或七八日，如法吐之。终则吐黏胶污秽之物，而后其病乃尽。伤寒用吐法，不可过二三回，得一快吐即止。

第一百六十七条

病胁下，素有痞，连在脐旁，痛引少腹，入阴筋者，此名藏结，死。

（《玉函》《脉经》病下有者若二字，入阴筋作入阴侠阴筋。《康平本》此条低二格写。）

程郊倩曰：其人胁下素有痞积，阴邪之伏里者，根底深且固也。今因新得伤寒，未查其阴经之痞，误行攻下，致邪气入里，与宿积相互，使藏之真气，结而不通。因连在脐傍，痛引少腹，入阴筋，故名藏结。盖痞为阴邪，而脐傍，阴分也，在藏为阴，以阴邪结于阴经之藏，阳气难开，至此而结势已成，于法为死。

柯韵伯曰：藏结有如结胸者，亦如有痞状者，素有痞而在胁下，与下后而心下痞不同矣。脐为立命之原，脐傍者，天枢之位，气交之际，阳明脉之所合，少阳脉之所出，肝脾肾三脏之阴，凝结于此。所以痛引少腹，入阴筋也。此阴常在，绝不见阳，阳气先绝，阴气继绝，故死。少腹者，厥阴之部，两阴交尽之处。阴筋者，宗筋也。今人多有阴筋上冲小腹，而痛死者，名曰疝气，即是此类。然痛止便苏者，《金匮》所云入脏则死，入府则愈也。治之以茴香吴茱萸等味而痊者，亦可以明脏结之治法矣。

张隐庵曰：此言痞证之惟阴无阳，气机不能从阴而阳，由下而上，是为死证，所以结藏之意也。素，现在也。胁下，乃厥阴之痞。脐傍，乃太阴之痞。痛引少腹入阴筋，乃少阴之痞。阴筋即前阴，少阴肾气所主也。首章所谓藏结无阳证，如结胸状，饮食如故者，乃少阴君火之气，结于外，而不能机转出入，故为难治，为不可攻。此三阴之气，交结于内，不得上承少阴君火之阳，故为不治之死证。由是而藏结之气机，可以识矣。

唐容川曰：脏字，如《金匮》妇人脏燥之脏，指血室胞宫而言。凡男子女人，皆有血室胞宫，乃下焦一大夹室也。此夹室之膜，上则连胁下之板油，其下则有窍通于前阴，故痛引阴筋。仲景此章，历言胸膜、胁膜、脾胃，及下焦膜中各证，而又言及下焦夹室内之脏结，上中下三焦详矣。脏结，即今人所谓缩阴证也。入阴筋者，将阴筋引入于内，即缩阴证是也。上文引字，与此句入字紧连，故知其为引之使入也。曰少腹，曰阴筋，则其所谓脏结，为指胞宫，更无疑矣。

冉雪峰曰：此条遥承陷胸，壹是总结。陷胸为太阳变病，痞证亦为太阳变病，均是外邪内陷，均是在上，均是热入。但陷胸结聚较紧，痞证布散较阔，一为实热，一为实中之虚，不是作正对虚实，亦不是实中夹虚。这个虚，从正面病实看出。同是热，同是实热，同用苦寒降泄。惟陷胸固着较牢，故一意峻攻，不稍游移。观大小陷胸汤丸，均用原方，并无加减，义可窥见。痞证牵连既多，变化亦大，故一泻心分之为五，多方斡旋，随所变而施治。然五泻心均必用黄连，方又标名为泻，以不变应万变，仍是疗热疗实，义更昭显。痞证是附属陷胸，不是平列，故《康平本》太阳下篇，标名太阳病结胸，不兼标痞证。言结而痞即赅括其中，所以此条可总结陷胸痞证不是错简。各注对上述少体会，语多隔阂，这是不可不先体认明白的。本条开始着一病字，是病何病，在太阳篇当是太阳病，乃将太阳二字隐去，明其纯阴无阳，虽是太阳章节，已出太阳范围，推阐到底，变中极变。义至此不得不结，文至此亦不得不结。胸陷在胸中，痞在心下，本条曰脐傍，曰少腹，曰阴筋，病的区域，在下面不在上。脐傍曰连，少腹曰引，阴筋曰入，病的趋势，入阴而不出阳，不必全条读竟，而病机败坏，不可收拾，已昭显跃如纸上。藏不止一，结非一所，而脐傍，而少腹，而阴筋，三阴合并，正阳泪没，故他条只曰难治，曰不可攻，惟此独断为死。亡阳犹可用四逆白通通脉吴茱萸辈，此则阳随阴亡，阴先阳尽，阴阳离绝，神机化灭，清无可清，温无可温，攻无可攻，回无可回，虽有善者，莫如之何。见微知著，识在机先，履霜坚冰，辨宜早辨。知其所以致死，即知其所以救死。究于无极，通于无穷，物物化化，存乎其人。

第一百六十八条

伤寒，若吐若下后，七八日不解，热结在里，表里俱热，时时恶风，大渴，舌上干燥，而烦欲饮水数升者，白虎加人参汤主之。

（白虎加人参汤，《脉经》《千金》《千金翼》作白虎汤。伤寒下，《成本》有病字。《康平本》热结在里，系小字衬注，在不解下。）

成无己曰：若吐若下后，七八日，则当解，复不解，而热结在里。表热者，身热也。里热者，内热也。本因吐下后，邪气乘虚内陷为结热。若无表热，而纯为里热，则邪热结而为实。此以表热未罢，时时恶风。若邪气纯在表，则恶风无时。若邪气纯在里，则更不恶风。以时时恶风，知表里俱有热也。邪热结而为实者，则无大渴，邪热散漫则渴。今虽热结在里，表里俱热，未为结实，邪气散漫，薰蒸焦膈，故大渴，舌上干燥而烦，欲饮水数升，与白虎加人参汤，散热生津。

柯韵伯曰：伤寒七八日，尚不解者，当汗不汗，反行吐下，是治之逆也。吐则津液亡于上，下则津液亡于下，表虽不解，热已结于里矣。太阳主表，阳明主里，表里俱热，是两阳并病也。恶风为太阳表证未罢，然时时恶风，则有时不恶，表将解矣。烦燥舌干大渴，为阳明证。欲饮水数升，为里热结而不散。故当救里，以滋津液。里和表亦解，而不须两解之法。

尤在泾曰：伤寒若吐若下后，至七八日不解，而烦渴转增者，邪气去太阳之经，而入阳明之府也。阳明经为表而府为里，故曰热结在里。府中之热，自内发外，为表里俱热。热盛于内，阴反外居，为时时恶风。而胃者津液之原也，热盛则涸，而舌上干燥，故既以白虎除热，必加人参生津。

丹波元简曰：按《金鉴》云，伤寒二字之下，当有若汗二字。盖发汗较吐下，更伤津液为多也。时时恶风，当是时汗恶风。若非汗字，则时时恶风，是表不解，白虎汤在所禁也。论中谓发热无汗，表不解者，不可与白虎汤。渴欲饮水，无表证者，白虎加人参汤主之。读者细玩经文自知，此说难从。柯氏云，当汗不汗，反行吐下，是治之逆也。吐则津液亡于上，下则津液亡于下是也。

冉雪峰曰：自此以下十条，不在陷胸痞证正篇内，但一气相承，不类而类，皆所以补正篇意义所未及，如著述通例，外篇之与内篇。设不补此栏，则意义犹有未周。如上文结痞，都是在血分，故用大黄黄连以清血。此下三条，都在气分，故石膏知母以清气。就近处言，本栏是了结陷痞未尽余义；就大处言，此栏是了结全篇全书未尽余义。盖全书系言风寒，而此栏兼及燥火暑湿，统举六淫之全。明此，则知此条并非虚设。明此，则了解此十条个中义蕴。本条隶太阳篇，浑言伤寒，并未涉及阳明，不必牵及阳明。只言若吐若下，未及汗方面，不必牵及若汗。伤寒当恶寒，日久化热，恶寒将自罢，故不恶寒而恶风。这个恶风，不是桂枝证的恶风，若为桂枝证，何得妄投白虎，外邪未净，又何得并加人参。恶风不是外证未罢关系，而是内证化热关系，化热又当恶热，乃不恶热而恶风，此阳极似阴，与中暍小便已，洒洒然毛耸类似，明其未脱寒的本体，而显出热的真情。条文曰大渴，曰舌上干燥，曰烦，曰欲饮水数升，将燥火写得彰明较著。但条文既云不解，又云恶风，且云表里俱热，明明有表证在，何以不用麻杏甘石汤？曰此病机窍不在表。伤寒本当发汗，而不言发汗。恶风本当汗出，而不言汗出。始终将汗字隐去。用白虎须有汗，此是浅层看法，须知热结在里，内外俱热，真阴告竭，无以为化气生津之本，壮火蚀气，汗于何有。汗出或大汗，只是热炽，无汗，是热炽而阴又伤，更进一层。白虎加参，故治疗亦进一层。观表里俱热，系叙在热结在里下，大渴欲饮燥烦，系叙在恶风下，经论精蕴，不啻跃跃显出.各注体会不够，所以訾言百出。见知见仁，识大识小，是在学者。

第一百六十九条

伤寒无大热，口燥渴，心烦，背微恶寒者，白虎加人参汤主之。

（《玉函》心作而。《千金翼》《外台》作白虎汤。）

成无己曰：无大热者，身无大热也。口燥渴，心烦者，当作阳明病。然以背微恶寒，为表未全罢，所以属太阳也。背为阳，背恶寒，口中和者，少阴病也，当与附子汤。今口燥而渴，背虽恶寒，此里热也，则恶寒亦不至甚，故云微恶寒。与白虎汤和表散热，加人参止渴生津。

《金鉴》曰：伤寒身无大热，知热渐去表入里也。口燥渴心烦，知热已入阳明也。虽有微恶寒一证，似乎少阴，但少阴证口中和，今口燥渴，是口中不和也。背恶寒非阳虚恶寒，乃阳明内热薰蒸于背，汗出肌疏，故微恶之也。主白虎以直走阳明，大清其热，加人参者，盖有意以顾肌疏也。

喻嘉言曰：此条辨证最细，脉必滑而带浮，浑身无大热，又不恶寒，但背间微觉恶寒，此表邪已将罢。其人口燥渴心烦，是里热已大炽。更不可姑待，而当急为清解，恐迟则热深津竭，无济于事矣。

丹波元简曰：背恶寒，成氏以为表邪未尽，程氏以为阳虚，并非也。伤寒类方曰，此亦虚燥之证。微恶寒，谓虽恶寒而甚微。又周身不恶，寒独在背，知外邪已解。若大恶寒，则不得用此汤矣。

冉雪峰曰：此条承上条而言，乃诠释上条未尽意义。寒可化热，伤寒为热病，而伤寒本身，即是本寒标热，故伤寒当发热。在事实上，外寒遏郁，里气不通，气积愈多，发热愈甚。但有化热未化热之分，又有化热已传里未传里之辨。本篇上文热入成结胸，热入作痞，即是化热的内陷内搏，故用大黄黄连甘遂葶苈，水热齐下。本条亦是热的内陷内搏，何以不用大小陷胸五泻心等等？盖彼之热，郁窒血分，此之热，耗蚀气分。上条业经明释。但上条内外俱热，利用白虎大清。此条外无大热，何以仍用白虎？上条恶风，此条不惟恶风，而且恶寒，恶寒甚于恶风，何以仍用白虎？上条恶风，是阴竭于内，水不化气。此条恶寒，是热拥于内，阳格于外。其为内具真热，外显假寒，意义很显。寒在表，属太阳。在里，属少阴。果为少阴，口中当和，今口燥渴，口中不和，心烦，心中亦不和。故这个背微恶寒，不属太阳之表，而属太阳之里。不属足少阴的虚寒，而属手少阴的实热。适成为里的热邪充斥，而局部隔绝，虚性外寒的一种反应。热既不大，寒又甚微，昭示表证无问题。再进一层诠释，为内的关系，而不是外的关系。总上以观，恶风用白虎，恶寒亦用白虎，内外俱热用白虎，外无大热亦用白虎，在治疗上煞是异观。其重心在口燥渴、心烦五字。口燥渴则阴伤，心烦则热炽，热炽阴伤，为白虎加参的候，补出此条更以显扩大白虎加参的功用。上条舌干燥，此条口燥渴，两燥字当着眼。惟其过燥，是以涸阴。惟其阴涸，是以汗少。两条不着汗出，殊耐探索。前二十六条太阳上篇白虎证，是由桂枝证转来，此条是由陷胸痞证转来。整个会通，不难窥其奥窍，而经论所以补此数条奥窍，亦可窥得。

第一百七十条

伤寒脉浮，发热无汗，其表不解，不可与白虎汤。渴欲饮水，无表证者，白虎加人参汤主之。

（解下，《成本》《玉函》《外台》有者字。《千金》及《千金翼》《外台》作白虎汤。《康平本》其表下解者，不可与白虎汤十一字，系小字衬注。）

成无己曰：伤寒脉浮，发热无汗，其表不解，不渴者，宜麻黄汤，渴者，宜五苓散，非白虎所宜。大渴饮水，无表证者，乃可与白虎加人参汤，以散里热。临病之工，大宜精别。

魏荔彤曰：脉浮而不至于滑，则热未变而深入，正发热无汗，表证显然。如此，不可与白虎汤，徒伤胃气，言当于麻黄汤、大青龙、桂枝二越脾一之间，求治法也。如其人渴欲饮水，与之水，果能饮者，是表邪变热，已深入矣。再诊脉，无浮缓浮紧之表脉。审证，无头身疼痛发热无汗之表证。即用白虎加人参，补中益气，止其燥渴。

《金鉴》曰：其表不解者，虽有燥渴，乃大青龙汤证，不可与白虎汤。又曰加人参者，于大解热中，速生其津液也。

陈道著曰：白虎证，其脉必洪大，若浮而不大，或浮而兼数，是脾气不濡，水津不布，则为五苓散证。

冉雪峰曰：此条承上两条白虎加人参而言，双结以完其义。于变法之中，又示人以定法。言正必推及变，言变必反之正。诚恐后人稍有误会，条文首冠伤寒，明昭其义。此条在太阳篇，当是太阳伤寒。在太阳下篇，当是太阳下篇伤寒。下篇有何特异，这个先当明辨的。寒闭外廓，则无汗，气机欲出不出，则发热。脉浮为主表，众所周知。何必浪费笔墨，多演此一番。所以然者，太阳提纲，是归结恶寒，邻接名伤寒条，又重申必恶寒。细玩词意，何等坚决肯定。乃此条只言发热，不言恶寒，将恶寒隐去，箇中已将化热暗包在内。伤寒至下篇，证多坏证，法多变法。苟非病的传化不同，即其病的性质各异。如太阳温病，则发热不恶寒，善读者各各互参，彼此贯通，伤寒法可旁证温病。总之不恶寒，这个伤寒病就生出大问题来了。伤寒无汗用麻黄，内渐郁热，用大青龙，热郁渐重，用麻杏甘石，热入渐深，用越脾，或桂枝二越脾一。纯入里，纯化热，方用白虎，或白虎加人参。病的机窍在表，则和表以清里。病的机窍在里，则清里以和表。本条解不解划清界畔，是为中人以下说法。上半其表不解的表，下半无表证者的表，两表字对峙相映，垂戒已十分明晰。再进一层探循，用白虎只关里热之已重或大重，不关外寒之已罢未全罢，观前二十六条用白虎加参，条文原有不解字样可知。但下篇坏证，照顾须周，若有此一连串外证存在，殊当着眼，警惕履虎尾咥人。经论重著渴欲饮水无表证者八字，反复叮咛，煞是必要。究竟白虎是除热，不是除寒，是清里热，不是清表热。加参，是增加白虎原动力，羁留白虎持久力。病理方制，均当进一步研究。

第一百七十一条

太阳少阳并病，心下鞕，颈项强而眩者，当刺大椎肺俞肝俞，慎勿下之。

（《玉函》太阳下有与字，鞕作痞坚二字，大椎下有一间二字。《成本》无肝俞二字，考注文系脱文。《康平本》此条低二格写，俞作愈，恐是差误。）

成无己曰：心下痞鞕而眩者，少阳也。颈项强者，太阳也。刺大椎肺俞，以泻太阳之邪，以太阳脉下项侠脊故尔。肝俞以泻少阳之邪，以胆为肝之府故尔。故太阳为在表，少阳为在里，明是半表半里证。前第八证云，不可发汗，发汗则谵语。是发汗攻太阳之邪，少阳之邪益甚于胃，以发谵语。此云慎勿下之，攻少阳之邪，太阳之邪，乘虚入里，必作结胸。经曰：太阳少阳并病，而反下之，成结胸。

陈修园曰：太阳少阳并病，心下鞕，颈项强而眩者，是太阳之病，归并于少阳。少阳证汗下俱禁，今在经而不在气，经则当刺大椎肺俞肝俞，以泄在经之邪，慎勿下之。小结胸篇戒勿汗者，恐其成谵语，此戒勿下者，恐其成真结胸也。

周镜园曰：此言太少并病，证在经脉，不在气化。病经脉者当刺，少阳经脉，下颈，合缺盆，太阳经脉，还出别下项，故颈项强。太阳起于目内眦，少阳起于目锐眦，故目眩。太阳之经隧在膀胱，其都会在胸肺，肺脉还循胃上口，上通心膈之间，胆脉由胸贯于膈，脉络不和，则心下鞕。故刺大椎以通经隧之太阳，刺肺俞以通都会之太阳，又刺肝俞以通少阳之脉络。谆谆戒以勿下者，以病在经脉，宜刺不宜下也。

恽铁樵曰：本条意义自明，注亦精当可法。太少并病，发汗则谵语，误下则结胸。眩则有肝阳胆火，郁而上逆之象。柴胡性升，故有时宜刺。然仅曰慎勿下之，盖用柴胡尚无大害，下则为逆，将起反应。曰慎勿下之，即大柴胡亦有不可用之意。于此可悟凡上逆之证，均不可强抑。近人盲从喻嘉言之说，以旋复代赭汤，用于喘逆之证，十九败事。然有积而胃逆，因胃逆而头痛，有非下不愈者，故吴又可以头痛为下证，验之事实而信。活法在人，不可执滞，固非老于阅历，不为工也。

冉雪峰曰：自此以下三条，言病由太阳，涉及少阳。此条为涉及少阳经脉，既涉经脉，疗法用刺，比用药为适当，故曰当刺大椎肺俞肝俞。查太阳中下篇，均插入少阳病，均有大小柴胡证。少阳通例，禁汗禁下，故前一四二条，证象疗法，与此条相似。戒汗，曰慎不可发汗；此条戒下，曰慎勿下之。其实禁汗者，未尝不禁下；禁下者，未尝不禁汗。特前条就外的来路言，此条就里的去路言，各具理性。但禁汗禁下，柴胡是清是和，不禁柴胡。此条不用柴胡，亦若有待商榷似的，这个义蕴，真耐探索。曰太阳少阳并病，并之云者，如秦并六国。外已入内，寒已化热，虽分太少，同是阳经，何遽相煎如此。此盖下篇为坏证，只剩太阳少阳一个过去名词空廓，其故都缘误下所致。何遽指为误下，曰病下大书心下鞕三字。前一五〇条云，太阳少阳并病，而反下之，成结胸，心下鞕。彼是下后成结胸，心下鞕；此是用下心下鞕，未成结胸。鞕由邪陷，不下不陷，不陷不鞕。以经解经，意义甚显。太阳气循胸中，少阳气循胁下，此在心下，不在胸中，不在胁下，实出乎太少两阳之外。且鞕而不痛，鞕而未满，似结似痞，非结非痞，并出乎为结为痞之外，补录意义深厚。《康平本》此条低二格写，似乎尚有世俗的见存。既化热，既入里，实际归并，似当用下，观结胸痞证，全盘疗法可知。此条从反面补出禁下，正针对结痞言，结痞用下，此条禁下。心下既鞕，颈项又强，头目复眩，俨似目中不慧了。火性上炎，趋向巅顶，故不敢轻而扬之，用小柴胡外枢。亦不敢逆而折之，用大柴胡下枢。不清的清，不下的下，不疏利的疏利，游刃于虚，昭示当刺，这个分际，这个疗法，学者所当深深体会。

第一百七十二条

太阳与少阳合病，自下利者，与黄芩汤，若呕者，黄芩加半夏生姜汤主之。

成无己曰：太阳阳明合病，自下利，为在表，当与葛根汤发汗。阳明少阳合病，自下利，为在里，可与承气汤下之。此太阳少阳合病，自下利，为在半表半里，非汗下所宜，故与黄芩汤，以和解半表半里之邪。呕者，胃气逆也，故加半夏生姜，以散逆气。

尤在泾曰：少阳居表里之间，视阳明为较深，其热气尤易内侵，是以太阳与少阳合病，亦自下利，而治法则不同矣。太阳阳明合病者，其邪近外，驱之使从外出为易。太阳少阳合病者，其邪近里，治之使从里和为易。故彼用葛根，而此与黄芩也。

《金鉴》曰：太阳与少阳合病，谓太阳发热头痛，或口苦咽干目眩，或胸满，脉或大而弦也。若表邪盛，肢节烦痛，则宜与柴胡桂枝汤，两解其表矣。今里热盛，而自下利，则当与黄芩汤清之，以和其里也。

山田正珍曰：葛根汤治太阳阳明合病之方，黄芩汤治太阳少阳合病之方，而下利与呕，皆所兼客证而已。并病则兼解二经，合病则独解一经。大柴胡汤之于少阳阳明并病，柴胡桂枝汤之于太阳少阳并病，桂枝加芍药汤之于太阳太阴并病，皆尔。若夫葛根汤及麻黄汤之于太阳阳明合病，黄芩汤之于太阳少阳合病，白虎汤之于三阳合病，皆独解其一经者也。

冉雪峰曰：此条与上条平列，均隶太少两阳。但一为并病，一为合病，曰并曰合，联系不同，传化各异。本条多一与字，不是少阳与太阳，而是太阳与少阳，这种书法，是咎太阳。太阳何咎，亦疗太阳者，不善处太阳病，俾太阳陷于败坏，引责负咎的旋涡，惟太阳负责。故太阳篇内有此特异的太阳少阳合病，而少阳反处于了无关碍局外。本条证象甚简，仅下利一项，若呕是一病再加，或一人另病。利可兼呕，呕可兼利，又或利而不呕，呕而不利，各随实际命名。本条化一方为两方，合两方为一治，治利治呕，治呕利相兼，在学者自为酌度。于此有最要紧的一层须着眼，利呕均非太少主证，三阳惟阳明当阖不阖，乃有自利。此必由太阳而少阳，而阳明，实际是三阳合病。条文明标太阳少阳，而暗渡陈仓，仅写出为下为呕阳明实际，殊耐探索。既曰太阳，何以无发热恶寒，头痛体痛等证象。既曰少阳，何以无寒热往来，胸胁痞痛等证象。无太阳证，故不用桂枝葛根；无少阳证，故不用柴胡桂枝。实事求是，坦坦率率，论证论治，仲景真医门唯物主义者。注家必扯向太少两阳，固欠精审。或谓无关六经，扯向胃肠炎赤痢，谓有毒性物质在胃肠，此与本书本篇本条，有何关系，自欺欺人，尤为害道！然则如之何？曰此条似太阳而非太阳，似少阳而非少阳，似结胸而非结胸，似痞证而非痞证。盖太少两阳的病变，而结痞两证的旁枝，适成为外篇补余的要义。黄芩协芍药，为疗热利要品；半夏伍生姜，为止呕逆正药。而本方去诸药之义明，本条用本方之义明，本条用本方，而必去柴胡人参，不加葛根黄连，亦无不可以大明。

【黄芩汤方】

黄芩三两（《玉函》作二两）　芍药二两　甘草二两（炙）　大枣十二枚（擘）

上四味，以水一斗，煮取三升，去滓，温服一升，日再，夜一服。

（《成本》一服下，有若呕者加半夏半升，生姜三两，而无黄芩加半夏生姜方。《成本》第十卷，生姜一两半。）

【黄芩加半夏生姜汤方】

黄芩三两　芍药二两　甘草二两（炙）　大枣十二枚（擘）　半夏半升（洗）　生姜一两半（一方三两切）

上六味，以水一斗，煮取三升，去滓，温服一升，日再，夜一服。

汪讱庵曰：二经合病，何以不用二经之药？盖合病而兼下利，是阳邪入里，则所重者在里，故用黄芩以彻其热，而以甘芍大枣，和其太阴，使里气和，则外证自解。和解之法，非一端也。

柯韵伯曰：太阳阳明合病，是寒邪初入阳明之经，胃家未实，移寒于脾，故自下利。此阴盛阳虚，与葛根汤，辛甘发散以维阳也。太阳少阳合病，是热邪陷入少阳之里，胆火肆逆，移热于脾，故自下利。此阳盛阴虚，与黄芩汤，甘苦相济以存阴也。凡太少合病，邪在半表者，法当从柴胡桂枝加减，此则热淫于内，不须更顾表邪，故用黄芩以泄大肠之热，配芍药以补太阴之虚，用甘枣以调中州之气。虽非胃实，亦非胃虚，故不必人参以补中也。

第一百七十三条

伤寒，胸中有热，胃中有邪气，腹中痛，欲呕吐者，黄连汤主之。

成无己曰：湿家下后，舌上如胎者，以丹田有热，胸上有寒，是邪气入里，而为下热上寒也。此伤寒邪气传里，而为下寒上热也。胃中有邪气，使阴阳不交，阴不得升，而独治于下，为下寒。腹中痛，阳不得降，而独治于上，为胸中热。欲呕吐，与黄连汤升降阴阳之气。

尤在泾曰：此上中下三焦俱病，而其端实在胃中，邪气即寒淫之气。胃中者，冲气所居，以为上下升降之用者也。胃受邪而失其和，则降升之机息，而上下之道塞矣。成氏所谓阴不得升，而独治其下，为下寒，腹中痛。阳不得降，而独治于上，为胸中热，欲呕吐者是也。故以黄连之苦寒，以治上热，桂枝之甘温，以去下寒。上下既平，升降乃复。然而中焦不治，则有升之而不得升，降之而不得降者矣，故必以人参半夏干姜甘枣，以助胃气而除邪气也。此盖痞证之属，多从寒药伤中后得之，本文虽不言及，而其为误治后证可知，故其药亦与泻心相似，而多桂枝耳。

王晋三曰：黄连汤，和剂也，即柴胡汤变法，以桂枝易柴胡，以黄连易黄芩，以干姜易生姜。胸中热，欲呕吐，腹中痛者，全因胃中有邪气，阻遏升降之机。故用参枣姜夏，专和胃气，使饮入胃中，听胃气之上下敷布，交通阴阳。再用桂枝，宣发太阳之气，载引黄连，从上焦阳分泻热，不使其深入太阴，有碍虚寒腹痛。

周禹载曰：中上二焦，寒热各异，交战于中，则为痛为呕而不已者，势不得不分散之也。故热者治以黄连，寒者治以干姜，用人参补正，甘枣和中，桂枝祛邪，半夏止呕，使邪合而并出，正胜而自强，立方之道观止矣。

冉雪峰曰：此条承上两条而言，上两条是明写，此条是暗写。病邪充斥，偏历三焦，观胸中胃中腹中三中字，区域明明显显。开始首冠伤寒，明其为寒伤太阳，太阳不解，郁热内搏，首犯胸中，结胸胸痞，是其热入病变最大彰著的。闭结较紧，则为结胸；郁滞不通，则为胸痞；耗蚀阴液，则为前三白虎加人参证；袭中经脉，则为刺大椎肺俞肝俞证；壹是皆为热入病变。此条合上二条，均系太少两阳并合，但本条只标伤寒，并无太阳少阳等字样。寒郁虽能化热，不得谓寒即是热，亦不得谓内传尽是热，且有一病寒热互传的。如本条热在胸中，邪在胃中，痛在腹中，俨划出上中下三截鸿沟。此可看出几种义理。一传入的邪，有为热的，有为寒的，不是传入尽是热。一病传有上寒下热的，有上热下寒的，不是一成下变。一六淫均可混同或传化为病。不同的各经，可以并病合病；不同的各气，亦可并病合病。本条胃中有邪气，各注多释为寒邪，其实条文浑言邪气，并无寒字。寒热邪气，为习见的名词，何得偏指为寒？腹痛呕吐亦然，乃寒热夹杂，邪正并争，正欲伸张，乃有此宣发打通意念。和内外之气，在柴胡生姜；和上下之气，在黄连干姜。主黄连汤，辛苦开降，以刚药变胃，而不为胃变。此方与半夏泻心汤相似，特以桂枝易黄芩，彼以黄芩助黄连，此以桂枝助干姜。方的形式类似泻心，方的义理原本柴胡。但本栏用柴胡的方制，不用柴胡的本药，义可深味。有邪用人参者，姜连的大苦大辛，赖此调和；病机的一往一复，赖此斡旋；未呕未吐，欲呕欲吐，一点几微正气，尤赖此匡扶。辨证论治，很沉着，很奥懿。或疑非仲景方，非仲景法，吾为之转一语曰，是不知仲景方，不知仲景法。

【黄连汤方】

黄连三两（《玉函》作二两）　甘草三两（炙）（《玉函》作一两）　干姜三两（《玉函》作一两）　桂枝二两（《千金翼》作一两）　人参二两（《千金翼》作三两）　半夏半升（洗）（《玉函》作五合）　大枣十二枚（擘）

上七味，以水一斗，煮取六升，去滓，温服，昼三夜二。疑非仲景方。

（《成本》作温服一升，日三服夜二服。无疑非仲景方五字，《玉函》亦无。《康平本》昼三夜二，为小字衬注，又注旁并有昼三夜二疑非仲景法九小字旁注。）

第一百七十四条

伤寒八九日，风湿相搏，身体疼烦，不能自转侧，不呕不渴，脉浮虚而涩者，桂枝附子汤主之。若其人大便鞭（原注一云脐下心下鞭），小便自利者，去桂加白术汤主之。

（此条兼见《金匮》痉湿暍篇，疼烦《成本》作烦疼，《脉经》作疼痛。不渴下，《外台》有下之二字，《千金翼》有下已二字。去桂加白术汤，《玉函》《脉经》《千金翼》作术附子汤，《成本》桂下有枝字。《康平本》大便鞭下侧，有脐下心下鞭五小字旁注，自利作不利。）

成无己曰：伤寒与中风家，至七八日再经之时，则邪气多在里，身必不苦疼痛。今日数多，复身体疼烦，不能自转侧者，风湿相搏也。烦者，风也。身疼不能自转侧者，湿也。经曰风则浮虚。《脉经》曰：脉来涩者，为病寒湿也。不呕不渴，里无邪也。脉得浮虚而涩，身有疼烦，知风湿但在经也。与桂枝附子汤，以散表中风湿。

尤在泾曰：伤寒至八九日之久，而身痛不除，至不能转侧，知不独寒淫为患，乃风与湿，相合而成疾也。不呕不渴，里无热也。脉浮虚而涩，风湿外持，而卫阳不振也。故于桂枝汤，去芍药之酸寒，加附子之辛温，以振阳气而敌阴邪。若大便鞭，小便自利，知其人在表之阳虽弱，而在表之气自治，则皮中之湿，所当驱之于里，使从水道而出，不必更出之表，以危久弱之阳矣。故与前方去桂枝之辛散，加白术之苦燥，合附子之大力健行者，于以并走皮中，而逐水气，**此避虚就实之**

法也。

章虚谷曰：以风寒湿邪搏结，故八九日而不能解，身体烦疼，不能自转侧者，以阳虚而闭经络也。不呕不渴，内和无热也。寒湿皆阴邪，以其兼风故脉浮。以阳气虚而阴邪胜，故浮而虚涩也。以桂枝姜枣，通经络和营卫。附子温藏助阳，甘草和中，不去其邪，而风湿寒自不能留矣。然小便利，大便鞕者，何以去桂枝之通经络，而反加白术之燥土耶。盖经络外通营卫，内通藏府。湿闭经络，则府气不宣，故小便必不利也。今小便利，而体痛，不能转侧者，寒湿伤肌肉，而不在经络也。肌内属脾，由脾阳虚，不能温肌肉而输津液，寒湿得以留之。良以脾主为胃行津液者也，津液不输，则肠胃枯燥，而大便鞕，是阳虚而气不能化液，即所谓阴结也。故以术合附子，大补脾阳以温肌肉，肌肉温而湿化矣。去桂枝则津液不随辛散而外走，即内归肠胃，而大便自润也。药改一味，其妙理有如此者，孰谓仲景之书易解哉。

《金鉴》曰：伤寒八九日，不呕不渴，是无伤寒里病之证也。脉浮虚涩，是无伤寒表病之脉也。脉浮虚，主在表虚风也。涩者，主在经寒湿也。身体痛烦，属风也。不能转侧，属湿也。乃风湿相搏之证，非伤寒也。与桂枝附子汤，温散其风湿，使从表而解也。若脉浮实者，则又当以麻黄加术汤，大发其风湿也。如其人有是证，虽大便鞕，小便自利，而不议下者，以其非邪热入里之鞕，乃风燥湿去之鞕。故仍以桂枝附子汤，去桂枝，以大便鞕，小便自利，不欲其发汗，再夺津液也。加白术，以身重著，湿在肉分，用以佐附子，逐湿气于肌也。

舒弛远曰：大便鞕，鞕字恐误，应是大便溏，若津干便鞕，自不宜于白术之燥，惟便溏者宜之。况小便利，津未干也，谓白术滋大便之干，不敢从。

山田正珍曰：此与次条俱系中湿之病，非伤寒也。考之《金匮》，果在痉湿暍篇内。由此观之，伤寒八九日五字，殊无着落，当删之。疼烦二字颠倒，当作烦痛，次条骨节烦疼之语，及柴胡桂枝汤证，支节烦疼之文，皆可徵也。烦痛谓疼之甚，犹烦渴烦惊之烦。湿乃山岚障气，雨湿气，雾露气，卑湿气，皆是也。但湿不能独伤人，必也随风寒之气，然后乃中之，故有寒湿风湿之称。其谓之风湿者，以汗出恶风故也，犹中风伤寒之义。搏与薄借音通用，逼迫也。周易说卦传，有阴阳相搏，雷风相搏之文。灵枢决气篇，有两神相搏，合而成形之言。又迫晚曰薄暮，皆逼迫之义也。凡湿之伤人，必与风寒之气相逼迫，而后中之，是以谓之风湿相搏。

冉雪峰曰：此条和下条，均风湿相搏为病，两条均见《金匮》痉湿暍篇，重见于此，此可看出几个道理：

（一）本栏是补叙结痞所未及，结痞都是热入，或外寒内热，或下寒上热，或内外俱热，总不离乎热结为近是。此两条是寒结，热用苦寒，寒用辛温，正是从极端相反方面，对勘补写。（二）伤寒有五，寒病太阳经气，为伤寒的一种，六淫外来，均是伤寒。本书风寒对举，上篇叙列风寒后，标出温病。此条又补出燥火湿热，以完五种伤寒之义，广义义蕴，明白显昭。可见或冠痉湿暍于太阳前，或附痉湿暍于太阳后，反为多事。此两条近规结痞，远顾全书，不是衍文，不是错简，关系重要，各注不达经旨，訾言百出，殊为遗憾。尤当注意的，结胸最怕阴证，阴证即藏结主死。正篇不出方治，几成定性。此条阴虽结，不结于藏器内，而结于躯体外，尚可救药，故于阴证主死之中，又生出阴证救死之法。惟既当危急存亡，自不惜破釜沉舟，药治自较他处为特重，如四逆通脉白通，回阳起魃，附子犹只用一枚，而此条方制附子用三枚，冒状勿怪，稳握方针。此项要点，不知各注何以轻轻放过，学者深维经旨。阴胜阳败，湿极化燥，燥从湿化，湿过极则燥反其化，坤为蔷蔷，浸渍败坏，化机或几乎熄。一本加心下脐下鞕，竟向藏结死阴方面扯，大是吓人。脉不沉而浮，不沉紧而虚涩，阴结之阳，前一四七条，阳微结，可以互证。湿痹之候多大便溏，小便不利，今反鞕，反自利。溏为湿侵袭，鞕为湿凝泣。不利为湿潴渍，自利为湿破坏，病机均进一层。脉虚而涩，针锋相对，疗法大气一转，其结乃散。去桂所以转不外之外，加术所以转不内之内，而脉之所以浮，所以虚，所以涩，大便之所以鞕，小便之所以自利，附子之所以用三枚，桂之所以去，术之所以加，精义跃跃纸上，一切支离，可以一扫而空。

【桂枝附子汤方】

桂枝四两（去皮）　附子三枚（去皮破）（《成本》破八片）　生姜三两（切）　大枣十二枚（擘）　甘草二两（炙）

上五味，以水六升，煮取二升，去滓，分温三服。

去桂加白术汤方

（《金匮》白术附子汤即是，《玉函》名术附汤，《金鉴》作桂枝附子去桂枝加白术汤。）

附子三枚（炮去皮破）　白术四两　生姜三两（切）（《玉函》作二两）　甘草二两（炙）（《玉函》作三两）　大枣十二枚（擘）（《玉函》作十五枚）

上五味，以水六升，煮取二升，去滓，分温三服。初一服，其人身如痹，半日许复服之，三服都尽，其人如冒状，勿怪。此以附子术，并走皮内，逐水气未得除，故使之耳。法当加桂四两，此本一方二法。以大便鞕，小便自利，去桂也。以大便不鞕，小便不利，当加桂。附子三枚恐多也。虚弱家及产妇，宜减服之。

（《康平本》，此本一方以下四十三字，为小字衬注。恐多也三字，系小字旁注，在附子三枚侧。）

第一百七十五条

风湿相搏，骨节疼烦，掣痛不得屈伸，近之则痛剧，汗出短气，小便不利，恶风不欲去衣，或身微肿者，甘草附子汤主之。

（此条兼见《金匮》痉湿暍篇，丹云疼烦，《成本》作烦疼是。）

钱天来曰：掣痛者，谓筋骨肢节，抽掣疼痛也。不得屈伸，寒湿之邪，流著于筋骨肢节之间，故拘挛不得屈伸也。近之则痛剧者，即烦疼之甚也。疼而烦甚，人近之则声步皆畏，如动触之，而其痛愈剧也。汗出，即中风汗自出也。短气，邪在胸膈，而气不得伸也。小便不利，寒湿在中，清浊不得升降，下焦真阳之气化不行也。恶风不欲去衣，风邪在表也。或微肿者，湿淫肌肉，经所谓湿伤肉也。风邪寒湿，搏聚而不散，故以甘草附子汤主之。

周禹载曰：此证较前条更重，且里已受伤，曷为反减去附子耶？前条风湿尚在外，在外者利其速去；此条风湿半入里，入里者妙在缓攻。仲景正恐附子多，则性猛且急，筋节之窍，未必骤开，风湿之邪岂能托出，徒使汗大出，而邪不尽耳。君甘草者，欲其缓也，和中之力短，恋药之用长也。此仲景所以前条用附子三枚者，分三服。此条止二枚者，初服五合，恐一升为多，宜服六七合，全是不欲尽剂之意。学者于仲景书有未解，即于本文中求之，自得矣。

尤在泾曰： 此亦湿胜阳微之证，其治亦不出助阳驱湿，如上条之法也。盖风湿在表，本当从汗而解。而汗出表虚者，不宜重发其汗。恶风不欲去衣，卫虚阳弱之徵。故以桂枝附子助阳气，白术甘草崇土气。云得微汗则解者，非正发汗也，阳胜而阴自解耳。

《金鉴》曰： 风湿相搏，骨节烦疼重著，不能转侧，湿胜风也。掣痛不得屈伸，风胜湿也。今掣痛不可屈伸，近之则痛剧，汗出短气，恶风不欲去衣，皆风邪壅盛，伤肌表也。小便不利，湿内蓄也。身微肿者，湿外薄也。以甘草附子汤微汗之，祛风为主，除湿次之也。

冉雪峰曰： 此条与上条，同是风湿相搏，但其病质，有风重湿重之分；其病区，有身体骨节浅深之别；其正阳汩没，并有微甚凝泣搏聚散漫之辨。条文虽只叙列风湿，而词意间隐隐有个寒字在，实为风寒湿合病。有邪为实，故两条都是实。邪实正虚，故两条又都是虚。然治疗方针，不重在邪实，而重在正虚。盖此栏是补上结胸胸痞所未及，结痞均是表邪内陷，故用黄连大黄以泻实。此二条虽未成结成痞，而本实先拨，故用附子桂枝以振虚。一寒一热，一泻一补，均是从相对反面写照。结痞亦有用温热的，但均有泻药配伍于其间。此则重用桂附，不杂泻药，另是一种风格作法。不是此条比上条重，乃上条湿胜于风，外壅肌肉，内痹机括，俨

585

似一个特殊著痹证型。此条风胜于湿，外袭皮肤，内窜筋骨，俨似一个特殊行痹证型。苟果正阳尚存，虽犯风湿，无论风胜湿胜，不过寻常一风湿病，无大害。正阳湮没，小之则阳微结，大之构成纯阴藏结主死危险。上条阴已凝，阳几亡，故重用附子大力冲动。此条阴虽盛，阳能御拒，体工犹能兴奋，不宁邪与邪相搏，正与邪亦相搏，微汗则解。阳虽微而不结，显出最后十五分，正伸邪除趋势，是本条病机，不惟不比上条重，反而比上条轻。纯阴无阳证，阴不得有汗，本条条文既曰汗出，方注又曰汗止。曰出曰止，想见过程中，汗出较畅，阳气充沛景象，不仅微汗而已。方制减附子，减白术，而不减桂枝。白术为补脾正药，力胜甘草，汤名标甘草，而不标白术，诸耐寻味。学者须嚼出精汁，勿一字轻轻放过。方证合参，对于条文义蕴，必更有进一步的深层理解。

【甘草附子汤】

甘草二两（炙）（《玉函》《外台》作三两）　附子二枚（炮去皮）（汪周作破八片）　白术二两（《玉函》作三两）　桂枝四两（去皮）

上四味，以水六升，煮取二升，去滓，温服一升，日三服。初服得微汗则解，能食汗止。复烦者，将服五合，恐一升多者，宜服六七合为始。

（《玉函》二升作三升。汗止《金匮》《成本》作汗出，无将字。始，《金匮》《成本》作妙，《千金翼》作愈，徐彬、《金匮》论注沈明宗编注作佳。《康平本》初服以下三十字，系小字衬注，汗止作汗出止。）

第一百七十六条

伤寒脉浮滑，此以表有热，里有寒，白虎汤主之。

（《玉函》作伤寒脉浮滑，而表热里寒者，白通汤主之。旧云白通汤，一云白虎者恐非。注云，旧云以下，出叔和，今考《千金翼》作白虎汤，疑《玉函》误矣。此字《玉函》作而，《成本》无以字，《程本》《张本》作里有热，表有寒，盖原於林亿说也。《柯本》作表有热，里有邪，盖原於成注。《康平本》无表有热二句。伤寒汲古，作表有热，里无寒。）

《金鉴》曰：王三阳云，经文寒字，当邪字解，亦热也，其说甚是。若是寒字，非白虎汤证矣。此言伤寒太阳证罢，邪传阳明，表里俱热，而未成胃实之病也。脉浮滑者，浮为表有热之脉，阳明表有热，当发热汗出。滑为里有热之脉，阳明里有热，当烦渴引饮。故曰表有热，里有热也，此为阳明表里俱热之证，白虎乃解阳明表里俱热之药，故主之也。不加人参者，以其未经汗吐下，不虚也。

程郊倩曰：读厥阴篇中，脉滑而厥者，里有热也，白虎汤主之，则知此据表里二字为错误。

林亿曰：按前篇云，热结在里，表里俱热者，白虎汤主之。又云，其表不解，不可与白虎汤。此云脉浮滑，表有热，里有寒者，必表里字差矣。又阳明一证云，脉浮迟，表热里寒，四逆汤主之。又少阴一证云，里寒外热，通脉四逆汤主之。《千金翼》云白通汤，非也。

丹波元简曰：此条诸说不一，成氏云，里有寒，有邪气传里也。以邪未入府，故止言寒，如瓜蒂散证云，胸上有寒者是也。方氏云，里有寒者，里字非对表而称，以热之里言。盖伤寒之热，本寒因也，故谓热。里有寒，指热之所以然者言也。喻氏云，里有寒者，伤寒传入于里，更增里热。但因起于寒，故推本而曰里有寒。程氏云，读厥阴篇中，脉滑而厥者，里有热也，白虎汤主之。则知此处表里二字为错简。里有热，表有寒，亦是热结在里，郁住表气于外。但较之时时恶风，背微恶寒者，少倏忽零星之状。张氏亦改表有寒里有热，云热邪初乘肌表，表气不能胜邪，其外反显假寒，故言表有寒。而伏邪始发未尽，里热犹盛，故云里有热。志聪云，此表有太阳之热，里有癸水之寒。夫癸水虽寒，而与阳明相搏，则戊己化火，为阳热有余，故以白虎汤清两阳之热。锡驹云：太阳之标热在表，此表有热也。太阳之本寒在里，此里有寒也。凡伤于寒，则为病热，故宜白虎汤主之。魏氏云，此里尚为经络之里，非藏府之里，亦如卫为表，营为里，非指藏府而言也。钱氏云：白虎汤为表邪未解之所忌用，若云伤寒表有热，固非所宜。而曰里有寒，尤所当忌，而仲景反以白虎汤主之，何也？以意推之，恐是先受之寒邪，已经入里，郁而为热，本属寒因，故曰里有寒。邪既入里，已入阳明，发而为蒸蒸之热，其热自内达外，故曰表有热。柯氏改寒作邪，云旧本作里有寒者误。此虽表里并言，而重在里热。所谓热结在里，表里俱热者也。以上诸说如此，特林氏程氏解，似义甚切当，其余则含糊牵扭，难以适从，至其顺文平稳，则《金鉴》为得，故姑揭其说尔。

冉雪峰曰：此条凭脉辨证，以证释脉，最为踏实。条文表有热，里有寒六字，词险义隐，寻常知见，几无从证入。各注纷藉，迄无一当，无论如何说法，都不妥贴，非武断改窜经文，即支离附会意旨。在各注无非欲方证吻合，讵知背道而驰，见证论证，脉证划分。将脉浮滑三字，滑口读过，对此以二字更少体会。直言之此是指脉言，不是指证言。表有热，里有寒，是诠释脉之所以浮所以滑，浮滑之所以用白虎。此以二字，指点清楚，不啻自下注脚，有对无言，有字对面，隐藏有个无字在。两有字耐人寻味，如麻杏甘石汤是疗热，条文迭曰无大热，知其外无大热，即知其内的热大；知彼条之无而为有，即知此条之虽有若无。外伤之寒，既传入里，里化之热，已达于表，即其外之有热，更可决其内之无寒。循此可探到生化源头，性理秘奥。伤寒脉浮紧，中风脉浮缓，此则脉浮滑，另是一番气象。浅释之，表有热的表字，是释浮，表有热的热字，是释滑。热既出表，里于何有，表既有热，寒于何有。深释之，滑是阴有余，为阳中之阴。这个热，是由阴出阳，故脉显滑象。一滑字，不惟将热显出，并将热由寒化显出。热与滑合解，寒更与滑合解，唯肖尽致，匪夷所思。白虎主治在肌肉之表，不是在皮毛之表。在肌肉之里，不是在躯壳之里。所以表未解者，不可与白虎汤，热入于里，或在胸中，在心下，在胃中，成陷胸证，泻心证，承气证，亦不用白虎。内外衡量，可肯定条文表有热，不是表有寒；里有寒，不是里有热；特此难为中人以下与语。康平古本无此二句，省却多少纠纷，去之与经旨无差，留之与俗见有损，古人书很耐读，古人书真不易读。

冉氏又曰：此条为叙列白虎证正文，及著录白虎汤正方。考太阳上篇，有白虎证一，下篇，有白虎证三，合此共有白虎证五。但其他四条，均是白虎加人参，惟此条无加减，故曰正方。白虎证自以烦热汗出，大渴引饮为主证，本条无一字提及。盖前条迭见，人所周知，省去。白虎汤与桂枝汤，同是解肌，寒凝肌表，用桂枝辛温鼓荡；热壅肌表，用白虎甘凉清释；是白虎与桂枝，为一清一温的对峙。太阳上篇，为首冠以桂枝，下篇，挨末补出白虎，遥遥相映，几若有安排。病理机括，方制递嬗，各各可以互通。白虎可由桂枝转变来，亦可由麻黄转变来，何以言之？伤寒闲麻黄汤，内渐郁热，则变其制而为大青龙；内热郁重，则变其制而为麻杏甘石；内热更重，外闭已除，则又变其制而为白虎；层层均有脉络可寻。寒伤太阳传化如是，其他六淫伤太阳传化亦如是。所以伤寒疗法可通於温病，温病疗法亦可通于伤寒。柯韵伯谓温病仲景无方，疑即麻杏甘石汤，此犹只得其半。外感温病，当辛凉解表。伏邪温病，当清凉透邪。白虎之与麻杏甘石，有清凉辛凉之分，亦犹伤寒麻黄之与桂枝，有发表解肌之分无异。观此，则本条补出白虎证治，更以完足温病整个疗法纲领，关系重要，并非重出衍文。以病理化成言，外邪郁热如是，误治变热如是，淫伤性质各别亦如是。以主治本位言，适当肌肉，所谓里是太阳之里，所谓表是阳明之表。本条寒既入里，外寒已罢，热既出表，里寒已除，脉浮且滑，热显肌表，恰与白虎方治相合，此之谓白虎条正文，此之为白虎证正方。

【白虎汤方】

知母六两　石膏一斤（碎）　甘草二两（炙）　粳米六合

上四味，以水一斗，煮米熟汤成，去滓，温服一升，日三服。《外台》作水一斗二升，煮取米熟，去米内药，煮取六升，去滓，分六服。

第一百七十七条

伤寒脉结代，心动悸，炙甘草汤主之。

（心动悸，《玉函》作心中惊悸。结代，伤寒汲古作结促。《康平本》伤寒下，有解而后三字。）

方中行曰：脉结代，而心动悸者，虚多实少。譬如寇欲退散，主弱不能遣发，而反自徬徨也。参甘麦冬，益虚以复结代之脉；地黄胶麻，生血以宁动悸之心；桂枝和营卫以救实；姜枣健脾胃以调中；清酒为长血气之助，复脉以昭核实之名。然则是汤也，必欲使虚者加进，而驯至于实，则实者自散，而还复于元之意也。

尤在泾曰：脉结代者，邪气阻滞，而营卫涩少也。心动悸者，神气不振，而都城震惊也。是虽有邪气，而攻取之法，无所施矣。故宜人参姜桂，以益卫气；胶麦麻地甘枣，以益营气。营卫既完，脉复神完，而后从而取之，则无有不复者矣。此又扩建中之制，为阴阳并调之法如此。今人治病，不问虚实，概予攻发，岂知真气不立，病虽去亦必不生，况病未必去耶。

程知曰：此又为议补者立变法也。曰伤寒，则有邪气未解也。心主血，曰脉结代，心动悸，则是血虚，而真气不续也。故峻补其阴以生血，更通其阳以散寒。无阳则无以绾摄微阴，故方中用桂枝汤去芍药，而渍以清酒，所以挽真气于将绝之候，而避中寒于脉弱之时也。观小建中汤，而后知伤寒有补阳之方；观炙甘草汤，而后知伤寒有补阴之法也。

《金鉴》曰：心动悸者，谓心下筑筑惕惕然，动而不自安也。若因汗下者多虚，不因汗下者多热。欲饮水，小便不利者属饮，厥而下利者属寒。今病伤寒，不因汗下而心动悸，又无饮热寒虚之证。但据结代不足之阴脉，即主以炙甘草汤者，以其人平日血气衰微，不任寒邪，故脉不能续行也。此时虽有伤寒之表未罢，亦在所不顾，总以补中生血复脉为急，通行营卫为主也。

冉雪峰曰：此条是总结太阳下篇，亦是总结太阳全篇。本篇辨证论治，至此为止。紧要在脉结代三字，结代为坏脉，详本经论下条。脉诀缓而时止为结，数而时止为促，有定数为代，与此大同小异。总之结代是循环病变，为脉的根本上起了变化。心为循环总枢，病已深入心脏，脉也变到极点。此条以证释脉，与上条一例，文气亦复相似。平人一呼脉再动，一吸脉再动，呼吸不已，动而不止，心脏有不倦力，阖辟跳动，毕生不休。本条增下一动字，此必原动力差，动不规律，或心脏勉强起代偿性的搏动，歉然惕若，惊徨而悸。悸加动，明其动的费力；动兼悸，显其悸之无主。心动悸三字，将脉结代所以然的生理病理情态绘出。疗法主炙甘草，方内隐括有桂枝甘草汤、桂枝去芍药汤、桂枝人参新加汤，各方轮廓，实按系由小建中对面悟出。彼用辛温和煦，此用甘润涵濡。彼用水谷精气的糖，此用水谷悍气的酒。彼为刚中之柔，此为柔中之刚。后贤以二方治虚痨痼疾，经论以二方治伤寒时感。观中篇腹急痛用小建中，和下篇此条用炙甘草，一方面可看出方治的互通，一方面又可看出方治的泛应。本栏系承陷胸胸痞后，本条结字，即是由证结，推到脉结，代结之脉，不尽属虚，心体弛衰下降，脉搏低微，固易诱起本病，而心瓣膜血管半月门闭锁不全，心室扩大，血管硬化，内有瘀血，亦所恒有。但本条注意虚的方面，条文意旨是从虚治，所当着眼。或谓结胸是实，痞证是虚，要之均是热入，均是实。胸痞似虚而实是实，此条似实而实是虚。知此条虚的当补，愈反证上各条实的当泻。方制尤注意酒七水八，酒水各半煎，病理疗法方制，均是鞭劈入里，更进一层说法。

【炙甘草汤方】

甘草四两（炙）　生姜三两（切）　人参二两　生地黄一斤（《金匮》有酒洗字）　桂枝三两（去皮）　阿胶二两　麦门冬半升（去心）　麻仁半斤（《成本》作麻子人）　大枣三十枚（擘）（《成本》《玉函》作十二枚）

上九味，以清酒七升，水八升，先煮八味，取三升，去滓，内胶烊消尽，温服一升，日三服，一名复脉汤。

（《康平本》一名复脉汤，系小字衬注。）

第一百七十八条

脉按之来缓时，一止复来者，名曰结。又脉来动而中止，更来小数，中有还者反动，名曰结，阴也。脉来动而中止，不能自还，因而复动者，名曰代，阴也。得此脉者，必难治。

（《玉函》无此条。《成本》缓下有而字，无复动者之者字。伤寒汲古，列平脉法第二，文词略异。《康平本》此条低二格写。）

成无己曰：结代之脉，一为邪气留结，一为真气虚衰。脉来动而中止，若能自还，更来小数止，是邪气留结，名曰结阴。若动而中止，不能自还，因其呼吸，阴阳相引复动者，是真气衰极，名曰代阴，为难治之脉。经曰脉结者生，代者死，此之谓也。

钱天来曰：结者，邪结也，脉来停止暂歇之名，犹绳之有结也。凡物之贯于绳上者，遇结必碍，虽流走之甚者，亦必少有逗留，乃得过也。此因气虚血涩，邪气间隔于经脉之间耳。虚衰则气力短浅，间隔则经络阻碍，故不得快于流行，而止歇也。动而中止者，非辨脉法中阴阳相搏之动也。谓缓脉正动之时，忽然中止，若有所遏，而不得动也。更来小数者，言止后更勉强作小数。小数者，郁而复伸之象也。小数之中，有脉还而反动者，名曰结阴。辨脉法云，阴盛则结，故谓之结阴也。代，替代也。气血虚惫，真气衰微，力不支给，如欲求代也。动而中止句，与结脉同。不能自还，因而复动者，前因中止之后，更来小数，随即有还者反动，故可言自还。此则止而未即复动，若有不复再动之状，故谓之不能自还。又略久复动，故曰因而复动。本从缓脉中来，为阴盛之脉，故谓之代阴也。上文虽云脉结代者，皆以炙甘草汤主之。然结为病脉，代为危候，故又有得此脉者，必难治句，以申明其义。

陈修园曰：结能还，而代不能还。脉按之来缓，不及四至，而时一止复来者，是阴气结，阳气不能相将，此名曰结。然不特缓而中止为结，又脉来动而中止，更来小数，中有还者反动，是阴气固结也。甚而阳气不得至，故小数而动也，亦名曰结，此为阴盛也。结脉之止，时或一止，其止却无常数。若脉来动而中止，止有常数，既止，遂不能自还，阳不能自还，而阴代之，因而复动者，俨如更代交代之象，名曰代。此独阴无阳也，得此脉者必难治。

丹波元简曰：诊家正眼云：结脉之止，一止即来，代脉之止，良久方至。内经以代脉之见，为藏气衰微，脾气脱绝之诊也。惟伤寒心悸，怀胎三月，或七情太过，或跌仆重伤，及风家痛家，俱不忌代脉，未可断其必死。又曰，按方氏云，本条结代，下文无代，而有代阴，中间疑漏代一节。《金鉴》云：脉按之来缓，时一止至，名曰结阴也数语，文义不顺，且前论促结之脉已明，当是衍文。二书所论如是，要之此条实可疑耳。

冉雪峰曰：此条系解说上条结代二脉，义甚明显。本太阳下篇，《康平本》原名辨太阳病结胸，重心在结的方面。本栏十条，是结痞未及余波，此煞末两条，又因证结，而推到脉结。结之与代，以类相从。其实太阳下篇，并无代脉，太阳上中下整个全篇，亦无代脉，注家以上条结代并称，此条前段，只言结不言代，疑漏佚一段，这就是未领会到经论意旨。观结胸篇开始，结胸藏结并问，而只承答结胸一项。结胸胸痞并举，而只解说结胸一项。所重在此，故所答解在此，一经比拟，精意跃跃显出。伤寒汲古，将条文改移平脉法第二。前段改为脉来缓，时一止复来者，名曰结。脉来数，时一止复来者名曰促。脉阳盛则促，阴盛则结，文字非不排比完整，然太呆太泥太浅，其弊仍在未领会到经论意旨，真是劣等改教条主义者。进一步言，结痞都是热入，都是热实，所以疗结痞都用下法。脉促是阳盛，安用此炙甘草柔中的刚剂为。凭脉凭证，为医事诊断治疗最踏实功夫。本下篇开始以脉定证，如寸脉浮，关脉沉，为结胸。寸脉浮，关脉小细沉紧，为藏结。伤寒至下篇，多是变证，多是变脉，千歧万错，莫可端倪。各处散在条文，多详证而不详脉。证象愈复杂，诊断愈宜精确，脉证安能不互参。故除开始论脉外，居间第一三九条，特发下后变脉一条，以申其义。结痞多缘下早，未下前脉有定，已下后脉无定。故经论专论下后变脉，曰下之脉促脉浮脉紧等等，共八项，句句精湛，字字是法，非寻常泛泛论脉之比。此末条又归结论脉，一篇之中三致意，前中末节节相应，结痞最怕阴证，无阳则阴独，陷阴则死，本条明指示两个阴也，很够警惕。结语曰难治，不曰不治，勉为其难，愿与学者共勖。

三、阳明篇总论

冉雪峰曰：阳明之上，燥气治之。燥与湿反，湿为水火相交之气，燥为水火不交之气。四气只有太少，阳无所谓明，阴无所谓厥。儒家用八，医家用六，所以协天人而通变化。六经六气，灵素目次，各各不同，各有取义。病理方面，素问热论篇，明言伤寒一日，巨阳受之；二日阳明受之；三日少阳受之云云。仲景撰用素问，故伤寒目次，与素问全同。其提纲主证有同有不同者，乃仲景合经气并言，又兼经气，合人身病象病情，常变实际言，此为仲景体会深刻，别出手眼。少阳脉证治疗，在太阳篇叙列很详，而少阳本篇，叙列反少，可见仲景接受先代文化传统，既切合事实，又活用原则，亦是仲景体会深刻，别出手眼。所以然者，阳明主肌肉，少阳主腠理，腠理黏膜，内连脏腑，外通皮毛，内则深入肌肉之内，外则透出肌肉之外，其生理实际半在肌肉内，半在肌肉外。其病理传化，可在少阳先，亦可在少阳后，此项义理，在阳明本篇条文内可看出，在太阳篇少阳篇条文内亦可看出。如本篇始虽恶寒，二日自止，明明以二日属阳明。伤寒三日，阳明脉大，明明以三日属阳明。前言二日不言三日，后言三日不言二门，参错处颇饶意义。首条太阳阳明，少阳阳明，与正阳阳明夹叙，是太阳可传阳明，少阳亦可传阳明，意义更为明显。又太阳篇，服柴胡汤渴者，属阳明（九十七条）。少阳篇，少阳不可发汗，发汗则谵语，此属胃（二六四条）。一明标胃，一明标阳明，尤为少阳转属阳明的确证。但仲景对于此项义理，是活看，不泥古，亦不悖古。若必拘拘粘着一面，将阳明列少阳后，未免偏执，此研究阳明病，必先整个了解的重要肯綮。

太阳为开，阳明为阖。是太阳为阳明之表，阳明为太阳之里。本篇开始，太阳阳明，少阳阳明夹叙，是太少两阳，均为阳明之表，而阳明又为太少两阳之里，表里之中又分表里，须辨认清楚。质言之，阳明为里证，为热证，为实证。胃实为主证，承气为正法。全篇反复叮咛，表之罢未罢，正以审里之确未确；寒之有无有，正以审热之传未传；虚之不兼，正以审实之甚不甚。并连看合看，热之实不实。实热是在胃外，是在胃内，或热而未实，或实不大热。再由里推到表，由热推到寒，由实推到虚。究之麻桂非阳明证，麻桂方非阳明方，四逆吴萸非阳明证，四逆吴萸方非阳明方。白虎栀豉是疗里实，然是里实之拂郁胃外，不是里实之闭结胃中。栀子茵陈、栀子蘗皮，是疗里热，然是里热之瘀结胃外，不是里热之停滞胃中。又麻仁丸润下，与蜜煎导法、土瓜根导法、胆汁导法等，是疗里实便闭，然是里实之涩塞胃中，不是里热之煎烁胃中。不宁在胃外与胃中有分辨，在胃中与在胃中亦各有分辨。且太阳与阳明合病，太阳与少阳合病，阳明与少阳合病，在太阳则太阳为主，在少阳则少阳为主，在阳明则阳明为主。同是三阳合病，名同实不同，又各以各篇取材为主。查合病条文，有太阳与少阳与阳明，却无少阳与太阳，阳明与太阳；有阳明与少阳，却无少阳与阳明。无例之义，义更谨严。悟彻旨趣，可以独具只眼；得其归结，可以掌握重心。八面玲珑，在学者体会到如何程度。

阳明病，为里、为热、为实，则攻里除热泻实，大承气汤为的剂。查三承气均为泻药，大黄，汉权均用四两，是同一泻下为目的。所谓大、所谓小、所谓调，与大黄无关。用枳实厚朴多，则为大其制，用枳实厚朴少，则为小其制，不用枳朴，虽加重芒硝亦只名调。方名承气，方制即以气药为转移，义可深思。或燥结而热不大结则用麻仁丸，或燥结而热不觉结，则用蜜煎导、土瓜根猪胆汁导，法外有法。然此是就药物方制言，若就治疗用神言，热实在胃肠内，用三承气或各种导法，热实在胃肠外，着于气分则用白虎，着于血分则用栀子豉，瘀血痹阻则用抵当，变质发黄，则用栀子茵陈等等。再由里推到外，恶寒汗多用桂枝，无汗而喘用麻黄。由热推到寒，下利清谷用四逆，食谷欲呕用吴茱萸。由实推到虚，中寒便溏则防其成固瘕，腹满微烦则防其作谷瘅。凡此均非阳明本病，系从前面、对面、反面、侧面推出。因病至阳明，动关成败，各各推勘，以期周匝。此外尚有大小柴胡的枢转，猪茯二苓的疏利，麻黄连轺的透发。阳明篇共十九方，多系以类相从，借宾定主。一言以蔽之曰：三承气为主方，所以阳明本病只有下法、清法、润法，并无汗法，亦无利小便法，更谈不上温法、吐法。呕多禁下，加哕不治，处处均照顾胃气。除栀子豉汤为后人误解作吐外，全篇八十一条，何有吐法吐方。吐多不可再下，下证安容多吐，定法之中有活法，活法之中又有定法。人谓阳明篇很揉杂，我谓阳明篇很严谨。学者潜玩默识，整个阳明篇旨趣，不难会通贯彻。

由上观察，阳明目次，阳明证象，阳明方治，都可了了。阳明侧重证象，故提纲栏，主证与主脉分条（一曰胃家实，一曰阳明脉大），而篇中各条，言脉者少。因于二〇一、二四五、二四六和二四七条另提声辨，以昭其义。是辨阳明的脉，不是辨他篇的脉，是辨阳明普泛的脉，即是辨阳明专条的脉。所以然者，阳明脉象特殊，义颇渊懿。如太阳中风脉浮缓，伤寒脉浮紧，而阳明中风则曰脉浮紧，两两对勘，正相反对比。脉浮必潮热，浮则胃气强，均非寻常蹊胫。篇中前后出大承气汤条，不曰脉迟，即曰脉弱，更非寻常意识所可测度。由此推阐，凭脉可以定证，凭证更能辨脉，可为脉学开出无限法门。而证、而病、而脉，各有宜忌，各有主从，即各有异同取舍。执此辨阳明，而阳明篇内的义理以明，阳明篇外的义理亦显。阳明全篇约可区分三项：甲项分析表层的关系，划清来源。乙项审辨用下的关系，握住正面。丙项旁及转变的关系，广为印证。壹是皆是为阳明本身问题，皆是为阳明本身用下问题。用下为阳明正治，人所周知。但阳明本身亦有不从下解而从汗解的，如一九二条，奄然发狂，濈然汗出而解。二三〇条，上焦得通，津液得下，胃气因和，身濈然汗出而解是。亦有不从大便下解，而从他法下解者，如二三六条，内有蓄血用抵当汤，不下更服；二三五条，瘀热发黄用茵陈汤，一宿黄从小便去是。潜玩条文，阳明篇无一闲文，句句都有着落，无一直笔，处处均有回顾，语重心长，言之又言，学者得其奥窍，则不解者可解，不通者可通。各注宫墙外望，訾言百出，实为遗憾。足见读古人书，真不易易。明乎此，则阳明篇秘奥可以揭出，明乎此，则伤寒全书精微并可会通。

辨阳明病脉证并治

（《康平本》无脉证并治四字）

第一百七十九条

问曰：病有太阳阳明，有正阳阳明，有少阳明阳，何谓也？

答曰：太阳阳明者，脾约是也。正阳阳明者，胃家实是也。少阳阳明者，发汗利小便已，胃中燥烦实，大便难是也。

（《玉函》二少阳字，并作微阳，无烦实字，云脾约一作脾结，《千金翼》同。柯氏删此条。《康平本》此条低二格写。）

成无己曰：阳明胃也，邪自太阳经传之入腑者，谓之太阳阳明。经曰：太阳病，若吐若下若发汗后，微烦，小便数，大便因鞕者，与小承气汤，即是太阳阳明脾约病也。邪自阳明经传入腑者，谓之正阳阳明。经曰：阳明病，脉迟，虽汗出不恶寒，其身必重，短气，腹满而喘，有潮热者，外欲解，可攻里也。手足濈濈然汗出者，此大便已鞕也，大承气汤主之，即是正阳阳明，胃家实也。邪自少阳经传入腑者，谓之少阳阳明。经曰：伤寒脉弦细，头痛发热者属少阳。少阳不可发汗，发汗则谵语，此属胃，即是少阳阳明病也。

尤在泾曰：太阳阳明者，病在太阳，而兼阳明内实，以其人胃阳素盛，脾阴不布，屎小而鞕，病成脾约，是太阳方受邪气，而阳明已成内实也。正阳阳明者，邪热入胃，糟粕内结，为阳明自病，活人所谓病人本谷盛气实是也。少阳阳明者，病从少阳而转属阳明，得之发汗，利小便，津液去而胃燥实，如本论所谓伤寒十余日，热结在里，复往来寒热者，与大柴胡汤是也。此因阳明病有是三者之异，故设为问答以明之，而其为胃家实则一也。

《金鉴》曰：阳明可下之证，不止于胃家实，其纲有三，故又设为问答以明之。太阳之邪，乘胃燥热，传入阳明，谓之太阳阳明，不更衣无所苦，名脾约者是也。太阳之邪，乘胃宿食，与燥热结，谓之正阳阳明，不大便，内实满痛，名胃家实者是也。太阳之邪，已到少阳，法当和解，而反发汗利小便，伤其津液，少阳之邪，复乘胃燥转属阳明，谓之少阳阳明，大便涩而难出，名大便难者是也。

陆九芝曰：其人未病时，因津液之素亏，而阳旺者为巨阳。因病中发汗利小便，亏其津液，而致阳旺者为微阳。若其津液既非素亏，又非误治所亏，而病邪入胃，以致胃燥者为正阳。故所谓太阳者，巨阳也。所谓少阳者，微阳也。非三阳经之太阳少阳也。

冉雪峰曰：太阳与阳明，论经气，虽为连属递接，论病理，实为内外寒热的分界。病转机括、治疗指标在此，关系重要。此条是追溯阳明之所由成，为阳明病提纲的提纲。惟六经提纲均列首条，此条列提纲前，煞是创例。三阳同是阳，立三个体象，分三个界畔，不过便学者好认识。其实三阳是密切联系的，此条叙列正阳阳明，兼揭太阳阳明，少阳阳明，即是在联系处着笔。其要旨是欲人莫把病理隔断，又莫把病理混淆。因下文提纲甚简，故加这一个说明，其所以叮咛示人之意至深且切。言外可见胃家实为正阳阳明，还有其他阳明胃家实。胃家实为阳明主证，还有其他种种阳明各证。由来源归结本位，由本位分析来源，不意疑义反由此项条文生出。各注纷纷藉藉，各是其说。或谓此为阳明篇开卷第一节，当为全篇之总纲，观以后各节，有相应者，有不相应者，相应者什一，不相应者什九，何取乎此节。或谓此条为后人所加，若有此说，则合病转属，皆为无谓，故不采用。或谓此条类记者之言，注家蔓延注释，牵强附会，曲成三纲，而经义反晦。或谓此条阳明之中，又分太阳、正阳、少阳，歧中又歧，六经诸证，阳明篇最杂揉，编次亦最凌乱。求全之毁，此岂古人所及料。窃仲景原书早经遗失残缺，叔和收辑时，必已不能归卷成书，故重为编次。又代远年湮，迭经改窜移易，或将注语混入原文，不能肯定必无。康平古本此条低二格写，早予以无字的褒贬。上录各家云云，不尽无见，要之此条孙氏《千金翼》本，林亿校正本，均各著录，相传甚古，早在唐宋以前，未容一概抹煞。且原书俱在，微言大义，善读者犹可领撷其菁英，摩挲玩读，当发思古幽情，又何须蹈经生武断积习，徒执己见，任意删改妄评为。

第一百八十条

阳明之为病，胃家实是也。

（《玉函》以此条冠本篇之首。《成本》无是字，莫氏研经言，寒字是塞字之误。）

方中行曰：阳明，经也。胃，府也。实者大便结为鞕满而不得出也。作于迟早不同，非日数所可拘，所谓二日阳明者，以经言也。经主三阳传路之中，不专病，而专病在胃实，故胃实反得以揭阳明之总。与太阳之揭总者，经病虽不同，要之所以为揭例则一也。

柯韵伯曰：阳明为传化之府，当更实更虚。食入，胃实而肠虚，食下，肠实而胃虚。若但实不虚，斯为阳明之病根矣。胃实不是阳明病，而阳明之为病，悉从胃实上得来，故以胃家实为阳明一经之总纲也。然致实之由，最宜详审。有实于未病之先者；有实于得病之后者；有风寒外束，热不得越而实者；有妄汗吐下，重亡津液而实者；有从本经热盛而实者；有从他经转属而实者。此只举其病根在实，而勿得以为实，即胃可下之证。

柯氏又曰：按阳明提纲，与内经热论不同。热论重在经络，病为在表，此以里证为主。里不和，即是阳明病。他条或有表证，仲景意不在表，或间经病，仲景意不在经。阳明为阖，凡里证不和者，又以阖病为主。不大便固阖也；不小便亦阖也；不能食，食难用饱，初欲食反不能食，皆阖也；自汗出盗汗出，表开而里阖也；

反无汗，内外皆阖也；种种阖病，或然或否，故提纲独
以胃实为正。胃实不是竟指燥屎坚鞕，只对下利言，下
利是胃家不实矣。故汗出表解，胃中不和而下利者，便
不称阳明病。如胃中虚不下而利者，便属阳明。即初
鞕后溏者，总不失为胃家实也。所以然者，阳明太阴，
同处中州，而所司各别。胃司纳，故以阳明主实；脾司
输，故以太阴主利。同一胃府，而分治如此，是二经所
由分也。

尤在泾曰：胃者，汇也，水谷之海，为阳明之府
也。胃家实者，邪热入胃，与糟粕相结而成实，非胃气
自盛也。凡伤寒腹满、便闭、潮热、转矢气、手足濈然
汗出等证，皆是阳明胃家实之证也。

程郊倩曰：太阳之为病，多从外入，风寒等是病
根。阳明之为病，多从内受，胃家实是病根。而燥之一
字，则又为胃家实之病根也。

冉雪峰曰：白虎是经证，承气是府证，人所周知。
身热目痛，鼻干，不得卧，是经证；腹满便闭，潮热，
转矢气，手足濈濈然汗出，胃家实，是府证；亦人所周
知。素问热病论，只言经证，伤寒阳明提纲，只言府
证。一就病的循经俟次言，一就病的传化归结言。粗观
素问言体，伤寒言用。细观仲景撰用素问虽一脉相承，
而活用精神，不死守教条，此是仲景为学诣力超越处。
所以然者，阳明主内，其脉挟鼻络于目，则所谓身热、

目痛、鼻干、不得卧，明系阳明经证，孰得而非也。然太阳为开，阳明为阖，开则主外，阖则主内。三阳虽名同称阳，阳明已在太阳之里，其种种浮越的表证，不是太阳之表，而是阳明之表。是太阳之里，而不是阳明之里。真正阳明本位正病，则是胃家实。浮越在外的经证，只是有诸内形诸外。虽病有表里并发的，而先经后府，要为阳明病过程的常规。故表层以经证为显彰，里层以府病为肯定。阳明之上，燥气治之，胃家之实，其病源皆在一燥字。此条是阳明提纲，阳明本气原是如此。凡六淫干犯阳明，其间不无顺逆从违参错处，然燥气的本质不变。惟燥乃实，实乃燥的归结，胃家实乃阳明病的归结。由此推求，仲景用以提纲，厥义斯昭。内外之辨，既易明晰；本末之分，亦易了解；治疗之辨，更易掌握。或拘引素问诠说，或胪举素问增补，均属多事。伤寒全书，与素问另是一家法。伤寒提纲，与素问提纲亦另是一家法。胃家实三字，看似单简，实为宏括。胃而称家，不惟赅手足阳明在内。胃为六府之长，其他各府，几同为胃家的一分子。循此以读阳明全篇，整个透彻，此之谓提纲，此之谓提纲的精义。

第一百八十一条

问曰：何缘得阳阴病？答曰：太阳病，若发汗，若下，若利小便，此亡津液，胃中干燥，因转属阳明。不更衣，内实，大便难者，此名阳明也。

（《玉函》也上有病字。《千金翼》衣下有而字。《康平本》低二格写。）

成无己曰：本太阳病不解，因汗利小便亡津液，胃中干燥，太阳之邪入府，转属阳明。古人登厕必更衣，不更衣者，通为不大便。不更衣，则胃中物不得泄，故为内实。胃无津液，加之蓄热，大便则难，为阳明里实也。

柯韵伯曰：此明太阳转属阳明之病，因有此亡津液之病机，成此胃家实之病根也。按仲景阳明病机，其原本经脉篇，主津液所生病句来，故谆谆以亡津液为治阳明者告也。

尤在泾曰：胃者，津液之府也，汗下利小便，津液外亡，胃中干燥，此时寒邪已变为热。热犹火也，火必就燥，所以邪气转属阳明也。

《金鉴》曰：问曰：何缘得阳明胃实之病？答曰：由邪在太阳时，若汗若下，若利小便，皆为去邪而设。治之诚当，则邪解而愈矣。如其不当，徒亡津液致令胃中干燥，则未尽之表邪，乘其燥热，因而转属阳明。为胃实之病者有三，曰不更衣，即太阳阳明脾约是也；曰内实，即正阳阳明胃家实是也；曰大便难，即少阳阳明，大便难是也。三者虽均为可下之证，然不无轻重之别。脾约自轻于大便难，大便难自轻于胃家实。盖病脾大便难者，每因其人津液素亏，或因汗下利小便，施治失宜所致。若胃实者，则其人阳气素盛，胃有宿食，即未经汗下，而亦入胃成实也。故已经汗下者，为夺血致燥之阳明，以滋燥为主。未经汗下者，为热盛致燥之阳明，以攻热为急。此三承气汤、脾约丸，及蜜煎、土瓜根、猪胆汁导法之所由分也。

冉雪峰曰： 此承前第一条言，单承太阳，不及少阳。缘前条少阳方面，业经自诠，惟就太阳之简略者补叙。其实由外及内，太阳即包括少阳，前是太少两阳，夹出正阳明，此是正阳明，洄溯到太少两阳，反复以穷其义。前少阳项下，发汗利小便，胃中燥烦实，是摹写一个燥字。此条若发汗若下，若利小便，此亡津液，亦是摹写一个燥字，不过本条多一项若下。本条自问曰起，至转属阳明止，文气已告一结束，又重申之曰：不更衣，内实，大便难者，此名阳明也。表邪内搏，必达万物所归胃中。不更衣，大便难，指出内实，病机虽有转变，病形却无遁情，此愈证明提纲独标胃家实的精意。本太阳病而转为阳明病，本寒病而转为热病，本外实病而转为内实病，界限何等明确，分划何等清楚。治阳明病者，观察再观察，明辨复明辨。太阳病，太阳为政，太阳当自了之，阳明何辜，遭此转属殃及，如此看来，是阳明本身初原无恙。注家谓胃先积热，胃先宿食，实为臆度强派。太阳与阳明相递接，故太阳欲作再经，针足阳明，使经不传则愈，彼愈则不传，此传则未愈，误治固传，不误治亦传。先有积热有宿食固传，无积热无宿食亦传，安得先加阳明以自取自召之咎。内实是阳明实，胃家实，不是太阳实，皮毛实，此名阳明，赫如显昭。既可顾名思义，更当循名覈实，业经转属，疆界攸分。太阳有太阳的疗法，阳明有阳明的疗法。太阳未罢，不得竟用阳明下法。阳明未实，亦不得纯用阳明攻法。反之阳明已实，更不得用太阳汗法。至温病家谓下之得法，表亦可解，瘢疹亦可出，乃温病邪自里发，不是伤寒邪自外入。取义各别，不得取而同之。经论既昭其实，又定其名，学者须于名实，求出所以然真理，庶整个透彻，可与读奥折深邃难读的仲景伤寒论书。

第一百八十二条

问曰：阳明病外证云何？答曰：身热，汗自出，不恶寒，反恶热也。

（《玉函》《千金翼》反上有但字。《康平本》此条低二格写。）

成无己曰：阳明病，为邪入府也。邪在表，则身热汗出而恶寒。邪既入府，则表证已罢，故不恶寒，但身热汗出，而恶热也。

柯韵伯曰：阳明主里而亦有外证者，有诸中而形诸外，非另有外证也。胃实之外见者，其身则蒸蒸然。里热炽而达于外，与太阳表邪发热者不同，其汗则濈濈然，从内溢而无止息，与太阳风邪为汗者不同。表寒已散，故不恶寒，里热闭结，故反恶热。只因有胃家实之病根，即见身热自汗之外证，不恶寒反恶热之病情。然此但言病机发现，非即可下之证也，宜轻剂以和之。必谵语潮热，烦燥胀满诸证兼见，才为可下。

汪苓友曰：上言阳明病，系胃家内实，其外见证，从未言及，故此条又设为问答。夫身热与发热异，以其热在肌肉之分，非若发热之翕翕然，仅在皮肤以外也。汗自出者胃中实热，则津液受其蒸迫，故其汗自出，与太阳中风汗虽出而不能透，故其出甚少亦有异。此条病则由内热蒸出，其出必多，而不能止也。不恶寒者，邪不在表也。反恶热者，明其热在里也。伤寒当恶寒，故以恶热为反。夫恶热虽在内之证，其状必现于外，或扬手掷足，迸去覆盖，势所必至，因外以征内，其为阳明胃实证无疑矣。尚论篇以此条病辨阳明中风证兼太阳，若以其邪犹在于经，大误之极，大抵此条病乃承气汤证。

恽铁樵曰：阳明者，盛阳也，故撮要言之。伤寒之已化热，不恶寒者，谓之阳明。此为根据内经，根据全部伤寒论，而得之阳明正确的阳明界说。

丹波元简曰：方氏魏氏《金鉴》，并以此条证，为阳阴病由太阳中风而传入者，非也。

冉雪峰曰：按此条承上各条，由阳明内证，辨及阳明外证。前条提纲胃家实，是言内证，上条不更衣内实大便难，亦是言内证，故此条补出外证，以完其义。上所以单言内证者，病传阳明，已达阳的内面，诚恐内外混淆，掌握不易，故树立一个标帜。字面上虽言内，心目中却顾外，不是阳明只有府证无经证，只有内证无外证。本条条文明明标出阳明外证字样，词旨甚为明显。本条重心，在不恶寒反恶热，而恶字尤关键所在。病形可假，病情不可假。太阳伤寒必恶寒，不恶寒的，厥惟温病。（太阳篇不恶寒而口渴者名曰温病）。温病的不恶寒，在客邪之为温，此条之不恶寒，在本气之为燥。以温病与伤寒较，恶寒不恶寒是另易病的性质。以太阳与阳明较，恶寒不恶寒，是更换病的部位。反恶热反字当着眼，就近说，是从上句不恶寒生出；从远说，一气相传，在太阳则必恶寒，在阳明则反恶热。是阳明当正恶热，不曰当而曰反，不宁透过两恶字真际，并透过本条二十三字真际。身热汗出为太阳阳明共同证，并不是热的大小关系，汗的多寡关系。太阳亦有热甚，身大热，大汗出，遂漏不止的，讵独阳明。况阳明苟果入府，外之热未必定大，外之汗未必定多。有诸内固必形诸外，尚在经何必强作府，合病情以定病证，病将焉隐，学者注意。阳明浅层的表，即太阳深层的里，这个表里当分辨。阳明浅层的表为经，阳明深层的里为府，这个表里亦当分辨。不得以阳明的表作太阳之表，亦不得以阳明之表作阳明之里。太阳之热，热浮皮肤。阳明之热，热蕴肌肉。太阳之汗似开不开，阳明之汗欲阖未阖，翕翕，渐渐，濈濈，蒸蒸，连体象都绘出。胃家实是潮热，是手足濈然汗出，尤易分辨。知此，则本条意旨显，本阳明病纲要明，各注支离错误，更不值一辨。

第一百八十三条

问曰：病有得之一日，不发热而恶寒者，何也？答曰：虽得之一日，恶寒将自罢，即自汗出而恶热也。

（发热，《玉函》作恶热。《金匮》《千金翼》发上无不字。《康平本》此条低二格写。）

成无己曰：邪客在阳明，当发热而不恶寒。今得之一日，犹不发热而恶寒者，即邪未全入府，尚带表邪。若表邪全入，则更无恶寒，必自汗出而恶热也。

方中行曰：不发热而恶寒，起自伤寒也。恶寒将自罢，邪过表也。即自汗出，邪热郁于阳明之肌肉，腠理反开，津液反得外泄也。恶热，里热甚也。此以太阳伤寒传入阳明之外证言。

周扬俊曰：按承上言，虽云反恶热，亦有得之一日而恶寒者，曰此尚在太阳居多耳，若至转阳明未有不罢而恶热者。

程郊倩曰：阳明恶寒，终是带表。至于府病，不惟不恶寒，且恶热。表罢不罢，须于此验之，故从反诘以辨出。

第一百八十四条

问曰：恶寒何故自罢？答曰：阳明居中，主土也，万物所归，无所复传，始虽恶寒，二日自止，此为阳明病也。

（《成本》《玉函》《千金翼》无主字。《康平本》此条低二格写。）

成无己曰：胃为水谷之海，主养四旁，四旁有病，皆能传入于胃，入胃则更不复传。如太阳病传之入胃，则更不传阳明。阳明病传之入胃，则更不传少阳。少阳病传之入胃，则更不传三阴。

方中行曰：此承上条之答词，复设问答，而以其里证言，无所复传者。胃为水谷之海，五脏六腑，四体百骸，皆资养于胃，最宜通畅，实则秘固，复得通畅则生，止于秘固则死。死生决于此矣，尚何复传。恶寒二日自止者，热入里而将反恶热，以正阳明也。以病二日，而其几有如此，则斯道之精微，岂专专必于谈经论日，所能窥测哉。

程郊倩曰：六经虽分阴阳，而宰之者胃。胃为水谷之海，五脏六腑，皆朝宗而禀令焉。一有燥热，无论三阳传来之表寒，从而归之；即三阴未传来之阴寒，亦归而变热。任尔寒热方张，一见阳明，自当革面，故曰始虽恶寒，二日自止，末句亦非泛结，正见阳明关系之重，衬住万物所归，无所复传二句。阳明以下法为正，必五脏六腑之邪，皆归于此，别无去路。方是下证之阳明，等闲莫教错下。

《金鉴》曰：此释上条阳明恶寒自罢之义，阳明属胃，居中，土也，土为万物所归，故邪热归胃，则无所复传，亦万物归土之义。阳明初病一日，虽仍恶寒，是太阳之表未罢也。至二日恶寒自止，则是太阳之邪，已悉归并阳明，此为阳明病也。

冉雪峰曰：此两条承上阳明外证，不恶寒反恶热言。前之一条，辨论恶热，后之一条，辨论恶寒；前之一条，由外入内，为阳明早期证，后之一条，由内显外，为阳明后期证；均是在太阳阳明交接处着笔。所以然者，太阳阳明，一外一内，一汗一下，毫厘千里，未容稍差。故既示内证，胃实以立之纲；再辨外证恶寒恶热，始得自罢将罢自止；以穷其义，反复辨论，深恐人体会不够。"病"字当着眼，在阳明篇，自是阳明病。有得之一日，"得"字亦当着眼。阳明提纲是胃家实，发热恶寒为太阳证，今阳明病而现太阳证，矛盾似大，质言之，就是阳明前期证。一日太阳，二日阳明。一日尚在太阳主气内，安得不现太阳证象？若全离太阳，太阳证不治自罢，所以可断定，现虽未罢，必将自罢，现虽恶寒，终必恶热。前之恶寒，为太阳寒气未脱，后之恶热，为阳明燥气方张。此可看出《千金翼》发上无"不"字义长，《玉函》发热作恶热，反形浅率。后条再进一层，务求其恶寒所以自罢之故。太阳本气为寒，恶寒是太阳本性。阳明本气为燥，恶热是阳明本性。一日二日主气不同，自罢自止，趋势一致。始得的始字，自止的止字，泾渭分得甚清，界畔划得甚明。少阳病有蒸蒸发热，汗出而解，由太阳而少阳，又由少阳而太阳。阳明胃实，则只有里解一法，无所复传，断不能由阳明，而再出太阳。前条以病字始，后条以病字终，这个病的来源，病的去路，病的分界，病的历程，病的趋势，病的归结，统可于条文中求得。恶寒在太阳则曰罢，在阳明则曰止。罢则促其传，止则得所归。罢不是解，寒罢热未罢，止显于罢，寒止热亦止（指发热）。阳明全篇，不离此项原则，笼罩全神，不啻内证提纲，又加一个外证提纲。以下关系内外出入，真假虚实甚多。学者对此字字嚼出精汁，万变千岐俱可豁然，尚何疑阳明篇之揉杂错乱为。

第一百八十五条

本太阳初得病时，发其汗，汗先出不彻，因转属阳明也。伤寒发，热无汗，呕不能食，而反汗出濈濈然者，是转属阳明也。

（伤寒二字，《玉函》《千金翼》作病一字。伤寒发热句下，《成本》析为另条，《丹本》亦析为另条。《康平本》此条低一格写。）

陈修园曰：此复申明太阳转属阳明之义，除过汗亡津液外，又有此汗出不彻而转属，不因发汗而转属，合常变而并言之也。

程郊倩曰：胃家有燥气，无论病在太阳，发汗吐下，过亡津液，能转属之。即汗之一法，稍失其分数，亦能转属之。彻者，尽也，透也，汗出不透，则邪未尽出，而辛热之药性，反内留而助动燥邪，因转属阳明。辨脉篇所云，汗多则热愈，汗少则便难者是也。

柯韵伯曰：胃实之病机在汗出多，病情在不能食。初因寒邪外来，故无汗。继而胃阳遽发，故反汗多。即呕不能食时，可知其人胃家素实，而与干呕不同。而反汗出，则非太阳之中风，是阳明之病实矣。

魏荔彤曰：太阳初受风寒之时，发其汗，而汗终出不彻者，则在表之邪，亦可以日久变热于外。内郁之热，日久耗津于内，汗虽出未太过，而津已坐耗为多，其阳盛津亡，大便因鞕，转属阳明无二也。

冉雪峰曰：上两条是为阳明病。一由太阳外证，传为阳明内证。一由阳明内证，显出阳明外证。而此条是属阳明病，分两截看。上截是汗出无彻的转属，下截是发热无汗的转属。均是统论阳明来源过程，俾学者认识阳明真面目，分清太阳阳明真界畔。少阳病包括在内，一以贯之，以后凡阳明病，涉及太阳，涉及少阳者，统可作如是观。阳明篇自开宗明义，至此告一小段落，是阳明病提纲，骤观较他篇为简，实按较他篇为详。此条上截，与太阳中篇四十八条，二阳并病同。仅冠首以一本字，易二阳并病四字。既同，何必重出？盖彼在太阳篇，故用太阳疗法，此在阳明篇，故当用阳明疗法。彼是并病，此是转属。并病则太阳阳明，两经共同负责。既转属，则阳明单独负责。相同处，实有大不相同者在。此条下一本字，有万钧力量，如拔赵帜立汉帜，旌旗壁垒变色。今属阳明，本是太阳，回溯厥初，已成陈迹。领会本字精神，直贯到因转属阳明也，也字有指点交清意义。下截伤寒发热无汗云云，恍似以伤寒二字另提，《成本》析为另条，不为无因。但上截是有汗转阳明（与前汗多另义），下截是无汗转阳明，两两正须对勘。经论上为阳明病，一条分为两条。此属阳明病，两条又合为一条，正是汉文古朴疏宕处。《玉函》《千金翼》，伤寒二字，作病一字，此必抄写误笔。伤寒是针对下无汗言，寒伤太阳无汗，邪转阳明，濈濈汗出，故即其濈濈汗出，可肯定其转属阳明。阳明当汗，而曰反，是指病初未转的太阳言，不是指此已转的阳明言，若去伤寒字，此反字即无着落。转属二字，亦当体会。为阳明，是已离脱太阳，转属，不过不属太阳，事实上常多太阳余证存在。学者认清此点，则一切疑义，可以扫除。而阳明全篇，亦可豁然贯通，顺释而不惑。

第一百八十六条

伤寒三日，阳明脉大。

（《康平本》此条低二格写。）

成无己曰：伤寒三日，邪传阳明之时。经曰，尺寸俱长者，阳明受病，当二三日发。阳明气血俱多，又邪并于经，是以脉大。

程郊倩曰：大为阳盛之诊，伤寒三日见此，邪已去表入里，而脉从阳热化气，知三阳当令，无复阳去入阴之惧矣。纵他部有参差，只以阳明胃脉为准，不言阴阳者，赅浮沉而言也。

柯韵伯曰：脉大者，两阳合明，内外皆阳之象也。阳明受病之初，病为在表，脉但浮而未大，与太阳同，故亦有麻黄桂枝证。至二日恶寒自止，而反恶热，二日来热势大盛，故脉亦应其象，而洪大也。此为胃家实之正脉，若小而不大，便属少阳矣。

《金鉴》曰：伤寒，一日太阳，二日阳明，三日少阳，乃内经言传经之次第，非必以日数拘也。此云三日脉大者，谓不兼太阳阳明之浮大，亦不兼少阳阳明之弦大，而正见正阳阳明之大脉也。盖由去表传里，邪热入胃，而成内实之诊，故其脉象有如此者。

冉雪峰曰：上各条是辨阳明的证，此条是辨阳明的脉。辨证不得拘拘日期，辨脉亦不得拘拘日期。三日转属少阳，则脉小（少阳篇脉小为欲愈）。三日转属阳明，则脉大。有是病，乃见是脉，有是脉，乃成是病。此条骤观很似为阳明昭示脉的提纲，其实不然，如系提纲，当胪列在阳明之为病下。潜玩字句，是阳明脉大，不是脉大即为阳明。阳明之脉，实则厚而敦，虚则短而涩，不宁独大。且本条冠首，无阳明病字样，而是伤寒二字，不容含混读过。伤寒，一日太阳，二日阳明，三日少阳，此是常规。本条伤寒三日，阳明脉大，三日少阳主气，归属阳明。六经目次，明明阳明在前，少阳在后，此条倒置，颇显矛盾。故注家有指三字为错讹，改为二字者。不知仲景下此三字，原有深意。经脉递接，见灵枢第十经脉，三阳三阴侯传，见素问第三十一热论，原不大为错。仲景撰用素问九卷，故目次仍用灵素之旧。但以经气生成言，太少两阳合明乃显出阳明，火来就燥，阳明热气方大。以部位连系言，三焦网膜，由腠理透出肌肉，毫毛其应，少阳紧接太阳，故阳明篇开始即胪叙太阳阳明，少阳阳明。是章次序目，阳明提前，而条文意旨，仍阳明殿后。观太阳与阳明合病，太阳与少阳合病，可见太阳可传少阳，可传阳明。观太阳篇太阳与阳明合病者三，而阳明篇却无一阳明与太阳合病，可见阳明无所复传，例无再表。定法之中有活法，活法之中又有定法。病有始得恶寒，二日方罢，是二日寒未全罢，即热不大显，脉未必肯定大。三日三阳为尽，热乃型成，不曰二日而曰三日，这是临床很大的一个阅历经验，将学术推进一步。学者玩索体会之不暇，更易删改，殊太浅率。

第一百八十七条

伤寒脉浮而缓，手足自温者，是为系在太阴。太阴者，身当发黄。若小便自利者，不能发黄。至七八日，大便鞕者，为阳明病也。

（《康平本》此条低二格写，鞕作难。）

方中行曰：缓以候脾，脾主四末，故手足自温，为系在太阴。身当发黄者，脾为湿土，为胃之合，若不能为胃以行其津液，湿著不去，则郁蒸而身发黄。黄为土色，土生肌肉故也。小便自利，津液行也，行则湿去矣，所以不能发黄。胃中干，大便鞕，而为阳明病也。

喻嘉言曰：此太阴转属阳明府证也。脉浮而缓，本为表证，然无发热恶寒外候，而手足自温者，是邪已去表而入里。其脉之浮缓，又是邪在太阴，以脾脉主缓故也。邪入太阴，势必蒸湿为黄，若小便自利，则湿行而发黄之患可免。但脾湿既行，胃益干燥，胃燥则大便必鞕，因复转为阳明内实，而成可下之证也。

《金鉴》曰：此太阴转属阳明证也。伤寒脉浮缓，手足热者，太阳也。今手足自温，非太阳证，是为系在太阴也。然太阴脉当沉缓，今脉浮缓，乃太阳脉也。证太阴而脉太阳，是邪由太阳传太阴也，故曰系在太阴也。若小便自利者，则不从太阴湿化而发黄。至七八日，大便鞕者，则是从燥化，此为阳明也。

恽铁樵曰：按阳黄之病，皆胆汁混入血中所致。胆居肝短叶内，胆汁司消化，从输胆管达十二指肠，与胰腺分泌物，合营为消化最重要之区。肝脏之胆囊为其源，十二指肠为其委，无论源或委，及输胆管有异时，皆能发黄。伤寒之发黄，颇类西医籍所谓急性热性黄疸。盖疸病之慢性者，多不发热，伤寒之黄，则因热也。发热之疸病，多便闭溲难，脾脏肿大，与本条系在太阴，身当发黄，小便自利者，不能发黄之说正合。

第一百八十八条

伤寒转系阳明者，其人濈然微汗出也。

（《玉函》濈然作漐漐然。《千金翼》转作传，方本喻本魏本，亦作漐漐然。程本此条接上为一条。白云阁本转系作转属。《康平本》此条低二格写。）

成无己曰：伤寒则无汗，阳明法多汗，此以伤寒，邪转系阳明，故濈然微汗出。

汪苓友曰：此承上文而申言之，上言伤寒系在太阴，要之既转而系于阳明，其人外证，不但小便利，当濈然微汗出。盖热蒸于内，汗润于外，汗虽微而府实之证的矣。

章虚谷曰：寒伤营，在太阳则无汗，其后濈然微汗出，为转系阳明。系者，邪未全离太阳，兼及阳明者也。若太阳风伤卫，本自汗出而必恶寒，若转属阳明，即不恶寒，而反恶热，以此为辨也。然阳明初感，亦有恶寒，其无头痛项强，则非太阳也。

舒驰远曰：此条但据汗出濈濈一端，便是转属阳明，恐不能无疑。若热退身凉，饮食有味，岂非病自解之汗乎。必其人恶热不恶寒，腹满按痛，谵语，诸证错见，方为有据，否则不足凭也。

冉雪峰曰：此二条乃昭示阳明与太阴相表里之义。以上各条，是太阳转阳明，少阳转阳明。此二条，是太阳转太阴，或不转太阴而复转阳明。太阳主外，阳明主内，为阳中的内外。三阳主外，三阴主内，为整个阴阳的内外。一部伤寒论，三阳传，三阴不言传，既象征不同，则名称各异。故有曰合，曰并，曰受，曰得，曰入，曰进，曰属，曰系等名词。此条本是太阳传太阴，乃不言传。此栏上文多言属，乃不言属，而创一个新名词曰系，系如春秋以事系时，以日系月，以月系年，是紊维连系的意思。因太阳传阳明为常规，太阳传太阴为变例，故将传字隐去，属字亦隐去。素问六微旨大论"阳明之上，燥气治之，中见太阴"。至真要大论"阳明不从标本，从乎中也。"阳明太阴，互为中气，关连密切，盛衰倚伏，捷于影响，其机如此。太阴应变，不敢当一传字，亦不敢认一属字，特系之云尔。浮缓本似太阳风脉，但浮缓中间，有一而字。浮缓是浮与缓同见。浮而缓，则浮是浮，缓是缓，而字把他连系起来。浮为外，缓为内，而字又把他劈分开来。这俨似脉的系在太阴。冠首两个伤寒，系太阴是伤寒系，系阳明亦是伤寒系，各注多谓太阴转系阳明，其实太阴本身，尚不称属，遑言转属，尚未真系，遑言转系，似此置伤寒二字于何地？两系证象显著的关键，在大小便。小便利，则黄可不发，太阴病似系而未系。大便鞕，则胃家已实，阳明病不系而又转系。后条兜转申足上文余义。转系阳明者，其人濈然微汗出。濈有两义，一和缓貌，一疾流貌，濈字单用则和缓，重用则疾流。既是微汗，当是濈然，若改濈濈，反自矛盾。阴不得有汗，濈然微汗，已显出转系阳明真谛。濈然汗出解，濈然汗出愈，濈然可贵，濈濈然并不足贵。病经几许转折，尚何能责其多汗濈濈，这也是学者当深切体会的。

第一百八十九条

阳明中风，口苦咽干，腹满微喘，发热恶寒，脉浮而紧，若下之，则腹满小便难也。

（《伤寒汲古》恶寒作恶风，浮而紧，作浮而缓。《康平本》此条低二格写。）

成无己曰：脉浮在表，紧为里实。阳明中风，口苦咽干，腹满微喘者，热传于里也。发热恶寒者，表仍未解也。若下之，里邪虽去，表邪复入于里，又亡津液，故使腹满而小便难也。

柯韵伯曰：本条无目痛鼻干之经病，又无尺寸惧长之表脉，微喘恶寒，脉浮紧，与太阳麻黄证同。口苦咽干，又似太阳少阳合病。更兼腹满，又似太阳太阴两感。他经形证互呈，本经形证未显，何以名为阳明中风耶？以无头项强痛，则不属太阳。不耳聋目赤，则不属少阳。不腹痛自利，则不关太阴。是知口为胃窍，咽为胃门，腹为胃室，喘为胃病矣。今虽恶寒，二日必止。脉之浮紧，亦潮热有时之候也。此为阳明初病，在里之表，津液素亏，故有是证。若以腹满为胃实而下之，津液即竭，腹更满而小便难，必大便反易矣。此中风转中寒，胃实转胃虚，初能食，而致反不能食之机也。伤寒中风，但见有柴胡一证便是，则口苦咽干，当从少阳证治，脉浮而紧者，当曰弦矣。

《金鉴》曰：阳明，谓阳明里证。中风，为太阳表证也。口苦咽干，少阳热证也。腹满，阳明热证也。微喘发热恶寒，太阳伤寒证也。脉浮而紧，伤寒脉也。此为风寒兼伤，表里同病之证，当审表里施治。太阳阳明病多，则以桂枝加大黄汤两解之。少阳阳明病多，则以大柴胡汤和而下之。若惟从里治，而遽以腹满一证，为热入阳明而下之，则表邪乘虚复陷，故腹更满也，里热愈竭其液，故小便难也。

唐容川曰：此只申明少阳阳明证。脉浮而紧，是弦脉也。发热恶寒，是少阳证也。口苦咽干，是少阳证也。惟腹满微喘，兼在阳明，当借少阳而达于表，不可下肠胃而引入里也。

冉雪峰曰：此条由阳明而回溯到太阳少阳，将三阳传变转属历程，反复辨论。上各条是由太阳而阳明，少阳而阳明。此条是阳明，而又连系到少阳太阳。证既复杂，义又奥折，似并似合，非并非合，似属似系，非届非系，各注粘着一面，所以滞碍难通，不得不矫强牵附。须知三阳归宗一气，关连密切。既由外而转属到内，亦可由内而连系到外。外欲罢而未全罢，内将实而未尽实，交接过渡期间，颇难认识。经论就在这个惝恍迷离，难着手的关键处，将学术特殊推进一步。于此不猛下一参，证入学理最深层，殊失作者苦心。条文开始曰阳明中风，阳明二字，正明定分。是阳明中风，不是太阳中风、少阳中风。观胪叙证象，曰口苦咽干，确是少阳证。曰发热恶寒，确是太阳证。但中间嵌一句腹满微喘，喘由满来，不是胸满胁满心下满，而是腹满，明明在内，明明探到胃之家。再征诸脉，脉浮而紧，浮主表，紧主寒，俨似太阳伤寒。浮兼紧，俨似少阳弦象。但不是浮紧，是浮而紧。外邪闭塞固紧，内邪绞结亦紧，观下文脉紧则愈，脉紧必潮热，讵可亦谓之寒，亦谓之外。紧者紧迫，对松驰言，此犹不是紧反入里，乃胃气尚强，邪不能干，阳明未定成实，燥犹未显，邪之搏于胃肠外者，尚徘徊逞遭于太少两阳间，这个历程颇易迷惑，颇费平章。郭白云补亡论，拟用麻黄桂枝各半汤。彼是外实，邪在太阳，而证显少阳；此是内实，邪在阳明，而证显少阳太阳，安能比而同之？汗之固非，下之亦非，从少阳输转，亦未为尽得。中风脉浮缓，此则浮紧，浮紧主太阳外证，此则为阳明内证。有变脉变证，却寻不出变治。仲景不立方，含蕴极深，会得精神，方化无穷，整个阳明篇，从此启发不少，然后知各家纷纷藉藉，各是其说者，了无一当。

第一百九十条

阳明病，若能食，名中风，不能食，名中寒。

（二名字，《玉函》《千金翼》作为。《康平本》此条低二格写。）

喻嘉言曰：营卫交会于中焦，论其分出之名，则营为水谷之精气，卫为水谷之悍气。论其同出之源，则浑然一气，何繇分其孰为营，孰为卫哉。惟风为阳，阳能消谷，故能食。寒为阴，阴不能消谷，故不能食。以此辨别阴阳，庶几确然有据耳。

程郊倩曰：阳明经病，不一之病也，前不必有所传，后不必有所归。在表既无头痛恶寒证，则非太阳之表。在里又无燥坚里实证，则并非阳明之里。错综之邪，从何辨之？辨之于本因之寒热耳。本因有热，则阳邪应之，阳化谷故能食，就能食者，名之曰中风，犹云热则生风，其实乃瘀热在里证也。本因有寒，则阴邪应之，阴不化谷，故不能食，就不能食者，名之曰中寒，犹云寒则召寒，其实乃胃中虚冷证也。寒热以此辨，则胃气之得中与失过于此验，非教人于能食不能处，辨及中风伤寒之来路也。

柯韵伯曰：此不特以能食不能食，别风寒，更以能食不能食，审胃家虚实也。要知风寒本一体，随人胃气而别。

《金鉴》曰：太阳之邪传阳明，有自中风传来者，有自伤寒传来者，当于食之能否辨之。若能食名中风，是自风传来者，风能化谷也。不能食名中寒，是自伤寒传来者，寒不能杀谷也。

冉雪峰曰：此条承上启下，上条言中风，下条言中寒，此条统策上下，风寒两疏。病至阳明，外已转内，寒多化热，火来就燥，热病为多。外既内搏，内不复传，实证为多。然热的对面，即有一个寒字，实的对面，即有一个虚字。证之事实，本阳明篇下文，亦有为寒为虚，用四逆汤方、吴茱萸汤方的。故本条近之为上下另加连系，比例以醒眉目；远之为后文作诠释，发凡以奠基础。紧要点在一个能字，就在这个能不能观察热的大不大，肯定证的实不实，本末常变，整个赤裸裸写出来。本条不是阳明总括，而如同阳明总括；不是阳明提要，而如同阳明提要；不是阳明凡例枢纽，而如同阳明凡例枢纽。所以然者，前提纲正文甚简，故本阳明篇前十五条（自问曰病有太阳阳明至阳明病欲解时自申至戌上）统括辨论，皆所以补提纲之不足。学者高着眼孔，循环细读，自可深领其旨趣。张盖仙氏谓"阳明病，在经主葛根，入里主白虎，入府主承气，不必辨其为中风与伤寒。今乃不察其病之在经在府，而斤斤于能食不能食，仲景当不如此。"盖粘着一面，得其粗而未得其精。中寒二字，伤寒全书无有，惟此一见。或谓中寒中字，宜读平声，果尔，风寒是对举，中寒中风亦是对举。中寒读平声，中风亦当读平声，一部伤寒论，又在何处寻这个平声中寒中风佐证，枝节横生，庸人自扰。且名中风，名中寒，两名字，颇极显灵活精神。似风非风，非风名风，似寒非寒，非寒名寒，惟藉风寒为观察，用以观察其风寒的虚实。两中字亦颇有意义，在太阳则曰伤，在阳明则曰中。在太阳则伤与中对举，在阳明则中与中对举。伤中的中，并不同于两中的中，两中的中，更不同于伤中的中。各成其义，各指所之，要在善读者，剖析体认的精详。

第一百九十一条

阳明病，若中寒者，不能食，小便不利，手足濈然汗出，此欲作固瘕，必大便初鞕后溏。所以然者，以胃中冷，水谷不别故也。

（《成本》寒下无者字。《玉函》《千金翼》无若字，食下有而字，固作坚。《康平本》此条低一格写，欲作固瘕系小字旁注，在必大便侧，所以然以下系小字衬注，在煞末。）

周扬俊曰：此条限明中之变证，着眼只在中寒不能食句。**此系胃弱**，素有积饮之人，兼膀胱之气不化，故邪热虽入，未能实结。况小便不利，则水并大肠，故第手足汗出，不若潮热之遍身漐漐有汗，此欲作固瘕也。其大便始虽鞕，后必溏者，岂非以胃中阳气向衰，不能蒸腐水谷，尔时急以理中温胃，尚恐不胜，况可误以寒下之药乎。仲景惧人于阳明证中，但知有下法，及有结未定，俟日而下之法，全不知有不可下，及用温之法，故特揭此以为戒。

程郊倩曰：此之手足濈然汗出者，小便不利所致。水溢，非胃蒸也。固瘕者，固而成瘕，水气所结，其腹必有响声。特以结在胸为水结胸，结在腹为固瘕，阴阳冷热攸别。

柯韵伯曰：欲知胃之虚实，必以二便验之。小便利，屎定鞕，小便不利，必大便初鞕后溏。今人但知大便鞕，大便难，不大便者，为阳明病。亦知小便难，小便不利，小便数少或不尿者，皆阳明病乎。

钱天来曰：注家以前人坚固积聚为谬，而大便初鞕后溏，因成瘕泄，瘕泻即溏泻也。久而不止，则为固瘕。愚以固瘕二字推之，其为坚硬固结之寒积可知，岂可但以溏泻，久而不止为解。况初鞕后溏，乃欲作固瘕之征，非谓已作固瘕，然后初鞕后溏也。观欲作二字，及必字之义，皆逆料之词，未可竟以为然也。

冉雪峰曰：此条承上条，而言中寒之不能食。阳明燥化不够，胃气少权，故其证有如此，乃从阳明反面对勘。阳明燥气用事，本为实热，此则反似虚寒，证象杂错，易致眩惑。上条风寒对举，食不食互勘，颇中肯要。既握住环节，明白昭示，尚不了了，脱或不言，则其疑义丛生，将达如何程度。且本条中寒二字，亦嫌唐突无着落。条文冠首阳明病三字，须着眼。中寒，是阳明病再加一个中寒，中寒与伤寒异，灵素中于阴，则留于府，中于面，则下阳明，即此条好佐证。条文在阳明篇，不是在太阳篇，是阳明中寒，不是太阳伤寒，也不是太阳阳明合病，和三阳合病，且不是病质为原发性，纯由太阳伤寒转来。吾人须知，阳明是六经层序的一个部位，阳明病是六淫病理的一个性质。明其部位，可以辨其性质，明其性质，亦可以辨其病理。手足濈然汗出，初鞕，是传经为热的一部分。胃中冷，水谷不别，不能食，小便不利，后溏，欲作固瘕，是直中为寒的一部分。此为寒热夹杂，阳不胜阴，阴霾浓厚，胃阳汩没。本是阳明病，而条文内，却寻不出恶热身热，燥渴烦满等阳明应有证象来。惟濈然汗出，初鞕，微露其侵逼蚀夺的一线残阳。欲作固瘕，想见以假成真，以虚为实，冰坚阴凝的状况。究之此条确系阳明病，不是系在太阴，不是未离太阳。特阳明为胃实，此为胃虚；阳明为胃热，此为胃寒。而又寒热相乘，虚实相错，实为阳明病变中的极变。经论不出方，蕴蓄极深，中寓无限活法，或拟小青龙、大柴胡、理中、大黄、附子等等，均胶着一面，印定眼目。学者于此明辨透悉，庶可了解正奇常变，整个的阳明病，和整个阳明病合理的治疗法。

第一百九十二条

阳明病，初欲食，小便反不利，大便自调，其入骨节疼，翕翕如有热状，奄然发狂，濈然汗出而解者，此水不胜谷气，与汗共并，脉紧则愈。

（《成本》无初字。不利，《玉函》作不数。并，《成本》《玉函》作併。脉紧，《千金翼》作一坚字，白云阁本无反字。《康平本》此条低一格写，濈然上有四空印，而解下无者字。另有汗出而解者句，系小字衬注，上接而解，下连此水三句为煞末。）

成无己曰：阳明客热，初传入胃，胃热则消谷而欲食。阳明病热为实者，则小便当数，大便当鞕，今小便反不利，大便自调者，热气散漫，不为实也。欲食则胃中谷多，谷多则阳气胜，热消津液则水少，水少则阴血弱，《金匮要略》曰：阴气不通，即骨痛，其入骨节痛者，阴气不足也。热甚于表者，翕翕发热；热甚于里者，蒸蒸发热。此热气散漫，不专著于表里，骨翕翕如有热状。奄，忽也，忽然发狂者，阴不胜阳也。阳明蕴热为实者，须下之愈。热气散漫不为实者，必待汗出而愈，故曰濈然而汗出解也。水谷之等者，阴阳气平也，水不胜谷气，是阴不胜阳也。汗出则阳气衰，脉紧则阴气生，阴阳气平，两无偏胜则愈，故曰与汗共并，脉紧则愈。

喻嘉言曰：此段文义本明，注谓得汗，则外邪尽解，脉紧且愈，全非本文来意。观上条以小便不利，而成固瘕，是湿热由胃，下渗大肠，则手足汗出，而成溏泄。此条小便反不利，其人骨节疼，翕然如有热状，热胜也。湿热交胜，乃忽然发狂，濈然汗出而解者，何以得此哉。此是胃气有权，能驱阳明之水与热，故水热不能胜，与汗共并而出也。脉紧则愈，言不迟也。脉紧疾，则胃气强盛，所以肌肉开，而濈然大汗。若脉迟，则胃中虚冷，偏渗之水，不能透而为汗，即手足多汗，而周身之湿与热，反未能共并而出，此胃强能食，脉健之人，所以得病易愈耳。

尤在泾曰：此阳明风湿为痹之证，《金匮》云：小便不利，大便反快，又湿病关节疼痛而烦是也。奄然发狂者，胃中阳胜，所谓怒狂生于阳也。濈然汗出者，谷气内盛，所谓汗出于谷也。谷气盛，而水湿不能胜之，则随汗外出，故曰与汗共并。汗出邪解，脉气自和，故曰脉紧则愈。上条中寒不能食，所以虽有坚屎，而病成固瘕。此条胃强欲食，所以虽有水湿，而忽从汗散，合而观之，可以知阴阳进退之机。

丹波元简曰：汪氏云脉紧则愈，补亡论阙疑。常器之云：一本作脉去则愈。郭白云云：《千金》作坚者则愈，无脉字，是误以脉紧为去为坚者，或漏脉字，或漏者字。当云脉紧者则愈，愚今校正，当云脉紧去则愈。喻氏云：脉紧则愈，言不迟也，脉紧疾，则胃气强盛，周氏柯氏并同。程氏云：脉紧则愈者，言脉紧者，得此则愈也。张氏宗印云：此直中之寒邪，不能胜谷精之正气，与汗共并而出，故其脉亦如蛇之迂回而欲出也。魏氏云：紧者缓之对言，脉紧者，言不若病脉之缓而已，非必如伤寒之紧也。按以上数说，未审孰是，姑从成注。

冉雪峰曰：此条与上条，一为中寒，一为中风，中寒是明写，中风是暗写。太阳风寒，以有汗无汗辨之；阳明风寒，以能食不能食觇之。中风能食，中寒不能食，在前条总冒统括，已交待清楚。不过阳明胃病，胃即病，当同是一个不能食，特以寒性凝泣，风性散发，凝泣则绝不能食，散发又似乎可食，吾人即可就这个病情，审度出这个病质，不必以文害词，死于句下。观上条直切了当，曰不能食，此条委婉其词，曰初欲食。欲食未必真能食，初欲未必其既其终均欲，学者可以领略其旨趣。再此条与上条，均系推阐中寒中风特殊病变，为阳明篇重要吃紧处。上条胃阳汩没，邪反侮正，虽有燥屎，仍可转成固瘕。此条胃气伸张，正能胜邪，虽至发狂，仍能共并汗解。阳明主证为燥结，而推到瘕泻。阳明主方为承气，而推到汗解。阳明原无汗解方法，而此却有汗解病机。八面玲珑，启发思维不少。细玩条文，大便自调，胃的本身无恙，与阳明以有利条件。小便不利，津液可还胃中，亦与阳明以有利条件。骨节痛，是邪不聚胃，散于肢节；有如热状，是邪不聚胃，散于肌肉，亦与阳明以有利条件。不归结于阳明之里，而拂郁于阳明之表，虽是阳明府证，俨似阳明经证。奄然、濈然、翕翕，整个现实病机如绘，正如久燠郁蒸，烈风雷雨，而后乾坤显出一番清朗静穆景象。脉紧则愈，义蕴尤深。仲景书中言脉，多系脉理，不仅脉法。紧是绞结有力，是胃中谷气胜，不然，已脱太少两阳深入的客邪，安能奄然濈然。冲开翕翕局势，与汗共并复出于表，惟有力脉方紧，惟脉紧乃汗出解，不紧解不了，紧是指未解前言，病既解，则脉紧亦解。阳明白虎证条脉滑的滑，与此条脉紧的紧，均透过常解数层，前后辉映，值得学者深深证入体会。

第一百九十三条

阳明病欲解时，从申至戌上。

方中行曰：申酉戌，阳明之旺时也，正气得其旺时，则邪不能胜，故退而自解也。

张隐庵曰：六篇欲解，各从六气旺时而解，则六气言正而不言邪，盖可见矣。

柯韵伯曰：申酉为阳明主时，即日晡也。凡称欲解者，具指表而言，如太阳头痛自止，恶寒自罢，阳明则身不热，不恶热也。

尤在泾曰：申酉戌时，日晡时也。阳明潮热发于日晡，阳明病解，亦于日晡，则申酉戌为阳明时，其病者，邪气于是发，其解者，正气于是复也。

第一百九十四条

阳明病，不能食，攻其热必哕，所以然者，胃中虚冷故也。以其人本虚，攻其热必哕。

（《康平本》此条低一格写，以其人以下十字系小字旁注，在攻其热侧，所以然以下十字系小字衬注，在必哕下煞末。）

林澜曰：阳明谵语潮热，不能食者可攻，由燥屎在内也。乃亦有胃中虚冷，不能食之证，须详别之。未可便以不能食为实证也。若误攻之，热去哕作矣，然则安得以阳明概为宜下哉。

张隐庵曰：合下三节，首言胃府虚冷，次言经脉虚，末言皮腠虚。意谓胃府虚，而后经脉虚，经脉虚，而后皮腠虚。故末结曰，此以久虚故也。阳明病者，病阳明胃府之气也。不能食者，胃气虚也，哕，呃逆也，胃气虚而复攻其热，故哕。所以然者，阳明以胃气为本，以其人本虚，攻其热，则胃中虚冷而必哕。

唐容川曰：此言胃气虚冷，无燥屎，虽有身热之阳明证，亦不可误攻其胃，非胃有燥屎，而不可攻也。

高士宗曰：遍阅诸经，止有哕而无呃，以哕之为呃也，确乎不易。诗曰莺声哕哕，谓呃之发声有序，如车鸾声之有节奏也，凡经论之言哕者俱作呃解无疑。

冉雪峰曰：阳明病质与太阳病质相似，略言之分风寒二项，能食为中风，不能食为中寒，前已明言。是为风为寒，乃阳明病所常有，在内风寒不易辨，辨之于能食不能食病情，是能食不能食为辨晰风寒性质的一种简捷方法。中风为阳明病，中寒亦为阳明病，并非中风为阳明病，中寒就不为阳明病。中风有实证，亦有虚证，中寒有虚证，亦有实证。诸家多认中风为热为实，中寒为寒为虚，殊太偏执。比在太阳篇认伤寒无汗为实，中风自汗为虚，差误更远。条文冠首，大书阳明病三字，何谓阳明病，即胃有热。胃热结实，热实，正当攻其热，全条无他证，仅不能食一项，不能食，不能说不为阳明病，既为阳明病，不能说不可用阳明攻法。此条是由病情体认病质中，更进一步观察，由热中看出寒来，实中看出虚来。阳明病既以胃气为归，治阳明病即当以胃气为主。质言之，此条是示人回顾胃气，在病的根本上着眼，立于不败，理智的整个了解阳明疗法。阳明病当攻下，此并未斥言攻下错误，但既肯定不能食，胃气无权可知，既不能食，胃气更弱可知，正阳式微，客寒乘之，若无其他显明之急须攻下证象，攻下即宜审顾，勿得助邪戕正，坏其根而益其疾。此条重心在不能食，不能食是正弱的病征，哕是土坏的病变，履霜坚冰，辨宜早辨。此条《康平本》，只阳明病不能食攻其热必哕十一字，无以其人以下二十字，此二十字上二句是旁注，下二句是衬注。后人窜入正文。为此注者，造诣甚佳，将条文解释详明，但将阳明实证说成一个纯虚证，阳明热证说成一个纯冷败证，致令大好精蕴，反生疑窦。试将康平正文诵读一通，当必别有领悟。古书之难读如此，古本有参考的价值如此。

第一百九十五条

阳明病，脉迟，食难用饱，饱则微烦头眩，必小便难，此欲作谷瘅，虽下之，腹满如故，所以然者，脉迟故也。

（瘅，《成本》作疸。微，《玉函》作发。《柯本》脉迟下补腹满二字。《千金翼》头眩下有者字，腹满作其腹必满。《金匮》迟食间有者字，微作发，必小便难作小便必难。《康平本》此条低二格写，欲作谷瘅系小字旁注，在小便难侧，所以然以下八字系小字衬注，在如故下煞末。）

成无己曰：阳明病脉迟，则邪方入里，热未为实也。食入于阴，长气于阳，胃中有热，食难用饱，饱则微烦，而头眩者，谷气与热气相搏也。两热相合，消烁津液，必小便难。利者不能发黄，言热得泄也。小便不利，则热不得泄，身必发黄。疸，黄也，以其发于谷气之热，故名谷疸。热实者下之则愈，脉迟为热气未实，虽下之腹满亦不减也，经曰脉退尚未可攻。

程郊倩曰：阳明病脉迟，迟为寒，寒则不能宣行胃气，故非不能饱，特难用饱耳。饥时气尚流通，饱即填滞，以故上焦不行，而有微烦头眩证。下脘不通，而有小便难证。小便难中包有腹满证在内。欲作谷疸者，中焦升降失职，则水谷之气不行，郁黩而成黄也。曰谷疸者，明非邪热也。下之兼前后部言，茵陈蒿汤、五苓散之类也。曰腹满如故，则小便仍难，而疸不得除可知，再出脉迟，欲人从脉上悟出胃中冷来。

周扬俊曰：此条病原，始终只重脉迟二字。脉法曰，数为在府，迟为在脏。又曰：假令脉迟，此为在脏也，所言脏者脾也。病属阳明，是今之客病。脾家湿热，又昔之内因，即风邪稍轻，尚或可以引食，而湿证已久则必不能运化，饱食微烦，徒使脾气倦，而上蒸为眩，下阻膀胱，湿无从渗，则谷瘅为黄，何能免乎。设不知受病之由，而但去其糟粕，吾知腹满不减，以脾藏之湿，究未清楚也。然或云迟则为寒，寒则何以云热，而不热则必不为瘅也。殊不知外邪未罢之先，脉必浮缓，归府之后，脉必数实。今既属阳明，而未见数脉，故云迟也。然则脾与胃相为表里也，胃家之邪热甫归，脾土之积蓄不运，势必蒸腐其所存之食，不黄不休耳，故曰欲作谷瘅，乃是因脉原证，料所必至之词。若至谷瘅既成，脉或变迟为数，又所必至也。

丹波元简曰：按汪氏云补亡论常器之云，宜猪苓汤、五苓散。愚以上二方，未成谷疸时，加减出入，可随证选用。郭白云云：已发黄者茵陈蒿汤，此为不可易之剂。张氏云：脉迟胃虚，下之无益，则发汗利小便之法，用之无益。惟当用和法，如甘草干姜汤，先温其中，然后少与调胃，微和胃气是也。以上二说似未妥帖，当考。

冉雪峰曰：此条食难用饱，却犹能食，饱则微烦头眩。却食犹能饱，与上条不能食作正比，为一中寒一中风的对峙。但两条均是胃家虚，均是实中之虚，与前一九一条、一九二条为虚中实者有别。彼为固瘕（邪实），为汗出解（正实），此为哕（正败），为谷疸（邪蒸）。内外转变，邪正虚实互勘，曲尽病情。全条关键重在脉迟，脉迟不是寒，只是胃家正气薄弱，邪气又未尽结实，谷气蒸变，蛊坏有事，运化少权。腹为之满，全条脉证，均隐藏包含有个腹满在。阳明热病，阳病见阴脉，阳为抑郁，精不荣脉，早具腹满基素。饱则微烦，烦为热，阳明两阳合明，不大烦而微烦，微字与迟字两两呼应。腹满病情愈露，清不升则头眩，浊不降则小便难，升降失司，化机欲息，精华化为秽浊，腹满病机更彰。苟果阳明热实，下之当愈，下之腹满如故，乃倒装句法，设非上文脉证隐含腹满在内，又何物如故之有。柯氏于脉迟下，加腹满二字，反形浅率。条文又缴转点醒眉目，曰所以然者，脉迟故也，深恐人误会，乃各注仍多误会，为寒为热，各是其说，多以后世呆钝脉法，解释仲景灵活脉理。不知大承气证，率多脉迟，下文二零八出大承气方条，脉即是迟，此岂可仍训为寒。只因寒之一字，遂牵扯曲解难饱、饱烦、头眩、小便难、谷瘅、腹满等等，均偏向寒的方面。此可与前固瘕条互参，彼为寒，故欲作固瘕。此为热，故欲作谷瘅。天下未有无热而成瘅，亦未有谷不腐化而成谷瘅者，谷而成瘅，责在胃败，正阳少权，客热壅遏，此脉之所以迟，瘅之所以作，腹满证候群所以种种发现。热深厥深，脉或欲绝，迟何足怪。条文本自明白，其奈愈解愈纷何。

第一百九十六条

阳明病，法多汗，反无汗，其身如虫行皮中状者，此以久虚故也。

（《玉函》《千金翼》作阳明病久久而坚者，阳明当多汗，而反无汗，云云。《康平本》此条低二格写。）

成无己曰： 胃为津液之本，气虚津液少，病则反无汗。胃候身之肌肉，其身如虫行皮中者，知胃气久虚也。

程郊倩曰： 阳明病，阳气充盛之候也。故法多汗，今反无汗，胃阳不足，其人不能食可知。盖汗生于谷精，阳气所宣发也。胃阳既虚，不能透出肌表，故怫郁皮中，如虫行状。虚字指胃言，兼有寒，久字指未病时言。

魏荔彤曰： 阳明病，法应多汗，今反无汗，但见身如虫行皮中状者，此邪热欲出表作汗，而正气衰弱，不能达之也。

丹波元简曰： 按汪氏云，常器之云，可桂枝加黄耆汤。郭白云云，桂枝麻黄各半汤。愚以还当用葛根汤主之，《金鉴》云，宜葛根汤小剂，微汗和其肌表，自可愈也。魏氏云，补虚清热，人参白虎汤之类，并似与经旨相畔矣。

冉雪峰曰： 此条合上两条，均是阳明虚证。阳明两阳合阳，原为阳实，故前提纲曰胃家实。今胃家虚亦称阳明病，诚为阳明病的变例。条文补出久虚，又绘出久虚状况，以补上两条未尽意义。苟求其故，则病的邪正虚实，出入常变，均可整个了彻。无论阳明由太阳转来，由少阳转来，既成阳明，则必已离太阳少阳范围。否则当称太阳少阳，与阳明合病并病，不得单称阳明病。本条开始即冠阳明病三字，是这个病属阳明，原无疑义。阳明为热实，是这个病为热实病，亦无疑义。热即有汗，热多即汗多，今反无汗，谷气不充，气泽不能达于皮毛，惟徘徊迍邅皮里肤外肌内分际。正阳式微，胃气少权，病机甚显，如虫行皮肤中状，气欲达而不能达，正欲伸而不能伸，又兜转明白昭示曰，此以久虚故也，点清题旨，深恐人误会。无汗在太阳为实，无汗在阳明为虚。所谓实，是邪气实，所谓虚，是正气虚。邪正不同，虚实各异。各注拟用麻黄桂枝各半汤、葛根汤、桂枝加黄耆汤、白虎加人参汤，正虚而误为邪实，内虚而误为表虚，阳虚而误为阳实。太隔阂，太差别。病机传化，万变千歧，况此一线残阳，几于泯灭。实而夹虚，虚中有实，实不尽实，虚而久虚，尤耐体认。观上条攻热必哕，下仍腹满，和前栏欲作固瘕，濈然汗解，经论不惮反复推阐，无非欲人了解个中杂错真理，动中奥窍。统观默会，其曲折奥懿，历历在目。凡此轻重出入，毫厘千里，未容偏执一面，印定眼目。仲景未立方，其中有无限灵活方治在。善读者领会不言之表，未传亦传，若拘牵文义，死守教条，胪列再极清晰，反滞化机。吾人须知此言虚证，正是互证实证，言虚中之实，实中之虚，正是由对面反面，正法变法，互证整个全体，煞费苦心。后人对此吃紧处，反有微词，殊为憾事。

第一百九十七条

阳明病，反无汗而小便利，二三日呕而咳，手足厥者，必苦头痛。若不咳，不呕，手足不厥者，头不痛。

（原注，一云冬阳明。《玉函》作各阳明病。《千金翼》作冬阳明病，《康平本》此条低二格写。）

张隐庵曰：此节明阳明之气，须行于表里上下，横充周遍之意。阳明病反无汗者，气滞于里，而不出于表也。小便利者，气行于下，而不升于上也。二三日呕而咳者，阳明之气，内合肺金，病气上逆于膺胸，故呕而咳也。手足厥者，不能敷布于四肢也。气不横充，必上逆而苦头痛。若不咳不呕，气能周遍于内外。手足不厥，气能敷布于四旁，故不上逆，而头不痛。

柯韵伯曰：小便利，则里无瘀热可知。二三日无身热汗出恶热之表，而即见呕咳之里，似乎热发乎阴。更手足厥冷，又似病在三阴矣。苦头痛，又似太阳之阴证。然头痛必因呕咳厥逆，则头痛不属太阳。咳呕厥逆，则必苦头痛。是厥逆不属三阴，断乎为阳明半表半里之虚证也。

程知曰：无汗小便利，呕咳肢厥头痛，曷不谓太阳病，盖初起无头痛诸表证也。此头痛是二三日后，呕咳肢厥所致，非因头痛，致呕咳而厥也。呕咳二证，太阳俱有之，其表证未解，则属太阳病，其寒热往来者，则谓之少阳病也。厥则厥阴有之，但无呕与咳也。

林澜曰：须识阳明亦有手足厥证，胃主四肢，中虚气寒所致也。然苦头痛而咳，自与厥阴但厥者异矣。此类数条，最为难解。

第一百九十八条

阳明病，但头眩，不恶寒，故能食而咳，其人咽必痛，若不咳者，咽不痛。

（原注一云冬阳明。《玉函》作各阳明病。《千金翼》作冬阳明病。《康平本》此条低二格写。）

张隐庵曰：此言阳明经脉合肺，而上出于咽也。阳明病者，阳明中风病也。风淫经脉，故但头眩。不因于寒，故不恶寒。阳明病能食，名中风，故能食。内合于肺故咳。夫阳明经脉，从大迎下人迎，循喉咙入缺盆。阳明循经合肺，故其人咽必痛。若不咳者，不循经以合肺，故咽不痛。夫不曰喉痛，而曰咽痛者，以病在阳明，而咽接胃本也。

程郊倩曰：阳明以不行为顺，逆则上行，故中寒则有头痛证，中风则有头眩证。以不恶寒而能食，知其郁热在里也。寒上攻故令咳，其咳兼呕，故不能食。而手足厥热上攻亦令咳，其咳不呕，故能食而咽痛，以胃气上通于肺，而咽为胃府之门也。夫咽痛惟少阴有之，今此以咳伤致痛，若不咳，则咽不痛，况更有头眩不恶寒以证之，不难辨其为阳明之郁热也。

程知曰：阴邪下行，故无汗而小便利。阳邪上行，故不恶寒而头眩。寒则呕不能食，风则能食，寒则头痛，风则咽痛，是风寒入胃之辨也。

黄坤载曰：阳明以下行为顺，上行为逆。胃土上攻，阳气不降，浮越无根，是以头眩。表解，故不恶寒。胃阳未败，故能食。胃土上逆，肺金壅碍，则为咳，咳则相火逆冲，是以咽痛。不咳者，相火未冲，故

647

咽不痛。

冉雪峰曰：此两条系承上三条虚证而言。阳明为实，而反虚，是从正面求到反面。阳明下行为顺，而上逆，是从反面求到反面的反面。以证审证，握住重心，由正可以识邪，由邪可以识正，中蕴无限义蕴。注家以此数条为难解，实少体会。宋本两条原注，均有一云冬阳明五字，都阙疑阙殆，付同虢公夏五之列，不知此正两条精义所在。《玉函》本、《千金翼》本、唐写卷子康平古本均有，相传甚古，讵得不求甚解，一概抹煞。即其气候影响，可求到天人一贯顺应、利用征服、实际运用的极功。两条条文，亦可朗然涣然顺释。前条反无汗，与上条反无汗同。但彼为本身的阳气内虚，此为天时冬令的寒气外逼。可见此条无汗，不是因虚即虚。仅二三日，虚亦不久，与上条久虚作反比，针锋相对。外之汗不可得，下之小便却利，将外寒逼迫情景，写到十二分，跃跃纸上。手足厥，大是骇人，俨似阴证，但二三日，何能遽深入阴？深入厥阴？且协同呕咳以俱发？其厥非厥阴多见之厥，而为阳明特殊之厥可知。此两条均是阳明病，均是其气上逆。一头痛，一咽痛，均是上逆病变的结果。然气能上逆，正阳有权，体工犹能兴奋，与上之为寒为虚者有别。若以小便利，手足厥，释为寒；不恶寒，能食而咳，释为热；望文生义，殊太浅率。须知为呕，为咳，为厥，为头痛，为咽痛，均非阳明主证，而为阳明变证。且其病变机转，上下出入，常变往复，一气相含。下迫欲作固瘕者此气；内郁欲作谷瘅者此气；欲伸难伸，如虫行皮肤中状者此气；奋然发狂，濈然汗出而解者此气；遏郁笼罩，不外达，不旁通，通之以不得不上逆者亦此气。会而通之，本两条的奥义斯昭，本阳明篇整个的奥义更显。

第一百九十九条

阳明病，无汗，小便不利，心中懊憹者，身必发黄。

（《康平本》此条低一格写。）

成无己曰：阳明病，无汗，而小便不利者，热蕴于内而不得越，心中懊憹者，热气郁蒸，欲发于外，而为黄也。

张隐庵曰：阳明之气不行于表里上下，则内逆于心中，而为懊憹。阳热之气留中，入胃之饮不布，则湿热窨黩，而身必发黄。

柯韵伯曰：阳明法多汗，反无汗，则热不得越。小便不利，则热不得降。心液不支，故虽未经汗下，而心中懊憹也。无汗小便不利，是发之原。心中懊憹，是发黄之兆。然口不渴，腹不满，非茵陈汤所宜，与栀子蘗皮汤，黄自解矣。

丹波元简曰：按《金鉴》云，心中懊憹，湿瘀热郁于里也，宜麻黄连轺赤小豆汤。若经汗吐下后，或小便不利，而心中懊憹者，热郁也，便鞕者，宜调胃承气汤，便软者，宜栀子汤。视之柯注，却似于经旨不切矣。

第二百条

阳明病被火，额上微汗出，而小便不利者，必发黄。

（《成本》无而字，《玉函》同。白云阁本，无此一条。《康平本》此条低一格写。）

喻嘉言曰：阳明病，湿停热郁，而烦渴有加，势欲发黄，然汗出热从外越，则黄可免。小便多，热从下泄，则黄可免。若误攻之，其热邪愈陷，津液愈伤，而汗与小便，愈不可得矣。误火之，则热邪愈炽，津液上奔，额虽微汗，而周身之汗与小便，愈不可得矣。发黄之变，安能免乎？

程郊倩曰：被火则土遭火逼，气蒸而炎上益甚，汗仅微见于额上，津液被束，无复外布与下渗矣，湿热交蒸必发黄。二证虽水蓄火攻不同，然皆瘀热在里之因也。

陈修园曰：此节即上节所言发黄之证，借被火以言其更甚也。凡误服羌活荆防，及姜桂乌附之类，皆以被火概之。

丹波元简曰：按常氏云，可与茵陈蒿汤。汪氏云，五苓散去桂枝加葛根，白术当改为苍术。《金鉴》云，若小便利，则从燥化，必烦渴，宜白虎汤。小便不利，则从湿化，必发黄，茵陈蒿汤。并于经旨未妥。

冉雪峰曰：此两条，乃推广阳明病病机的转变。上文头痛咽痛，原非阳明主证，此条发黄，亦非阳明主证。阳明提纲为胃家实，头痛咽痛发黄等，均非胃家实应具的条目。此各条各标阳明病，而必有此等证象。此等证象，不是阳明病，而阳明病转变，却有此等证象。明得此等证象，乃可互勘，愈证明阳明的正病证象。实则未必黄，以热气归结胃中。黄则不尽实，以热气郁蒸胃外。聚则为实，散则为黄。是黄与实，为阳明病出入分合机转的关键。本阳明篇言黄者七条，合此为九条，本两条为辨晰发黄的正文。阳明两阳合明，热气本旺，原具发黄基质。阳明与太阴相表里，湿热郁蒸，更具发黄的导火线。究之黄之发不发，其机窍在汗的有无、小便的利不利。在阳明病，无汗成阳明，汗多亦成阳明；小便利成阳明，小便不利亦成阳明。在发黄，汗出，则热越于外，不发黄；（二三六条发热汗出者，此为热越，不能发黄也）。小便利，则热泄于下，不发黄。（一八七条小便自利者，不能发黄）。既无汗，小便又不利，故必发黄。两必字，是肯定无可幸免的意思。两条，前条无汗，是承上三条言。上之一条曰：法多汗，反无汗。上之二条曰，反无汗，省去法多汗。此之前条曰无汗，又省去反字。此之后条曰，额上微汗出，惟其无汗，故用火攻，被火额上微汗，周身无汗可知，汗之不肯出亦可知，不曰无汗，比无汗更甚，故连无汗省去。前条有懊侬，后条无懊侬，同是阳明又热甚被火，至逼额汗，讵不懊侬之理。不言，是无待言，所以整个省去，善读者可以互文见义。究之此不是辨黄，是辨黄与实，是辨黄以印证实。伤寒发黄，与《金匮》发黄异。中说发黄，与西说发黄异。学者于互通处求肯綮，矛盾处求会归，豁然贯通，庶几无惑于天下。

第二百零一条

阳明病，脉浮而紧者，必潮热，发作有时，但浮者，必盗汗出。

（《玉函》《千金翼》作其热必潮。白云阁本，紧作大。伤寒汲古，紧作短，盗汗作自汗。《康平本》此条低二格写。）

成无己曰： 浮为在经，紧者里实，脉浮而紧者，表热里实也，必潮热发作有时。若脉但浮而不紧者，只是表热也，必盗汗出。盗汗者，睡而汗出也。阳明病里热者自汗，表热者盗汗。

程郊倩曰： 云阳明病，自无太阳表证可知，其脉浮而紧者，缘里伏阴寒，击阳于外故也。阴盛阳不敢争，仅乘旺时而一争，故潮热，发作有时也。但浮者，胃阳虚，而中气失守也。睡则阴气盛，阳益不能入，故盗汗出也。

柯韵伯曰：阳明脉证，与太阳脉证不同。太阳脉浮紧者，必身疼痛，无汗，恶寒发热不休。此则潮热有时，是恶寒将自罢，将发潮热时之脉也，此紧反入里之谓，不可拘紧则为寒之说矣。太阳脉但浮者必无汗，今盗汗出，是因于内热，且与本经初病但浮而汗而喘者不同，又不可拘浮为在表之法矣。脉浮紧但浮，而不合麻黄证，身热汗出，而不是桂枝证，此脉从经异，非脉从病反。要知仲景分经辨脉，勿专据脉谈证。

尤在泾曰：太阳脉紧，为寒在表，阳明脉紧，为实在里，里实，则潮热发作有时也。若脉但浮而不紧者，是里未实，而经有热，经热则盗汗出。盖杂病盗汗，为热在脏；外感盗汗，为热在经。易简方用麻黄治盗汗不止，此之谓也。

唐容川曰：此脉紧是应大肠中有燥屎结束之形也，故必潮热。凡仲景所言潮热，皆是大肠内结实，解为太阳实邪非也。仲景脉法，如脉紧者必咽痛，脉迟身冷为热入血室，皆与后世脉诀不同。修园未明脉之至理，而拘于紧主外寒，是以误注。

舒驰远曰：此条据脉，不足凭也。况脉浮紧与潮热，脉但浮与盗汗出，皆非的对必有之证也。若阳明病潮热，发作有时者，当审其表之解与未解，胃之实与不实，而治法即出其间。若盗汗出者，又当视元气之虚否，里热之盛否，更辨及其兼证，庶几法有可凭，否则非法也。

冉雪峰曰：此条为阳明篇辨脉的枢纽，亦即伤寒论全篇辨脉的枢纽。仲景伤寒言脉，与后世脉诀言脉不同，脉诀所言系脉法，伤寒所言系脉理，学者得此启发，举一反三，可以推类尽致。本条分两截看，上截言脉浮紧，下截言脉浮，吾人须认清界畔。太阳有太阳的浮，阳明有阳明的浮；太阳有太阳的紧，阳明有阳明的紧。又须认清文法，浮紧，是浮紧两字连系，有浮紧的意义。浮而紧，是浮紧两字划开，有浮而紧的意义。上句浮而紧，浮紧并言，要着重到而字意义。下句但浮，除紧单言，要着重到但字意义。盖太阳的浮，浮在阳明之外；阳明之浮，浮在太阳之内。太阳的紧，是外的闭塞太深；阳明的紧，是内的鼓盈得势。紧为有力，惟紧乃浮，浮而无力，但浮不紧。观上一九二条脉紧则愈，紧仅训寒，安能奄然发狂，濈然汗解？这个紧字，与本条紧字，遥遥相应，同是阳明正旺，体工兴奋象征，就其脉浮的兼紧不兼紧，即可看出阳明正阳的旺不旺，以脉定证，以证诠脉。曰必潮热，曰必盗汗，上必字，必于阳明气旺；下必字，必于阳明气弱。潮热为阳明主证，盗汗非阳明主证。论文气，是以上截形出下截，论书理，又是以下截陪衬上截。文既古奥，义又渊微，解人难索。舒驰远辈见其小，而未见其大，见其浅，而未见其深，呓语喃喃，其何足怪。本阳明篇脉浮而紧凡三见，一八八条脉浮而紧，兼有口苦咽干，腹满微喘等热象；二二〇条脉浮而紧，亦有咽燥口苦，腹满而喘等热象；合此条鼎足而三，均浮不主外，紧不主寒。逻辑比例，信而有征。脉法不外乎脉理，脉理可包乎脉法。脉法以脉论脉，在识别上讲规律，脉理合病合证论脉，在矛盾上求真理。学者必由脉法求到脉理，由脉理活用脉法，庶可以解此等辨脉条义，庶可以解伤寒全书辨脉条义。

第二百零二条

阳明病，口燥，但欲漱水不欲嚥者，此必衄。

（嚥，《千金翼》作咽。《康平本》此条低二格写。）

成无己曰：阳明之脉，起于鼻，络于口，阳明里热，则渴欲饮水。此口燥但欲漱水，不欲嚥者，是热在经，而里无热也。阳明气血俱多，经中热甚，迫血妄行，必作衄也。

喻嘉言曰：阳明病，口燥，但漱水，不欲嚥，知邪入血分。阳明之脉起于鼻，故知血得热而妄行，必由鼻而出也。

柯韵伯曰：太阳阳明，皆多血之经，故皆有血证。太阳脉当上行，营气逆，不循其道，反循巅而下至目内眦，假道于阳明，自鼻顿而出鼻孔，故先目瞑头痛。阳明脉当下行，营气逆而不下，反循齿环唇，而上循鼻外，至鼻頞而入鼻，故先口燥鼻干。异源而同流者，以阳明经脉，起于鼻之交頞中，旁纳太阳之脉故也。

周扬俊曰：邪入血分，热甚于经，故欲漱水。未入于府，故不欲嚥。使此时以葛根汤汗之，不亦可以夺汗而无血乎。此必衄者，仲景正欲人之早为治，不致衄后更问成流与否也。

冉雪峰曰：此条承上各条，亦推广阳明病的转变，病机隐晦难明，病情显昭易见。本栏自上一九六条起，至此计六条，出六个必字，曰必苦头痛，曰其人咽必痛，曰身必发黄，曰必发黄，曰必盗汗出，曰此必衄。合上必哕，必小便难，和下必大便鞕，必大便，言必共十。必之云者，体察病情，探索病机，肯定病变结果，有必出此一途的意思。本条重在但欲漱，不欲嚥两句。但欲漱，是欲用水。不欲嚥，是不欲用水。好雨好风，愿欲不同。既欲用水，又不欲用水，想见烦燥莫可奈何情状。所以然者，热在气分，则烦渴引饮，观白虎大烦渴可知。热在血分，虽燥不渴虽渴不饮，血分遏郁，不遑宁处，闭极思通，所以必衄。燥为阳明本气，书口燥，已将阳明热气有内形外，直切写出。经论言燥者多，未闻必衄者。各注以口燥但欲漱水，为邪热在经。不欲嚥，为邪未入府，因拟用葛根汤加减，此为太阳郁热言则可，为阳明郁热言则不可。阳明承气证，并无口渴。阳明全篇十九方，亦并无葛根汤。太阳衄乃解，阳明衄不言解，义可深思。或谓漱水不欲嚥，当是里阳衰乏，不能薰蒸津液之故，愈差愈远。须知此条经旨，不是辨在经在府，不是辨为实为虚，是辨阳明燥热入血分未入血分。血液内濡藏府，外泽皮毛，涵濡各液腺，各体素，各组织，奉生周命，莫贵于此。燥火袭入，清浊相干，清之不去，透之不出，至不惜牺牲此宝贵阴液，与之同尽。不与汗共并，而与衄共并，出此最后出路之下策。鼻为气道，并非血道，江汉双流，合为一渠，勿得以黏膜破损小故视之。知其必衄，勿令至衄，留得一分阴液，保存一分生气。阳明不怕热甚，只怕阴竭，经论未出方，含蕴极深。扶危定倾，安容掉以轻心，学者所当兢兢。

第二百零三条

阳明病，本自汗出，医更重发汗，病已差，尚微烦，不了了者，**此必大便鞕故也**。以亡津液，胃中干燥，故令大便鞕。当问其小便日几行，若本小便日三四行，今日再行，故知大便不久出。今为小便数少，以津液当还入胃中，故知不久必大便也。

（尚微烦，《玉函》《脉经》《千金翼》作其人微烦。此必大便鞕故也，作此大便坚也。《成本》作此大便必鞕故也。津液，《玉函》作精液。《康平本》此条低一格写。不了了者，作不了者，此必大便鞕故也，系小字旁注，在不了了侧。当问其小便以下四十九字，系小字衬注，在故令大便鞕下煞末。《柯本》注数如字。）

方中行曰：盖水谷入胃，其清者为津液，粗者为楂滓。津液之渗而外出者则为汗，潴而下行者为小便。故汗与小便多出，皆能令人亡津液。所以楂滓之为大便者，干燥结鞕而难出也。然二便者，水谷分行之道路，此通则彼塞，此塞则彼通。小便出少，则津液还停胃中，胃中津液足，则大便软滑，此其所以必出可知也。

程郊倩曰：汗与小便，皆胃汁所酿，盛于外者，必竭于中。凡阳明病，必多汗及小便利，必大便鞕者，职此重发阳明汗，必并病之阳明也。所以病虽差，尚微烦不了了，所以然者，大便鞕故也。大便鞕者，亡津液，胃中干燥故也。此由胃气失润，非关病邪，胃无邪搏，津液当自复，故问其小便日几行耳。本指小便日三四行，指重发汗时言，今日再行，指尚微烦不了了时言。观一尚字，知未差前病尚多，今微剩，此未脱然耳，故只须静以俟津液之自还。盖攻之一字，与病相当，是夺燥气以还津液，稍不相当，即是夺津液以增燥气。故知燥气有邪燥胃燥之不同，若二燥俱未全，而误行攻法，害益难言矣。

柯韵伯曰：治病必求其本。胃者，津液之本也。汗与溲，皆本与津液，本自汗出，本小便利，其人胃家之津液本多。仲景提出亡津液句，为世之不惜津液者告也。病差，指身热汗出言。烦即恶热之谓，烦而微，知恶热将自罢，以尚不了，故大便鞕耳。数少即再行之谓。大便鞕，小便少，皆因胃亡津液所致，不是阳盛于里也。因胃中干燥，则饮入于胃，不能上输于肺，通调水道，下输膀胱，故小便反少。而游溢之气，尚能输津与脾，津液相成，还归于胃，胃气因和，则大便自出，更无用导法矣。此以见津液素盛，虽亡津液，而津液终自还，正以见胃实者，每蹰躇顾虑，示人以勿妄下与勿妄汗也。

陈修园曰：阳明病，本自汗出，医更重发汗，外热之病已差，而内尚微烦，不了了者，此大便必鞕故也。津液为胃所主，以发汗，亡其津液，胃中干燥，故令大便鞕。今姑不问其大便，当问其小便日几行，若汗出本日，小便日三四行，今于微烦之日，止再行，故知大便不久自出。盖以大小便，皆胃府津液之所施也。今为小便数少，以津液当复还入胃中，故知不久必大便也。此胃府实，大便鞕，亦有不必下者，医人不可不知也。

冉雪峰曰：此言阳明以津液为主，整个阳明病，治疗的关键在于津液。整个伤寒病，治疗的关键，亦在津液。而汗与小便，又为津液息盈消虚，关键的关键。试观小便不利发黄，小便自利不发黄，小便不利为无血，小便自利为血证谛，小便动关病机。以及小便利其病欲解，小便利其人可治，小便不利者死，小便复利者难治，小便并关生死。各病有各病的机转，各病有各病的宜忌。本条不是辨小便利不利，小便多不多，而是藉小便以审大便，藉有形小便的证象，以审无形小便的化机。汗尿同源，外出，经汗腺出皮肤则为汗。下出，经玛氏囊出输尿管则为尿。阳明热蒸汗多，何须发汗，今更重发汗，必其病机不归结于内，而趋向于外，有如一九二条，与汗共并，濈然汗出，汗出而解机势。条文不曰误汗，误发汗，误重发汗，而推其功效曰：病已差。是病何病，在阳明即为阳明病。差之云者，小愈未大愈，差字意义，即含有不了了意义。此病大便鞕，不是胃的燥火炽使鞕，而是胃的津液伤使鞕，不是鞕在未重发汗前，而是鞕在重发汗后。微烦是大便鞕的兆端，大便鞕是不了了的真际。由本小便日三四行，可以测其阴伤而未大伤，由今小便日再行，可以测其阴未复而已将复，不宁以小便审小便，且以小便审大便，就在这个小便应少不少，应多不多，歧异矛盾中，寻出渊懿奥折的真理。津液当还入胃中七字，如画龙点睛，发人深省。前一〇九条云，大汗出，火热入胃，大便鞕，小便当数，而反不数及不多，亦是由小便审及大便。明得本条意义，即知彼条意义，明得彼条意义，愈知本条意义，两两可以互证云。

第二百零四条

伤寒呕多，虽有阳明证，不可攻之。

（《康平本》此条低一格写。）

沈明宗曰：恶寒发热之呕属太阳，寒热往来之呕属少阳，恶热不恶寒之呕属阳明。然呕多，则气已上逆，邪气偏侵上脘，或带少阳，虽有阳明证，慎不可攻也。

柯韵伯曰： 呕多有水气在上焦，虽有胃实证，只宜小柴胡以通液，攻之恐有利遂不止之祸。要知阳明病，津液未亡者，慎不可攻。盖腹满呕吐，是太阴阳明相关证，胃实胃虚，是阳明太阴分别处，胃家实虽变证百出，不失为生阳，下利不止，参附不能挽回，便是死阴矣。

陈修园曰： 阳明有胃气，有悍气，有燥气。胃气者，柔和之气也；悍气者，慄悍猾疾，别走阳明者也；燥气，燥金之气也。病在悍气者可攻，病在燥气者可攻，病在胃气者不可攻，病在燥气，而胃气虚者，亦不可攻。故此三节，俱言不可攻也。

恽铁樵曰： 呕者，胃气上逆也。攻者，抑之下行也。何以呕，胃欲祛除作梗之物故呕。如其食物不消化而梗，其不消化原因属寒，则当有寒证，寒者当温，如其因化学成分不平衡而为梗，则当有中毒证，则当吐。如其因热聚于里之故，热为无形质者，体工虽起反应，祛之不能去，如是者则有热证，热者当清，凡此皆根治，亦皆顺生理而为治。若下之，则逆生理而为治，故曰虽有阳证，不可攻之。

第二百零五条

阳明病，心下鞕满者，不可攻之，攻之利遂不止者死，利止者愈。

（《玉函》《千金》《脉经》作遂利。《康平本》此条低二格写，止上无利字。）

成无己曰：阳明病腹满者，为邪气入府，可下之。心下鞕者，则邪气尚浅，未全入府，不可便下之。得利止者，为邪气去，正气安，正气安则愈。若因下利不止者，为正气脱而死。

魏荔彤曰：言阳病，则发热汗出之证具。若胃实者，鞕满在中焦，今阳明病，而见心下鞕满，非胃实可知矣。虽阳明病，亦可以痞论也。主治者，仍当察其虚实寒热，于泻心诸方中求治法。

汪苓友曰：结胸证，心下鞕满而痛，此为胃中实，故可下，此证不痛，当是虚鞕虚满，故云不可攻也。常器之云，未攻者，可与生姜泻心汤，利不止者，四逆汤，愚以须理中汤救之。

丹波元简曰：程氏云，心下鞕满者，邪聚阳明之膈，膈实者腹必虚，气从虚闭，亦见阳明假实证，攻之是为重虚。锡驹云，心下鞕满者，胃中水谷空虚，胃无所仰，虚气上逆，反鞕满也。故太阳篇曰，此非结热，但以胃中空虚，客气上逆，故使鞕也。以上二说，以心下鞕满为虚满假证。此证世多有之，然今考经文，唯云心下鞕满，并不拈出虚候，故难信据焉。

第二百零六条

阳明病，面合色赤，不可攻之，必发热，色黄者，小便不利也。

（《玉函》《成本》色赤作赤色，黄下无者字。《玉函》必上更有攻之二字。《康平本》此条低二格写。）

柯韵伯曰：面色正赤者，阳气怫郁在表，当以汗解，而反下之，热不得越，故复发热，而赤转为黄也。总因津液枯涸，不能通调水道而然，须栀子蘗皮，滋化源而致津液，非渗泄之剂所宜矣。

周扬俊曰：湿热素盛之人，一兼外邪，面色必赤，以热邪扶之上升也，况阳明行身之前，有不见于面者乎。其人津液素亏，必不结鞕，设或攻之，则热必内陷，而发黄之患不免。兼之膀胱亦伤，水道不行，吾知其黄正未除也。

秦皇士曰：面合赤色，此表邪作汗之征，若误攻下，则表热不散，热瘀于上，必蒸黄色于皮毛，热瘀于下，必热结膀胱，而小便不利。此条不立方，既曰阳明病，当用葛根汤解在表发热之黄。既曰小便不利，当用猪苓汤分利小便。

浅田栗园曰：此阳明病，望色而分表里者也。面有热者，属发热，为在表之候。面热如醉者，属胃热，为在里之候。《金匮》云，面热如醉，此为胃热上冲熏其面，加大黄以利之是也。今云面合赤色，乃知表里之热

663

合著于颜面也，此与二阳并病，面色缘缘正赤者相同，治法亦先发其表，故曰不可攻之也。必发热以下，茵陈蒿汤证也。

冉雪峰曰：阳明主证，是胃家实。阳明主方，是三承气。实当下，不下而强制之下曰攻，阳明正治，即是攻下。下为正法，亦是捷法，且为禁法。用之当，一药可以回生，用之不当，一药亦可以致死，吃紧关头，安能掉以轻心。故经论反复辨论，于下文未出三承气前，先昭示此三不可攻，了解其所以不可攻，乃了解其所以确确当攻。攻下重要关键在胃实，胃不实，不可攻；实不在胃，不可攻；胃虽实，而实的病转机窍，与实的治疗目的相违反，亦不可攻；此三条由后溯前。面合赤色，即是胃不大实；心下鞕满，即是实不在胃；呕多，即是胃气不下行而上逆；病机特殊。再就条文顺次言，前之一条不曰阳明病而曰阳明证，可见未构成整个阳明病，不过有阳明证的一部分。呕非阳明主证，呕而多，胃伤亦多。有之云者，一方面可证明阳明证实在，一方面尚可证明非阳明证存在，病之名犹未可妄与，攻之实又安可妄施。次之一条，胃家实，必胃中鞕满，今胃中不鞕满，而心下鞕满，鞕满同，而鞕满的部位不同，无论为实为虚，安容非阳明病，而用此阳明有关生死的禁方，孤注一掷。后之一条，面合赤色，合字当注意，惟阳明府热，与阳明经热相搏，乃为合，抑或阳明本燥，

664

与阳明客热相搏，乃称合。不是太阳，阳气怫郁的缘缘
正赤，不是少阴的格阳面赤，不是厥阴的戴阳面赤。且
不是单独胃热上冲的面赤，而是胃热与其他邪热共并合
赤。不是纯聚胃中，而是多散胃外，弥漫无质，故无可
攻。连掇三个不可攻，垂诫森森，赫然昭显。总之胃家
实可攻，胃不实不可攻，实在胃中，可攻，实不在胃中
不可攻；实在胃中，气不顺承可攻，实在胃中，气反冲
逆，或冲逆甚，不可攻。毫厘之差，千里之别，学者兢
兢，审察复审察，明辨再明辨。

第二百零七条

阳明病，不吐不下，心烦者，可与调胃承气汤。

（《玉函》《千金翼》作不吐下而烦，《脉经》同，无
调胃二字。《康平本》此条低二格写。）

成无己曰： 吐后心烦，谓之内烦。下后心烦，谓之
虚烦。今阳明病，不吐不下心烦，即是胃有郁热也，与
调胃承气汤，以下郁热。

柯韵伯曰： 言阳明病则身热汗出，不恶寒反恶热
矣。若吐下后而烦为虚邪，宜栀子豉汤。未经吐下而
烦，是胃火乘心，从前来者为实邪，调其胃而心自和，
此实则泻子之法。

周扬俊曰： 此太阳经入阳明候也，未经吐下，忽然
心烦，则其烦为热邪内陷之征，与调胃下之，庶热去而
烦自止耳。然不言宜，而言可与者，明其若吐后，则肺

气受伤，若下后，则胃气已耗，其不可与之意，已在言外。虽然，调胃亦有在吐下后，可与者正多。且又戒未极吐下者，反不可与，岂仲景自相反耶。但吐下后可与，必有腹满便鞕等证也。不吐下者，反不可与，必有干呕欲呕等证也。总之大法无定，立说无方，惟深明其理，而后可以经则为常，权则为变耳。

山田正珍曰：病人呕吐而心烦者，少阳柴胡证也。下利而心烦者，少阴猪肤汤证也。今不吐不下而心烦，乃阳明热烦，但未至潮热谵语，便秘腹满，大渴引饮诸候。故先与调胃承气汤，以解内热也，盖时权用之方耳。

冉雪峰曰：此条承上文不可攻，而进言可攻。全条重心在心烦。不吐不下，又为诠释心烦病理重心的重心。吐下为证，不吐不下不为证。而仲景却在这个不为证的证上着眼，超越等伦。心烦不是调胃主证，调胃不是心烦主方。未吐未下，有心烦的，既吐既下，亦有心烦的。吐下与心烦，似相关不相关；心烦与调胃，似相属不相属。经论言烦者多，曰发烦，曰更烦，曰先烦，曰微烦，曰虚烦，曰益烦，曰大烦，曰暴烦。又曰烦躁，曰烦满，曰烦渴，曰烦疼，曰烦乱，曰烦冤，曰烦悸，曰烦惊等等。各有各的适应，各有各的理性。本条起首，冠有阳明病三字。本条心烦是系在不吐不下下，不吐不下心烦，又是系在阳明病下，是本条的烦，不同他条的烦，义原昭显。各注惟解说胃阴未伤的烦，以衬托胃热已实的烦，殊太浅率。果如所云，则为寒为热，为虚为实，本篇上两栏二十九条内，已反复明辨，又何必多再出此一条。须知此条正阳明紧要关键所在，阳明太阴，气化标本，互为中见，故素问云："阳明之上，燥气治之，中见太阴"。阳明治疗纲要，重在太阴，故素问云："阳明厥阴，不从标本，从乎中也"。此为撰用素问真际。观上文系在太阴，转属阳明等说，此项意义，更易明了。仲景以理解纳入事实，吾人更当以事实证明理解。吐下不是阳明要证，惟太阴吐下则为重要，故太阴提纲，有腹满而吐，食不下，自利益甚等语。是吐下指系在太阴言，更属信而有征。太阴不可下，吐下为太阴主证，故有吐不可下，既下不可下。吐而又下，更不可下。惟不吐不下，乃为无太阴证，确属阳明用下基本条件。太阳汗法，须顾及少阴。阳明下法，亦当顾及太阴。以经证经，义蕴昭然，各注支离，可以一扫向空。

【调胃承气汤方】

甘草二两（炙）　芒硝半斤　大黄四两（清酒洗）

上三味，切，以水三升，煮二物至一升，去滓，内芒硝，更上微火一二沸，温顿服之，以调胃气。

（按此条下，各本均无调胃承气方药及服法，惟重庆翻印本有之，今酌采增入。）

第二百零八条

阳明病，脉迟，虽汗出，不恶寒者，其身必重，短气，腹满而喘，有潮热者，此外欲解，可攻里也。手足濈然汗出者，此大便已鞕也，大承气汤主之。若汗多，微发热恶寒者，外未解也，（原注一法与桂枝汤）其热不潮，未可与承气汤。若腹大满不通者，可与小承气汤，微和胃气，勿令至大泻下。

（攻里间，《玉函》有其字。濈然下，《成本》有而字。汗多间，《玉函》有出字。外未解也下，《千金》《外台》有桂枝汤主之五字。不通，《脉经》《千金》作不大便。勿令下，《成本》无至字。《外台》至作致。《伤寒汲古》脉迟，作脉实。《康平本》此外欲解，可攻里也，汗出者，此大便已鞕也，为小字旁注，在有潮热手足濈然汗出者，大承气汤主之侧，字句与宋本有出入。若汗多以下，至勿令大泄下四十六字，另条低一格写。）

方中行曰：脉迟不恶寒，表罢也。身必重，阳明主肌肉也。短气腹满而喘，胃实也。潮热，阳明旺于申酉戌，故热作于此时，如潮之有信也。手足濈然汗出者，脾主四肢，而胃为之合，胃中热甚，而蒸发腾达于四肢，故曰此大便已鞕也。承气者，承上以逮下，推陈以致新之谓也。曰大者，大实大满，非此不效也。枳实，泄满也。厚朴，导滞也。芒硝，软坚也。大黄，荡热也。陈之推，新之所以致也。汗多微发热恶寒，皆表也，故曰外未解也。其热不潮，胃中未定热，阳明信不立也。小承气汤，以满未鞕，不须软也，故去芒硝，而未复致大下之戒也。夫胃实一也，以有轻重缓急之不同，故承气有大小调胃之异制，汤有多服少服之异度，盖称物平施，由义之谓道也。

程郊倩曰：迟者大而迟，其人素禀多阴也，故虽汗出不恶寒，其身必重，必短气，必腹满而喘。经脉濡滞，不能如阳脉之迅利莫阻也。故邪虽离表，仍逗留不肯遽入，直待有潮热，方算得外欲解。不然则身重短气，腹满而喘之证，仍算外，不算里。在他人只潮热证便可攻，而脉迟者，必待乎足濈然汗出，此时阳气大胜，方是大便已鞕，方可主以大承气汤。此脉不用小承气者，以里证备具，非大承气不能服其邪耳。若汗虽多，而只微发热，恶寒，即不敢攻；即不恶寒而热未潮，亦不敢攻。盖脉迟则行迟，入里颇艰，虽腹大满不通，只可用小承气汤，勿令大泄下。总因一迟字，遂斟酌如此，观迟字下虽字可见。然迟脉亦有邪聚热结，腹满胃实，阻塞经隧而成者，又不可不知。

尤在泾曰：伤寒以身热恶寒为在表，身热不恶寒为在里。而阳明无表证者可下，有表证者则不可下。此汗出不恶寒，身重短气，腹满而喘，潮热，皆里证也，脉虽迟，犹可攻之。以腹满便闭，里气不行，故脉为之濡滞不利，非可比于迟则为寒之例也。若手足濈然汗出者，阳明热甚，大便已鞕，欲攻其病，非大承气汤不为功矣。若汗多微发热，恶寒，则表犹未解，其热不潮，则里亦未实，岂可漫与大承气。遗其表而攻其里哉。即腹大满不通，而急欲攻之者，亦宜与小承气，微和胃气，而不可以大承气，大泄大下，恐里虚邪陷，变证百出，则难挽救矣。

《金鉴》曰：阳明病脉迟，虽汗出不恶寒，外证欲解，而脉不实，尚未可攻也。若其人身重，热困于体也；短气而喘，热壅于上也；腹满潮热，热聚于中也；手足拯然汗出，大便已鞕，热结于下也。斯为外邪已解，内实已成，始可攻之，主以大承气汤可也。若汗出微发热，恶寒者，则外犹未解也。其热不潮者，里犹未实也。不可与承气汤，即有里急腹大满不通等证，亦只宜与小承气汤，微和胃气。勿令大泄大下，盖以脉迟故也。

吕榰村曰：大承气治阳明，胃实之主药，必审服，表证尽罢，不恶寒但恶热，或潮热汗出，谵语，腹满痛，或喘冒不能卧，口干燥，脉滑而实，或涩者，方可用之。下不宜早，早则阳陷，并不宜迟，迟则阴亡，恰好在阳明胃实之界，一下夺而诸病尽解，临证时不可错过。阳明胃实之证，有从太阳传入者，有从少阳转属者，并有从三阴转属者。三阴经中，少阴更有急下之证，此乃伤寒一大归宿。若应下失下，变证蠭起，津液之亡，可立而待，孟浪不可，因循亦不可。又大承气证非惟不大便腹满痛者宜之，即下利之证，亦有宜从下夺者，如经文所指下利不欲食；下利心下鞕；下利脉反滑；下利脉迟而滑；少阴病自利清水，色纯青，心下痛，口干燥者；皆宜大承气。此通因通用之法，不可不知。

山田正珍曰：本节虽字，当在阳明病下，否则文法不稳。前第八十七条曰，疮家虽身疼痛，不可发汗，同一文法。言此条虽脉迟，汗出而不恶寒，是以知其为阳明病也。且其身必重，短气，腹满而喘，则其非太阳表邪可知矣。若虽脉迟，汗出而恶寒发热者，表未解也，不可攻之。脉迟乃是脉缓，以可数而不数言之，脉迟汗出而恶寒，乃桂枝证。二百三十九条云，阳明病，脉迟，汗出多，微恶寒者，表未解也，可发汗，宜桂枝汤。今乃虽脉迟汗出，然不恶寒，故识其为阳明病也。按手足濈然而汗出者，言自腹背至手足之末，濈濈然而汗出也，盖承上文汗出二字言之。若是身无汗，而手足有汗，则手足上当有但字，所谓但头汗出、身无汗者可见，成无己以为但手足有汗误矣。

冉雪峰曰：大承气为阳明攻下主剂，此条为出大承气方药主条。治用攻下，病已达最后十五分阶段，成败攸分，优柔不可，莽撞不得，故经论反复衡量，审慎周详。全条分三截看，首截自阳明病，至大承气汤主之止，是言可攻。两若字以下，为二截三截，是言不可攻。要在恰如分际，大旨以寒的恶不恶，热的潮不潮，大便的鞭不鞭，为关键。前截一叙列证候群，曰汗出，曰不恶寒，曰身重，曰短气，曰腹满，曰喘，曰有潮热，曰手足漐然汗出，计八项，均为阳明病所常见，但不必为阳明病所悉具，而此兼叙兼议，兼辨认，兼指点，整个全录。系为阳明病下，有大书脉迟二字存在，前总纲栏内，伤寒三日，阳明脉大，今不大而迟，似为阳证见阴脉，舍脉从证尤为变治。细察条文，首冠阳明病三字，赫赫在上，系以脉迟，两阳合明，脉何至迟？脉既迟，中气受损，正阳少权，但脉虽现出变形，证仍显出本相，汗出，不恶寒，皆阳明正气犹存，不受脉迟牵累，此是由脉迟对面写照。脉证若斯，内部露出矛盾，玩一虽字，神气宛然。（或欲将虽字移脉迟上者误）。身重而喘诸证，是由脉迟正面写照。迟则气不周身，故重；迟则气不接续，故短；迟则气不通畅拂逆，故满喘。必字连贯三句，何所必，即必此上文脉迟，有潮热，是进一步明其里可攻。手足汗出，大便鞭，是进一步明其主大承气。二者是审便鞭要诀，故条文另叙，不与各证平列。吾人率词揆方，既可由脉以定证，辨理析义，更可用证以释脉。各注两两划分，拘拘字面，不宁失却脉的真精神，且失却证的真精神。再条文脉迟的迟，与身重的重，短气的短，暨微发热，微和胃气的微，大满，大泄下的大，皆相映成趣。字字嚼出汁髓，即处处披却奥窍，见浅见深，识大识小，在学者造诣何如。

冉氏又曰：此条脉之与证，两两矛盾。粗观似证为可下，脉为不可下。其实所谓可下，在轻松可下不可下之列；所谓不可下，在紧迫非下不可之列。迟不为寒，上条注语业经辨及，阳明正规脉象，是什么形态，阳明脉何以变迟，这个理性，很耐探索。学者须先知证在各条，有在各条的意义；脉在各篇，有在各篇的意义；脉证在各篇各条，相互参错，又有相互参错的意义。事实如此，不能死守教条，拘于一个式。阳明两阳合明，其热正盛，邪热与燥屎，两搏横阻，愈阻愈实，愈实愈阻。厥初阳明气旺，正能制邪，浸久正气消沉，被邪包围，虽欲透出而不能。脉者资生于胃间谷气，胃自不保，安能营脉，故胃将实脉大，既实脉亦实，实久脉反迟。正阳败坏，阳明受病良苦，俨有阴竭阳绝，脉涩脉短主死危险。条文曰阳明病脉迟，真难乎其为阳明病。明此，则知脉实较脉迟为轻，脉迟较脉实为重。观下二一三条，脉滑疾，只用小承气，本条脉迟，竟用大承气，上项义蕴，可以了然。阳明病不尽脉迟，迟脉不尽用大承气。但脉迟在承气证中，是个重要脉象，安容误释。此条脉迟，特系之出承气汤方第一方内，殊惹人注目。阳明篇言脉迟者，有（一）一九四条，食难用饱。

（未结实）（二）二〇七条，即本条，可攻里。（已结实）（三）二二四条，表寒里热，主四逆汤。（寒在内）（四）二三三条，恶寒表未解，宜桂枝汤。（寒在外）为内为外，为寒为热，为胃实，胃未实，凡此脉随证转，证随本条兼证转，善读者诸可会通。本篇阳脉阴脉，犹散在各条。《金匮》腹满寒疝宿食篇，数滑有宿食，微涩亦有宿食，一病两脉，两脉一病，阳脉阴脉同在一条，恰好为本条佐证。临床阅历，霍乱无论为寒为热，末期均脉微欲绝，或六脉全无，不仅迟而已，此尤事实可为学理印证之彰彰者，阳明末期脉迟，其又何怪。

【大承气汤方】

大黄四两（酒洗）（《外台》无酒洗字）　厚朴半斤（炙去皮）　枳实五枚（炙）　芒硝三合

上四味，以水一斗，先煮二物，取五升，去滓，内大黄，更煮取二升，去滓，内芒硝，更上微火一两沸，分温再服，得下，余勿服。

（《成本》煮上无更字，微火作火微。）

【小承气汤方】

大黄四两　厚朴二两（炙，去皮）　枳实三枚（大者炙）

上三味，以水四升，煮取一升二合，去滓，分温二服。初服汤当更衣，不尔者尽饮之，若更衣者勿服之。

（《千金翼》作初服谵语自止，服汤当更衣，不尔尽服之。《外台》作若一服得谵语止，勿服之。）

王好《古医垒元戎》曰：大承气汤，治大实大满。满则胸腹胀满，状若合瓦，大实则不大便也。痞满燥实，四证俱备则用之，杂病则进退用之。

许宏《内台方议》曰：仲景所用大承气者，二十五证。虽曰各异，然即下泄之法也。其法虽多，不出大满大热大实，其脉沉实滑者之所当用也。

吴又可曰：按三承气汤，功用仿佛。热邪传里，但上焦痞满者，宜小承气汤。中有坚结者，加芒硝，软坚而润燥。病久失下，虽无结粪，然多粘腻结臭恶物，得芒硝则大黄有涤荡之能。设无痞满，惟存宿结，而有瘀热者，调胃承气宜之。三承气功效俱在大黄，余皆治标之品也。

陈修园曰：武陵陈氏云，天地一理，万物一气，故寒极生热，热及生寒，物穷则变，未有亢极而不变者。伤寒邪热入胃，津液耗，真阴虚，阳胜阴病，所谓阳盛阴虚，汗之则死，下之则愈，急以苦寒胜热之剂，救将绝之阴，泻亢盛之阳，承气所以有挽回造化之功也。然不言承亢，而言承气何哉？夫寒热流转，不过一气之变迁而已。用药制方，彼气机之不可变者，力难矫之，亦第就气机之必变者，而一承之耳。设其气有阳无阴，一亢而不可复，则为脉涩直视喘满者死。何则，以其气机已绝，更无可承之气也。由是言之，古人虽尽人工之妙，止合乎天运之常耳，不云承气而云何。

冉雪峰曰：三承气为阳明主方，曰大曰小曰调，各有轻重缓急不同。大承气系大黄厚朴枳实芒硝，四药组成。小承气系大黄厚朴枳实，三药组成。调胃承气，系大黄芒硝甘草，三药组成。三方大黄均用四两，是所谓大所谓小所谓调，与大黄并无关系。大承气用朴枳气药多，计厚朴半斤，枳实五枚。小承气用朴枳气药少，计厚朴二两，枳实三枚。调胃承气不用气药。方名承气，而大而小而调，咸以气药为转移。调胃无气药，以同为下剂，故同名承气。方的命名，已将方的义蕴标出。大承气为峻下剂，小承气为适量下剂，调胃承气为缓下剂，众所周知。究之调胃承气，芒硝用到半斤，大承气，芒硝只三合，调胃承气下性，何尝缓于大承气，不过性质不同，一为软坚，一为破滞。试抉经心，用气药多，则为大其制；用气药少，则为小其制；不用气药，则但名调而已。于此可知诸承气重在气药，不重在润药。润药多，只谓之调，润药少，仍谓之大，由此可窥见经旨重心所在。大黄为植物下药，芒硝为盐类下药，二者合用，推荡中兼滑利，滑利中兼推荡，既可去无形的热结，又可去有形的燥屎，相得益彰，亦所以为大的一端。至方制服法，大承气大黄后煮，小承气大黄合煮，调胃承气大黄先煮，尤饶义蕴。大黄中所含有效成份：（甲）蒽醌甙。（乙）鞣酸。一刺激肠壁下利，一收束肠壁止利，后煮则仅取甲成分，利在速下。合煮则兼取乙成分，勿令大下。先煮则意不在下，惟微和胃气。在今日不足异，而在两千年前科学未萌芽时代，有如此突出经验，令人惊奇。组织严密如此，法度周详如此。中西下剂致力点不同，亦可即此求得。用下为治疗成败关键所在，吾人所当明辨复明辨，审慎再审慎，警惕又警惕。

第二百零九条

阳明病，潮热，大便微鞭者，可与大承气汤，不鞭者，不可与之。若不大便六七日，恐有燥屎，欲知之法，少与小承气汤，汤入腹中转失气者，此有燥屎也，乃可攻之。若不转失气者，此但初头鞭，后必溏，不可攻之，攻之必胀满，不能食也。欲饮水者，与水则哕，其后发热者，必大便复鞭而少也，以小承气汤和之。不转失气者，慎不可攻也。

（不可与之，《成本》脱可字，《玉函》作勿与之。此有燥屎也，《成本》无也字。转失气，《玉函》并作转矢气。其后发热，《玉函》作其后发潮热。《千金》下二转矢气，作转气。《康平本》阳明病至可与小承气汤，为一条，若不大便以下至慎不可攻也，另条低一格写，可与大承气，大作小，不鞭者不可与之，为小字旁注，在可与小承气侧。）

周扬俊曰：此为正阳阳明也，正阳阳明，非大承气则邪不服。然为证不一，大旨在鞭而后攻，则必有以试其可攻而后可，故此条曲而赅，详而尽，只此意也。以本经之邪归府，至于潮热，大便自鞕，为可攻也，否则不可与也，此仲景戒人慎之于先也。恐人畏用攻药，迁延误病，故曰六七日不大便，恐有燥屎。又示人以探之之法，扼定而无失也。先以小承气入腹中，观其矢气与否，转矢气者，是燥屎已结，小承气不足以祛其热，略一转动其间，使屎不行，而矢气自转也。不然者，但初鞕后溏，则芒硝一味，无取软坚，反足以伤其血分，必致邪未尽而胃受伤，则有胀满不食，饮水则哕，种种证见，此仲景戒人试之，早不致遗害于后也。至其后发热，是必日晡时作，此又未尽之邪，复结而鞕，但既攻之，后所结不多，只小承气汤和之足矣，此仲景复戒人慎之于既误之后。然使潮热一证，果能依法探试，俟其燥结后攻，一服可愈，百治无失矣。故复申之曰，不转矢气，慎不可攻，见里证未急，攻未可骤，欲知之法，慎不可忽，此仲景之所以三令五申者，有是夫。

程知曰：上条曰外欲解，可攻里，未可与大承气。曰可与小承气，微和胃气，勿令大泄下。此条曰可与，曰不与，曰乃可攻之，曰不可攻之，曰少与小承气，曰以小承气和之，慎不可攻，多少商量慎重之意。故惟手足濈然汗出，大便燥鞕者，始主之以大承气汤。若小承气，犹是微和胃气之法也。

柯韵伯曰：此必因脉之迟，即潮热尚不足据，又立试法。如胃无燥屎而攻之，胃家虚胀，故不能食，虽复潮热，便鞭而少者，以攻后不能食故也。要之不转矢气者，即渴欲饮水，尚不可与，况攻下乎。以小承气为和，即与小承气为试，仍与小承气为和，总是慎用大承气耳。

张兼善曰： 或问伤寒论中，所言转矢气者未审其气何如，若非腹中雷鸣滚动转矢气也，予曰不然，凡泄泻之人，不能泻气，惟腹中雷鸣滚动而已。然滚动者，水势奔流则声响，泄气者，矢气下趋而为鼓泻，空虚则声响，充实则气泄，故腹滚与气泄，为不同耳。其转矢气，先鞭后溏者，而气犹不能转也，况大便不实者乎。

山田正珍曰： 转矢气，乃推转燥屎之气，失当做矢为是也。左传文公十八年云，以君命召惠伯，杀而埋之马矢之中。史记廉颇传云，顷之三遗矢矣。庄子云，夫爱马者以筐盛矢，以蜃盛溺，皆与屎通用也。一说谓转失气，动转失泄之气也，注家改作矢非也。论中云燥屎若干，而不见一作燥矢者，岂独于放屁避之乎。殊不知不书转屎气，而书转矢气，犹孟子书中引诗书，书必用曰字，而一无用云字者。诗必用云字，而其用曰字者，十中仅有一。且一书中本字假字并用者，亦不一而足。如庄子或云以筐盛矢，或云道在屎溺。又大学圣经一章，云而后者，凡十有二，皆用后字，惟物有本末一节，独用后字，不遑枚举，岂以无燥屎之一作燥矢者疑

679

之哉。

冉雪峰曰：此条紧接上条，言大承气为要方，用大承气为要法。依据重心，在大便鞕不鞕。审大便方法，曰潮热，曰手足濈然汗出，上条业经辩论。假令两两并见，便鞕肯定，攻之何疑，则此条可不作。倘其热不潮，手足不濈然汗出，证又确属胃实便已鞕，当治失治，必成不治，反为潮热汗出审证方法所穷，将何以济变。所以然者，阳明内结，闭塞阻遏，邪正相搏，两不放松，其气不能达于外而潮热，不运四末而手足濈然汗出，事实恒有。故本条于热潮汗出外，另出手眼，又生出小承气探试使转矢气一法。潮热汗出，是审其大便鞕不鞕；矢气，亦是审其大便鞕不鞕。潮热，是气达于外，手足汗出，是气达四末；矢气，是气达于下，一气枢转。方名承气，即承此闭遏病变不能承的气，生理病理疗法方制，一以贯之。潮热手足汗出，是便鞕病理应有象征。矢气，是便鞕试剂反应的象征。不是潮热汗出，必须矢气，亦不是矢气，无须潮热汗出。果潮热汗出悉具，则矢气无大关，何必多此一番探试。惟其热不潮，手足汗不出，本条探试精义要用，乃因以昭显。上条其热不潮，未可与承气，此条则不问其热的潮不潮，只问其气的矢不矢。上条腹大满不通，与小承气，此条则微鞕，未大满，即与大承气，学者当于矛盾处求出真理，真理处求出会归。试观其后发热，曰后，可知其先并无热。观复鞭而少，曰复，可知其前半先头曾鞭。鞭剧，则小承气可以和为试；鞭小，则小承气又可以试为和。要之和法可分用，又可合用。潮热汗出兼矢气，矢气兼潮热汗出，岂不更真更确。此条各段辨证当合看，此条辨证，与上条辨证，亦当合看。似此乃善读古人书，乃善用古人法。

第二百一十条

夫实则谵语，虚则郑声。郑声者，重语也。直视谵语喘满者死，下利者亦死。

（也上，《玉函》《千金翼》有是字。《外台》郑声者重语也六字，为细注。《成本》声下无者字。《柯本》谵语二字，在直视上。《康平本》夫实者二句为一条，郑声重语也为小字衬注。直视以下三句，与下发汗多合为一条。前条低一格写，后条低二格写。）

张隐庵曰：此统论谵语之有虚实也，夫言主于心，实则谵语者，邪气实而言语昏乱也。虚则郑声者，心气虚而语言重复也。直视，瞋目也。阳热盛而瞋目，心气昏而谵语，夫直视谵语，若邪逆于上，而肺气喘满者死。津泄于下，而肾虚下利者亦死。盖言主于心，出于肺，而发于肾也。

《金鉴》曰：谵语一证，有虚有实。实则谵语，阳明热甚，上乘于心，乱言无次，其声高朗，邪气实也。虚则郑声，精神衰乏，不能自主，语言重复，其声微短，正气虚也。

周扬俊曰：重语者，字句重叠，不能转出下语，真气尽夺之象，非声出郑重也。若重浊，则有力矣，安得谓之虚乎。

舒弛远曰：李肇夫云，重字读平声。重语，当是絮絮叨叨，说了又说，细语喃喃，声低息短。身重恶寒，与谵语之声雄气粗，身轻恶热者迥别也。直视一证，亦有阴阳之分。若阳明胃实，火亢水亏，外见口臭恶热等证，最患直视。直视者，肾水垂绝之征也，法当急夺其土，以救肾水。其少阴中寒，真阳埋没，津液不上腾而直视者，津不荣目也。外见身重恶寒等证，此则不患水绝，最患亡阳，法当补火殖土，以回其阳。

第二百一十一条

发汗多，若重发汗者，亡其阳，谵语脉短者死，脉自和者不死。

（《玉函》重发汗下，无者字，有若以下复发汗七字句，多下无若字。《康平本》此条合上直视谵语至亦死为一条，低二格写。）

汪苓友曰：此系太阳病，转属阳明谵语之证。本太阳经得病时，发汗多转属阳明。重发其汗，汗多亡阳。汗本血之液，阳亡则阴亦亏，津血耗竭，周中燥实而谵语。谵语者，脉当弦实，或洪滑为自和。自和者，言脉与病不相背也，是病虽甚不死。若谵语脉短者，为邪热盛，正气衰，乃阳证见阴脉也，以故主死。或以阳亡为脱阳，脱阳者见鬼，故谵语。拟欲以四逆汤急回其阳，大误之极。

柯韵伯曰：亡阳，即津液越出之互词。心之液为阳之汗，脉者血之府也。心主血脉，汗多则津液脱，荣血虚，故脉短。是荣卫不行，藏府不通，则死矣。此谵语而脉自和者，虽津液妄泄，而不甚脱，一惟胃实而荣卫通调，是脉有胃气，故不死。

喻嘉言曰：门人问亡阳而谵语，四逆汤可用乎。答曰：仲景不言方，而子欲言之，曷不详之仲景耶。盖亡阳固必急回其阳，然邪传阳明，胃热之炽否，津液之竭否，里证之实否，俱不可知。设不辨悉，欲回其阳，先竭其阴，竟何益哉，此仲景不言药，乃其所以圣也。然得子此问，而仲景之妙愈彰矣。

舒驰远曰：亡其阳，阳字有误，应是阴字。何也？病在少阴，汗多则亡阳。病在阳明，汗多则亡阴。盖阳明篇皆阳旺胃实之证，但能亡阴，不能亡阳。

冉雪峰曰：自此以下凡十二条，皆辨论谵语。此二条不啻昭示肯綮，先加一个总说明，阳明提纲简，此着正不可少。本阳明篇上文，计三十一条，已将阳明病理诠释明白，出方治处，又反复周详，审辨已告一小结束。故此处另起，夫字冠首，文气甚显。前条死，亦死，次条死，不死，四死字；前条喘满者，下利者，次条脉短者，脉自和者，四者字；各各对比演映。《康平本》析实则谵语二句为一条，合直视以下，暨下条为一条，甚当。故本编目次，宗宋本划分，而诠释仍合并为一谈。谵与谵通，故经论言谵语，从谵从谵不一。谵语诸多实证，亦有夹虚的，实则谵语，虚则郑声，示人特殊精确辨认。如语言错乱，声大为错乱，声小亦为错乱，二者可分，二者亦可合，不必拘拘隔断为二。谵为语，郑只是声，郑声即谵语中一种变相，虚实可对比，语声不能平列。所以以下只有谵语，并无郑声。谵语非死证，谵语加上直视，亦非必死证。惟直视谵语，又兼喘满下利，方断为死。可知喘满不死，下利不死，喘满下利谵语亦不死，惟喘满下利，而见之直视谵语，乃不免于死。亡阳，即亡阴的互辞，阴阳同处太极，其为物不贰，互换互根，同出异名。阳明热甚灼阴，本是亡阴，曰亡阳，是从起迺处加倍进一层写法。就事实说，汗而又汗，阴竭于内，阳亡于外，津随气泄，气并津泄。亡阳的阳字，即是由汗多发汗两汗字生出。阳明主阖，既开又开，脉短者死。阴竭阳绝，脉自和者不死，阴阳犹能环抱。各家矜矜于为实为虚之辨，而不会其通；矜矜于亡阴亡阳之辨，而不探其源；所以诸多纷歧。两条煞末赫然标出几个死字，骇目惊心。前条辨证，次条辨脉。辨证重在直视，直视已失，两阳相合之明。辨脉重在脉短，脉短是胃败不荣之诊。审脉审证，生死判然。古人既叮咛复叮咛，吾人当明辨再明辨。

第二百一十二条

伤寒若吐若下后不解，不大便五六日，上至十余日，日晡所发潮热，不恶寒，独语如见鬼状。若剧者，发则不识人，循衣摸床，惕而不安，微喘直视，脉弦者生，涩者死。微者，但发热谵语者，大承气汤主之。若一服利，则止后服。

（《成本》止上脱则字，晡下脱所字。《玉函》作时。摸床，《玉函》作撮空，《脉经》作妄撮，庞氏亦作妄撮。惕而，《玉函》《脉经》作怵惕。《脉经》谵语下无者字，五六日下无上字。《康平本》惕而不安，作怵惕而不安。脉弦者以下十三字，系小字旁注，在而不安侧。若一服利则止后服，系小字衬注，在煞末。）

汪苓友曰：此条举谵语之势重者而言。伤寒若吐若下后，津液亡而邪未尽去，是为不解。邪热内结，不大便五六日，上至十余日，此为可下之时。日晡所发潮热者，府热燥甚，故当其旺时发潮热也。不恶寒者，表证罢也。独语者，即谵语也。乃阳明府实，而妄见妄闻。病剧则不识人，剧者甚也，热气甚大，昏冒正气，故不识人。循衣换床者，阳热偏胜，而躁动于手也。惕而不安者，胃热冲膈，心神为之不宁也。又胃热甚，而气上逆则喘。今者喘虽微而直视，直视则邪干藏矣，故其死生之际，须于脉候决之。后条辨云，以上见证，莫非阳亢阴绝，孤阳无依，而扰乱之象。弦涩皆阴脉，脉弦者为阴未绝，犹带长养，故可生。脉涩者为阴绝，已成涸竭，以故云死。其热邪微而未至于剧者，但发潮热谵语，宜以大承气汤，下胃中实热，肠中燥结。一服利，止后服者，盖大承气虽能抑阳通阴，若利而再服，恐下多反亡其阴，必至危殆，可不禁之。

程郊倩曰：若吐若下后不解，由其人风邪在胃，而成燥。未经发汗辄吐，不待过经即下，津液亡，而邪未去尽，燥气从邪，反结为实，故不大便五六日，上至十余日。从前宜再用大承气，荡尽邪燥，以安津液。法不当出此，胃气生热，其阳则绝，故诸所见证，莫非阳亢阴绝，孤阳无依，而扰乱之象。弦涩皆阴脉，弦脉犹带长养，涩脉已成涸竭，生死以此断之。微者，但发热谵语者，仍是邪燥结实，阴未全竭，故以大承气汤主之。

《金鉴》曰：循衣摸床，危证也。一以阴气未竭为可治，如太阳中风火劫，便捻衣摸床，小便利者生是也。一以阳热之极为可攻，如阳明里热成实，循衣摸床，脉滑者生，涩者死是也。大抵此证多生于汗吐下后，阳气大虚，精神失守。经曰四肢者，诸阳之本也，阳虚，故四肢扰乱失所倚也。以独参汤救之，汗多者，以参耆汤，愈者不少，不可概为阳极阴绝也。

赵嗣真曰：此段当分作三截看。自伤寒云云，止如见鬼状，为上一截，是将潮热谵语，不恶寒不大便，对为现证。下文又分作一截，以辨别剧者微者之殊，微者但发热谵语，但字为义，以发热谵语之外，别无他证。又云弦者阳也，涩者阴也，阳病见阴脉者生，在仲景法中，弦涩者属阴，不属阳，得无疑乎。《金鉴》曰，今观本文内，脉弦者生之弦字，当是滑字，若是弦字，弦为阴负之脉，岂有必生之理。惟滑脉为阳，始有生理，滑者通，涩者塞，凡物理皆以通为生，塞为死。玩后条脉滑而疾者小承气主之，脉微涩者，里虚为难治，益见其误。

许叔微曰：有人病伤寒，大便不利，日晡所发潮热，手循衣缝，两手撮空，直视喘急，更数医矣，见之皆走，此诚恶候，得之者十中九死。仲景虽有证而无法，但云脉弦者生，涩者死。已经吐下，难以下药，漫且救之。若大便得通，而脉弦者，庶可治也，与小承气汤一服，而大便利，诸病渐退，脉且微弦，半月愈。予尝观钱仲扬小儿直诀云，手寻衣领，及捻物者，肝热也。此证在《玉函》，列于阳明部。盖阳明者，胃也。肝有热邪，淫于胃经，故以承气泻之。且得弦脉，则肝平而胃不受克，此所谓有生之理。读仲景论，不能博通诸医书，欲以发明其隐奥，吾未之见也。

恽铁樵曰：此节各注颇详，本事方弦脉，从小儿直诀悟出，直解辨证，以声为据，皆古人不吝以金针度人处。余治吴小姐案，脉与舌均不可见，专就动静上定承气证，亦与直解同一蹊径，皆宜潜玩。合参丹波氏脉学辑要，余无其书，大约不过如景岳脉神章。鄙意脉弦脉涩，与前章之脉短，皆不必泥，当以有胃无胃为辨。所谓胃，即一圆字，病人之脉，决不能如平人之和，第略有圆意，即是有胃，知其生气尚在也。

冉雪峰曰： 此条吐下并列，侧重在下方面。不言汗者，邻接上下两条，即是辨汗多，发汗多，重发汗。各就所便分言，彼此可互证，并非佚漏，亦无庸在此条一处增补。玩索辞意，上条为亡阳，此条似亡阴，条文一序列证候群，明是亡阴，不明标亡阴字样者，因在本阳明篇，阳为重，不予阴以平列并立特权。坊刻本直注上条为亡阳，此条为亡阴，殊少体会。条文首书伤寒，未传阳明，故不书阳明病。迨吐下不解，不大便五六日，上至十余日，已疑有燥屎，日晡所发潮热，不恶寒，屎已定鞕，阳明胃实已成，独语如见鬼状，病更渐深，这是大承气证，人所周知。当注意的，神气渐昏，病机陡进，有是证用是药，下后再下，原无不可。所可虑者，病情更进，剧者不识人，循衣摸床，惕而不安，微喘直视，一序列阴竭阳绝，孤阳无依，危笃证候群毕现，此际用下略嫌稍迟，并非行险侥幸，孤注一掷所能济事。须审度机势，较缓的可以眼明手快，赶上一步。条文所谓微，非普泛轻微，乃比较轻微，微对剧言，剧的机太迫促，下已不及，即下，亦恐正气与邪气同归于尽，此际大费踌躇。随机就变，毫厘千里，运用存心，间不容发。谓大承气赅剧微两证者误；谓剧用大承气，微用小承气者误；谓不用大小承气，而用白通四逆者更误。脉弦者生，脉涩者死。弦虽阴负，而阴尚存；涩似气散，而阴以灭。直视谵语喘满，上条已断为死，而一线生机，在此条又显之紧张不短而长的脉弦，生死之机在此决，治疗之道亦在此求。不言非旨，道无可言。得其旨，则不传如传；失其真，则虽传不传。吾人试默读经论全篇一通，或默读阳明全篇十遍，方即跃跃显出，琳琅满目。剧不用下，微又用下，微既大下，剧反不下。精奥渊微真理，出言思拟议常解外。难解处，正是吃紧处，学者勉旃，学者慎旃。

第二百一十三条

阳明病，其人多汗，以津液外出，胃中燥，大便必鞕，鞕则谵语，小承气汤主之。若一服谵语止者，更莫复服。

（《成本》止下无者字。《玉函》无更字。《康平本》此条低一格写。）

尤在泾曰：汗生于津液，津液资于谷气，故阳明多汗，则津液外出也。津液出于阳明，而阳明亦借养于津液，故阳明多汗，则胃中无液而燥也。胃燥则大便鞕，鞕则谵语，是宜小承气汤，以和胃而去实。

柯韵伯曰：多汗，是胃燥之因。便鞕，是谵语之根。一服谵语止，大便虽未利，而胃濡可知矣。

汪苓友曰：武陵陈氏云，大承气证，必如前条不大便五六日，或至十余日之久，渐渐搏实，而后用之。今则汗多燥鞕而谵语，其机甚速，此亡津液之故，而非渐渐搏实，虽坚而不大满，故只当用小承气主之。且津液不足，非大承气所宜，服药后谵语既止，即未大便，亦莫尽剂，恐过伤元气耳。

程郊倩曰：阳明病法多汗，其人又属汗家，则不必发其汗，而津液外出，自致胃燥便鞕而谵语，证在虚实之间。故虽小承气汤，亦只一服为率。谵语止，更莫复服者，虽燥未全除，辄于实处防虚也。

冉雪峰曰：此条因多汗，自致谵语。前条发汗多，重发汗，缘于误治。此条其人多汗，其人，即患阳明病的人。多汗，乃其人自己汗多，是其人偏亢病机转变，不是误治药物病变。阳明病原汗自出，或微汗出，或手足濈然汗出。所谓阳明病法多汗，有汗不足异，所异者汗出多，多为太过，甚则阳绝于内，其为患在一多字。汗何为多，注家连想到汗家表虚，本条在何处看出虚来，这是无根据的。就病论病，当为胃热逼蒸，不遑宁处，观冠首大书阳明病三字，不言可喻。胃的津液，内濡藏府，外泽皮毛，胃本身亦借以自养，所以奉生周命。为热侵逼，至不惜牺牲精英，舍令外出，冀邪汗共并，得稍减其燔燎赫曦淫威，有为阳明计，把握津液，勿俾外越。然出入废则神机化灭，升降息则气立孤危，投炭塞口，不戢自焚，岂特无汗蒸黄，无汗心愦愦懊恢而已。是放散郁热，调整体工，实为中经权应付。所以本条并不大实大满，亡阴亡阳，亦无前微喘直视，循衣摸床，惕而不安，见鬼，不识人等危候。不过燥而鞭，鞭而谵语，类似上条所谓微的适应证，故始为阳明构成惜，继又为阳明末减幸。此可看出几个道理，上条明标微者，反用大承气。此条并不言微，只用小承气。盖上条系对诸危险证候群较量，急起直追，方制安得不大。此条热随汗减，胃虽燥，不干，不似一八〇条之燥而兼干；便虽鞭，不剧，正如二〇八条之复鞭而少；方制安得不小。推而广之，本篇后面二五二条，汗多用急下，此不用急下，而用缓下。太阳上篇二十八条，胃不和谵语，用调胃承气，此不用调胃软坚，而用承气攻伐。凡此种种，均赖思维，苟得其奥，各个会通，则大小多寡，轻重缓急，庶几随所攸利，掌握在我，而不惑不忒。

第二百一十四条

阳明病，谵语，发潮热，脉滑而疾者，小承气汤主之。因与承气汤一升，腹中转气者，更服一升，若不转气者，勿更与之。明日又不大便，脉反微涩者，里虚也，为难治，不可更与承气汤也。

（转气，《成本》作转失气，《玉函》作转矢气。《成本》

脱勿上者字，及又字。《千金翼》谵语下有妄言二字。《脉经》《千金翼》无小承气汤之小字。《康平本》自阳明病，至小承气汤主之，为一条，低一格写，与以下至承气汤也，另条低二格写。）

成无己曰：阳明病，谵语，发潮热，若脉沉实者，内实者也，则可下。若脉滑疾，为里热未实，则未可下。先与小承气汤和之，汤入腹中，得失气者，中有燥屎，可更与小承气一升以除之。若不转气者，是无燥屎，不可更与小承气汤。至明日邪气转时，脉得沉实紧牢之类，是里实也。反得微涩者，里气大虚也。若大便利后，脉微涩者，止为里虚而犹可，此不曾大便，脉反微涩，是正气内衰，为邪气所胜，故云难治。

周扬俊曰：脉之滑疾，正与微涩相反，何未经误下，变乃如此悬绝耶。谵语潮热，明明下证，假使证兼腹满鞕痛，或手足濈然汗出，仲景此时，竟行攻下，当不俟小承气汤试之矣。假使下证纵未全见，而脉实大有力，即欲试之，一转失气。此时仲景亦竟行攻下，当不俟小承气再试之矣。然其所以然者，正疑其人痰结见滑，得热变疾，胃气早虚有之，故一见滑疾，便有微涩之虑，此所以一试再试，而不敢攻也。故曰里虚之候，治之为难。不但大承气所禁，即小承气亦不可与，故仲景特揭以垂训。

程郊倩曰：滑疾虽阳盛之诊，然流利不足，终未着实，主以小承气汤，尚在试法之列。果转矢气，则知肠中有燥屎，因剂小未能遽下，所下者屎之气耳，不妨更服以促之。若不转矢气，并不大便，则胃中无物可知。微为阳虚，涩为液竭，脉反变此。则前之滑疾，乃假阳泛上之假象；而今之微涩，乃里气大虚之真形。其阳明病，属津液竭而闭。谵语，属虚阳不能自安而郑声。潮热，属阳微仅得乘旺而暂现。正虚则邪愈实，难治者，此证须是补虚滋液以回阳气。而苦寒留中，无从布气，正气已虚，又不可更与承气汤也。

柯韵伯曰：脉滑而疾者，有宿食也。谵语潮热，下证具矣。与小承气试之，不转失气，宜为易动。明日而仍不大便，其胃家似实，而脉反微涩，微则无阳，涩则少血，此为里虚，故阳证反见阴脉也。然胃家未实，阴脉尚多，故脉迟脉弱者，始可和而不可下。阳脉而变阴脉者，不惟不可下，更不可和。脉滑者生，脉涩则死，故为难治。然滑有不同，又当详明。夫脉弱而滑，是有胃气，此脉来滑疾，是失其常度，重阳必阴，仲景早有成见，故少与小承气试之。若据谵语潮热，而与大承气，阴盛已亡矣。此脉证之假有余，小试之而即见真不足，凭脉辨证，可不慎哉。

尤在泾曰：谵语发潮热，胃实之征也。脉滑而疾，则与滑而实者差异矣，故不与大承气，而与小承气也。若服一升，而转失气者，知有燥屎在胃中，可更服一升。若不转失气者，**此必初鞕后溏，不可更与服之，一如前条之意也**。乃明日不大便，而脉反微涩，则邪气未去，而正气先衰，补则碍邪，攻则伤正，故曰难治。便虽未通，岂可更以承气攻之哉。

舒驰远曰：谵语发潮热，阳明府证审矣。再验其舌胎干燥，恶热喜冷，则投大承气急下可也，又何必小承气试之。若脉反微涩者，则微为阳虚，涩为液竭，方中宜加参附以补阳气，归地以助阴精，**此又法中之法也**。吾常用之而有验，世医多不知此，只据腹满便闭等证，无论里虚里实，即妄投承气等汤，而酿不治之证，总由不讲仲景之法故也。

冉雪峰曰：此条承上条，同是衡量小承气用法。本条《康平本》，一条分为两条。宋本以下，两条又合为一条。次条意义，即寓于前条中。前条意义，即寓于一小字中。特理太深奥，解人难索。《脉经》《千金翼》无小字，对此条精蕴，已少领会。后世注家，随文敷衍，更等诸自桧以下，凡此皆坐未深研究用小承气的意义。于此有几个问题：阳明病何以脉滑疾，阳明病何以脉微涩，阳明病何以既滑疾，又忽变为微涩。（一）阳明病为胃家实，潮热是便鞕胃实的象征，谵语是便鞕胃实的演变。使得邪盛正盛，证实脉实。如沟渠中有堵塞，水即涌沸回流，此脉之所以滑，所以疾。（二）胃中邪热，与胃中燥屎，相搏横梗，积延胃气损伤，甚或败坏，胃自身已陷溺病窟，不能振拔，安能荣脉。脉资生胃间谷气，根本既坏，脉安得不微，安得不涩。（三）滑疾与微涩，两正对比。今日滑疾，明日微涩，忽地忽天，这个变化，何其太速。阳脉变阴脉，如陷胸证的动数变迟，是在下后。此则不大便，未下，不惟不大便，观上文不转失气勿更与，连气都不失，惟其阻塞愈甚，是以变化愈速，这就是揭开滑疾忽变微涩的迷幕。总上以观，可知滑疾为实，微涩亦为实。滑疾是病之初，微涩是病之既，滑疾是胃未伤，微涩是胃已伤，滑疾是病较微，微涩是病较剧。滑疾微涩，皆一病之所传化。各注不知里虚是注语，又误解里虚意义，迷惑到底。《金匮》腹满寒疝宿食篇云，脉数滑有宿食，脉微涩亦有宿食，则知脉滑疾为阳明病，脉微涩亦为阳明病。又云寸口脉浮而大，按之反涩，尺中亦微涩，则知微涩即蕴藏数滑里面，同时并见。此病仲景在脉滑疾前半，早料到有后半脉微涩的一着，故不用大承气，而用小承气。吾故曰，次条意义，即寓于前条中。前条意义，即寓于一小字中。经旨晦盲，长夜千古，各注议补议温，用力愈大，离本题愈远，是不得不辨，是不敢不辨。

冉氏又曰：条文谵语，潮热，脉滑疾，貌视俨似大承气证，仲景不用大承气而用小承气，连小承气也不多用渍用。用小承气的精义，直由脉滑疾，贯到脉微涩，滑疾是实，微涩亦是实，微涩且大实特实。历来注家，无不以为微涩是虚，只知其虚，不知其实，所以訾言百出。究之仲景对此病，由何处看出此项虚实真际，既不能起先生于九泉，疑难相与析，而惟于其精神寄托的条文上，探其秘奥。一在审证上辨，潮热谵语，本是大承气汤证，潮热谵语主大承气，前有明训。但此条谵语，在潮热前，可见谵语特重，潮热上加发字，曰发潮热，可见这个潮热发出，用了很大气力。实中藏虚，破绽已露，所以小承气亦不敢多用，一试再试，步步谨慎，不待脉变，明若观火。且脉变证不变，前半的实，几似假实，后半的虚，也非真虚。二在审脉上辨，滑疾均阳脉，均带数象，数而流利曰滑，数而迫急曰疾。滑是生理病变的象征，疾是病理转变的象征。滑而疾，而字将两脉连系起来，滑数流利之中，俨具一种迫急不自然现象，漫云重阳必阴，更防太刚则折。明日突变微涩，较前出大承气方条的脉迟，更进一层。微涩曰反，是脉非阳明脉，而证仍是阳明证，证是阳明证，而脉又非阳明脉。三在治疗经过上辨，小承气较大承气小其制，故前用大承气，以小承气作试剂，此即以小承气初服，作小承气更服的试剂，更服屡积，又是以小承气代大承气。便既不下，气亦不失，足征气塞已紧，胃气无权，体工败坏，功用尽失，何须到脉变微涩，明明摆出方知。况微涩转变，突如其来，其机甚速，要终原始，知微知彰。以上是仲景知用小承气的原理，也就是吾人探知仲

景所以知用小承气的原理。知用小承气的原理，则知
滑疾，实中藏虚；微涩，虚中寓实。以经证经，以经解
经，似此方可味经之腴，似此方可抉经之心。

第二百一十五条

阳明病，谵语，有潮热，反不能食者，胃中必有燥
屎五六枚也。若能食者，但鞕耳，宜大承气汤下之。

（耳，《成本》作尔。反上，《玉函》《脉经》有而字，
《玉函》无宜字，《脉经》无大承气汤之大。宜大承气汤
下之七字，柯本移在若能食者上，张本同，周氏亦同，
《金鉴》以为错误，非。《康平本》此条低二格写。）

张隐庵曰：此即上文阳明谵语潮热，而有虚实之
意，特假能食不能食以验之。阳明病谵语有潮热，承上
文而言也。反不能食与能食者，设辞也。意谓谵语潮热
而属于虚，则当能食。反不能食者，里气虽虚，而胃中
必有燥屎五六枚，虽有燥屎，不可下也。若能食者，虽
虚不虚，而但有便鞕之证耳，是当下之，宜大承气汤，
脾热去而阳明之便鞕亦行矣。

张路玉曰：此以能食不能食，辨燥结之微甚也。详
仲景言，病人潮热谵语，皆胃中热盛所致。胃热则能消
谷，今反不能食，此必热伤胃中津液，气化不能下行，
燥屎逆攻于胃之故。宜大承气汤，急祛亢极之阳，以救
垂危之阴。若能食者，胃中气化自行，热邪原不为盛，
津液不致大伤，大便虽鞕，而不久自行，不必用药，反

伤其气也。若以能食便鞭而用承气，殊失仲景平昔顾虑津液之旨。

章虚谷曰：此言风邪入里化热，而谵语有潮热也。中风本能食，今反不能食者，以胃中有燥屎阻结也，故宜大承气下之。若能食，则无燥屎，但便鞭耳，以无形邪热扰心而发谵语，胃无实结而能食，若下之，宜调胃承气也。

王好古曰：胃实者，非有物也，地道塞而不通也。难经云，胃上口为贲门，胃下口为幽门，幽门接小肠上口，小肠下口，即大肠上口也，大小二肠相会为阑门。水渗泻入于膀胱，粗滓入于大肠。结广肠，广肠者，地道也，地道不通，土壅塞也，则火逆上行至胃，名曰胃实。所以言阳明当下者，言上下阳明经不通也。言胃中有燥屎五六枚者，非在胃中也，言胃是连及大肠也。

冉雪峰曰：此条以能食不能食，辨燥屎的有无。又以便鞭与屎燥，辨胃实的轻重。即在病象切实处对勘，又在病情灵活处互证。病至谵语潮热，势颇困笃，已成加一等重的阳明病。病到这个程度，普泛多不能食，以能食不能食较量，不过饮食消息，以意为之。前中风能食，中寒不能食，乃阳明初得辨认。在太阳传至中下篇，风寒划分已不着重，况两阳合明，寒均化热，尚何风寒之可分。条文既未明言，训释勿须强扯。便鞭燥屎，同是胃实，燥由鞭来，鞭可化燥，不过燥较鞭更进一层。鞕则气机勉可微通，燥则呆钝死质，助益生理则不足，遮碍生理则有余，横梗堵塞，气化难通，所以必用下剂，以承此不能承之气。是则大承气汤下之句，当属燥屎下，理甚明显。若但鞕未燥，则小承气推动可下，调胃承气润沃亦可下，不必定用大承气。大承气下之句在煞末，乃出方属辞惯例，于文为倒装句法，郭柯等各家必将此句，移有燥屎句下，固太拘执。喻程各家无分燥鞕，同一诊潮，即同用大承气，又太含混。燥屎不在胃在肠，查食物在胃，消化二成半，略成粗末，在小肠消化七成，始成糜浆，渣滓到大肠，乃成结粪。小肠犹无燥屎。何况胃中，此项不必曲解，当从新说补正。以形质言，胃为育道膨隆部分；以气化言，胃为阳明功用主宰策源地；胃而称家，实赅整个育道言，义原可通，文不必改，字句也不必移易。上二一一条，病剧的不用大承气，病微的用大承气；此条结轻的不用大承气，结重的用大承气；各成其体，各致其用，剧微轻重，只供一个诊察衡量的分界。能食不能食，一个病在两个病情生出；便鞕屎燥，两个证由一个病机转变。会而通之，头头是道，是在学者造诣。

第二百一十六条

阳明病，下血谵语者，此为热入血室，但头汗出者，刺期门，随其实而写之，濈然汗出则愈。

（写，《成本》作泻。《玉函》《千金翼》刺上有当之，则上有者字。《脉经》同。《金匮》妇人门杂病篇，有此条，刺上有当字，则作者。《康平本》此条低二格写。）

成无己曰：阳明病，热入血室，迫血下行，使下血谵语。阳明病法多汗，以夺血者无汗，故但头汗出也。刺期门以散血室之热，随其实而泻之，以除阳明之邪。热散血除，营卫得通，津液得复，濈然汗出而解。

张隐庵曰：此以阳明下血谵语，无分男女而为热入血室也。下血者，便血也。便血则血室内虚，任脉冲脉皆起于胞中，而注于心下，故谵语，此为血室虚。而热邪内入，但头汗出者，热气上蒸也。夫热入血室，则冲任气逆，而肝藏实，故当刺肝之期门，乃随其实而泻之之义。夫肝藏之血，充肤热肉，澹渗皮毛，濈然汗出，乃皮肤之血液为汗，则胞中热邪，共并而出矣。

《金鉴》曰：妇人病伤寒，经水适至，则有热入血室之证，宜刺期门。男子病伤寒，有下血谵语者，亦为热入血室也。若热随血去，必通身汗出而解矣。若血已止，其热不去，蓄于阳明，不得外越而上蒸，但头汗出，而不解者，亦当刺期门，随其实而泻之，则亦必通身濈然汗出而解也。

舒驰远曰：下血者，乃大肠之血，与血室无干，何为热入血室，乃头汗出者，又与热入血室无干。其太阳蓄血者，其人如狂，即谵语之类也。然血自下，下者愈，不当刺期门。且下血谵语二证，不得相兼。若胃实语者，大便闭结，不得下血。蓄血谵语者，血自下，下者愈，谵语必自止。若为脾胃气虚，不能传布之血，下趋大便，兼之魄汗出而下利，气虚阳脱，细语呢喃者，法当温经止泻，以固其脱，亦不得妄刺期门，于法总不合也，吾不能曲为之解耳。

冉雪峰曰：此条是阳明变证变法，在阳明病谵语栏内，以类相从，欲人整个互勘，全体透彻。阳明病胃实，此不是胃家实，而是血室实。条文虽标明阳明病冠首，却未提及热的潮不潮，屎的鞭不鞭。紧接大书下血谵语四字，又自下注解曰，此为热入血室。血室在何处，阳明的热，从何道入血室，热入血室，何以发生谵语，这是先宜了解的。（一）血室即胞中。胞中为膀胱后，直肠前的一个夹室。男女都有胞中，素问天真论，男子二八天癸至，女子二七天癸至，至就是至胞中。女子胞中特别发育，又有月事轮回可显见，故前太阳篇热入血室证，多举妇人为例。然注家多谓此证独属女子方面，对生理基本，实少研究。（二）任督二脉，俱起胞中，冲脉亦起胞中，丽于阳明，阳明的邪热，所以循这个道路直达。且阳明多气多血，阳明邪热，袭入血分，随血汇潴胞中。肝膈连胞，故刺肝募以泻热。由胃至胞中，由胞中至肝，均有脉络道路可寻。（三）脑薦神经是一系。洗冤录斗殴踢伤致死，头顶现死血影痕；新法难产，注脑下垂体制剂；可见脑系与生殖系关系密切。

胞中病变，血液变质，秽浊激惹，安得不谵语，此为下极而上实际，比阳明燥屎谵语，尤为直捷。至于疗法，前太阳篇有四式，血热郁成，少腹急结，用桃仁承气下之。血结更紧，少腹如敦，用抵当汤攻之。寒热如疟，欲出不出，用小柴胡枢之。热除身凉，胸胁下满，用刺期门泻之。此条与四式中刺期门同法，但彼由太阳来，此由阳明来，彼为外热除，此为内热炽，病源不同，病机各异。濈然汗出则愈，抉出用刺所得效果之所以然，尤为进一层诠释。上一九一条，奄然发狂，濈然汗出而解，亦有此景象，学者可以互参。

第二百一十七条

汗出，谵语者，以有燥屎在胃中，此为风也。须下者，过经乃可下之。下之若早，语言必乱，以表虚里实故也。下之愈，宜大承气汤。

（原注汗作卧，一云大柴胡汤。《脉经》属大柴胡汤承气证。《千金翼》宜承气汤。《成本》《玉函》下者作下之，愈上有则字。《伤寒汲古》风作实。《康平本》此为风三字，系小字旁注，在胃中侧。下之愈，亦小字旁注，在里实侧，此条低一格写。）

张隐庵曰：此言风动阳明燥热之气，津液外泄而谵语。须过经乃可下之，亦详审虚实之意也。汗出谵语者，腠理开，津液泄，而心气内虚也。所以然者，以有燥屎在胃中，此为风邪内搏阳明，而中土燥实也。夫燥实宜下，俟六气已周，七日来复，风动之邪，随经外出，然后下其燥屎可也。下之若早，则风热之邪，乘虚内入，伤其神气，故语言必乱，以风邪从表入里，表虚里实故也。故必过经下之则愈，宜大承气汤。上承风动之阳邪，下泄胃中之燥屎。

喻嘉言曰：胃有燥屎，本当用下。以谵语而兼汗出，知其风邪在胸，必俟过经下之，使不增扰。所以然者，风善行数变，下之若早，徒引之走空窍，乱神明耳。然胃中燥屎，下之不为大误，其小误，只在未辨证兼乎风。若此者，必再一大下，庶大肠空，而阳邪得以并出，故自愈。此通因通用之法，亦将差就错之法也。

柯韵伯曰：首二句是冒头，末二句是总语。言汗出必亡津，谵语因胃实，则汗出谵语以胃中有燥屎也，宜大承气汤下之。然汗出谵语有二意，有阳明本病多汗，亡津而谵语者。有中风汗出，早下而谵语者。如脉滑曰风，其谵语潮热下之，与小承气汤，不转失气，勿更与之。如能食曰风，其燥烦心下鞕，少与小承气微和之，令小安。非七日后屎定鞕，不敢遽下者，以此为风也。七日来行经已尽，阳邪入阴，乃可下之。若不知此意而早下之，表以早下而虚，热不解，里以早下，而胃家不实。如十三日不解，过经下利而谵语，与下后不解，至十余日不大便，日晡潮热，独语如见鬼状者是也。

舒驰远曰：汗出谵语者，已有燥屎在胃中，韪矣。

此为风也，何所见也。又云下之若早，语言必乱，然则谵语非乱乎。既以下早而致乱，不宜再下定矣，何又云下之则愈，通篇不合理，是必后人之伪。

冉雪峰曰：此条是辨谵语的类别。上条由上上条屎燥，辨到血热，此条又由上条血热，辨到屎燥。义兼常变，理较奥折，故不惮反复辨论，多方解说。阳明病法多汗，濈濈然汗出，为转属阳明。若汗不出，则必曰反无汗，或如上条但头汗出，头汗即余处无汗，为汗不出的对面互辞。此条设撤去上下文，突曰汗出谵语，似说不去。汗出，为阳明病普泛常有证象。谵语，为阳明病特殊加重证象。阳明篇此项意例，人所周知。乃条文明明大书汗出谵语，盖有为而言，系承接上条来。此条首句汗出，即上条末句汗出，上条是汗出则愈，此条是汗出不愈。上条侧重血热，故明指为热入血室。此条侧重屎燥，故明指以有燥屎在胃中，此为风。血热可由汗调节，故上条汗出则愈；屎燥须由便排泻，故下条下之则愈。文辞句法，亦复两两对比演应，进一步推详。谵语不是由汗生出，是汗出而依然谵语，将证同证的原理不同，在文辞上已划分显出。各注释谵语，多从汗出串解，不宁浅率，实太隔阂。本条分三截看，前三句为一截，是明其证。后二句为一截，是言其治。中五句为一截，是凌空翻腾，辨解其种切肯綮。文笔跌宕朴茂，简肃整暇。或欲将末二句，移置须下者下，或欲将下之若早二句，移置大承气汤下，或欲将此为至故也，共二十八字，为后人语，一并删去。鲁莽蔑猎，审移横挪，不仅经生武断改字训经而已。至此为风，本为内风，而非外风，如训外风，下之何以能愈。须下者，词意很园活，对方有个不须下在。表虚里实，阳明的表为在经，里为在府，有者为实，无者为虚，须隶属看活泼看。此条与上条血热屎燥两证，可以各个划分见，可以各个转变见，亦可以各个杂错见，法外有法，方外有方，领会玩索之不暇，尚何事移易改窜为。

第二百一十八条

伤寒四五日，脉沉而喘满，沉为在里，而反发其汗，津液越出，大便为难，表虚里实，久则谵语。

（《脉经》作其脉沉，烦而喘满，脉沉者为在里。《康平本》沉为在里，系小字旁注，在而喘满侧，此条与上条合为一条，低一格写。）

程郊倩曰：伤寒四五日，脉沉而喘满，沉者，大而沉也。虽喘满，尚带三分表证，然沉脉已为在里，宜从并病例，小发其汗，而反大发其汗，以至津液越出，大便为难。当时未必谵语，迨喘满去而表虚，大便难而成实，久则谵语矣。夫实则谵语，自是大承气汤证。而乃缺其治者，以此实从带表而来，尚有微甚之斟酌也。

张路玉曰：伤寒四五日，正热邪传里之时，况见脉沉喘满，里证已具，而反汗出，必致燥结谵语矣。盖燥结谵语，颇似大承气证，此以过汗伤津，而不致大实大满腹痛，只宜小承气为允当耳。

舒驰远曰：脉沉而喘满，则知为阳明宿燥阻滞，浊气上干而然也，故曰沉为在里，明非表也。而反发其汗，则津越便难，而成实矣。至久则谵语者，自宜大承气汤。此因夺液而成燥者，原非大热入胃者比，故仲景不出方，尚有微甚之斟酌耳。

恽铁樵曰：此条与前一条，互相发明。再参看二百二十三条，其人多汗，津液外出，胃中燥，大便必鞕，则可知人身液体，仅有此数。洞泻者溲必少，汗多者矢必燥。误汗者，阴必伤，强责少阴汗者，必动血，皆连成一串，病理形能，皆从此处有所领悟，然后能逐节发明，所谓活医学者此也。

冉雪峰曰：此条是普泛通解谵语病理之所由成。本谵语栏，共十二条，自此以上九条，此以下三条。此条，是结束上八条，而解说其意理。下三条是补足此条，而推广其义理。层层剔剥，一气相连。各注抛却大义，就各条随文敷衍，大好经文，为所掩晦，未见到真际，所以说不出真理。上条明言此为风，此条显著是伤寒，为一风一寒对峙。伤寒为太阳病，此条全节，寻不出太阳主证来，故不为太阳病。本条在阳明篇，当为阳明病，然并无潮热，手足濈然汗出，便定鞕，屎定燥字样，故不为阳明病，浑称伤寒，经旨殊耐探索。条文书伤寒，不书伤寒病，泛论意旨已显。四五日为阳去入阴之时，不仅太阳阳明关系，亦是泛论，注家拘拘扯到太阴少阴者误。然即明标伤寒，必有残余寒伤太阳证在，不然，医者何至冒昧发汗。惟脉不浮而沉，病机向里，观一二三条，表证仍在，脉微而沉，法从里治，恰好比证。喘满表里俱兼有，脉沉而喘满用一个而字连系起来，其为里不为表明甚。不仅脉为在里，证亦同为在里。在里不当汗，故曰反发，反字当着眼。津液越出，阴精内固，讵愿轻出，发药逼迫，不得不越次牺牲。此际不为之所，久则谵语由来者渐。半为病机自转，半为误治酿成。上条首句谵语，是撷其领；此条末句谵语，是归其宗；相互发明，一是皆以谵语为重心。可见此条结束上各条，意旨是在诠释谵语理性，谵语来源。一切历程，仍是太阳阳明，少阳阳明，前后一贯。一切疗法，详各分条中，无须多赞一词。各家矜矜于汗下之辨，表里之辨，下法轻重缓急之辨，殊太隔阂。至谓非大热入胃，不谙文法，谓有宿食阻滞，节外生枝，尤为注疏魔障。学者合本栏上下文读之，或合阳明全篇上下文读之，夫亦可以昭然豁然冰释。

第二百一十九条

三阳合病，腹满身重，难以转侧，口不仁面垢（原注又作枯一云向经。）谵语遗尿。发汗则谵语；下之则额上生汗，手足逆冷。若自汗出者，白虎汤主之。

（口下，《脉经》有中字。《成本》《玉函》面上有而字。面垢二字，《千金翼》作言语向经四字。则谵语，《玉函》作则谵语甚，逆冷作厥冷，《千金翼》同。《伤寒汲古》遗尿下有自汗者属白虎汤七字，无末节若以下十字，若字在发汗句上。《康平本》下之上有三□印。）

成无己曰：腹满身重，难以转侧，口不仁谵语者，阳明也。鍼经曰：少阳病甚，则面微有尘，此面垢者，少阳也。遗尿者，太阳也。三者以阳明证多，故出阳明篇中。三阳合病，为表里有邪，若发汗攻表，则燥热益甚，必愈谵语。若下之攻里，表热乘虚而陷，必额上汗出，手足逆冷。其自汗出者，三阳经热甚也。内经曰：热则腠理开，营卫通，汗大泄，与白虎汤，以解内外之热。

程郊倩曰：腹满身重者，阳盛于经，里气莫支也。口不仁谵语者，热淫布胃，气浊识昏也，此是阳明主证。而少阳之合，则见面垢证，风木动而尘栖也。太阳之合，则见遗尿证，膀胱热而不守也。凡阳盛者阴必虚，而热甚者气更伤。汗则伤气，谵语者，胃愈涸也。下则伤阴，额上生汗者，阳无依而上越也。手足逆冷者，阴被夺而热深厥深也。内燥外寒，阴脉将绝，血不内守，气将安附，危证成矣。计惟化热生津，从阳分清回阴气，使气清则液布，固白虎汤之职也。胃热祛而肺金肃，水亦溉自高原矣。

柯韵伯曰：里热而非里实，故当用白虎，而不当用承气。若妄汗，则津竭而谵语。误下，则亡阳而额汗出，手足厥也。此自汗出，为内热甚者言耳，接遗尿句来。若自汗而无大烦大渴证，无洪大浮滑脉，当从虚治，不得妄用白虎。若额上汗出，手足冷者，见烦渴谵语等证，与洪滑之脉，亦可用白虎汤。

《金鉴》曰：三阳合病者，必太阳之头痛发热，阳明之恶热不眠，少阳之耳聋寒热等证皆具也。太阳主背，阳明主腹，少阳主侧，今一身尽为三阳热邪所困，故身重难以转侧也。胃之窍出于口，热邪上攻，故口不仁也。阳明主面，热邪蒸越，故面垢也。热结于里，则腹满。热盛于胃，故谵语也。热迫膀胱，则遗尿。热蒸肌腠，故自汗也。证虽属于三阳，而热皆聚胃中，故当从阳明热证主治也。若从太阳之表发汗，则津液愈竭，而胃热愈深，必更增谵语。若从阳明之里下之，则阴愈伤，而阳无依则散，故额汗肢冷也。要当审其未经汗下，而身热自汗出者，始为阳明的证。宜主以白虎汤，大清胃热，急救津液，以存其阴可也。

【白虎汤方】

知母六两　石膏一斤（碎）　甘草二两（炙）　粳米六合

上四味，以水一斗，煮米熟汤成，温服一升，日三服。

第二百二十条

二阳并病，太阳证罢，但发潮热，手足漐漐汗出，大便难而谵语愈，宜大承气汤。

成无己曰：本太阳病，并于阳明，名曰并病。太阳证罢，是无表证。但发潮热，是热并阳明。一身汗出为热越，今手足漐漐汗出，是热聚于胃也，必大便难而谵语。经曰：手足漐然而汗出者，必大便已鞕也，与大承气汤，以下胃中实热。

柯韵伯曰：太阳证罢，是全属阳明矣。先揭二阳并病者，见未罢时，便有可下之证。今太阳一罢，则种种皆下证矣。

程知曰：并病者，一经证多，一经证少，有归并之势也。太阳证罢，而归并阳明，但手足漐漐汗出，是大便已鞕也。与大承气汤，以下胃热可也。

张隐庵曰：此言阳明热邪，内入太阴，而下之则愈也。二阳并病，太阳证罢，则病气并入阳明，而无太阳证矣。但发潮热者，谓邪热但乘于脾，而发潮热也。漐漐，汗注貌，手足漐漐汗出者，脾主四肢，阳明热邪，蒸发脾土之津液而外泄也。不曰大便鞕，而曰大便难者，脾胃之气不和，如脾约之大便则难者是也。谵语者，脾病而上走于心也，下之则愈，宜大承气汤。

冉雪峰曰：此两条是推阐谵语病理方治。上九条，是辨论阳明谵语。此两条，是辨论三阳二阳合病并病谵语。上是分言，此是合言。分言辨晰表里虚实，或表不全虚，里未尽实，即可了了。合言有表实里虚，有表虚里实，有表实，而病机向内，里实，而病机向外，表里杂错，虚实相乘。苟非整个了彻，将何以不迷不惑，真知独到。观此，则本两条精义，跃跃显出。或谓三阳合病，必有三阳的证象；二阳并病，必有二阳的证象。不知病机是活泼的，各条有各条的理性，各条有各条的转变，安能拘拘肯定一个式。如此之前条，开宗大书三阳合病，病的性质已确定，但条文寻不出三阳的主证，其腹满身重，遗尿逆冷等等，恍以阴证。是否合病为假，抑或病已转变？曰不是，是阳极似阴，内热壅遏。于何见之，阴不得有汗，就在这个自汗，由阳明透出太阳，一线的真机见之。有太阳禁汗。有阳明禁下，汗法下法穷，而清法乃因以昭显。这个表实，是阳明的表，不是太阳的表。里实，是阳明的热实，不是阳明的鞕实燥实，他条未可取譬。如此之次条，冠首明标二阳并病，紧接即曰太阳证罢，太阳既罢，即专隶阳明，不得仍称并病，此义在下句可看出。湙湙，集韵小雨不辍貌。潒潒，埤仓湍流迫急貌。阳明的潒潒变而为太阳的湙湙，太阳的湙湙，又砌入阳明所主的手足范围，活绘出太阳并入阳明真象。下之则愈，归其所宗，纳入正治。掌握潮热便难，而又谵语，阳明里实肯定。无事堆入屎鞕屎燥，多费笔墨，亦是他条未可取譬。总上以观，经论奥折渊懿若此。整个阳明病，经证府证，正奇常变，咸揭于此。各注欠领会，或于注中加三阳证，于谵语上加发热，又或谓自汗而无大烦大渴证，无洪大浮滑脉，当从虚治。似此，两条精义全湮。个人差别不足惜，如天下后世读者误会何，关系太大，不得不辨。

第二百二十一条

阳明病，脉浮而紧，咽燥口苦，腹满而喘，发热汗出，不恶寒，反恶热，身重。若发汗则躁，心愦愦，反谵语。若加温针，必怵惕烦躁不得眠。若下之，则胃中空虚，客气动膈，心中懊恼，舌上胎者，栀子豉汤主之。

（脉浮而紧，《玉函》作其脉浮紧，咽燥作咽干。反恶热，《脉经》《千金翼》作反偏恶热。心下，《千金翼》有中字。温针，《成本》作烧针。舌上胎，总病论作苔生舌上《康平本》两若字以下两条，与此合为一条,《玉函》同。《脉经》《千金翼》分三条，渝本亦分三条，今从渝本划分。）

柯韵伯曰：脉证与阳明中风同，彼以恶寒，故名中风，此反恶热，故名阳明病。阳明主肌肉，热甚无津液以和之，则肉不和，故身重，此阳明半表里证也。邪已入腹，不在营卫之间，脉虽浮，不可为在表而发汗。脉虽紧，不可以身重而加温针。胃家初实，尚未燥鞭，不可以喘满恶热而攻下。若妄汗之，则肾液虚，故燥，心液亡，故昏昧而愦愦。胃无津液，故大便燥鞕而谵语也。若谬加温针，是以火济火，故心恐惧而怵惕，土水皆因火悔，故烦躁而不得眠也。阳明中风，病在气分，不可妄下，此既见胃实之证，下之亦不为过。但胃中以下而空虚，喘满汗出恶热身重等证或罢，而邪之客上焦者，必不因下除，故动於膈，而心中懊㤅不安也。病在阳明，以妄汗为重，妄下为轻。舌上胎句，顶上四段来。不恶反恶，皆心主愦愦，怵惕懊㤅之象，皆心病所致，故当以舌验之。舌为心之外候，心热之微甚，与胎之厚薄，色之浅深，为可徵也。栀子豉汤主之，是总结上四段。要知本汤是胃家初受，双解表里之方，外而自汗恶热身重可除，内而喘满咽干口苦自解，不只为误下后立法。

程郊倩曰：据脉可汗，证则不可汗；据证可下，脉则不可下。加以咽燥口苦，腹满而喘，依稀三阳合病，温针益壮火而消阴矣，故三治俱为犯经。

汪苓友曰：陈亮斯云，按本文汗下烧针，独详言误下治法者，以阳明一篇，所重在下，故辨之独深悉焉。

尾台氏曰：此章凡四段，若拟其治法，则自阳明至身重，白虎汤证也。若发汗以下，可与大承气汤。若加烧针以下，可与桂枝甘草龙骨牡蛎汤。若下之以下，栀子豉汤证也。

山田氏云：阳明病至身重二十七字，乃热结在里，而无燥屎之证，与前三阳合病条同焉，宜与白虎汤以挫其热。若认其脉之浮，以为表未解而发其汗，则津液越出，大便为鞕，令人烦躁心乱，而反谵语，乃承气证也。谓之反者，及其发汗，非徒无益，反使增剧也。若加温针，则致火逆，怵惕烦燥不得眠，所谓太阳伤寒，加温针必惊是也，乃桂枝去芍药加蜀漆牡蛎龙骨汤，桂枝甘草龙骨牡蛎汤等证也。若认其腹满汗出恶热，以为有燥屎而下之，则胃中空虚，客气动膈，令人心下痞鞕，所以然者，以本无燥屎也，乃甘草泻心汤证也。

冉雪峰曰：此条承上白虎条，更进一层，以推其类而广其治。实则谵语，谵语为阳明胃实一种紧要证象。谵语栏计十二条，此条承上，终了此数。起下，於阳明经证府证外，别开其他种种法门，为阳明篇紧要关键所在，亦即谵语栏紧要关键所在。阳明胃实，是指便鞕屎燥，人所周知。但此栀子条，与上白虎条，均无便鞕屎燥字样。审鞕燥的方法，曰潮热，曰手足濈然汗出，此两条亦不在潮热手足上推求。所以然者，此两条本无便鞕屎燥证象，病的真实是无形邪热怫郁，而非有形粪便阻碍。同是阳明实，各有病源性质的差别。查两条词意，亦复类似。上条自三阳合病至遗尿为首段，中插汗下两项，自若自汗，至煞末为尾段。后自阳明病至身重为首段，中插汗温针下三项，自心中懊憹，至煞末为尾段。上条抉出自汗出为重心，后条抉出心中懊憹为重心，一气一血，两两判然。同是阳明热实，各有病区侵着的差别。观此，可知承气与白虎为一经一府的对峙，白虎与栀子为一气一血的对峙。在府用承气，在经用白虎。在气分用白虎，在血分用栀子。定法中有活法，活法中又有定法。注家只知自汗出紧接遗尿，不知心中懊恼紧接身重。只知白虎清阳明经热，不知栀子亦清阳明经热。只知栀子救下后之误，不知栀子亦救未下之误。此条来路，是上接白虎去路，亦是下接白虎，将栀子夹于两白虎中，亦若前下血谵语，夹于两有燥屎条中一例，连环互套，亦若有意于其间。或谓阳明篇次序甚乱，条文甚杂，而不知其前后对照，演映多姿，文笔亦复法度森严，波澜壮阔，数千年臆说纷纭，古人奥义微言，反因之晦，殊负作者苦心。阐扬经旨，启迪后学，愿与学者共勉。

冉氏又曰：此栀子条，与上白虎条，均阳明热实，不是阳明鞕实燥实。热实又有在气分在血分殊异，上条业经明白诠说。注家谓此各条难解，其实不是难解，是未窥到深层，掌握重心，自己不能解，非书负人，是人负书。白虎条是邪热壅遏，正阳不运；此条是邪热耗蚀，真阴告竭。白虎条言证不言脉，因理太奥折，解人难索。此条证象很露，故兼及脉，为中人以上说法，冀可会通。再即本条证脉诠释：（一）条文发热汗出，不恶寒，反恶热，身重，阳明证象显昭。腹满而喘，亦阳明应有证象。而咽燥口苦，已显露出阴液衰竭真象，再加心中懊恼，则阳亢阴扰，即可确然肯定。舌上胎，可与陷胸门白胎滑难治、舌胎白不可攻互参，乃脏阴虚竭象征。条中曰烦躁，曰怵惕，曰愦愦，曰懊恼，曲绘出真阴虚竭，孤阳无依真情。胃中空虚，尤明点出本病全条真际。不用下法，而用清法；不清气分，而清血分；不用泻心，而用栀子；恰如分际。（二）阳脉与阴脉异，阳明脉与太阳脉异，太阳脉浮紧，是表寒遏郁，阳明脉浮紧，是里热伸张。以经文互证，太阳中风脉浮缓，阳明中风脉浮紧，同一中风而有浮缓浮紧差别，义更明了。专就阳明言，脉浮而紧，浮是阳明能达于外，紧是阳明能张于内，如脉浮而紧必潮热，但浮必盗汗。又如奄然发狂，濈然汗出而解，脉紧则愈。似此言浮言紧，岂寻常知见所可证入。以经解经，浮紧真理，即可领会探得。而本条阳明病脉之所以浮紧，亦可体会探得。观上证脉两项所述，证有证的真象，脉有脉的真理，抉其关键，天下无不可辨之证，天下无不可辨之脉。豁然贯通，愈深愈明。再回读经文，无不丝丝入扣，更上一层楼，是在学者。

【栀子豉汤方】

肥栀子十四枚　　香豉四合（棉裹）

上二味，以水四升，煮栀子取二升半，去滓，内豉更煮，取一升半，去滓，分二服，温进一服，得快吐者，止后服。

（《丹本》不载此方，依渝本增入。）

第二百二十二条

若渴欲饮水，口干舌燥者，白虎加人参汤主之。

（《玉函》《千金翼》无加人参三字。）

成无己曰：若下后邪热客于上焦者，为虚烦。此下后邪热不客于上焦，而客于中焦者，是为干燥烦渴，与白虎加人参汤，散热润燥。

柯韵伯曰：上文是阳邪自表入里，此条则自浅入深之证也。咽燥口苦恶热，热虽在里，尚未犯心。愦愦怵惕懊憹，虽入心尚不及胃。燥渴欲饮，是热已入胃，尚未燥鞕。用白虎加人参汤，泻胃火而扶元气，全不涉汗吐下三法矣。

张隐庵曰：此承上文栀子豉汤而言，若渴欲饮水，口干舌燥，而属于阳明之虚热者，白虎加人参汤主之。盖火热上乘于心，则心中懊憹，而为栀子豉证。若火热入于阳明之胃络，则为白虎加人参证。

陈修园曰：若前证外，更加渴欲饮水，口干舌燥者，为阳明经气之燥热，又宜白虎加人参汤主之。此承栀子豉汤，而进一步言也。

第二百二十三条

若脉浮，发热，渴欲饮水，小便不利者，猪苓汤主之。

（《康平本》脉浮发热四字系小字旁注，在欲饮水侧。）

方中行曰：此又以小便不利再出，猪苓茯苓，从阳而淡渗，阿胶滑石，滑泽以滋润，泽泻咸寒，走肾以行水，水行则热泄，滋润则渴除。

柯韵伯曰：脉证全同五苓，彼以太阳寒水，利于发汗，汗出则膀胱气化而小便行，故利水之中，仍兼发汗之意。此阳明燥土，最忌发汗，汗之则胃亡津液，而小便更不利，所以利水之中，仍用滋阴之品。二方同为利水，太阳用五苓者，因寒水在心下，故有水逆之证，桂枝以散寒，白术以培土也。阳明用猪苓者，因热邪在胃中，故有自汗证，滑石以滋土，阿胶以生津也。散以散寒，汤以润燥，用意微矣。

汪苓友曰：今人病热，大渴引饮，饮愈多则渴愈甚，所饮之水既多，一时小便岂能尽去。况人既病热，则气必偏胜，水自趋下，火自炎上，此即是水湿停而燥渴之征，故猪苓汤润燥渴而利湿热也。

赵羽皇曰：仲景制猪苓一汤，以行阳明少阴二经水热。然其旨，全在益阴，不专利水。盖伤寒表虚最忌亡阳，而里虚又患亡阴。亡阴者，亡肾中之阴与胃家之津液也。故阴虚之人，不但大便不可轻动，即小水亦忌下通。倘阴虚过于渗利，则津液反致耗竭。方中阿胶质膏，养阴而滋燥，滑石性滑，去热而利水，佐以二苓之渗泻，既疏浊热，而不留其壅瘀，亦润真阴，而不苦其枯燥，是利水而不伤阴之善剂也。

冉雪峰曰：此两条双承上栀子条，以两若字为转换另起的助辞，意义甚显。盖上栀子条，是从上白虎条转来，而此条是由栀子转回到白虎，又由白虎的热而夹虚，转到猪苓的热而夹水，一气推阐，连环比证。人谓阳明条次最凌乱，而不知阳明条次最紧严。此三条《脉经》《千金翼》《玉函》《康平古本》，或分三条，或合为一条，《成本》分三条，丹刻宋本，合为一条，渝印宋本，又分三条。后世注家，取舍歧异，莫衷一是。但理求其是，事求其通。以义理言，白虎承气，为一经一府正治，然热实有气分血分之殊。故白虎之下，反接栀子，热郁血分干燥，热郁气分更干燥，故栀子之下，反接白虎加参。热郁夹虚，宜清而补，热郁夹水，宜润而利，故白虎加参之下，反接猪苓。从远看，府不实，不用承气，经不热，不用白虎。向近看，心中懊憹，乃栀子的真谛，小便不利，为白虎的禁条。故白虎可以代承气，栀子可以代白虎，白虎加参可以代栀子，猪苓可以代白虎加参。以文法论，上条以中段三若字的三项，衬出栀子，文气已告一结束。设将下两若字条并入，五若字同而不同，颇觉犯顶，文气亦太琐碎。后条口干舌燥，脉浮发热，前两条已有相同字句，并为一条更觉杂沓。此条不惟不能与上条合并，此条与彼条亦不能两两合并。两个渴欲饮水亦犯顶，五若字不能一例看待。前三若是违反误治，后三若是适当合治。此可看出白虎所以济承气之穷，栀子所以济白虎之穷，白虎加参又所以济栀子之穷，猪苓所以济白虎加参之穷。各有病源，各有病理，各成一义，各具一格。遭连层接则可，混合为一则不可，凡此均从胃实反面对勘阐扬。学者穷源溯委，本末洞彻，夫亦可以探索经旨深层，而不为各注所眩惑。

【猪苓汤方】

猪苓（去皮）　茯苓　泽泻　阿胶（《外台》有炙字）　滑石（碎）各一两，（《外台》有棉裹二字。）

上五味，以水四升，先煮四味，取二升，去滓，内阿胶，烊消，温服七合，日三服。

（《成本》内下有下字。烊消，《玉函》作消尽。）

第二百二十四条

阳明病，汗出多而渴者，不可与猪苓汤。以汗多，胃中燥，猪苓汤复利其小便故也。

（《康平本》此条低二格写。）

成无己曰：鍼经曰，水谷入于口，输于肠胃，其液别为五，天寒衣薄则为溺，天热衣厚则为汗，是汗溺一液也。汗多为津液外泄，胃中干燥，故不可与猪苓汤利小便也。

喻嘉言曰：阳明主津液者也，津液充则不渴，津液少则渴矣。故热邪传入阳明，必先耗其津液，加以汗多夺之于外，复利其小便夺之于下，则津液有立亡而已，故示戒也。

程郊倩曰：猪苓汤之治，与太阳五苓散颇同。在太阳为寒水气化，不避桂术者，从寒也。在阳明为燥土气化，改桂术为滑胶者，从燥也。处方至此，已属精微，犹复以利小便，为暴液亡汗者禁，则知证在阳明，兢兢以保津液为第一义矣。

周扬俊曰：渴而小便不利，本当用猪苓汤，然汗多在所禁也。此与伤寒入府，不合溲数同意。盖邪出阳明，已劫其津，汗出复多，更耗其液，津液曾几，尚可下夺也。倘以白虎加人参去其热，则不利小便，而津回自利矣。

冉雪峰曰：此条承上条猪苓汤主之而言，曰主之，是与猪苓汤适当很高的评价。然上条是可与猪苓，此条是不可与猪苓。就两条文研究，不过一有小便不利，一无小便不利。猪苓不可与，何者可与，经无明文。发热者汗自出，上条隐去，不书汗出；汗多而渴，必小便不利，此条隐去，不书小便不利；凡此均值得注意。自上三阳合病起，至此止，计六条。前五条首列白虎承气正治，而栀子，而白虎加参，而猪苓，由正治推到变治，一层进一层。此条兜转，总结上五条，既随其所至，又归其所宗。所以然者，阳明以胃实为主证，疗胃实以承气为正法。白虎以下，均属旁枝，而栀子猪苓，则又旁枝的旁枝。阳明虚，而白虎方加参，猪苓方用胶，均在补虚方面着力。阳明胃实，是鞕实燥实。而此只是热实。阳明实在中焦，而栀子方是治上焦，猪苓方是治下焦，总括一句，诸承气是治胃中，而白虎以下各方，是治胃外。此条曰胃中燥三字，如暮鼓晨钟，发人深省。知胃中燥不可与猪苓，则知胃中燥不可与栀子，不可与白虎加参，并不可与白虎。文气兜转反掉，旌旗壁垒变色，前既层层剔剥而下，此又层层反应而上，反复穷研。似此辨证，辨精到如何程度；论治，论精到如何程度。汗与小便同源异流，汗多，胃阴已伤，安容再利小便。内外夹挤，陷阳明于津液竭绝之境，不惟治外白虎当斟酌，治内承气亦当斟酌。勿犯津液内竭，虽鞕不可攻大戒，经论不出方，蕴蓄极深，各注粘着补出方治，反形隔阂。本条冠首大书阳明病，阳明胃实忌利小便，猪苓虽为阳明变治一种，若非小便不利，不得妄投，补出此条，昭示微言大义，以此例彼，整个可以会通。细致周匝，非天下之至精，其孰能与于斯。

第二百二十五条

脉浮而迟，表热里寒，下利清谷者，四逆汤主之。

（《康平本》四逆作回逆，此条低一格写。）

张隐庵曰：此论阳明之有虚寒也。脉浮而迟，浮为表虚，迟为里寒，乃下焦生气，不上合于阳明，故表有阳明之热，里有少阴之寒。生气不升，故下利清谷，宜四逆汤，启少阴之生阳，助阳明之土气。

喻嘉言曰：表热里寒，法当先救其里。太阳经中下利不止，身疼痛者，已用四逆汤不为过。其在阳明之表热，不当牵制，更可知矣。

尤在泾曰：脉迟为寒，而病系阳明，则脉不沉而浮也。寒中于里，故下利清谷，而阳为阴迫，则其表反热也。四逆汤为复阳散寒之剂，故得主之。

钱天来曰：此与少阴厥阴，里寒外热同义。若风脉浮而表热，则浮脉必数。今表虽热而脉迟，则知阴寒在里，阴盛格阳于外，而表热也。虚阳在外，故脉浮。阴寒在里，故脉迟。所以下利清谷，此为真寒假热，故以四逆汤，祛除寒气，恢复真阳也。

冉雪峰曰：此条辨论阳明病疗法，不惟推类尽致，而且连说到类外相反正比。由热及寒，由实及虚，由寒下及温补，为变中的极变。阳明两阳合明，其热最盛。诸承气为阳病的主方，诸四逆为阴病的主方。此条在阳明篇，主用四逆，颇觉突出刺眼。究竟阳明大热，何以忽转为大寒；大实，何以忽转为大虚。是否病体基质，里寒素重；或病机转变，里寒偏盛；或客邪直中，外寒骤加；抑或寒极生热，热极生寒，本病自为转变。经论条文未露端倪，殊难臆度。但脉浮而迟，昭显寒的脉象，下利清谷，昭显寒的证象。表热里寒，脉浮就是表热；脉迟，下利清谷，就是里寒，又明昭下出诊察断语。阳明病而显出此冷败虚脱反应，实出阳明寻常规范过程以外。不宁客气动膈，而且客气犯胃，喧宾夺主，中气无权，一听寒热的划分背驰。热而不热，实而不实，俨使阳明自身变质，全条寻不出一毫阳明真相。而下利清谷，适以确确肯定非阳明所应有，式微至此，真难乎其为阳明。经论冠首不书阳明病，摒四逆于阳明之外，其所以爱护阳明者良多，然则经论插入此条，系何取义？一、本栏是辨析阳明证变，推阐阳明证治，至此详推到正比反面，此谓不遗。二、脉随病转，治随证转，有是证用是药，此谓不拘。三、病有真假，证有重轻，前各条胃中虚冷，胃中空虚等等，不过夹寒夹虚，不似此条寒反胜热，实反为虚，确定寒的真相，乃确定热的真相，两两透彻，此谓不差不忒。总上以观，是此条不在阳明病范围内，而阳明病内却不可少此一证，少此一方。若疑此条为少阴厥阴错简在此，是上述种种精义丝毫不解，安可与读仲景渊懿奥折、神化无方、活泼泼的伤寒论书。

第二百二十六条

若胃中虚冷，不能食者，饮水则哕。

（《玉函》冷下有其人二字。《千金翼》无若字。《脉经》若上有阳明病三字。）

张锡驹曰：此论阳明中焦虚冷也。若者，承上文而言也。言不特下焦生阳不启，而为虚寒。即中焦火土衰微，而亦虚冷也。夫胃气壮，则谷消而水化。若胃中虚冷，则谷不消化，而不能食。夫既不能食，则水必不化，两寒相搏，是以发哕。

汪苓友曰：武陵陈氏云，法当大温，上节已用四逆，故不更言治法。愚按常器之云，宜温中汤。然不若用茯苓四逆汤，即四逆汤中，加人参以补虚，茯苓以利水也。

柯韵伯曰：阳明病不能食者，虽身热恶热，而不可攻其热。不能食便是胃中虚冷，用寒以彻表热便是攻，非指用承气也。伤寒治阳明之法，利在攻。仲景治阳明之心，全在未可攻，故谆谆以胃家虚实相告耳。

章虚谷曰：哕者近世名呃逆，或空呕亦名哕。比呃逆为轻，皆由其人本元内虚故也。更当验之，若胃中虚冷，不能食者，饮水则哕。如不哕，则非虚寒。其不能食，必有所因矣。

第二百二十七条

脉浮，发热，口干，鼻燥能食者则衄。

（王肯堂校《千金翼》鼻作舌。《康平本》此条与上条合为一条，均低二格写。）

张隐庵曰：此反结上文两节之意。阳明胃脉，起于鼻交頞中，挟口环唇。脉浮发热，阳明之表热也。口干鼻燥，经脉之里热也。但病阳明，而无脉迟里寒，下利清谷之阴证矣。能食，则阳明胃气自和，故经脉充溢而为衄，衄乃解，复无胃中虚冷，饮水则哕之寒证矣。此所以反结上文两节之意也。

魏荔彤曰：脉浮发热，太阳病尚有存者。而口干鼻燥能食，虽阳明里证未全成，阳明内热已太盛。热盛则上逆，上逆则引血，血上则衄，此又气足阳亢之故，热邪亦随之而泄。

舒驰远曰：热病得衄则解，能食者胃气强，邪当自解，故曰能食者则衄。俗谓红衣伤寒，不治之证，何其陋也。太阳发衄者曰衄乃解，曰自衄者愈。以火劫致变者，亦云邪从衄解。即以阴邪激动营血者，尚有四逆汤可救，安得见衄证皆为不可治乎。大抵俗医见衄，概以寒凉，水凝生变，酿成不治，故创此名色，以欺世而逃其责耳。

恽铁樵曰：舒氏说可商。衄为鼻黏膜充血，其人体盛壮热所患者为阳证。正气未伤，血中液体未耗，因热盛之故，而血上壅，所谓阳者亲上也。因鼻膜最簿，而疏泄之势盛，故衄。此衄等于出汗，故古人谓之夺汗为血。衄后热亦随之而解，故云衄乃解，此是有余之衄，故老于医者，一望而知此衄之不足为患。阴邪激动营血，尚有四逆可解两语，意思不甚明了。若少阴亦有衄者，其所以致衄之故，乃因血液为热薰灼而干涸，血干则运行不利，神经失养，脉管变鞭，微丝血管之浅在肌表者，辄破裂而出血，故其血多见于牙龈夹缝中，是谓齿血。若是者乃不足之证，故古人以齿衄属少阴，鼻衄属阳明。知此，则太阳阳明之热病，衄乃解。而少阴热病，乃绝险之证，血液涸竭，四逆非其治也。

冉雪峰曰：此两条双承上四逆条。阳明主热，然不能绝对无寒。阳明主实，然不能绝对无虚。阳明病成败臧否，关键在胃强胃弱。此两条为一寒一热，一虚一实，一胃气弱，一胃气强，反覆辨论，为阳明病扼要吃紧处。两条相对平列，词意亦复相同，曰能食，曰不能食，曰则哕，曰则衄。不过前条末句多一项饮水，后条首句多一项脉浮发热。首尾衰益，两两亦平。康平古本原是一条，可征其连系实为密切。《千金翼》前条若字上，有阳明病三字，义长。若字虽为转折助辞，其中尚兼有连接的意义。此条虽与上四逆条同为寒证，而此条并不是已具上条证象，复加本条证象。上是昭明证治，此是解说病理，潜玩文义可知。上四逆条既隐去阳明，此条不书，义欠昭显，加上阳明病三字，则胃中虚冷，不能食，饮水则哕十二字，更觉朗然豁然明透。后条脉浮，是阳明脉浮，乃阳明热气外达发热，是热之所以能发。口干过咽干，鼻燥甚舌燥，热盛至此，安得不衄。加上阳明病字样，不惟前条文义醒豁，后条文义亦醒豁。或谓后则衄条，是反承四逆条，及上则哕条。然按之文理，殊不大合。究之可代表寒热两项，紧要证象很

727

多，何为独取哕衄二者为说。盖哕而出之胃，偶不和不为病，哕而出之胃败，主难治。衄而出之鼻部黏膜，不为病，衄而出之内脏，阴行阳道，甚危，关系甚大，认识须确。不然，二〇一条，漱水不欲饮，必衄。二〇八条，饮水则哕。与此两条言哕言衄相同，何必重出，反形杂沓。不知此并非衍文重出，凡伤寒相同条文，每出一次，必有一次新义。即各就各条论，每多读一次，亦有多一次新意义，全书均作如是观。这是仲景为学谊力，也就是考覈吾人读仲景书的诣力。

第二百二十八条

阳明病下之，其外有热，手足温，不结胸，心中懊恼，饥不能食，但头汗出者，栀子豉汤主之。

（《脉经》《千金翼》饥上有若字。《康平本》不结胸，不作小，系小字旁注，在手足温侧。）

喻嘉言曰：下之而外有热，心中懊恼，饥不能食，几成结胸矣，然手足温，则阳气未至伤陷。不结胸，则外邪原属轻微。若其人头汗出者，亦是膈中郁热上蒸所致，宜因其高而扬之，用栀子豉汤以彻其热。则阳得下通于阴，而周身漐然汗出，其余邪之留恋者，尽解可知矣。

柯韵伯曰：外有热，是身热未除。手足温，尚未漐然汗出，此犹未下前证，见不当早下也。不结胸，是心下无水气，知是阳明之燥化。心中懊恼，是上焦之热不除。饥不能食，是邪热不杀谷。但头汗出，而不发黄者，心火上炎，而皮肤无水气也，此指下后变证。夫病属阳明，本有可下之理，然外证未除，下之太早，胃虽不伤，而上焦火郁不达，仍与栀子豉汤吐之，心清而内外自和矣。

魏荔彤曰：表邪未全入里，乃即以为胃实，而遂下之，则其外仍有热，究不能随下药而荡涤也。于是虽热而不潮，手足虽温，而无濈然之汗出，则是在表者仍在表，而下之徒伤其里耳。即不至于全在太阳者，误下成结胸，而心中懊侬，饥不能食，但头汗出，其阳明蒸蒸之热，为阴寒之药所郁，俱凝塞于胸膈之上，其证已昭然矣。但病仍带表，既不可再下，且已入里，又不可复发汗，惟有主以栀子豉汤，仍从太阳治也。

章虚谷曰：此阳明余邪未净，而无燥屎者，下后有形实邪已去，则无胀满之证矣。尚有无形热邪散漫，故外有热而手足温。并非误下邪陷，故不结胸。而但心中懊侬，邪热肆扰，故饥不能食。其热由胃上蒸，而出头汗。故以栀豉汤，轻泄涌吐，使邪从上散也。

冉雪峰曰：此条回顾前二二○条栀豉汤，完足前条未尽意义。自前条至此，计八条，首尾遥遥相应。两条不啻一条，中六条辨三项病机，出三种方治。此栏文气，颇与上栀豉首条相似，首尾连贯，一气相含，中起几个翻腾转折，文气波澜，因之壮阔。吾人试将经论全栏，默识玩读，必可深领其旨趣。大抵阳明胃实，承气为正治。诸承气是治胃中，诸陷胸诸泻心白虎栀子等等，是治胃外。胃外而邪热固结，宜陷胸泻心。胃外而邪热散漫宜白虎栀豉。本栏首条胪举汗温针下的病变，而另出栀豉清法，是用栀豉在未下前。尾条未叙各证，在冠首阳明病下，紧接下之二字，是用栀豉在已下后，可见未下前，可用栀豉，已下后，亦可用栀豉。首条提出心中懊侬，尾条亦提出心中懊侬，并无大汗大渴等气分证象，故不主白虎而主栀豉。层层剔剥，整个可以会通。本条条文，下之，不言误不误，不言解未解，词意浑含。其外有热，外不是太阳外，是阳明外。阳明外证，本身热，此则热未全罢而尚有。手足温，温与热，都不是坏证，也不是下后变证，乃阳明热气犹存，尚能外达和贯注。外的热不大，内的热也不坚结，故不结胸。合之心中懊侬，恰为邪热弥漫，扰乱心主。栀豉虚证方治，饥不能食，饥是下后胃中空虚轻度象征。不能食，言虽欲食而不能，中气败坏，诚恐陷萎随之。但头汗出，阴不得有汗，下后残馀，尚能与泻下药力争衡，汗出诸阳昭显头部。以上种种，活绘出半误不误，半虚半实。栀豉证恰当治疗，是经文原自明白。而注家蔽于外为太阳，栀豉为吐剂，他释尽多透辟，此关终觉隔阂。注以明经，而经旨反因以晦，殊为憾事。显明的如是，奥颐当若何。吾人读书，所以当高着眼孔。观察再观察，明辨复明辨，勿为注疏诸家所愚。

第二百二十九条

阳明病，发潮热，大便溏，小便自可，胸胁满不去者，与小柴胡汤。

（《成本》无与字，汤下有主之二字。《玉函》《康平本》同。胸上有而字，《千金翼》同。《康平本》柴上无小字。）

张隐庵曰：合下三节，言阳明中土之气，不能从胸胁以外出，而为小柴胡汤证也。夫阳明中土之气，下合脾土，上连胸膈，凭枢胁而转输于内外。阳明病发潮热，大便溏者，病气陷于脾土，故见太阴潮热便溏之湿化。小便自可者，脾土之气，犹能为胃行其津液。胸胁满而不去者，阳明之气下陷，不能上出于胸，而枢胁不利，故以小柴胡汤主之。夫小柴胡汤，能从中土，而达太阳之气于肌表，亦能从枢胁，而达阳明之气于内外也。

喻嘉言曰：潮热本胃实之候，若大便溏，小便自可，则胃全不实，更加满不去，则证已转少阳矣。才兼少阳，即有汗下二禁，惟小柴胡一方，合表里而总和之，乃少阳一经之正法。故在阳明证中，见少阳一二证，亦取用之，无别法也。

钱天来曰：此阳明兼少阳之证也。邪在阳明，而发潮热，为胃实可下之候矣。而大便反溏，则知邪虽入，而胃未实也。小便自可，尤知热邪未深。胸胁满者，邪在少阳之经也。盖阳明虽属主病，而仲景已云，伤寒中风有柴胡证，但见一证便是，不必悉具。故凡见少阳一证，便不可汗下，惟宜以小柴胡汤和解之也。

唐容川曰：此潮热，如疟之发作有时。以胸胁结满，冲阳之气，行至结处，即相交而发热。疟疾如是，此少阳阳明，但热不寒者亦如是。即大便鞕之申酉潮热，亦是正气至申酉，而并于大肠也。读者当会通。

冉雪峰曰：自此以下三条，乃阳明篇柴胡证，所以推阐阳明胃外变病的治疗。阳明病是胃家实，审胃实的方法，是潮热。其热不潮，未可与攻。今冠首大书阳明病，病的性质已肯定。紧接书发潮热，审便鞕屎燥胃实的条件，亦备具，宜若大便结，不大便或大便必鞕，及有燥屎五六枚。不鞕不燥容或有之，胡为乎溏，且明书大便溏，并不是先头鞕后溏。小便自可，自可云者，不过多过少，适可自得。阳明病，非小便多液伤，即液涸无小便。今大便调，小便亦调，证明胃家完整不实。阳明横阻，气化闭塞，非攻下无由活泼四达。故阳明诸攻下方剂，命曰承气。今便溏似体工疗法，不待药下而自下，前气通，后气亦通，达到阳明病适合理想治疗。殊阳明病仍是阳明病，潮热仍是潮热，而胸胁均满，这个矛盾太大，仲景何至摆这个烟幕迷阵来愚弄人。须知胸胁满不去五字，为此条关键重心所在。这个阳明病，在胃外不在胃中，弥漫羁留于膜膈上下交接而不去。阳明为阖，不能自枢，借少阳之枢以为枢。与小柴胡汤，虽治少阳，实治阳明。此条溏字特殊注意，经论全条，寻不出所以溏的来源，辨不出所以溏的真相。胃不实而有潮热，不胃实而称阳明病。所以然者，胃实的潮热，是鞕燥有形阻碍。胃不实的潮热，是燥热无形郁滞，其为阳明过郁反应，其义则一。所以致溏者，不是胃中冷，有久寒，亦不是胃太弱。旧微溏，是阳明自身的变化。阳明与太阴互为表里，六气之理，燥从湿化，阳明从中，湿化其常，湿胜则燥从其化，燥胜则湿反其化。本条原发性的溏，即阳明从中见的溏。证连太阴，病本仍归阳明。太阴提纲，原有自利，和若下之必胸下结鞕，俨与此对照。总上以观，本条阳明病，而胃不实发潮热，而无燥鞕，其何足怪。而注家少言及，是可为读仲景伤寒书再进一解。

第二百三十条

阳明病，胁下鞕满，不大便而呕，舌上白胎者，可与小柴胡汤。上焦得通，津液得下，胃气因和，身濈然汗出而解。

（《成本》而字在汗上，解下有也字。《康平本》此条低二格写。）

张隐庵曰： 此承上文，言小柴胡汤治胁下鞕满，更调和胸胃之气于上下，而流通于内外也。阳明病，胁下

733

鞕满者，气机内逆，不能从枢开阖也。不大便者，土气不和于下也。呕者，土气不和于上也。舌上白胎者，少阳枢转不利，而火气虚微也。故可与小柴胡汤，从胁下出中胃，而上过于膺胸，故上焦得通于上，津液得行于下，胃气得和于中，上中下气机旋转，则身濈然汗出，内外交通，而病解矣。

程郊倩曰：不大便与胁下鞕满之证兼见，是为上焦不通。上焦不通，则气不下降，故不但满，而且呕。上焦既窒，则津液为热搏结，徒薰蒸于膈上，不得下滋于胃府，故舌上白苔，而不大便。白苔虽不远于寒，然津结终不似寒结之大滑。推其原，只因上焦不通。夫不通属下焦者从导，不通属上焦者从升，小柴胡汤主之。达中土之木而顺其性，使上焦得通，则津液得下，胃气因和，诸证皆愈矣。上焦得通，照胁下鞕满言，津液得下，照舌胎与呕言，胃气因和，照不大便言。因字宜看，见阳明病不必治阳明，而阳明无不可因之治也。身濈然汗出者，阳明病多汗，窒则汗不能越，一通之而津液不窒，自能四布矣。

喻嘉言曰：上焦得通，津液得下八字，关系病机最切。风寒之邪，挟津液而上聚于膈中为喘，为呕，为水逆，为结胸，常十居六七。且是风寒不解，则津液必不得下，倘误行发散，不惟津液不下，且转增上逆之势，愈无退息之期矣。此所以和之于中，而上焦反通也。

唐容川曰：解舌上白苔，为火气虚微，非也。小柴胡正是清上焦之火，何得云火气虚微。盖凡病在三焦膜膈之中，则舌色必白，现出三焦之本色也。故丹田有热，亦云舌上白苔，丹田是下焦之膜中也。此上焦是胸前，正当胃中之水，散走之路。阳明之热，合于此间，则水不能入于膜中，而反呕出，是为上焦不通，必用柴胡以透达胸膜。则上焦得通，水道下行，是以津液得下，胃中水不留逆，则因而和平。内膜之水道既通，则外膜之气道自畅，故身濈然汗出而解也。今人以白苔为寒，多致谬误，盖白苔只是应在三焦，并不以此辨寒热也。

冉雪峰曰：此条承上阳明柴胡证条而言，两条冠首均书阳明病，是两条均肯定为阳明病。前条曰胸胁满，此条曰胁下鞕满，是两条均肯定兼少阳证。就条文互勘，前条胸胁并举，此条言胁不言胸，曰胁下，则胁以上无恙。前条满不去，此条不仅满，满上加一鞕字，曰鞕满，有病区病质的不同。前条曰便溏，此条曰不大便，为一通一闭的对峙。前条发潮热，无舌胎白。此条舌胎白，无发潮热。发热为阳气伸张，舌白为阴气显露，为一寒一热的对峙。所以然者，阳明对面，即是太阴。燥可转湿，火能致水，观大陷胸丸用葶苈，大陷胸汤用甘遂，陷胸类且有十枣证，诸可借镜。陷胸舌胎白难治，阴霾太重，嫌于无阳。此栏惟其热能发，故舌上胎不白。惟其舌胎白，故热发不了。惟其上已郁热，故胸胁都满。惟其热兼郁水，故满而兼鞕。惟其水热互蒸，故舌上胎，或胎白。逻辑比拟，经义昭然。与小柴胡汤，阳明病而取少阳方治，是借用不是正用，是变法不是常法。与而曰可，临证时有很大的商榷。本草经，柴胡主治心腹胃肠结气，推陈致新，本是内枢而非外枢。与阳明病未坚结胃中，尚拂郁胃外，病理药理正合，事实如此，并非牵强。条文末三句，上焦得通，亦是内枢，津液得下，潴积的水湿，一变而为涵濡的津液，煞是异观。两得字，大显疏利心腹胃肠结气功用。胃气因和，内枢功用圆满达到，不治胃而治胃。虽治少阳，实治阳明，上气通则下气通，内气通则外气通，濈然汗出而解。上下内外，整个全体大和，隔二隔三，层层昭显。此与太阳篇，复与柴胡汤，必蒸蒸而振，却发热汗出而解，同一妙用。或疑此三句为后人所加，这个后人，启人颖悟不少，值得表彰。

第二百三十一条

阳明中风，脉弦浮大而短气，腹都满，胁下及心痛，久按之气不通，鼻乾，不得汗，嗜卧，一身及目悉黄，小便难，有潮热，时时哕，耳前后肿。刺之小差，外不解，病过十日，脉续浮者，与小柴胡汤。脉但浮，无余证者与麻黄汤。若不尿，腹满加哕者不治。

（《玉函》《成本》目上有面字。《脉经》注，按之气不通，一本作按之不痛。腹都，一作腹部。《渝本》脉但浮以下另条。《康平本》若不尿腹满加哕者不治十字，为小字衬注，在煞末。)

方中行曰：弦少阳，浮太阳，大阳明。胁下痛，少阳也。小便难，太阳之膀胱不利也。腹满鼻乾嗜卧，一身及面目悉黄，阳明也。时时哕，三阳俱见，而气逆甚也。耳前后肿，阳明之脉，出大迎，循颊车，上耳前；太阳之脉，其支者从巅至耳；少阳之脉，下耳后，其支者，从耳后入耳中，出走耳前也；然则三阳俱见证，而曰阳明者，以阳明居多，而任重也。风寒俱有，而曰中风者，寒证轻而风脉甚也。续浮，谓续得浮，故与小柴胡从和解也。但浮无余证者，风虽向外，终为微寒持也。故发之以麻黄。不尿腹满加哕者，邪盛于阳明而关格，所以无法可治也。

程郊倩曰：此条证以不得汗三字为主，盖风热两壅，阳气重矣。怫郁不得越，欲出不得出，欲入不得入，经缠被扰，无所不至，究竟无宣泄处，故见证如此，刺法从经脉中泄其热耳，其风邪被缠者，固未去也。故纡而缓之，乃酌量于柴胡麻黄二汤间，以通其久闭，总是要得汗耳。不尿腹满加哕，胃气已竭，三焦不复流通，邪永无出路矣。

柯韵伯曰：本条不言发热，看中风二字，便藏表热在内。外不解，即指表热而言，即暗伏内已解句。病过十日，是内已解之互文也，当在外不解句上。无余证句，接不解句来。刺之，是刺足阳明，随其实而泻之。少差句，言内能俱减，但外证未解耳。非刺耳前后，其肿少差之谓也。脉弦浮者，向之浮大减小，而弦尚存，是阳明之证已罢，惟少阳之表邪尚存，故可用小柴胡以解外。若脉但浮，而不弦大，则非阳明少阳脉。无余证，则上文诸证悉罢，是无少阳阳明证。惟太阳之表邪未散，故可与麻黄汤以解外。若不尿腹满加哕，是接耳前后肿来，此是内不解。故小便难者，竟不尿，腹部满者，竟不减，时时哕者，更加哕矣。非刺后所致，亦非用柴胡麻黄后变证也。

张隐庵曰：耳前后肿，即伤寒中风之发颐证。有死有生，阴阳并逆者死，气机旋转者生。朱氏曰：此与太阳篇中，十日以去，胸满胁痛者，与小柴胡汤；脉但浮者，与麻黄汤；同一义也。

喻嘉言曰：此一段至理，千古无人看出，全不识所言者何事。讵知其初惟恐传经，传经则变生。其后惟恐不传经，不传经则势笃。其脉弦浮大，气短，以至时时哕，皆上下道穷不传也。所谓万物所归，无所复传者，原为美事，孰知其病邪归之而不传，反成如此危候。太阳未罢少阳兼见，是阳明所主之位，前后皆邪。要知阳明之邪，来自太阳，去自少阳。所谓与小柴胡，推其邪速往少阳去路也。与麻黄汤，推其邪速还太阳来路也。

《金鉴》曰：中风传阳明病，太阳未罢，脉当浮缓。今脉弦浮大。弦，少阳脉也；浮，太阳脉也；大，阳明脉也；脉既兼见，证亦如之。腹满，太阴阳明证也。胁下及心痛，久按之气不痛快，少阳证也。鼻乾，阳明证也。不得汗，太阳证也。嗜卧，少阴证也。面目悉黄，太阴证也。小便难，太阳府证也。潮热，阳明里证也。哕逆，胃败证也。耳前后肿，少阳证也。短气，气衰证也。凡仲景立法无方之条，若是此等阴阳错杂，表里混淆之证，但教人俟其病势所向，乘机而施治也。故用刺法，待其小差。若外病不解，已成危候。如过十日，脉续弦不浮者，则邪机已向少阳，可与小柴胡汤和之，使阳明之邪，从少阳而解。若脉但浮不大，而无余证者，则邪机已向太阳，当与麻黄汤汗之，使阳明之邪从太阳而解。若已过十余日，病势不减，又不归于胃而成实，更加不尿腹满哕甚等逆，即有一二可下之证，胃气已败，不可治也。

冉雪峰曰：此条承上阳明柴胡证两条而言。病的区域，同在胃外，不在胃中，非胃家实的正阳阳明。与上栏栀豉汤条以下，均是推阐阳明胃外病变。上栀豉栏，推其极，居中逼出四逆汤；此柴胡栏，推其极，煞末逼出麻黄汤；煞是异观。本条证既复杂，义又渊懿，辞复奥折，尤当注意。此以上两条，均明标阳明病。此条曰阳明中风，将病字隐去。为何隐，缘条文内所叙各证，有连及太阳少阳的，有牵涉太阴少阴的，出乎阳明病范围以外，纯单阳明病三字，原扣不着。风者善行数变，阳明其气燥，风燥相搏，其热益甚，其变化更益多，故即阳明中风四字，已可窥见条文胪举种切的真际。条文中明显有太阳少阳证，病名独归阳明，病自阳明出发，故病的重心系在阳明。然苟果正阳阳明，邪结胃中，便燥屎鞕，一下了事，即有微甚缓急的不同，不难仍于各本条求得。惟此散在胃外，浼沦扩张，干犯何部，即现何部证象，虚乘相乘，阴阳杂错，最易眩惑。不得汗，不是外闭，观上连鼻乾，知为津液枯竭。发潮热，不是里实，观下连时时哕，知为胃中空虚。无汗不可汗，有潮热不可下，虽差不差，欲解不解，无已，惟握住阳枢，以济汗法下法之穷，似此对柴胡功用已推阐尽致。再进一步，但浮无余证者，与麻黄汤，更匪夷所思。盖十日已过，久不传里，机仍向外，无余证，则枢无可枢，直以太阳之开，以济阳明之阖。此其义，可于奋然发狂，濈然汗出而解，和胃气因和，濈然汗出而解两条，旁通互证。用之得当，亦必有此项特殊景象。阳明病，不用阳明疗法，而用太少两阳疗法；中风病，不用中风桂枝方，而用伤寒麻黄方；出寻常言思拟议外。凡此乃推阐阳明胃外病变，推阐阳明胃外病变疗法。虽不治阳明，即是治阳明；不是治风，即是治风；本条经义至此终止。若以下十字，《康平本》为小字衬注，其义颇长，耐人寻味。

第二百三十二条

阳明病，自汗出，若发汗小便自利者，此为津液内竭，虽鞕不可攻之，当须自欲大便，宜蜜煎导而通之。若土瓜根及大猪胆汁皆可为导。

（《成本》及下有与字。《玉函》《脉经》猪上无大字。《康平本》此为津液内竭六字，为小字旁注，在小便自利侧，此条低一格写。）

周扬俊曰：既云当须自欲大便，复云宜蜜煎导而通之，此种妙义人多不解。仲景只因津液内竭四字，曲为立法也。其人至于内竭，急与小承气以存津液，似合治法。殊不知无谵语脉实等证，邪之内实者无几，固当俟其大便。然外越既多，小便复利，气一转舒，鞕自不留，此导之正以通之，通之正自是欲便也。

柯韵伯曰：连用三自字，见胃实而无变证者，当任其自然，而不可妄治，更当探苦欲之情，于欲大便时，因其势而利导之，不欲便者，宜静以俟之矣。

程郊倩曰：小便自利者，津液未还入胃中，津液内竭而鞕，故自欲大便，但苦不能出耳。须有此光景时，方可从外导法，渍润其肠，肠润则水流就湿，津液自归还于胃，故不但大便通，而小便亦从内转矣。

《金鉴》曰：阳明病，汗自出，或发汗，小便自利者，此为津液内竭，虽大便鞕，而无满痛之苦，不可攻之。当待津液还胃，自欲大便，燥屎已至直肠，难出肛门之时，则用蜜煎，润窍滋燥，导而利之；或土瓜根，宣气通燥；或猪胆汁，清热润燥；皆可为引导法，择而用之可也。

冉雪峰曰：此条承上栀豉柴胡各栏而言，变攻下为润导，为阳明病别开治疗法门。此以上各条，病的重心在胃外，不在胃中。既为阳明的变病，故用阳明的变法。此条已在胃中，所谓胃中，赅育道整个内部而言，显明的赫然有一个鞕字在。查上文前条大便微鞕，有用大承气的；复鞕而少，有用小承气的；只问屎的定鞕不定鞕，未有鞕而不可攻者。此曰虽鞕不可攻，矛盾太大，这个关头不勘破，临证何所依据。以兼证言，鞕而热炽阴伤，两两凑合，潮热烦乱，谵妄喘逆，甚或狂惑直视，奄然惕然，攻下惟恐不及，而此条文一无此项胪举证象。溯厥病源，曰自汗出，不是热逼汗出，是病者自汗，或恐汗出不彻而发之，汗出更多。曰小便自利，汗出液伤，法当小便不利，反自利者，与汗共并，气随汗泄，外虚不能制内，上虚不能制下，一听菁英层层泄泻，化机或几乎熄，似此内部到如何景象，遑再言攻。或疑小便自利，当作小便不利，是只见一面，未窥到此项深层义蕴。自汗出，小便自利，是此病的来源。自欲大便，是此病的出路。津液内竭，是画龙点睛，抉出此病精髓。故鞕而热炽当攻，鞕而无热何须攻。下文后条十日不更衣无所苦，即是此类。上二自字，已将病的本质露出，下一自字，更将病的机势显昭。要之小便不利，可诱致津液竭，津液已竭，又何能小便再利。凡亡阴证，小便动关重要，故经文有云，小便利，必自愈，小便利者，其人可治。学者须知，小便的利不利，可以决津液之竭未竭。鞕闭的夹热不夹热，可以决疗法之攻不攻。自欲大便，是津液复还，虽竭未竭，导而通之，是腐秽除去，不攻即攻。以小便审大便，于可攻中看出不可攻。种种妙谛，诸耐推寻。学者不可以其近易，而轻轻读过。

【蜜煎方】（《成本》作蜜煎导）

食蜜七合（《成本》《玉函》《千金翼》无食字）

上一味，于铜器内，微火煎，当须凝如饴状，搅之勿令焦著，欲可丸，并手捻作挺，令头锐，大如指，长二寸许。当热时急作，冷则鞕。以内谷道中，以手急抱，欲大便时乃去之。疑非仲景意，已试甚良。

又大猪胆一枚，泻汁，和少许法醋，以灌谷道内，如一食顷，当大便出宿食恶物，甚效。

（《成本》《玉函》于铜器内，作内铜器中。当须作之稍，如作似，无疑以下九字。和少许法醋，作和醋少许。谷道内，作谷道中，无宿以下六字。《玉函》欲可丸，作俟可丸。《成本》大猪胆上无又字。《玉本》并手作以手，抱字作捺住二字。）

王苓友曰：内台方用蜜五合，煎凝时，加皂角末五钱，蘸捻作挺，以猪胆汁或油，润谷道内之。猪胆汁方，不用醋，以小竹管插入胆口，留一头，用油润，内入谷道中，以手将胆捻之，其汁自入内，此法用之甚便。土爪根方缺，肘后方治大便不通，土瓜根，采根捣汁，筒吹入肛口内，取通，此与上猪胆方同义。

王肯堂曰：凡多汗伤津或屡汗不解，或尺中脉迟弱，元气素虚人，便欲下而不能出者，并宜导法。但须分津液枯者用蜜导，邪热甚者用胆导，湿热痰饮固结，姜汁麻油浸栝蒌根导。惟下旁流水者，导之无益，非诸承气汤攻之不效，以实结在内，而不在下也。至于阴结便闭者，宜于蜜煎中加姜汁或生附子末等，凡此皆善于推广仲景之法者也。

第二百三十三条

阳明病，脉迟，汗出多，微恶寒者，表未解也，可发汗，宜桂枝汤。

（《玉函》《千金翼》脉上有其字，多下有而字。《康平本》此条低二格写。）

方中行曰：迟者缓之变，汗出多，微恶寒者，风邪犹有在表者，故曰未解也。可发汗，例也，宜桂枝汤，谓仍须解其肌，则入胃之路自绝也。

汪苓友曰：此太阳病，初传阳明经，中有风邪也。脉迟者，太阳中风，脉缓之所变，传至阳明，邪将入里，故脉变迟。汗出多者，阳明热而肌腠疏也。微恶寒者，在表风邪未尽也。故仍从太阳中风例治，宜桂枝加葛根为是。

章虚谷曰：此言正阳阳明中风之证治也。太阳中风，必有头痛而脉缓，今标阳明病者，发热自汗，而无头项强痛也。脉迟与缓相类，微恶寒者，以汗出多而腠疏，表邪未解也。宜桂枝汤解肌以发汗，盖下条无汗为伤寒，此条有汗为中风也。

丹波元简曰：《金鉴》云："汗出多之下，当有发热二字，若无此二字，脉迟，汗出多，微恶寒，乃是表阳虚，桂枝附子汤证也，岂有用桂枝汤发汗之理乎！必是传写之遗"。按揭以阳明病三字，其发热可不须言而知，《金鉴》之说，却非是也。

第二百三十四条

阳明病，脉浮，无汗而喘者，发汗则愈，宜麻黄汤。

（《玉函》《千金翼》而字，作其人必三字。《康平本》此条低二格写。）

喻嘉言曰：仲景此二条之文，前条云风未解，后条即不云寒未解者，互文也。前条云宜发汗，后条云发汗则愈者，亦互文也。盖言初入阳明，未离太阳，仍用桂枝汤解肌，则风邪仍从卫分出矣。用麻黄汤发汗，则寒邪仍从营分出矣。阳明营卫难辩，全在脉证，风邪之

745

脉，传至阳明，自汗已多，则缓去而迟见。寒邪之脉，传至阳明，发热已甚，则紧去而浮在，此皆邪气在经之征。若传入于府，则迟者必数，浮者必实矣。设不数不实，定为胃虚不可攻下之证矣。

程郊倩曰：条中无一阳明证，云阳明病者，胃已实，而不更衣也。阳明之脉必大，今却兼迟兼浮。阳明之证不恶寒，法多汗，今尚微恶寒，无汗而喘，是府中虽是阳明，而经中全是太阳，仍从解肌发汗例，治以桂枝麻黄二汤，经邪散，而府中之壅滞亦通矣。

柯韵伯曰：此阳明之表证表脉也。二证全同太阳，而属之阳明者，不头项强痛故也。要知二方专为表邪而设，不为太阳而设，见麻黄证即用麻黄汤，见桂枝证即用桂枝汤，不必问其为太阳阳明也。若恶寒一罢，则二方所必禁矣。

章虚谷曰：诸家见用麻黄桂枝，俱解作太阳之邪未去，而不思仲景特标正阳阳明者，即内经所云，邪中于面，则下阳明是也。皆因错解胃家实，为胃府实。如果是胃府实，其各经之邪，皆能入府，仲景何故独言正阳阳明为胃家实耶。可知胃家二字统指阳明经府而言，谓由阳明本经受邪而入府，不从他经传来者，故称正阳阳明为胃家实也。后人言病得之一日，其恶寒自罢者，特表阳明本经受邪之证也。若从太阳所传，其迟早无定，安可必其得病一日，即恶寒自罢哉！诸家于此等要义皆不明，凡称阳明病者，总认作由太阳传来。若太阳焉有得病一日，即恶寒自罢之理乎！其分辨太阳阳明，正阳阳明，少阳阳明一条，反置于各条之后，故次序紊乱，失其理义，无怪后学无门可入也。且如太阴病，有用桂枝汤发汗者，则桂枝汤亦不独治太阳风伤卫也。良以脾胃统主肌肉，而桂枝能解肌，调营卫以祛邪也。明乎此，方知仲景辨证之精，用法之妙，固难与肤浅者道也。

冉雪峰曰：两条总结上两栏阳明胃外病变，既推类以尽致，又变化于无穷。太阳为开，阳明为阖，麻桂是顺其开，诸承气是顺其阖，两两正处相反对比。此两条为阳明病，两条冠首，均大书阳明病字样。但两条方治，一为桂枝汤，一为麻黄汤，阳明病而用太阳疗法，这个矛盾太大。或谓阳明初得，太阳未罢，果尔何得称为阳明病。即阳明兼太阳，亦只得称并病合病，何以无牵挂赤裸裸的称阳明病，不惟病与方，两两不合，此两条所叙脉证，亦各各不合。阳明为热证，脉不当迟，迟则正阳式微，体工驰衰减退。何以汗出多，且何以不是汗出多脉迟，而是脉迟汗出多。汗既出多，何以反可发汗，发汗又何以不用麻黄而用桂枝。凡此均不可强通。阳明为里证，脉不当浮，浮则胃气强，充沛达外。阳明多汗，气又强，何以反无汗，太阳脉浮紧，乃无汗乃喘，此言浮不言紧，何以亦无汗亦喘。曰发汗则愈，所愈是甚么。凡此均耐探索。所以然者，此是阳明病脉迟，不是太阳病脉迟；是阳明病脉浮，不是太阳病脉浮。迟固主寒，但阳明的迟，多系热甚壅闭，观二〇七条首出大承气，即是脉迟可知。浮固主表，但阳明的浮，多系正阳升腾。观二〇〇条，浮紧必潮热，但浮必盗汗可知。前之一条重心在寒字，微恶寒，则阳明热未造极，寒字与上迟字比映，故放胆用桂枝。次之一条重心在喘字，其人喘，则阳明正尚充实，喘字与上浮字比映，故放胆用麻黄。此条可与上二三〇条互勘，彼是由柴胡汤推到麻黄汤；此是由桂枝汤推到麻黄汤。彼条证殊复杂，几于无从着手，此条阳明主证要证，概未叙及，真是事实的无余证。总上以观，不宁以太阳方，疗阳明病，并以太阳证，诠阳明证。阳明不仅有下法，且有汗法；不仅有清法，且有温法。出寻常言思拟议之外，启人神志不少，学者当潜玩再潜玩。

第二百三十五条

阳明病，发热汗出者，此为热越，不能发黄也。但头汗出，身无汗，剂颈而还，小便不利，渴引水浆者，此为瘀热在里，身必发黄，茵陈蒿汤主之。

（汗出上，《玉函》有而字，无汗出者之者字，《成本》同。身无汗之汗，《千金翼》《外台》作有。剂，《玉函》《千金翼》作齐。《柯本》小便不利上，有腹满二字。《康平本》此为热越，为小字旁注，在不能发黄侧。此为瘀热在里，亦小字旁注，在渴引水浆侧。）

程郊倩曰：头汗出，身无汗，剂颈而还，足征阳热之气，郁结于内，而不得越，故但上蒸于头，头为诸阳之首故也。气不下达，故小便不行。府气过燥，故渴饮水浆。瘀热在里，指无汗言。无汗而小便利者属寒，无汗而小便不利者属湿热。两邪交郁，不能宣泄，故窨而发黄。解热除郁，如茵陈栀子清上，大黄涤下，通身之热得泄，何黄之不散也。

柯韵伯曰：阳明多汗，此为里实表虚。反无汗，是表里俱实矣。表实则发黄，里实故腹满。但头汗出，小便不利，与麻黄连翘证同。然被属误下，而表邪未散，热虽里而未深，故口不渴，腹不满，仍当汗解。此未经汗下，而津液已亡，故腹满，小便不利，渴欲饮水，此瘀热在里，非汗吐所宜矣。身无汗，小便不利，不得用白虎。瘀热发黄，内无津液，不得用五苓。故制茵陈蒿汤，以佐栀子承气之所不及也。

柯氏又曰：仲景治阳明渴饮有四法。本太阳转属者，五苓散，微发汗以散水气；大烦燥渴，小便自利者，白虎加参，清火而生津；脉浮发热，小便不利者，猪苓汤滋阴而利水；小便不利，腹满者，茵陈汤以泄满，令黄从小便出。病情不同，治法亦异矣。窃思仲景利小便，必用化气之品，而小便由于气化矣。此小便不利，不用二苓者何？本论云：阳明病，汗出多而渴者，不可与猪苓汤，以汗多胃中燥，猪苓复利其小便故也。斯知阳明病，汗出多而渴者，不可用。则汗不出而渴者，津液先虚，更不可用明矣。故以推陈致新之茵陈，佐屈曲下行之栀子，不用枳朴以承气，与芒硝之峻利，则大黄但可以润胃燥，而大便之不遽行可知，故必一宿始腹减，黄从小便去，而不由大肠。仲景立法神奇，匪伊所思耳。

夏禹甸曰：发黄一证，本另有其原因，但阳明病造温机能元盛，身复无汗者，亦可致之。盖热不得越，而瘀于里，则胆囊胆管十二指肠等部，皆有发炎之可能。此等部位发炎，则胆汁逆流，混入血液，其色素惹着于全身各组织，故发黄也。茵陈蒿汤中，茵陈利尿，能排除组织中之胆汁色素，栀子治肠黏膜发炎，大黄通涤肠管，开输胆管下流之壅滞，故为治黄之的剂。

冉雪峰曰：按此条发黄，和下条蓄血，看似另起，实与上文连贯。上各栏自白虎栀子猪苓，以至柴胡麻桂各条，均系推阐阳明胃外病变，从胃外施治。此与下条，亦是从胃外施治。上各栏证象，邪热是散漫的，此两条邪热是瘀结的。须注意是瘀结在胃外，不是瘀结在胃内，与正阳阳明胃家实迥别，不以散聚虚实分内外。同为瘀结实证，又分胃外胃内，直言之，即是便鞕屎燥在胃内，发黄蓄血仍是在胃外。辨证更紧一着，推理更进一层。就发黄言，杂病发黄，另有其他原因，如胆汁溢出，血液变质等等。伤寒发黄，多在水热郁蒸，燥湿乖异，一重心在足少阳胆，一重心在手少阳三焦。是发热不专属阳明，发黄亦不是胃家实主证。脾之与胃，以膜相连，但单湿黄发不了，单热黄亦发不了。太阴当发黄，必须湿热互蒸，其黄乃成，是发黄与足太阴脾关系尤大。且即湿热瘀结，倘热能外越，湿能下泄，黄亦发不了。惟外不汗出，内不小便，黄乃必发。究之促成发黄关键，尤操在邪热。热轻，其黄来缓；热重，其黄来骤。故本条列阳明篇，渴引水浆，热甚矣，黄的条件毕具，安得不必发。茯苓猪苓虽利小便，而有助热滞邪付作用，故另出手眼，以茵陈济二苓之穷。就病理统观，发汗利小便，均疗黄正轨，观条文汗出热越，不发黄可知。本条疗法，仅取利小便方面，是阳明为阖，归其所宗，当会其通。茵陈利小便，理甚明显，或者释为通大便，天下岂有黄从大便去者。方后明注小便当利，黄从小便去。或注云云，在病理说不去，在疗法说不去，在方剂亦说不去。学者前后一气读下，经旨不难领会，是不可以不辨。

【茵陈蒿汤方】

茵陈蒿六两　栀子十四枚（擘）　大黄二两（去皮）

上三味，以水一斗二升，先煮茵陈，减六升，内二味，煮取三升，去滓，分三服。小便当利，尿如皂荚汁状，色正赤，一宿腹减，黄从小便去也。

（一斗二升，《金匮》及《玉函》《成本》作一斗。六升下，《肘后》《千金》《外台》有去滓二字。分下，《金匮》及《玉函》《成本》有湿字。汁，《千金》并《千金翼》作沫。一宿二字，《千金》作当一字。《千金翼》无腹减二字。）

第二百三十六条

阳明证，其人喜忘者，必有蓄血。所以然者，本有久瘀血，故令喜忘。屎虽鞕，大便反易，其色必黑者，宜抵当汤下之。

（喜忘，《外台》作善忘。《成本》黑下无者字。《玉函》下作主。《白云阁》证作病。《康平本》所以然下十三字，为小字旁注；在必有瘀血侧。）

钱天来曰：喜忘者，言语动静，随过随忘也。言所以喜忘者，以平日本有积久之瘀血在里故也。前太阳证中，因郁热之表邪不解，故随经之瘀热，内结膀胱，所以有如狂发狂之证。此无瘀热，故但喜忘耳。素问调经论云：血气未并，五脏安定，血并于下，气病于上，乱而喜忘者是也。

柯韵伯曰：瘀血是病根，喜忘是病情，此阳明未病前证，前此不知，今因阳明病而究其自也。屎鞕为阳明病，鞕则大便当难而反易，此病机之变易见矣。原其故必有宿血，以血主濡也。血久则黑，火极反见水化也。此以大便反易之机，因究其色之黑，乃得其病之根，因知前此喜忘之病情耳。承气本阳明药，不用桃仁承气者，以大便易，不须芒硝，无表证，不得用桂枝，瘀血久，无庸甘草，非虻虫水蛭不胜其任也。

郑重光曰：太阳热结膀胱证，轻者如狂，重者发狂。如狂者血自下，故用桃仁承气汤，因势而利导之。发狂者血不下，须用抵当汤。此条喜忘，差减于狂，乃用发狂之重剂，何也？盖太阳经少血，阳明经多血，所以宜用抵当汤峻攻。太阳云主之，乃确然不易之法。此云宜用，则证有轻重，在于临时酌量耳。

张隐庵曰：此承上文瘀热在里而言，瘀久则热入胞中，伤其血分，而为蓄血之证矣。经云，气并于上，血并于下，乱而喜忘。阳明证其人喜忘者，必内伤血分，而有蓄血也。太阳蓄血，验其小便，阳明蓄血，验其大便，不用桃仁而用抵当者，以久瘀故也。

冉雪峰曰：此条蓄血抵当证，亦阳明胃外病变，与上发黄条，为一气一血对峙。上条黄外发，是散漫的。此条血内蓄，是凝聚的。上条始终在育道外，此条复渗入育道内（义详下），所争只在斯须。均辨晰胃家实真际，愈辨愈精，愈辨愈细，愈辨愈切。阳明全篇，多称阳明病，统以阳明冠首者，计三十有六。此不曰病而曰证，他条言阳明证，多夹叙条文内，未有冠条文首的，此冠首称阳明证，实为创例。盖明其兼有阳明证，却不认其为阳明病。所谓阳明证，条内亦一证未叙及，只浑括于冠首阳明证三字内。不过不是纯阳明病，而是有阳明证，率词揆方，是可肯定的。本条主证是蓄血，此可看出蓄血非阳明本证，蓄血虽实，不是胃家实，知此不是胃家实，乃知胃家之所以真实。阳明篇所以著录此条的精义，跃跃显出。究之胃为仓廪，太阳为传导，只可出血，何能蓄血？在胃肠内，血蓄何处？在胃肠外，血蓄何处？太阳篇有蓄血，是随太冲经脉下犯胞中，此条是循太冲经脉下犯胞中，观冲为血海，冲脉丽于阳明可知。是太阳蓄血在胞中，阳明蓄血亦在胞中。然则屎中何以杂血质色黑，曰胞中前连膀胱，后连直肠，其中毛细血管，各个通贯，由前泄则尿血，由后泄则便血。血为阴类，后泄为多，热瘀胞中，迫血袭入直肠，大便安得不黑。观此，则阳明邪热之所以下犯胞中，胞中血液之所以复袭直肠，历历如见。素问血并于下，乱而喜忘，本条喜忘二字即本此来。本条喜忘反证血蓄的意义，亦本此来。证仅喜忘，本非迫急，用抵当重剂，抵当些甚么。缘已见喜忘，涉及脑系，浸假由阻碍，而扰乱而激惹，脑薦系关系是很密切的；能不预为之所，方名抵当，正所以预防勿俾犯脑。字字嚼出汁髓，即字字显出精神。

第二百三十七条

阳明病，下之，心中懊憹而烦，胃中有燥屎者可攻。腹微满，初头鞕，后必溏，不可攻之。若有燥屎者，宜大承气汤。

（《玉函》《脉经》《千金翼》腹上有其人二字。初头鞭，后必溏，作头坚后溏。《康平本》若有燥屎者可攻，至不可攻之，共二十一字，为小字衬注，在煞末大承气汤下。）

成无己曰：下后心中懊恼，而烦者，虚烦也，当与栀子豉汤。若胃中有燥屎者，非虚烦也，可与大承气汤下之。其腹微满，初鞭后溏，是无燥屎，此热不在胃，而在上也，故不可攻。

方中行曰：可攻以上，以转矢气言。懊恼，悔恼痛恨之意。盖药力未足以胜病，燥鞭欲行而搅作，故曰可攻，言当更服汤以促之也。腹微满以下，以不转矢气言。头鞭后溏，里热轻也，故曰不可攻之，言当止汤勿服也。末二句乃申可攻句，以决治法。

程知曰：便鞭与燥屎不同，便鞭者，大便实满而鞭，燥屎者，胃中宿食，因胃热而结为燥丸之屎也。故便鞭犹有用承气者，若燥屎，则无不用芒硝之咸寒也。

周扬俊曰：嘉言以为人承气汤下之、设心中懊恼而烦，谓热重药轻，当再进大承气，以协济前药，于本条义殊未确。设果以小承气试后，而用大承气下之，则其下既不误，而其邪则已服，何至懊恼而烦，何至胃中复有燥屎可攻之候。盖从来下药，至大承气而止，何谓热重药轻，然后知前下之者，必非大承气也。药力不能胜任，反动冲邪气，乘势上攻，故其下不复计日。即云胃有燥屎者可攻，若前果大下，屎从何来，纵有未尽，燥何反速，况大法凡下燥屎者，不见溏不止也。仲景正文，于可攻句已了，下文腹微满，见证不如上，初鞭后溏，是戒攻之意，若有燥屎，谓如前证，是足上文之意。

第二百三十八条

病人不大便五六日，绕脐痛，烦躁发作有时者，此有燥屎，故使不大便也。

（《千金翼》作病者五六日不大便，《康平本》此条与下病人烦热条，合为一条，低一格写。）

张隐庵曰：不言大承气汤者，省文也。上文云：若有燥屎者，宜大承气汤，此接上文而言，此有燥屎，则亦宜大承气汤明矣。

程郊倩曰：攻法必待有燥屎，方不为误攻，所以验燥屎之法，不可不备，无恃转矢气之一端也。病人虽不大便五六日，屎之燥与不燥，未可知也。但绕脐痛，则知肠胃干屎无去路，滞涩在一处而作痛。烦躁发作有时者，因屎气攻动，则烦躁发作，又有时伏而不动，亦不烦躁。而有绕脐痛者，断其不大便，当无差矣，何大承气汤之不可攻耶。

钱天来曰：不大便五六日，而绕脐痛者，燥屎在肠胃也，烦躁实热郁闷之所致也。发作有时者，日哺所潮

热之类也。阳明胃实之里证悉备，是以知其有燥屎，故
使不大便也。

汪苓友曰：仲景用大承气汤，证必辨其有燥屎，则
是前言潮热，谵语，手足汗出，转矢气，其法可谓备
矣。此条复云绕脐痛，可见证候多端，医者所当通变，
而诊治之也。

冉雪峰曰：此下以六条，隶燥屎栏。第一第二第四
第五四条，是辨论燥屎。第三条，统论内外，为文法的
腰膂。第六条，反结吴茱萸条，为文法的煞末。燥屎为
阳明重要证，前仅散见谵语栏，及散见各条语句内，至
此乃专栏注重辨论。胃中津液少，燥化过，大便乃鞭，
鞭度愈加，在大肠弯曲部，各炼成坚丸可数，故曰燥屎
若干枚，是屎燥较便鞭尤为坚结。阳明下法标准，在屎
定鞭，鞭即当下，鞭而燥，其当下更不待言。鞭难自
下，燥更不能自下，故必用攻。攻之云者，强制执行，
在下法中，较下进一层，犹燥较鞭进一层一例。辨有
燥屎之法，曰潮热，曰谵语，曰手足濈然汗出，曰转失
气。前已屡言，兹不具论，特另举以广其义。此之前一
条，是下后再下，冠首标出阳明病，下之原不为错。乃
心中懊侬，其烦不解，倘余邪无多，先鞭后溏，无燥
屎，无须再攻，有燥屎仍须攻之，不稍假借，宜大承气
汤。条中两言有燥屎，示人注目重点。此之后一条，泛
言病人，不局局阳明病既有绕脐痛的证象，又有烦躁的

病情，发作有时，俨似热潮，又不大便，一派内实现象，此有燥屎，非阳明病，而有燥屎，有燥屎即成阳明病。绕脐痛三字，补前诊察燥屎的未及。此两条，言外见得，有燥屎，下之不必计次数；有燥屎，下之不必拘日期。二日三日是阳明，五六日六七日亦是阳明，泛泛不是阳明，具阳明证即是阳明。或谓前条宜栀豉汤，因此条与前二二○条，同是下后心中懊侬。不知栀豉条是热结胃外，胃中空虚，此是内有燥屎，胃家实。一虚一实，毫厘千里，比而同之，实太隔阂。又谓次条不言大承气者，省文，义亦可通。究之前条为阳明病，阳明病而有燥屎，无疑宜大承气。次条泛泛病而有阳明证，或下或不下，或攻或不攻，是否大承气，尚有待商余地，不如不出方浑含为愈。吾人为学，所当明其大义，得其会归，甚未可死守教条，局于一面，亦未可泥守成法，拘于一方。

第二百三十九条

病人烦热，汗出则解，又如疟状，日晡所发热者，属阳明也。脉实者宜下之，脉浮虚者宜发汗，下之与大承气汤，发汗宜桂枝汤。

（《玉函》又，作复，上二宜字，作当字，与作宜。《脉经》作下之宜大柴胡，活人书同。《康平本》此条与上病人不大便条，合为一条，低一格写。）

成无己曰：虽得阳明证，未可便为里实，审看脉候，以别内外。其脉实者，热已入府，为实，可与大承气汤下之。其脉浮虚者，是热未入府，犹在表也，可与桂枝汤发汗则愈。

喻嘉言曰：病人得汗后，烦热解，太阳经之邪，将尽未尽，其人复如疟状，日晡时发热，则邪入阳明审矣。盖日晡者，申酉时，乃阳明之旺时也。发热即潮热，乃阳明之本候也。然虽已入阳明，尚恐未离太阳，故必重辨其脉。脉实者，方为证归阳明，宜下之。若脉浮虚者，乃是阳明而兼太阳，更宜汗而不宜下矣。发汗宜桂枝汤，宜字最妙，见前既得汗，而烦热解，此番只宜用桂枝和营卫，以尽阳明兼带之邪，断不可用麻黄汤矣。

钱天来曰：言病人烦热，至汗出而后解者，又或如疟状，必至日晡时发者。即潮热也，如此则邪气已属阳明矣。然表里之分，当以脉辨之。若按其脉，而实大有力者，为邪在阳明之里，而胃实，宜攻下之。若脉浮虚者，即浮缓之义，为邪犹在太阳之表，而未解，宜汗解之。谓之浮虚者，言浮脉按之本空，非虚弱之虚也。若虚弱，则不宜于发汗矣，宜详审之。脉实者下之，以其胃热，故宜与大承气汤，浮虚者汗之，以其风邪未解，故宜与桂枝汤。

尤在泾曰：烦热，热而烦也，是为在里。里则虽汗出，不当解，而反解者，知表犹有邪也。如疟者，寒热

759

往来，如疟之状，是为在表，表则日晡所不当发热，而反发热者，知里亦成实也，是为表里杂错之邪。故必审其脉之浮沉，定其邪之所在，而后从而治之。若脉实者，知气居于里，故可下之，使从里出。脉浮而虚者，知气居于表，故可汗之，使从表出。

冉雪峰曰：此上文两条，是辨论燥屎，下文两条，亦是辨论燥屎，而中插此条，统括内外虚实，承气桂枝并举。所以然者，下法动关治疗成败，未容稍误，须审之又审，恰当其可。疗法宜活用，条文亦宜活看。阳明篇似此条文法的，如二一五热入血室条，插入上下两条。辨论燥屎中，二二〇栀子豉证条，插入上下两条辨论白虎中。其渊懿奥折，很耐探索。本条分三截看，上截回溯病源，冠首浑曰病人，不曰阳明病，与上条同（《康平本》所以合为一条）。烦而热，热较炽，汗有调节体温机能作用，汗出热当解，不曰已解解已，而曰则解，则解云者，乃义理的当然，非事实的已然。当解不解，所以有又如疟状，日晡发热等象。烦热汗出，似阳明经证；日晡发热，似阳明府证；所以谓之属阳明。此际以为表，则明明属阳明，以为里，则明明如疟状，证象徜恍，故决于脉。脉实者宜下之，脉浮虚者宜发汗。虚对实言，虚犹言里未实，浮犹言机向外，以意逆志，是为得之。下两截双承此截，但由此传变，不是同此连属，或连属解之，所以中多扞格。虚实二字当着眼，实则邪已入里，虚则邪犹在表，故一方面放胆用承气，一方面放胆用桂枝。查经论凡论列内外，多先外后内，如脉浮者，以汗解之；脉沉实者，以下解之。阳脉微者，先汗之而解；阴脉微者，下之而解之类。此条下之列前，大承气列前。条文对举汗之，心目中却是下之；条文对举桂枝，心目中却是大承气。重心所在，不难领会。本条之所以论列阳明篇，所以插入上下两燥屎条中，所以冠首不书阳明病，而泛书病人，经义跃跃显出。回环玩读，精细入微，面面周到。所以用大承气、用桂枝奥窍都在此，注家盲未有知，訾言百出，反谓不可解，传之非真，实属宫墙外望。

第二百四十条

大下后六七日，不大便，烦不解，腹满痛者，此有燥屎也。所以然者，本有宿食故也，宜大承气汤。

（《康平本》所以然者十字，为小字旁注，在有燥屎也侧。）

程郊倩曰：烦不解，指大下后之证。腹满痛，指六七日不大便后之证。从前宿食，经大下而栖泊于回肠曲折之处，胃中尚有此，故烦不解。久则宿食结成燥屎，挡住去路，新食之浊秽，总蓄于腹，故满痛。下后亡津液，亦能令不大便，然烦有解，时腹满不痛可验。

张令韶曰：此证着眼全在六七日上，以六七日不大便，则六七日内所食之物，又为宿食，所以用得大承气。

周扬俊曰：既曰大下，则已用大承气，而邪无不服，是用之已得其当矣。若尚有余邪，复结于六七日之后，则前此之下未为合，则何不成结胸与痞等证乎。仲景推原其故，乃知今日犹有燥屎者，则前日之所未下者，本宿食也。宿食例中，不问新久，总无外邪，俱用大承气。则六七日前大下，既不为误，后邪复归于胃，烦满腹痛，则六七日后之大下，自不可少。不明其理，必至逡巡而不敢下矣，又何以涤胃热乎。

娄全善曰：此大下之后，又下之也。反用大承气者，以津液渐竭故也，须审虚实用之，不如栀子枳实稳当（或谓当是枳实栀子汤加大黄）。

第二百四十一条

病人小便不利，大便乍难乍易，时有微热，喘冒不能卧者，有燥屎也，宜大承气汤。

（原注冒，一作息。《康平本》此条低一格写。）

张隐庵曰：此承上文大下后亡津液而言，病人小便不利，致大便乍难乍易者，津液内亡，则大便乍难，小便不利，而津液当还入胃中，则大便乍易。时有微热者，随阳明气旺之时，而微发其热也。喘冒者，大热之气，逆于上而不能下。不能卧者，胃不和，则睡不安，此有燥屎也。宜大承气汤上清喘冒，而下行燥屎。

钱天来曰：凡小便不利，皆由三焦不运，气化不行所致。唯此条小便不利，则又不然。因肠胃壅塞，大气不行，热邪内瘀，津液枯燥，故清道皆涸也。乍难，大便燥结也。乍易，旁流时出也。时有微热，潮热之余也。喘者，中满而气急也。冒者，热邪不得下泄，气蒸而郁冒也。胃邪实满，喘冒不宁，故不得卧，经所谓胃不和，则卧不安也。若验其舌胎黄黑，按之痛，而脉实大者，有燥屎在内故也。宜大承气汤。

周扬俊曰： 此证即用大承气，虽明眼不能无疑，然不必疑也。本以阳明经证，悉罢归府，而遂移热膀胱，小便不利，因而渗入大肠，尚不能润而为利，犹仅乍难乍易，中有燥屎，已不待言。况实有微热者，热势有余也。喘冒不得卧者，逆攻于脾，上气喘促，阴液尽竭也。苟于是时，而犹执先试后下之法，不令膀胱愈涸，热邪愈固哉！

王三阳曰： 此证不宜妄动，必以手按之，大便有鞭块，喘冒不能卧，方可下之。何也？乍难乍易故也。

冉雪峰曰： 此两条亦是辨论燥屎，燥屎较大便鞭更进一层，前已解说。屎而燥，全成獃钝死物，横梗育道，阻遏气机，不得顺承，故必攻下，方名承气，顾名可以思义。两条重心，只问屎的燥不燥，燥即宜大承气。不问燥的久不久，多不多，少亦当攻，愈久愈当攻。阳明病有燥屎当攻，不是阳明病有燥屎亦当攻。此两条均无阳明病字样，泛论燥屎，义尤涵盖。攻的轻重不计，兼证有无不计，惟提出腹满痛，喘冒不卧两要点，以补全篇各条诊察燥屎所未及。冠首不书阳明病，言外可见满痛不仅主阳明病，喘冒不仅主阳明病，不过聊可互证，且若以此归主阳明，例义或将自乱，此可看出仲景立言十分精细。前条大下后三字着眼！上二三六条，是下后用下，注或释为先下不。徹此条下曰大，不能说不徹。大下曰后，不是下不止，后字已包涵下句六七日不大便在内。下当解，乃烦不解；腹满痛，不是微满微痛，是大满大痛；内实病型甚显，故直指之曰此有燥屎。宿食，不是燥屎外，另有何物宿食，乃前六七日宿食，今日已转变为燥屎。温病有清下至十余次始愈者，一再下何足怪。次条不是水气，也不是津液竭。大便乍难当注意，乍易尤当注意，阳明全篇，从无大便易者，喘冒亦不是阳明独具证象，前太阳篇以小便审血结，此并以小便审屎燥。上气化则下气化，前气化则后气化，一气关连，启人颖悟不少。注家多疑两条，用大承气太过，多方维护，此实不必。既有燥屎，即用得大承气，无可遊移。各各维护，反生枝节，无识者和之，谓补出脉舌，便宜学者不少，不知大失经旨，自身已先陷入知而不知之境。抛却大义，私臆妄增，不特改字训经而已，其何便宜学者之有。

第二百四十二条

食谷欲呕，属阳明也，吴茱萸汤主之。得汤反剧者，属上焦也。

（《千金翼》欲作而。《玉函》《成本》呕下有者字。《康平本》得汤以下九字，为小字衬注，在然末。）

程郊倩曰：食谷欲呕者，纳不能纳之象，属胃气虚寒，不能消谷使下行也。曰属阳明者，别其少阳喜呕之兼半表，太阳干呕、不呕食之属表者不同，温中降逆为主。

汪苓友曰：得汤反剧者，成注云以治上焦法治之，而无其方，准绳云葛根半夏汤，误矣。尚论篇云：仍属太阳热邪，而非胃寒。条辨云：上焦以膈言，戒下之意。此又泥于伤寒呕多，虽有阳明证，不可攻之，皆大谬之极。窃思先贤用药，岂如今医之鲁莽。误以胃家虚寒，为实热证，但虚寒在膈以上，不与胃府之中，溷同一治。上条证治吴茱萸汤，寒热虚实，原无误也。其有得汤反剧者，补亡论常器之云宜桔皮汤，注云类要方用桔皮二两、甘草一两、生姜四两、人参三两水煎服，斯言庶得之矣。

陈修园曰：得汤反剧者，人必疑此汤之误，而不知阳明与太阴相表里，其食谷欲呕者，是阳明虚甚，中见太阴，为中焦之胃气虚寒也。服茱萸汤之后，反剧者，是太阴虚回；中见阳明，为上焦之胃口转热也。此为从阴出阳，寒去热生之吉兆。可以析其疑曰：太阴湿土，喜得阳明之燥气，其病机属上焦而向愈也。书曰：若药不瞑眩，厥疾不瘳，其斯之谓与。

魏荔彤曰：何以得汤反剧耶，不知者以为胃热，而非胃寒矣。仲师示之曰，此固有热也。而热不在胃脘之中焦，乃在胸膈之上焦，惟其中焦有寒，所以上焦有热，吴茱萸人参之辛温，本宜于中焦之寒者，先乖于上焦之热，此吴茱萸之所以宜用，而未全宜耳。主治者见兹上热下寒之证，则固有黄连炒吴茱萸，生姜易干姜一法，似为温中而不僭上，一得之愚，不知当否？喻谓得汤转剧属太阳，谬矣。程谓仍与吴茱萸，亦胶柱之见也。热因寒用，以猪胆为引，加用于理中汤之法，或亦有当乎。

冉雪峰曰：此条在燥屎栏煞末，反结以完其义。燥屎是实热，故用寒用下。此条是虚寒，故用温用补。《金匮》呕吐哕下利，合为一篇，以其均为育道病。太阳有呕证，少阳有呕证，三阴亦各有呕证。但不涉育道，干犯阳明，呕可不作，呕属阳明，理显易见。呕者有声无物，欲呕者，胃气不和，烦郁上冲，将呕未呕，特欲之云尔。食谷欲呕，是胃先受病，黏膜过敏，因激惹而起痉挛，此证原有急慢虚实各种。此条是承上燥屎栏，从相对正比，反面推阐，由阳明正病的实热，推到阳明变病的虚寒。此条吴茱萸汤，与上二三〇条麻黄汤、二二四条四逆汤，鼎足而三，皆变中极变，推类尽致。麻黄四逆两条，病已转变。此条变而未转，仍属阳明，尤为关系密切。属阳明，当直擂鼓心，即从阳明治。药治通义，干姜温中，附子温下，吴萸温肝，不用姜用萸，胃病治肝，此谓隔治。所以然者，燥从湿化，湿胜则燥从其化，燥胜则湿反其化。本燥屎栏，即是燥化太过，本条又兜转穷到燥化不及。缘阴阳互根，进退倚伏，故处处推到变病，着着仍顾到本病，燥虽不及，仍防太过，用吴萸治肝，从振起东方生气着手，只得春生和煦之益，而不受炎烈刚猛之害。经文避开干姜，与素问毋翼其胜，毋赞其复义同，方名吴萸，重心即放在吴萸。本条意旨，原至吴茱萸汤主之句止，干干净净不稍拖泥带水。得汤反剧者二句，《康平本》为小字衬注，因理太奥折，故后世读者注此二语，即由本条经旨，不用姜而用萸推广，言用萸亦当谨慎，仍归到阳明正病本位。吴萸冲动力大，胃阳式微，得之当可兴奋，为隔治法之超超者。病反加剧，变法变治，夫岂易言。各注未明大义，纷纷藉藉，各是其说，致大好显明易解的经论条文，反成悖牴难解的黑暗经，因而疑其脱简讹佚，愈去愈远。注以明经，经旨反因以晦，不禁搁笔为之三叹。

第二百四十三条

太阳病，寸缓关浮尺弱，其人发热，汗出复恶寒，不呕，但心下痞者，此以医下之也。如其不下者，病人不恶寒而渴者，此转属阳明也。小便数者，大便必鞕，不更衣十日无所苦也。渴欲饮水，少少与之，但以法救之，渴者宜五苓散。

（《玉函》关下有小字，如其以下十三字，作若不下，其人复不恶寒而渴十一字。《千金翼》作阳明病，寸口缓，关上小浮，尺中弱。《汲古》渴者，作渴而饮水多，小便不利者。《康平本》寸关尺三字，系小字旁注，在脉缓浮弱侧。渴者此转属阳明也，亦小字旁注，在不恶寒而渴侧。）

成无己曰：太阳病，脉阳浮阴弱，为邪在表。今寸缓关浮尺弱，邪气渐传里。则发热汗出，复恶寒者，表未解也。传经之邪入里，里不和者必呕，此不呕，但心下痞者，医下之早，邪气留于心下也。如其不下者，必渐不恶寒而渴，太阳之邪，转属阳明也。若吐若下若发汗后，小便数，大便鞕者，当与小承气汤和之。此不因吐下发汗后，小便数，大便鞕，若是无满实，虽不更衣，十日无所苦也。候津液还入胃中，小便数少，大便必自出也。渴欲饮水者，少少与之，以润胃气。但审邪气所在，以法救之，如渴不止，与五苓散是也。

周扬俊曰：如其未下，则心下断不痞。然前此之恶寒者，今已不恶寒矣。前此之不呕者，且转而为渴矣。明明转胃府之征，或以为传经者非也。盖邪虽入府，大便或有不鞕者，若大便鞕，则小便亦必少，自然之言也。今惟小便数，故知大便必鞕，亦正因小便数，故知十日无所苦，于此时欲商治之之道。入里者既无可汗之法，虽鞕者复无可攻之事。仲景特设因势利导之法，乘其渴欲饮水之时，少与之水，渗利其热，从小便而出，则热不停留，胃不燥结，津回肠润，将不久而大便自行，是五苓而先承气之用矣。明眼观之，神乎否乎！

程郊倩曰：病在太阳，得寸缓关浮尺弱之脉，不为不如经也。发热汗出，复恶寒，不呕，表证现在，不甚有关于里也。此而心下痞，得之误下，太阳中自有成法，可无议也。至如不因误下而成，考之外证，复不恶寒而渴，其为转阳明无疑矣。阳明而见寸缓关浮尺弱，则为不及之诊。不及则小便数，小便数则大便必鞕，鞕因津液偏渗所致，非有实邪在胃，虽不更衣十日，总无热攻胃肠或满或坚之苦。惟是津液不能上潮，渴欲饮水，但于与水间，救之以法耳。法者何，不可不与，不可多与也。与后复渴者，水停故也。则五苓散又不在阳明经例，所以然者，寸缓关浮尺弱，在太阳为如经，在阳明则为不及也。

喻嘉言曰：按五苓利水者也，其能止渴而救津液者，何也？盖胃中之邪热，既随小便而渗下，则利其小便，而邪热自消矣。邪热消，则津回而渴止，大便且自行矣，正内经通因通用之法也。本论云：汗出多而渴者，不宜用猪苓汤，重驱津液。此段乃有汗仍渴，但汗出不致于多，而渴亦因热炽，其津液方在欲耗未耗之界，故与水而用五苓为合法也。今世之用五苓者，但至水谷注偏于大肠，用之利水而止泻，至于津液偏渗于小便，用之消热而回津者则罕，故详及之。

丹波元简曰：王三阳云，此处五苓散难用，不然，经文渴字上，当有缺文也。《金鉴》云，但以法救之五字，当是若小便不利，方与上文小便数，下文渴者之义相合。此条病势不急，救之之文，殊觉无谓，必有遗误。汪氏云，渴欲饮至救之十三字，当在小便数者之前。不恶寒而渴者，者字可删。吴仪洛删渴欲以下十九字，注云：旧本多衍文，今删之。按此条难解，以上四家，各有所见，未知何是，姑存而举于此。

冉雪峰曰：此条辨论太阳转为阳明脉证，远承一八〇缘何得阳明病条，近承二四一食谷欲呕条，下起邻接六条，为承上起下关键。阳明全篇，冠首书阳明病者三十二条，书阳明证者一条，书伤寒者十条，书合病并病者三条，其余连属混合常变重轻，各方推阐，反复辨论，其所以示人之意，至深且切。此条冠首书太阳病三字，为阳明篇创例。本栏书太阳病者三，下一四六条、一四九条和本条。本条分三段看：自寸缓关浮至下之也止为前段，言太阳变成胸痞；自如其不下，至阳明也止为次段，言太阳转属阳明；自小便数，至五苓散止为末段，言阳明病质变化。末段又分两截，上截为实不缘热，下截为热反蓄水。何为远承一八〇条，本条重心在未转属阳明，或已转属阳明，全栏七条，均言汗吐下，亡津液，转属阳明，与一八〇条，若发汗，若下，若利小便，此亡津液，因转属阳明一致。但彼以一条统言其纲，此以各条分详其目，并补出脉象，分辨寸关尺，病理论断治疗，均更推进一步。何为近承二四一条，彼条是欲呕，欲呕不是证象，却是病情。此条是不呕，不呕不为证象，亦不为病情，何必多费笔墨，特为著录。所以然者，不呕，正是承接上欲呕，欲呕属阳明，不呕不属阳明。所谓得汤反剧，属上焦，词太简。上焦何病，并未指实，无怪注家各是其说。学者须知，不呕，即不属阳明，心下痞，即是属上焦。此条正所以解说上条，从来各注，不知何以并未提及。本条末段，看似普泛，实为变法变治。阳明多热结，此无大热，不更衣无苦，实为变例。阳明其气燥，即蓄水，利水兼育阴，有猪苓法在，不用猪苓而用五苓，水行热去，热去津回，另是一番气象。以太阳始，以五苓终，面面玲珑。注家愈解愈纷，反归咎经文难解，解人难索，读古人书真不易易。

第二百四十四条

脉阳微而汗出，少者为自和也；汗出多者，为太过。阳脉实，因发其汗，出多者，亦为太过。太过者，为阳绝于里，亡津液，大便因鞕也。

（《千金翼》自和作自如，阳绝于里，作阳绝于内。

《成本》太过下无者字，阳脉实以下为别条，《方本》《周本》《钱本》《魏本》同。《康平本》因发汗，发下有其字，此条低二格写。）

尤在泾曰：脉阳微者，诸阳脉微，即正之虚也。故汗出少者，邪适去而正不伤，为自和。汗出多者，邪虽却而正亦衰，为太过也。阳脉实者，邪之实也，然发其汗，出多者，亦为太过，为其津亡于外，而阳绝于里也。夫阳为津液之源，津液为阳之根，汗出过多，津液竭矣。阳气虽存，根本则离，故曰阳绝，阳绝津亡，大便焉得不鞭。

喻嘉言曰：阳微者，中风之脉，阳微缓也。阳实者，伤寒之脉，阳紧实也。阳绝，即亡津液之互辞。仲景每与亡津液者，悉名亡阳，玩本文阳绝于里，亡津液，大便因鞭甚明。伤寒发太阳经膀胱之汗，即当顾虑阳气，以膀胱主气化故也。发阳明胃经之汗，即当顾虑阴津，以胃中藏津液故也。所以阳明多有热越之证，谓胃中津液，随热而尽越于外，汗出不止耳。然则阳明证，不论中风伤寒，脉微脉实，汗出少，而邪将自解，汗出多，则阴津易致竭绝。业医者，可不谨持其柄，而用重剂发汗，以劫人之津液耶。

汪苓友曰：阳明病，阳脉不微而实，实者按之搏指，而有力也，总于后条用麻仁丸主之。补亡论议用小柴胡汤，又柴胡桂枝汤，以通津液，如大便益坚，议用承气等汤，大误之极。

陈修园曰：津液根于身中之真阴，脉寸缓为阳微，而汗出少者，阴阳同等，为自和也。汗出多者，阴液亡，而阳反独盛，故为太过，此皆自出之汗也。若阳脉不微而实，医因发其汗，而出多者，亦为太过。太过为阳亢，与阴隔绝，而不相和于里，何也？发汗，亡其津液，而大便因鞕也。上节亡津液是本旨，而五苓散特为转属证之变治，非亡津液之主方。此节补足上文亡津液之意，而治法自在言外，汪苓友云，即用下麻仁丸，愚以为麻仁丸未尽其量。

冉雪峰曰：此条以脉定证，以证定脉，较其它以脉合证，以证合脉，更进一层。阳明重在凭证，故提纲只著录胃家实三字，不言脉。另出伤寒三日，阳明脉大一条补之。上正面各栏，胪叙阳明病，言脉较少，其特殊彰著的一八八条，阳明中风，脉浮紧。二二二条，脉浮发热。一九一条，脉紧则愈。和二〇七条，出大承气，是脉迟。二四九条，用大承气，是脉弱，以及二〇〇条，脉浮紧者，必潮热，但浮者，必盗汗出。二一一条，脉弦者生，脉涩者死。除本栏外，他处十之九不言脉。本栏上条将脉的浮缓弱，分别寸关尺，辨晰尤精。本条以汗的多少，系之脉的微实，只言阳脉，不言阴脉，只言阳实，不言阴实。阳微，不是汗出多而阳微，是阳微而汗出多，设阳不微，汗稍多无碍，阳既微而汗又多，所以为太过。阳脉实，实即不微，不是脉阳实，而是阳脉实。太阳是阳，阳明亦是阳，太阳当汗，阳明忌汗。阳明本多汗，何必发，所谓发汗，是发太阳的汗。但汗为胃液，汗多胃家讵能安枕，法当急剧转变，所以亦为太过。两多字为病变探出根源，两为字为病成预奠基础。下文为阳绝的为字，系前两为字各各造成。阳既绝，病已甚。素问阴阳之道，阳密乃固，阳强不能密，阴气乃绝。又曰：阳平阴密，精神乃治；阴阳离决，精气乃绝。仲景撰用素问，乃不曰阴绝，而曰阳绝，不曰阴绝于外，而曰阳绝于内，均是加倍写法。要之本条只是阴竭，非真亡阴，只是阳厥，非真亡阳。但孤阳无依，津液先亡，无以为藏阴起亟之本，化源绝灭，真难乎其为阳明。这个分际，当深体认，以脉定证，固属先辈崇高境诣；以证定脉，更开后人无限法门。学者默识潜玩，痛下一参，勿轻轻放过。

第二百四十五条

脉浮而芤，浮为阳，芤为阴，浮芤相搏，胃气生热，其阳则绝。

（二为字上，《玉函》有则字。《康平本》此条低二格写。）

钱天来曰：浮为阳邪盛，芤为阴血虚。阳邪盛，则胃气生热，阴血虚，则津液内竭。故其阳则绝，绝者，非断绝败绝之绝，言阳邪独治，阴气虚竭，阴阳不相为用，故阴阳阻绝，而不相流通也。即生气通天论，所谓阴阳离决，精气乃绝之义也。注家俱谓阳绝，乃无阳之互词，恐失之矣。

沈明宗曰：此辨阳明津竭之脉也。浮为邪气强，芤为阴血虚。阳邪盛而阴血虚，为浮芤相博，胃气生热，故曰其阳则绝，即亡津液之互词也。若见此脉，当养津液，不可便攻也。

程郊倩曰：浮芤为亡血失精诊，中空故也。兹以有阳无阴而见空，治以通阳以泻火，火泻则阴生而精填，与上条脉实大便因鞕者异看。

尤在泾曰：阳为津液之源，津液为阳之根，汗出过多，胃气生热，津液竭矣。阳气虽存，根本则离，故曰阳绝。

第二百四十六条

跌阳脉浮而涩，浮则胃气强，涩则小便数，浮涩相搏，大便则鞕，其脾为约，麻子仁丸主之。

（濇，《玉函》《千金》及《千金翼》作涩。《千金翼》则鞕作即坚。《千金翼》为约下，有脾约者，其人大便坚，小便利而不渴十四字。《脉经》作小便利而反不渴。《成本》无子字，仁作人。《康平本》此条低二格写。）

成无己曰：跌阳者，脾胃之脉。诊浮为阳，知胃气强，涩为阴，知脾为约。约者，俭约之约，又约束之约。内经曰：饮入于胃，游溢精气，上输于脾，脾气散精，上归于肺，通调水道，下输膀胱，水精四布，五经并行，是脾主为胃行其津液者也。今胃强脾弱，约束津液，不得四布，但输膀胱，致小便数，大便难，与脾约丸通肠润燥。

汪苓友曰：趺阳者，胃脉也，在足趺上五寸骨间，去陷骨三寸，即足阳明经冲阳二穴，按之其脉应手而起。按成注以胃强脾弱为脾约作解，推其意，以胃中之邪热盛为阳强，故见脉浮，脾家之津液少为脾弱，故见脉涩。

周扬俊曰：脾约之人，素系血燥，平日无病，或二日三日而始大便，倘至热邪归胃，消烁津液，岂复易出耶。仲景不得已，立麻仁丸一方，于邪未入府之前，先用麻仁之油滑，杏仁之润降，盖以肺与大肠相表里也，兼以芍药养血，大黄枳实厚朴，佐其破滞，使之预行，庶几热入不至于大结，津液不至于尽耗耳。可见古人立法，无非宝惜元气，相机以行者也。奈何学者拘执成方，致犯虚虚之戒，甚至早先轻下，徒伤胃家之液乎。

丹波元简曰：按喻氏讥成氏脾弱之说云，脾弱即当补矣，何为麻仁丸中，反用大黄枳实厚朴乎？汪氏则暗为成注解纷，大是。又按胃强脾弱，究竟是中焦阳盛而阴弱之义，不必拘拘脾与胃也。

冉雪峰曰：此两条侧重辨脉，不宁各各辨脉，且辨脉的两两相搏作用，自释自诠，一层进一层。现时证的构成，即缘于前此脉的变化，抉出以脉定证的所以然。
阳明全篇多论证，本栏各条多论脉。此两条论脉均冠浮
字，浮在太阳，为寒气闭塞，浮在阳明，为热气鼓盪。
证的区域不同，脉的原理各殊，注的解释即各异，此为
证脉相关实际。此两条不仅以证定脉，却是以脉定证。
前之一条，脉浮芤，芤的体象，如捏葱管，边有中空，
仅具轮廓，浮大中空为芤，芤字里面即有浮字在。经论
恐人误会，自加解释，曰浮为阳，芤为阴。阳亢凌阴，
浮搏其芤；阴孤侮阳，芤搏其浮。适值凑合，生理恰得
其反。胃气生热，其阳则绝，阳虽绝，热不绝，阴未
绝，阳先绝。阳何可绝，一方面当为阳惜，阳实自绝，
一方面更当为阳罪。次之一条，脉浮涩，浮则胃气强，
涩则小便数，此为倒装句法。浮缘胃强，不是脉浮乃
强；涩缘小便数，不是涩乃小便数；因果未容倒置。其
阳则绝，其脾为约，阳而别于热，胃而求之脾，生热不
是生阳，脾约甚于胃约。热之所以生，即阳之所以绝，
阳之所以绝，即脾之所以约，殊耐寻绎。总上以观，前
条是阳绝，次条即阴绝。生理是互换互根，病理即相依
相伏。分言之，为阳为阴，为强为弱。合言之，浮而
芤，浮而涩，两脉连成一脉；其阳则绝，其脾为约，两
证构成一证。证与证分而脉显，脉与脉合而证显。阳本
为实，少见脉芤，阳易戕阴，最忌脉涩。芤见浮内，涩
隐浮中，芤即阳绝的先兆，涩即阴竭的见端。曰芤曰

涩，难乎为浮。不大下而缓下，不攻下而润下，面面照顾，着着斡旋。后世诸黄龙汤，润下存津，均从此脱化而出。从少从多，在观其事，义可深玩。

【麻子仁丸方】

麻子仁二升　芍药半斤　枳实半斤（《千金翼》芍药、枳实各八两）　大黄一片（去皮）　厚朴一尺（去皮）（《玉函》作一斤）　杏仁一升（去皮尖，熬）（别作脂，《玉函》作一斤）

上六味，蜜和丸，如梧桐子大，饮服十丸，日三服，渐加以知为度。

（六味下，《成本》《玉函》有为末炼三字，和作为。《成本》无梧字。明理论即名脾约丸。证类本草饮服十丸，作以浆水饮下十九。）

吴仪洛曰：此治素惯脾约之人，复感外邪，预防燥结之法。方中用麻杏二仁，以润肠燥，芍药以养阴血，枳实大黄以泄实热，厚朴以破滞气也。然必因客邪加热者，用之为合辙，后世以此概治老人津枯血燥之关结，但取一时之通利，不顾愈伤其真气，得不速其咎耶。

恽铁樵曰：麻仁丸之用，自较承气为乎善，然必用之于阳证。若阴证误施，为害亦烈。今人往往见十余日不大便，即恣用此药。又当用大承气时，不敢用，而避重就轻，亦复误事。是故医术之精粗，在能辨证，辨证之真确，在能明理，能明理，然后古书所言，知所择别，是今日中医之立脚点也。

第二百四十七条

太阳病三日，发汗不解，蒸蒸发热者，属胃也，调胃承气汤主之。

（《外台》作发其汗，病不解。《玉函》作蒸蒸然。《脉经》无调胃二字。）

方中行曰： 此概言阳明发热之大旨，三日，举大纲言也。蒸蒸，热气上行貌，言热自内腾达于外，犹蒸炊然，故曰属胃也。调胃，和阳明之正也。

程郊倩曰： 何以发汗不解，便属胃，盖以胃燥素盛，故他表证虽罢，而汗与热不解也。第征其热，如炊笼蒸蒸而盛，则知其汗必连绵漐漐而来，此即大便已鞕之征，故曰属胃也。热虽聚于胃，而未见潮热谵语等证，主以调胃承气汤者，于下法内，从乎中治，以其为日未深故也。表热未除，而里热已待，病势久蕴于前矣，只从发汗后，一交替耳。凡本篇中云太阳病云伤寒，而无阳明病字者，皆同此病机也。

朱肱曰： 大抵病人得汗，而脉静者生。今汗之而仍发热者，若脉浮数，则表证犹在，汗之必愈也。发汗后，不敢再表者，为脉沉实耳。脉若浮者，须再汗也。发汗后，不恶寒，只发热，脉沉实，或狂语，此为胃实阳盛，即不可再汗也。须当下之，设令下后又不解，表里邪已衰矣。

山田正珍曰： 三日，发汗不解，谓发汗及乎三日，仍未解也。不解者，邪气之不解也，非表之不解也。钱氏云：蒸蒸发热，犹釜甑之蒸物，从内达外，气蒸湿润之状，非若翕翕发热之在皮肤也。程氏云：此即大便已鞭之征，故曰属胃也。热虽聚于胃，而未见潮热谵语等证，主以调胃承气汤者，于下法内，从乎中治，以其为日未深故也。

冉雪峰曰：此条辨太阳转属阳明，远承开首太阳阳明条，而申其义，近以完《成本》栏转属实际。条文在阳明篇，不以阳明病冠首，而以太阳病冠首，煞是创例。前条业经辨及，就经脉连贯言，一日太阳，二日阳明。就气化序列言，二日少阳，三日阳明。故阳明可置在二日，亦可置在三日。本篇一八三条（始虽恶寒，二日自止）。一八五条（伤寒三日，阳明脉大），又一九六条（二三日呕而咳），或分言或合言，均可窥见此项例义。本条冠首虽明标太阳，重心却放在阳明，太阳病三字，不过由后溯前，作了一个反面衬笔。素问未满三日者，可汗而已，已满三日者，可下而已，是三日为汗下治疗紧要关键。曰太阳病三日，是泛言太阳病，历程已三日，不是发汗后三日，亦不是三日始发汗，发汗二字，在三日下，不必倒扯。太阳病当发汗，发汗当解，发汗不解，是回溯三日前事，原始要终，统括过程。现已及三日，达到已满三日者，可下而已时期。曰发热，发热是不解象征，惟其不解，所以称太阳。发汗的发，发热的发，而发字予两阳居正以胜邪之权。且不是翕翕发热，而是蒸蒸发热。翕翕是状表的闭塞，蒸蒸是状里的升腾。热发蒸蒸，已脱离太阳本来面貌，但为日不久，胃家未大实，是太阳病转变属胃，不是阳明病，别于经证，单谓府证的属胃。此可看出几个道理：（一）阳明病属胃当下，太阳病属胃亦当下，义理扩充一层。（二）下之得法，表亦可解，观前一九二条，奄然发狂，濈然汗出而解可知。（三）便鞕屎燥，为胃家实，属阳明。蒸蒸发热，热自内发，亦属阳明。全篇都言属阳明，此条犹言属胃，盖既称太阳，不得再称阳明，下语颇有分寸。本条短短四五句，廖廖二十余字，中具如此奥折，学者所当深深体认。

第二百四十八条

伤寒吐后，腹胀满者，与调胃承气汤。

（《千金翼》作腹满者，调胃承气汤主之。《康平本》此条低一格写，与下太阳病若吐条，合为一条。）

喻嘉言曰：吐后而腹胀满，则邪不在胸，为里实可知。然但胀满而不痛，自不宜用急下之法，少与调胃可耳，此亦和法，非下法也。

程郊倩曰：吐法为膈邪而设，吐后无虚烦等证，必吐其所当吐者，只因胃家素实。吐亡津液，燥气不能下达，遂成土郁，是以腹胀，其实无大秽浊之在肠也。调胃承气汤，一夺其郁可耳。

尤在泾曰：吐后腹胀满者，邪气不从吐而外散，反因吐而内陷也。然胀形已具，自必攻之使去，而吐后气伤，又不可以大下，故亦宜甘草硝黄调之。设遇庸工，见其胀满，必以枳朴为急矣。

山田正珍曰：伤寒行吐方之后，诸证皆去，惟胃中不和，其腹胀满者，药毒遗害也。调胃承气，可以解毒和胃。若夫发汗后之胀满则否，故治法不同也。（前发汗后腹胀满者，厚朴生姜半夏甘草人参汤主之）。按旧注以吐为呕吐，以胀满为邪热入胃，皆非矣。凡论中云后者，皆以施治之后言之，如发汗后下后皆尔。若夫邪入胃而胀满者，内必有燥屎，攻之不暇，岂取乎调胃缓弱之将耶。

冉雪峰曰：此承上条，亦是辨晰转属阳明。上条就外证发热言，此条就内证胀满言，有一外一内的区分。本条比邻上下两条，均冠太阳病，本条不曰太阳，而曰伤寒，以伤寒砌于两太阳之中。所以然者，本条无诸外证，亦不见上条所具发热发汗等字样，不成其为太阳病，故浑言伤寒。既不言太阳，亦无须言属阳明属胃。曰腹胀满，即胃家实的实际，但与正阳阳明，大实大满有别。且胀而不坚，满而不痛，并非真正便鞕屎燥，此亦不言属阳明属胃原由的一端。阳明无吐法，曰吐后，乃疗法用吐，非病机自吐，乃既往证非现在证。想未吐先，必有心烦胸满，反覆懊憹，病机欲吐，乃迎其机而吐之。此是泛指伤寒病变言，不是专指阳明病变言，试将条文默读三通，必可领会。然伤寒未犯阳明如是，伤寒已犯阳明亦如是，义理可以互参互证。此条与前太阳篇六十五条，均是腹胀满，但彼在汗后，此在吐后，彼是虚证，此为实证，而其为中气不运，则是一致的。彼为虚中夹实，故用补中兼宣兼和；此为实中夹虚，故用泻中兼润兼调；各各丝丝入扣。或谓用吐违反生理，最易伤阴，然条文并无舌上无津，寻衣抹床，微喘直视等等，并未亡阴。又谓用吐戕贼生气，最易伤阳，然条文并无哕逆除中，恶寒蜷卧，肢厥脉厥等等，并未亡阳。且条文未言误吐，亦未叙列吐后病变诸逆证，可见吐所当吐。所有腹胀满，不过吐后余疾，去半遗半，上和中未和。治疗大法，在太阳，重心当放在虚的方面，着着防顾里虚；在阳明，重心当放在实的方面，着着防顾里实；安得两两牵扯混为一谈。如某氏说，浊阴壅塞，法当温脾宣胃，岂可复下，此必后人之误，是离开阳明，颠倒事实，徒见一方，自域卑浅，学者不可不辨。

第二百四十九条

太阳病，若吐、若下、若发汗后，微烦，小便数，大便因鞕者，与小承气汤和之愈。

（《千金翼》无三若字。《成本》《玉函》无后字。《康平本》此条低一格写，与上伤寒吐后合作一条。）

张隐庵曰：此言吐下发汗，则少阳三焦不和，故微

783

烦。而小便数，因转属于胃，而大便鞕，为少阳阳明也。本论中凡言小便数，有频数短数二意，学者随所宜，而属解焉。

程郊倩曰：吐下汗后，而见烦证，征之于大便实，因非虚烦者比。然烦既微，而小便数，当由胃家失润，燥气客之使然。胃虽实，非大实也，以小承气，取其和也，非大攻也。

徐灵胎曰：因字当着眼，大便之鞕，由小便数之所致，盖吐下汗，已伤津液，而又小便太多，故尔微鞕，非实邪也。

《金鉴》曰：太阳病，若吐、若下、若发汗后，不解，入里微烦者，乃栀子豉汤证也。今小便数，大便因鞕，是津液下夺也，当与小承气汤和之，以其结热未甚，入里未深也。

冉雪峰曰：此条亦是辨晰转属阳明，言吐下汗均可转属，总结上各条以完其义。他处叙列治疗，多言汗吐下，此言吐下汗者，乃承上邻接条吐后而言，以类相从。在文气中可以看出，此条重心在大便鞕三字，大便鞕，乃转属阳明的凭据。大便的所以鞕，是缘微烦小便数。所以烦所以数，是缘在吐下汗后。阳明当下，汗为变例，吐更变中极变，吐下汗乃转属阳明肇端。但由后溯前，是回忆在未转属前，不是正论在已转属后，如此推求，则冠首书太阳病，而不书阳明病，其义蕴不难窥及。所谓吐下汗，非连接全施。是若吐若下若汗，用一项或二项，亦非俟顺序排。既吐乃下，既下又汗，揉杂混投，紊乱逆施，凡此种种，可以已病，可以导致病变，胪叙并举，不过泛言转属而已。然既吐下汗，必其有可吐可下可汗病机，故条文并未加误吐误下误汗字样，亦未著录误吐误下误汗，各各病变证象。且既吐下汗，各病当愈，即不全愈，亦当病势渐衰，差可小愈。观条文煞末和之愈，亦若吐下汗均未愈者。和之系小承气，虽是用和，仍是用下，下后用下，殊耐衡量。本条分两段看，自太阳病，至若吐若下若发汗后为上段，是明写追溯前此原为太阳；自微烦小便数，大便因鞕，至与小承气汤和之愈，为下段，是暗写转属实际的却为阳明。上段须着眼后字，一后字，划清病的界限。下段须着眼因字，一因字，抉出病的根源。何为太阳病，脉浮头项强痛而恶寒。何为阳明病，胃家实。胪叙当各各合言，训释当处处分辨，会通全书，其义无穷。然后知此条，包罗宏深，然后知此条分剖精细。若将深奥处，认为错误处，疑为后人羼入，是我误书，非书误我，学者所当潜心体认。

第二百五十条

得病二三日，脉弱，无太阳柴胡证，烦躁，心下鞕。至四五日，虽能食，以小承气汤少少与，微和之，令小安。至六日，与承气汤一升。若不大便，六七日小便少者，虽不受食，但初头鞭，后必溏。未定成鞭，攻之必溏，须小便利，屎定鞭，乃可攻之，宜大承气汤。

（受，《成本》《玉函》作能。《千金翼》烦躁心下鞭，作而烦心下坚。不受食，作不大便。初头鞭，后必溏，作头坚，后溏，无大承气汤之大字。《康平本》此条低二格写。）

成无己曰：弱为阴脉，当贵在里，得病二三日，脉弱，是日数虽浅，而邪气已入里也。无太阳证，为表证已罢，无柴胡证，为无半表半里之证。烦躁心下鞭者，邪气内甚也。胃实热盛，则不能食。胃虚热甚，至四五日，虽能食，亦当与小承气微和之。至六日则热甚，与大承气汤一升。若不大便六七日，小便多者，为津液内竭，大便必鞭，则可下之。小便少者，则胃中水谷不别，必初鞭后溏。虽不能食为胃实，以小便少，则未定成鞭，亦不可攻，须小便利，屎定鞭，乃可攻之。

柯韵伯曰：得病二三日，尚在三阳之界，其脉弱，恐为无阳之征。无太阳桂枝证，无少阳柴胡证，则病不在表，而烦躁心下鞭，是阳邪入阴，病在阳明之里矣。辨阳明之虚实，在能食不能食，若病至四五日，尚能食，则胃中无寒，而大便鞭可知，少与小承气微和其胃，令烦躁少安，不竟除之者，以其人脉弱，恐大便之易动故也。犹太阴脉弱，当行大黄芍药者，减之之意。至六日复与小承气一升，至七日仍不大便，胃家实也。

欲知大便之燥鞕，即审其能食不能食，又当问其小便之利不利，而能食，必大便鞕，后不能食，是有燥屎。小便少者，恐津液还入胃中，故虽不能食，初头鞕，后必溏。小便利者，胃必实，屎定鞕，乃可攻之。所以然者，脉弱是太阳中风，能食是阳明中风，非七日后不敢下者，以此为风也。须过经乃可下之，下之若早，言语必乱，正此谓也。

喻嘉言曰：此段之能食不能食，全与辨风寒强弱无涉，言能食者，不可以为胃强而轻下，不能食者，不可以为胃中有燥屎而轻下也。

山田正珍曰：承气汤上脱小字，当补之。四五日，五六日，皆不大便之日数也。故下文承之云，不大便六七日，古文错综之妙乃尔，否则至字无所承当。前二百二十二条云，不大便五六日，上至十余日，可见至字，暗寓不大便之义焉。不大便而能食，其屎才鞕而未燥之候，若不大便，而不能食，乃定鞕为燥之诊，宜与前二百二十五条互相参考。得病二三日脉弱者，其热不炽盛可知也。无太阳柴胡证，烦躁心下鞕者，其邪已入里可知也。不大便至四五日者，其人虽能食，当以小承气汤，少少与微和之，令小安。少少者，不过三四合之谓，对一升而言也。若少少与之而不得屎，延至五六日者，乃与小承气汤一升。虽然，若其小便少者，则虽不大便至六七日，且不能食，攻之则令人溏，必待其小便数，屎为定鞭，始可攻之，宜大承气汤。

冉雪峰曰：此条承上起下，均从反面着笔。前三条是言汗吐下后，转属阳明；此条是言不因汗吐下，而阳明自病。后四条是言病太迫卒，法当急下；此条是言病不显昭，法当慎下。通条着眼在脉弱的弱字，阳明两阳合明，脉当旺盛，故前总纲云，伤寒三日，阳明脉大，今不大而弱，适得其反，脉证不应，这个阳明病，大有问题。所以审之又审，面面照顾，迟之又迟，层层斡旋。此条在阳明篇，本是阳明病，条文不明书阳明病，泛泛曰得病。不曰阳明病，始得二三日，而曰得病二三日，纯粹将阳明隐去撇开。所以然者，阳明未成将成，将成未成，未便遽将这个阳明病三字，轻轻安上。实际本是阳明病，名称又避却阳明病，乃是一个变相的阳明病。知此，则本条蕴蓄精义，跃跃显出。烦躁心下鞭，不是阳明主证，不能肯定为阳病，但能证明邪热已渐入里。上文又交待一句无太阳柴胡证，二三日尚在三阳界畔，既不是太阳，又不是太阳属柴胡证，两两夹出邪热逼袭阳明，机势已成，早已明若观火，病无遁情。通条始终俱用下法，无论小承气少少与，及与一升，或用大承气，微下缓下大下，总是用下，就是在这个烦躁心下鞭看出。由能食推到不能食；由小便少推到小便利；由先鞭推到后必溏；由未成鞭，推到屎定鞭；由二三日推到四五日、六日六七日；步步踏实，仍是过经乃可下之，下之若早，言语必乱。阳明原具规律，不言转矢气，其热如潮，腹满手足濈然汗出，谵语等阳明诸要证，另是一义。历叙实而夹虚种种过程，补全篇未尽之义。前条出大承气，曰脉迟；此条用大承气，曰脉弱；一迟一弱，演映成趣，迟中寓弱，弱甚于迟。惟其弱，病变较多，故必须审顾；惟其弱，病进较缓，故有暇斡旋。学者深研，务得其所以然，庶于阳明病理的奥折，阳明脉理的渊微，阳明疗法的灵活，更进一步认识，而不迷不惑。

第二百五十一条

伤寒六七日，目中不了了，睛不和，无表里证，大便难，身微热者，此为实也，急下之，宜大承气汤。

（《康平本》此条低一格写。此为实也，为小字旁注，在身为热者侧。）

钱天来曰：六七日，邪气在里之时也。外既无发热恶寒之表证，内又无谵语腹满等里邪，且非不大便，而曰大便难，又非发大热，而身仅微热，势非甚亟也。然目中不了了，是邪热伏于里，而耗竭其津液也。经曰：五藏六府之精，皆上注于目，热邪内烁，津液枯燥，则精神不得上注于目，故目中不了了，睛不和也。

张隐庵曰：此言悍热之气，循空窍而上炎者，急下之。灵枢动输篇曰：胃气上注于肺，其悍气上冲头者，循咽上走空窍，循眼系入络脑，出颅，下客主人，循牙车，合阳明，并下人迎，此冲气别走于阳明，故阴阳上下，其动若一。伤寒六七日，当来复于高表，目中不了了者，乃悍热之气，循眼系而上走于空窍也。睛不和者，乃悍热之气，脑为精髓之海，而髓之精为瞳子，悍热之气，入络于脑故也。无表里证者，言悍热之气，只上走空窍，而非在表在里也，即有里证而大便难，犹无里证也。即有表证而身微热，犹无表证也。此为空窍不虚，而热邪上实也。经云，火热在上，水气承之，亢则害矣。故当急下之，宜大承气汤，若不急下，则髓枯神散矣。

《金鉴》曰：目中不了了，而睛和者，阴证也，睛不和者，阳证也。此结热神昏之渐，危恶之候，急以大承气汤下之，泻阳救阴，以全未竭之水可也。睛不和者，谓睛不活动也。

喻嘉言曰：少阴经有急下三法，以救肾水，一本经水竭，一木邪涌水，一土邪凌水。而阳明经亦有急下三法，以救津液，一汗多津越于外，一腹满津结于内，一目睛不慧津枯于中。合两经下法，以观病情生理，恍觉身在冰壶，腹饮上池矣。

冉雪峰曰：此条证象特殊，为阳明病全篇所无，从来学者，共认此条为阳明三急下证之一。此条目次，在阳明篇，固隶属阳明。方系大承气，为阳明疗法，固是阳明病。然通条无一字提及阳明。冠首明明标出伤寒字样，昭示大眼目。又复申之曰，无表里证，归结的此为实也句，是此为实，不是此为胃家实。细审此病分际，尚未成正阳阳明，故条文并无日晡潮热，手足汗出，腹满不通，烦乱谵语，热炽等证象。亦无微喘直视，循衣抹床，惕而不安，剧不识人，热过等证象，即成胃实正阳阳明，一言以蔽曰下而已。阳明全篇八十一条，自此条以上七十一条，均系审度太阳的罢未罢、阳明的成未成、当下不当下，或当微下、或当缓下、或当攻下，或先微下探试，续再攻下；或下后再用下；或微和胃气勿令大泄下；或面合赤色，不可下；或心下鞕满，不可下；或呕多，虽有阳明证，不可下；或先头鞕后溏，屎未定鞕，不可下，凡此反复辩论，书不胜书，病机越重，审顾愈周。此条打破规律，明昭急下，非常变局，安得不猛下一参。各注多就胃实方面诠说，未免太浅太呆太狭，果尔，仲景首冠伤寒，讵不为赘瘤多事。本条重要关键，在目中不了了，睛不和二句。目系通脑，脑神经有四对俱围绕目部，故脑神经病变，目部最易显彰。第十神经别下脏腑，脑部可支配内脏，内脏亦可干犯脑，不必别有悍气，别寻道路。此条原发为外寒，转关为内实，归结为犯脑。由寒而热，外而内，下而上，虚而实，愈微愈彰，愈深愈明。本条所以棣阳明者在此，所以用阳明疗法者在此，所以为阳明特殊病变者亦在此。批却奥窍，天下大白，将条文再读一通，字字出神，此亦诠释古书，很有趣兴快愉的事。

第二百五十二条

阳明病，发热，汗多者，急下之，宜大承气汤。

（原注一云大柴胡汤。《脉经》属大柴胡汤，活人书同。《成本》脱病字。《康平本》此条低二格写。）

钱天来曰：潮热自汗，阳明胃实之本证也。此曰汗多，非复阳明自汗可比矣。里热炽盛之极，津液泄尽，故当急下。然必以脉证参之，若邪气在经，而发热汗多，胃邪未实，舌胎未干厚而黄黑者，未可下也。

周扬俊曰：发热汗多，何不疑太阳风伤卫之证，而曰阳明病者，明是归府后复热多汗。故其发热，则是热蒸于外而汗多，则不但手足濈然汗出。是即不言潮热，而至日晡，必其热愈盛。即不言小便利，而始先必利，今则反少可知。由是而结定矣，鞭成矣。稍迟一日，则多汗一日，津液愈耗，血气愈伤，又何顾忌而不下乎。曰急下者，谓无俟小承气试之也。

喻嘉言曰：汗多则津液外渗，加以发热，则津液尽随热势蒸达于外。更无他法以止其汗，惟有急下一法，引热势从大肠而出，庶津液不致尽越于外耳。

程郊倩曰：发热而复汗多，阳气大蒸于外，虑阴液暴亡于中，虽无内实之兼证，宜急下之以大承气汤矣。此等之下，皆为救阴而设，不在夺实。夺实下之可缓，救阴之下不可缓。不急下，防成五实，经曰五实者死。

冉雪峰曰：此条与上条同是急下，上条首冠伤寒，此条首冠阳明。冠伤寒者，当急下则急下，不必拘拘阳明证型；冠阳明者，当急下则急下，不必拘拘阳明条件；病理疗法，均推进一层，多加添一义。两条词意，同是有为而言，各指所之，当握住重心。若死守教条，拘牵常例，谓阳明病已显方下，阳明证毕具方下，则自梏灵机，对于古书精蕴不得其门而入，反以古人精深处，疑为古人错讹处，此岂古人著书时所及料。本条要旨，在了解条文开始，即明明昭示阳明病三字，苟非阳明病，则发热汗多，何须下，何须急下。惟棣属阳明，这个发汗多，不得不下且急。上条不泥定阳明，此条又专论阳明，义可深思。阳明不恶寒，惟恶热，然是恶热，不是发热。汗为调节人身温度切要生理作用，阳明内热太过，体工为热自寻出路，多数汗出，故阳明病多自汗出。然是出汗，不是出汗多。是多数自汗出，不是汗出量数多。一发字，一多字，均当着眼。发热汗出，同时并见，亦当着眼。汗出则热越，热越则发热当解，甚或有奄然发狂，濈然汗出而解景象。此热不为汗衰，汗自出而热自发。一面发热，一面汗更出，一面汗出多，一面热仍发，两证合为一证，寻常阳明证，汇成特殊阳明证。生理病理，适得其反，不至蒸逼干涸，津液内竭不止。病机至此，病变安可逆料，亡阳亡阴，是所常见。或如上条直犯脑海，目不慧了，睛不和，亦未可知，迨其变坏，有孤注一掷，欲求其一下而不可得者。防患未然，识在机先，沃焦救焚，稍纵即逝。本条精蕴，跃跃显出。或谓须合脉看，其实此何须论脉，须合他兼证看，其实此何必论他兼证。以注破经，直是离经，学者观察再观察，明辨复明辨。

第二百五十三条

发汗不解，腹满痛者，急下之，宜大承气汤。

（《康平本》此条低二格写，又此条与下腹满不减条合为一条。）

程郊倩曰： 发汗不解，津液已经外夺。腹满痛者，胃热遂尔迅攻。邪阳盛实而弥漫，不急下之，热毒熏蒸糜烂，速及肠胃矣，阴虚不任阳填也。

张隐庵曰： 此言悍气之在腹者，急下之。灵枢卫气篇曰：气在头者，止之于脑，气在腹者，止之背俞与冲脉，于脐左右之动脉。言胃之悍气，上从头脑，而下至于脐腹，复从气街，而外出于皮肤。发汗不解，腹满痛者，言悍热之邪，不从皮肤之汗解，而留于脐腹之间，不能下出于气街。而满痛者，急下之，若不急下，脐筑湫痛，命将难全矣。

唐容川曰： 阳明只一燥气，合于邪热，则为燥热，轻者可以缓调，重者必须急下，方能挽亢阳而救孤阴，为燥热正治之大法。非阳明燥热之外，别有所谓悍气也。若夫内经所谓悍气，是申明胃气之意，言营者水谷之精气，而卫者水谷之悍气，非言阳明燥气外，另有一悍气也。不入于脉，言营血乃入脉管，此系卫气，故不入脉管，熏于肓膜，散于胸腹，皆言卫气循行膜膈之中也。灵枢所谓循咽冲头，上走空窍，亦只是卫气从上焦膜膈，而上走空窍也。凡此皆言卫气之行，慓悍有力，故能卫外，亦只是言卫气之行而已，何曾是言阳明胃别有悍气哉。故此四节，只是燥热相合，太重且急，故当急下，并非言胃另有一种悍热也。注家于内经悍气二字，扯入阳明，既与经旨有乖，而与阳明篇反添蛇足，不亦谬乎。

丹波元简曰：柯氏云：表虽不解，邪甚于里，急当救里，里和而表自解矣。按太阳中篇八十九云，本先下之，而反汗之，此为逆；若先下之，治不为逆。柯氏盖据此条为解，然而考经文，不解，邪气不解也，非谓表不解也，故其说难凭。

冉雪峰曰：此条紧接上条，同为阳明本身燥热病变形成。上条阳明病三字，直贯此条。上条发热汗多，是阳明燥热张于外，此条腹满而痛，是阳明燥热结于内。阳明病苟非太阳未罢，不用汗法。此条发汗二字，亦是承上条汗多言，汗多，乃邪热逼蒸，不因发而自出多。发汗，必其汗不多，或无汗，乃出于发。无论自汗发汗，汗出则了却外表一层问题。所谓不解，是邪不解，不是表不解，于何见之？腹满而痛，即是不解实证。汗以解表，此本无表，所以不能将由表来之邪除去，而反将向里搏之邪促成，忽表忽里，病变太速。本条满痛，为阳明燥满实坚痛五证之二，原是常有证象，惟满而加之以痛，痛而冠之以满，不宁满，而且痛，不宁痛，而且满痛。满痛二字，郑重读之，寻常证象，即是特殊证象，仲师审证，真是八面玲珑。本阳明篇言腹满者多，并有胀满、鞭满、大满、都满诸名称。言腹痛者少，仅二三七条绕脐痛有燥屎一条，绕脐虽形容腹字，尚未明言腹痛。满痛兼言者两条，前二三九条和本条是，无论言满、言痛、言满痛，均不言急下，惟此条言急下。前条是不解，是满痛兼言。此条亦是不解，满痛兼言。彼条不急而此条急，尤值得探索。盖前条是大下，此条是发汗，病的来源不同。前条邪本将陷，下则以治疗促成病机。此条汗原不误，满痛则病机与治疗相违，足见病来较暴，病性甚劣，安得不急。浸假诱致腹满加哕，喘满直视，或痛连少腹、下引阴筋，其奈之何。故以奇异为特殊，固不寻常，而以寻常为特殊，更觉奇异。诠释微奥学理，不着一字，惟将原文复演一通，精义即跃跃显出。惟易系辞有此境诣，不意仲景说医，境诣与宣尼说经，亦复相似。各注疑其叙证单简，并非急迫，纯是钝根人语，似此安足与读仲景朴素精微、灵异活泼的伤寒论书。

第二百五十四条

腹满不减，减不足言，当下之，宜大承气汤。

（《康平本》此条与上条合为一条，均低二格写。《玉函》此下有一条云，伤寒腹满，按之不痛为虚，痛者为实，当下之，舌胎黄，未下者，下之黄自去，宜大承气汤。）

成无己曰：腹满不解，邪气实也。经曰：大满大实，自可除下之，大承气汤下其满实。若腹满实减，非内实也，则不可下。《金匮要略》曰：腹满实减，复如故，此为寒，当与温药，是减不足言也。

喻嘉言曰：减不足言四字，形容腹满如绘，见满至十分，即减去一二分，不足杀其势也。

陈修园曰：三急下证，本经并不说出悍气，兹何以知其为悍气也。答曰：阳明胃气，有燥气，有悍气。悍气者，别走阳明，而下循于脐腹。素问痹论云：卫气者，水谷之悍气也。其气标疾猾利，不入于脉，循皮肤之中，分肉之间，熏于肓膜，散于胸腹。目中不了了，睛不和者，上走空窍也。发热汗多者，循皮肤分肉之间也。腹满痛者，熏肓膜，而散胸腹也。慓悍之气，伤人甚捷，非若阳明燥实之证，内归中土，无所复传，可以缓治也。故下一急字，有急不容待之意焉，所谓言不尽意也。

《金鉴》曰：发汗后，表已解，腹满不痛者，乃腹满时减，减复如故之虚满也。当温之，厚朴生姜半夏甘草人参汤证也。今发汗后，表不解，腹满大痛者，乃腹满

797

不减，减不足言之实满也，当下之，宜大承气汤，盖以里急先攻里，后和表也。

冉雪峰曰：此条紧接上条腹满痛而言，相连甚切，两两几分不开，故康平古本，两条原是一条。有上条无此条，则义犹未尽，有此条无上条，则理实难通。何以言之，整个阳明篇，言腹满者，不下十条，有下后腹满的，有下之腹满如故的，有大满不通，不可大泄下的，未闻因满而大下特下，此则异是，用大承气与寻常蹊径不同。或疑未言病的所以然由来，和病的所以然当急原理，此是分开看。若相连看，则此项隐而未发精蕴，均可探得。单就证象衡量，痛较满，尤为急迫。上条言满痛，此条只言满，不言痛，痛必已愈，或大减，无须置论。且无论痛全愈未全愈，病机已减一等，故不曰急下，而曰当下。减不足言，固是腹满不去互词，然必其有时或减，故虽不减，仍有减意。前即病机与治疗相违，今有病机与治疗相应。似减不减，去半遗半，鉴于前车，故已下再用下。此与上文二四九条，少少与，与一升，先鞕后溏，未定鞕不可攻，成反比例。宜缓则缓，宜轻则轻，宜重则重，宜急则急，各如分际，恰合病机，一气相承，前后演映。不唯此条与上条关连，此两条与上各条亦关连。可见自前条辨以下，改窜经文，各以类从，失去此项精义不少。学者须知，腹满证，寒热虚实均有，阳明与太阴相表里，阳明有腹满，太阴亦有腹满。阳明腹满，为热为实；太阴腹满，为寒为虚；安能比而同之。寒热又各分虚实，虚实又各有寒热，安能执一例以为解说。观本阳明篇，有脉迟的谷瘅，胃中冷的固瘕可知。究之阳明，是两阳合明，阳明的主证，是胃家实，为热为实居多。治热必顾及寒，治实必顾及虚，全篇反复辨论，主要在此。煞末兜转，提出此特殊三急下证，去疾务尽，不稍姑息，完成阳明主证主治，大要亦在此。兹特拈出，为读伤寒阳明篇者，再进一解。

第二百五十五条

阳明少阳合病，必下利。其脉不负者，为顺也，负者，失也，互相克贼，名为负也。脉滑而数者，有宿食也，当下之，宜大承气汤。

（《成本》顺上无为字，负也，之也。《玉函》作若，属下句。《脉经》当下之以下，作属大柴胡承气汤证。《康平古本》此条低一格写。负者失也以下十二字，为小字衬注，在必下利下。其脉不负以下八字，为小字旁注，在必下利侧。）

成无己曰：阳明土，少阳木，二经合病，气不相和，则必下利。少阳脉不胜，阳明不负，是不相克，为顺也。若少阳脉胜，阳明脉负者，是鬼贼相克，为正气失也。《脉经》曰：脉滑者，为病食也。又曰：滑数则胃气实，下利者脉当微厥冷。脉滑数，知胃有宿食，与大承气汤以下之。

喻嘉言曰：太阳与阳明合病，阳明与少阳合病，俱半兼阳明，所以胃中之水谷不安，而必自下利，其有不下利者，亦必水饮上越而呕，与少阳一经之证干呕者，大不同也。或利或呕，胃中之真气，与津液俱伤，所以急须散邪，以安其胃。更虑少阳胜，而阳明负，即当急下以救阳明，其取用大承气汤，正迅扫外邪，而承领元气之义也。

程郊倩曰：阳明少阳合病，必下利者，以土中乘木，疏泄之令，妄行与阳明也。见滑数之脉为不负，为顺。见弦直之脉为负，为失。以证已下利，而脉中更见木邪，证脉互相克贼，胃气虚而土败，故名为负。若见滑数，是为水谷有余之诊，缘食入于胃，散精于肝，淫气于精，土邪盛而无木制，反不能输化水谷，以致宿食留中，通因通用，宜大承气汤，平其敦阜矣。

林澜曰：此节是三证在内，大承气汤，只治得脉滑而数，有宿食之证，非并治上两证也。其脉不负者，虽下利，而脉未至纯弦也。不言治法，陶华尝以小柴胡加葛根白芍，取效如拾芥是也。负者，脉纯眩也，土败但见鬼贼之脉，不必治矣。盖虽同是阳明之合病，而有入经在府之殊，安可以其在经之际，概归之承气乎。

恽铁樵曰：两阳合病而自利，为经验上一种事实，若言生理，则自利为救济反应。在少阳，寒热起伏，少阳即病，肝胆上逆，胃不能化食物，肠胃因食物足以为梗，起蠕动以驱逐之，因而自利。寒热往来为少阳病，胃不能化食物乃阳明病。少阳之气盛，则脉弦，少阳之气盛于上，不复与肠胃相谋，肠胃虽驱逐食物，于病无补，则承上下背驰之象，于是脉之弦者自弦，而肠胃之利者自利。治少阳病当疏达，然疏达肝胆，不能止利，则适助长上逆之气，而自利不止，反成热陷之局，药本以止病，如此则益病矣。故云克贼者为逆，克贼之意义，谓阳明弱，少阳盛也。若脉滑者，是胃肠有宿食，其利为旁流，势力集中于胃肠，故脉滑，是阳明盛，治旁流攻之既愈。初非难事，故云不负者为顺。顺者，阳明是主证，少阳是兼证。逆者，少阳是主证，阳明是兼证。

冉雪峰曰: 此条言阳明少阳递接病变的联系，指出胜负顺逆，为研究阳明病者，别开新的途径，所以补阳明整篇之所未及。本条意旨，在明两经顺逆关键，而察其病理，明两经胜负关键，而审其病机。条文阳明少阳合病，先阳明而后少阳，是以阳明为主体。只言下利，不言他证，是以阳明为主证，条末宜大承气汤，是以阳明为主治。本阳明篇首条，少阳阳明，是由少阳而阳明，此条阳明少阳合病，是由阳明而少阳，见得两经关系密切。阳明提纲，是胃家实，今不燥结而泄利，虽属生理顺应，究为病理反应。下利非阳明本证，大都受他经影响，出自侵逼，不免带几分颓败退让意，直言即是证负。康平古本，其脉不负者，为顺也，为小字旁注，在必下利侧。负者，失也，互相克贼，名为负也，为小字衬注，在必下利下，苟去此五句，直接脉滑而数者句，一气读之，朗然豁然，几如项去赘疣，手去骈指，省却多少纠纷。而此五句义蕴仍隐括其中，前贤领会极深，将条文欲言未言之隐，明白写出，自是学理湛深，一代大手笔，未可以杂后世五行生克说少之。脉滑而数，阳明气旺，即是其脉不负。证负脉不负，邪有将去之势，正有来复之机。滑数有宿食，其滑数乃正阳克伸，欲排除障碍而廓清之。滑数不尽为宿食，宿食亦不尽是滑数，观《金匮》脉滑数有宿食，脉微涩亦有宿食可知。脱令本条脉不滑数，而微清，胃气败坏，正阳式微，真负者为失，难乎其为阳明大居正。阳明脉，本阳明篇前后栏，亦屡言之，曰浮则胃气强，曰脉紧则愈；曰脉弦者生，涩者死；曰脉短者死。阳证忌阴脉，为普泛共同定律。各注拘拘少阳脉弦弦字，以阳明弦直为负，与经文前后正比相反，错误太远，脉息所以审病机，病机所以定治疗，学者所当明辨。

第二百五十六条

病人无表里证，发热七八日，虽脉浮数者，可下之。假令已下，脉数不解，合热则消谷喜饥，至六七日，不大便者，有瘀血，宜抵当汤。

（《玉函》虽脉作脉虽，协作挟。《脉经》可下之，属大柴胡汤，活人书同。《玉函》《千金翼》下若脉数条，与此条合为一条，《赵刻原本》为别条，《康平本》此条低二格写。）

成无己曰：七八日邪入府之时，病人无表里证，但发热，虽脉浮数，亦可与大承气汤下之。浮为热客于气，数为热客于血，下之邪热去，而浮数之脉俱当解。若下后数脉去而脉但浮，则是营血间热，并于卫气间也。当为邪气独留心中则饥，邪热不杀谷，潮热发渴之证。此下之后，浮脉去而数不解，则是卫气间热，合于营血间也。热气合并，迫血下行，胃虚协热，消谷善饥，血至下焦，若大便利者，下血乃愈。若六七日不大便，则血不得行，蓄积于下为瘀血，与抵当汤以下去之。

尤在泾曰：无表里证，无头痛恶寒，而又无腹满谵语等证也。发热七八日，而无太阳表证，知其热盛于内，而气蒸于外也。脉虽浮数亦可下之，以除其热，全身热去，脉数解则愈。假令已下，脉浮去而数不解，知其热不在气而在血也。热在血则必病于血，其变亦有二。合犹并也，言热气并于胃，为消谷善饥，至六七日，不大便者，其血必蓄于中。若不并于胃，而下利不止者，其血必走于下。蓄于中者，为有瘀血，宜抵当汤，结者散之，亦留者攻之也。走于下者，为协热而便脓血，则但宜入血清热而已。

徐灵胎曰：脉虽浮数，而无表里证，则其发热，竟属里实矣。七八日故可下，脉数不解，邪本不在大便也。消谷善饥，蓄血本不在水谷之路，故能食。至六七日蓄血更久，协热变脓血。指服汤后之变证，热邪不因下而去，又动其血，则血与便合为一，而为便脓血之证。又当别有治法。

丹波元简曰： 程氏云，今之医者，不论病人表罢未罢，里全未全，但见发热七八日，虽脉浮者，以为可下之。不知发热脉浮，邪浑在表，岂可计日而下，故一下而变证各出。按依程说，下则为误治，然观文脉，殊不尔。第此条亦是不明覰，姑举数说，俟后考。

第二百五十七条

若脉数不解，而下不止，必协热便脓血也。

（《成本》协热下有而字。《康平本》与上条合为一条，均低二格写。）

许叔微曰： 凡伤寒当下之证，皆从太阳阳明，在经之邪而入于府，故下之。今不言阳明病，而只云病人无表里证，此非自表之里而病也，但为可下，故编入阳明篇中。若脉数不解，而下不止，必协热而便脓血也。下后脉数不解，而不大便者，是热不得泄，蓄血于下，为瘀血也。若下后脉数不解，而下利不止者，为热得下泄，迫血下行，必便脓血。

张隐庵曰： 此承上文脉数不解，而言脉络之热邪，不随太阳之经，而成瘀血，乃入胃府肠胃之中，而下利不止，必协热而便脓血。协热者，肠胃协经脉之热。脓血者，经脉之血，化而为脓也。

喻嘉言曰：虽云无表里证，然发热脉浮数，表证尚在也。其所以可下者，以七八日为时既久，而发热脉数，则胃中热炽，津液尽亡，势不得不用下法，如大柴胡汤之类是也。如下后脉数不解，可知果胃中热炽，其后当消谷善饥，然谷食既多，则大便必多，乃至六七日竟不大便，其证非气结，而为血结明已，所以亦宜于抵当也。若脉数不解，而下利不止，乃对假令已下，脉数不解五句之文，见已下脉数不解，反六七日不大便，则宜抵当汤以下其血。若已下后，脉数不解，而下利不止，则不宜抵当之峻攻，但当消息以清其血分之热邪。若血分之热不除，必协热而便脓血也。

唐容川曰：此节是言肌肉膏血间病，人身内外，皆以膜相连，膜有纵隙，行水行气，属气分。膜上生膏油肥肉，而膏油肥肉中，尽是血丝脉络繁行。此单言膏血肌肉间病，故提出无表里证为眼目。言不在皮毛之表，肠胃之里，而只在肌肉膏血间，则相蒸发热，应宜清解。若久至七八日，则谓之不能遽解，可用调胃承气。用大黄甘草，色黄入膏油者，引热气归肠胃，而下泻之，则其热解，而浮数当已。假令已下，脉浮已解，而热势不休，脉数仍不解者，则膏油中之热，因下而入于胃。胃之燥气，本能消谷，西医言食入，则胃热辏集以化谷也。今又合膏油之邪热，则为消谷善饥之中消证矣。若不为中消，而为下后亡津液，至六七日不大便者，其热必结于膏油血液之间，而有瘀血。盖下焦膏油中血液，注润大肠，则大便调，今瘀血在膏油，而不注大肠，宜抵当汤逐其瘀血也。若下之后，热仍甚，而脉数不解，又因下后，利亦不止者，其热必协合于大肠，而便脓血，是为今之痢疾。总之邪热在膏油中，合于胃，则为消谷，结于血，则为瘀血，合于大肠而下利，则为便脓血也。

冉雪峰曰：此两条，承上阳明少阳合病，言阳明燥热太过，深入血分，不负之负，其病变有如许奥折。考《康平本》，此两条原是一条，《玉函》《千金翼》同，故本编号码目次，虽分为二，诠释解说，仍合为一。前二百五十一条，亦有与此同一的无表里证，彼为阳明燥热，上犯脑海；此为阳明燥热，深入血络；均是阳明额外变证，均所以补阳明本证之所不足。本条首书病人，病人病字，从上条阳明少阳合病来。病人，即病阳明少阳合病的人。这个病人，外无蒸热潮热自汗多汗的表证，内无燥满实坚痛的里证，不成其为阳明正规病。不书阳明病，而书病人，颇有分寸。阳明少阳合病，早撇去太阳一层，不必再扯太阳。脉浮发热，骤观颇似太阳，但太阳的发热，是外寒闭塞，阳明的发热，是内热伸张。内热而能外发，这就是脉浮发热。浮则胃气强，又浮从数出，数显浮中，想见阳明慓悍，狂飙到如何程度。阳明法多汗，细玩全条并无汗字，热无可泄，几同夺血无汗，至此已逼近热入血分边沿。居中再插消谷善饥一段，见得胃无燥屎，能纳，热亦不仅在胃中，泛泛在下，亦扣不着。以事实的经验，作义理的分析，处处对照，各个推比，有瘀血三字，如画龙点睛，跃跃欲飞。七八日，五六日，为两个双倍过经。有瘀血，便脓血，为一贯血分病变。热因下合，血因热瘀，随其所至，以平为期，抵当下血，不过为承气下大便作一个正比对峙，经文本自明白。后人限于一端理解，自入蚕丛，愈解愈纷，愈纷愈不能解。总缘不识无表里证，所交待为何事，不知全条曲折胪叙，既是全为瘀血张本，不知有瘀血三字，已将全盘肯綮明白标出，于以叹注古人书者，真不易易。

第二百五十八条

伤寒发汗已，身目为黄，所以然者，以寒湿在里不解故也。以为不可下也，于寒湿中求之。

（原著湿作温。《玉函》寒湿下，有相搏二字，以为下，有非瘀热而四字，也于间，有当字。《白云阁本》无以为不可下也句，有不可汗也当五字。《康平本》以为不可下也，下有六□印，于寒湿中求之为小字衬注，此条低一格写。）

成无己曰：《金匮要略》曰，黄家所起，从湿得之，汗出热去，则不能发黄。发汗已，身目为黄者，风气去，湿气在已。脾恶湿，湿气内著，脾色外夺者，身目为黄。若瘀热在里发黄者，则可下，此以寒湿在里，故不可下，当从寒湿法治之。

汪苓友曰：伤寒发汗已，热气外越，何由发黄。今者发汗已，身目为黄，所以然者，以其人在里，素有寒湿，在表，又中寒邪，发汗已，在表之寒邪虽去，在里之寒湿未除，故云不解也。且汗为阳液，乃中焦阳气所化，汗后中气愈虚，寒湿愈滞，脾胃受寒湿所伤，而色见于外，此与湿热发黄不同，故云不可下。或问曰，湿挟热则郁蒸，故发黄，今挟寒，何以发黄？余答云：寒湿发黄。譬之秋冬阴雨，草本不应黄者亦黄，此冷黄也。王海藏云：阴黄，其证身冷汗出。脉沉，身如薰黄，色黯，终不如阳黄之明如橘子色。

朱肱曰：病人寒湿在里不散，热蓄于脾胃，腠理不开，瘀热与宿谷相薄，郁蒸不消化，故发黄。汉书，南方暑湿，近夏瘅热，盖瘅者黄也。古人以黄为瘅，湿热相搏，民多病瘅，甚为跗肿也。然发黄，与瘀血外证及脉，俱相似，但小便不利为黄，小便自利为瘀血。要之发黄之人，心脾蕴积，发热引饮，脉必浮滑而紧数，若瘀血证，即如狂，大便必黑，此为异耳。

喻嘉言曰：阴瘅一证，仲景之方论已亡。千古之下，惟罗谦甫茵陈四逆汤一方，治过用寒凉，阳瘅变阴之证，有合往辙，此外无有也。

冉雪峰曰：此以下四条，言伤寒阳明，有发黄证。四条均首冠伤寒，虽在阳明篇，不冠阳明，以其非阳明正病。由本气可求到中气，由中气兜转，亦可求到本气，故以此四条殿阳明篇末。凡以补阳阳明标本中见未尽余义，来路去路，形质气化，推类尽致。此条承上条，由里热推到里寒，由里燥推到里湿，其不相连接处，仍是紧密连接。究之阳明病，燥证多，湿证少；黄瘅病，热证多，寒证少。此条撇去燥热，侧重寒湿，为阳明病变病，亦即为黄瘅病变病。发黄较重，成格局的，即黄瘅，古人单名瘅。汗书艺文志，有五藏六府瘅十二病四十卷，仲景亦有黄素方二十五卷，可见我国研究黄瘅病最早。关于黄瘅病著作亦繁富，元化绿佚，仲景黄素，当时并有名称，惜书缺有间，今得见惟《金匮要略》脉证并治第十五黄瘅篇，论二首，脉证十四条，方七首。其中论热瘅者多，论寒瘅者少。本阳明前后所言，皆系热证，惟此一条为寒证。黄瘅为湿热郁蒸构成，寒湿为黄瘅基质，故《金匮》谓黄家所起，从湿得之。然湿不郁热，热不蒸湿，黄何由成。未发黄之前，为寒湿，既发黄之后为湿热。寒湿为发黄的前身，湿热为发黄的后果。故识得寒湿本来的性质，尤须识得寒湿演变的性质，且须识得黄瘅病事实多发的性质，不然，疗黄大法，《金匮》已具规模，何以独亡阴黄一门。侧重阳黄，乃事实当然，阴黄方面，不得以少而忽之。聊举示例，诸可会通，似亡而实未亡。本栏发黄，不过伤寒病变余绪，亦著此寒湿一条，可以推测此项义蕴。本条汗之而黄反形成，下之而明昭不可。匪汗致黄，病先郁成，匪黄禁下，质各攸分。当于寒湿中求，开后人无限法门。其所以汗不解，下亦不能的所以然，可于此中求得。不汗而解，不下而解的所以然，亦可于此中求得。卫生宝鉴四逆茵陈合用，尚嫌形式硬套，未真中的，学者明辨复明辨，审度再审度，仍循经说，当于寒湿中求之耳。

第二百五十九条

伤寒七八日，身黄如橘子色，小便不利，腹微满者，茵陈蒿汤主之。

（《玉函》腹上有少字。《千金方》身上有内实瘀热结五字，微下有胀字。《康平本》蒿下无汤字。）

成无己曰：当热盛之时，身黄如橘子色，是热毒发泄于外。内经云：膀胱者，津液藏焉，气化则能出，小便不利，小腹满者，热气甚于外，而津液不得下行也。与茵陈蒿汤，利小便，退黄逐热。

程知曰：此驱湿除热法也。伤寒七八日，可下之时，小便不利，腹微满，可下之证。兼以黄色鲜明，则为三阳入里之邪无疑。故以茵陈除湿，栀子清热，用大黄以助其驱邪。此证之可下者，犹必以除湿为主，而不专取乎攻下有如此者。

喻嘉言曰：黄色鲜明，为热势外达，小便不利腹微满，乃湿家之本证，不得因此指为伤寒之里证也。方中用大黄者，取佐茵陈栀子，建驱除湿热之功，以利小便，非用下也。

夏禹甸曰：黄瘅之色泽，因胆汁色素入血之成分不同而有异。溶血性黄瘅（赤血球大量破坏，血色素存留血中），呈青黄色。闭塞性黄瘅（胆道闭塞，胆汁逆流入血），呈深黄色。肝细胞性黄瘅（肝实质受损害），呈黄赤色。此条发黄如橘子色，恐系肝实质受损害。而起之黄瘅，小便不利，则热不得越，腹微满，为胃实之候（或肝脏肿大，或轻度腹水），盖所谓阳黄，而兼胃实者，故宜茵陈蒿汤主之，与二百四十二条互发。

第二百六十条

伤寒身黄发热，栀子柏皮汤主之。

（热下，《成本》有者字。）

周扬俊曰：人无湿，则不能为黄，不热郁，则亦不能为黄。今发热，则黄尽在外，然使热不去，则黄无已时也。故用栀子清肌表，柏皮泻膀胱，内外分消，势必自退，故无取乎发汗利小便也。然分消中，原兼散邪渗湿之意，细体自知耳。

喻嘉言曰：热已发出于外，自与内瘀不同。正当随热势清解其黄，使不留于肌表间也。盖寒湿之证，难以得热，热则其势外出，而不入内矣。所谓于寒湿中求之，不尽泥伤寒定法，此非一征欤。

吕榛村曰：身黄发热，热已有外泄之机，从内之外者，治其内。故以栀子柏皮，直清其热，则热清而黄自除；用甘草者，正引药逗留中焦，以清热而导湿也。

《金鉴》曰：伤寒身黄发热者，设有无汗之表，宜用麻黄赤小豆连轺汤，汗之可也。若有诚实之里，宜用茵陈蒿汤，下之亦可也。今外无可汗之表证，内无可下之里证，故惟宜以栀子柏皮汤清之也。

冉雪峰曰：此两条辨发黄有内有外，疗法对内外，各有攸分。黄瘅病来源很多，《金匮》是杂病的发黄，本栏是伤寒的发黄，观条文开始，均首冠伤寒字样可知。何以不冠阳明病？发黄不是阳明主证，所叙各证，亦不是阳明主证。何以又列阳明篇？湿热互蒸，黄乃构成。故言阳明之热，兼及太阴之湿，并言湿热所构成的病象。观此，则伤寒所论发黄，与《金匮》所论发黄的病源，两两各异。及本栏不冠阳明，而冠伤寒，不冠阳明而又列入阳明篇的精蕴，可以领会其旨趣。惟其冠伤寒，可推知本栏发黄性质，只是外感遏闭，寒郁化热，湿郁化燥，蒸化变质，胶着粘滞。病的历程，各有偏胜的不同；病的区域，各有侵袭的各异。所以本栏首尾两条，病质有偏湿偏热的各分。此居中两条，病区有着内着外的各别。此两条，前之一条，病由外而入结于内，曰小便不利，曰腹满，均是内结象征。七八日无论发阴发阳，均到过经可下之时，茵陈方制，茵陈为六两，大黄只二两，利小便药超于下大便药二倍，诸耐衡量。后之一条，病又由内而出之外，不曰发热身黄，而曰身黄发热，显出外越趋势。条文无腹满等内证，里不急侧重清表。栀子柏皮汤，以皮治皮，不杂一味表药，亦不杂一味渗利药，亦耐思维。可见治内治外，两两当分。进一步，治内与治内，治外与治外，两两更当分。汗出热外越，不发黄；小便利热下泄，不发黄；人所周知。普通疗黄法，多发汗利小便，然有不必汗，不必利者在。观栀子茵陈汤，不用二苓渗利，二术燥利；栀子柏皮汤，不杂一味表药，不杂一味利药；疗黄深层义蕴毕露。茵陈栀子，是治湿热，不是治寒湿，是利小便，不是下大便。栀子柏皮，是清表层，不是清里层，是清表层的热，不是清里层的热。随其所至，安其屈伏，整个可以会通，古书之耐读有价值如此。

【栀子柏皮汤方】

肥栀子十五个（擘）（程本无肥字。《玉函》同，作十四枚。） 甘草一两（炙） 黄蘗二两

上三味，以水四升，煮取一升半，去滓，分温再服。（一升半，《千金翼》作二升。）

第二百六十一条

伤寒，瘀热在里，身必黄，麻黄连轺赤小豆汤

主之。

（必下，《成本》有发字。轺，《千金》《千金翼》作翘。《康平本》此条低一格写。）

《金鉴》曰：湿热发黄，无表里证，热盛者清之，小便不利者利之，表实者汗之，里实者下之，皆无非为病求去路也。用麻黄汤以开其表，使黄从外而散，去桂枝者，避其热也，佐姜枣者，和其营卫也，加连轺梓皮以泻其热，赤小豆以利其湿，共成治表实黄之效也。

柯韵伯曰：热反入里，不得外越，谓之瘀热，非发汗以逐其邪，湿气不散，然仍用麻黄桂枝，是抱薪救火矣。于麻黄汤，去桂枝之辛甘，加连梓之苦寒，以解表清火而利水，一剂而三善备。且以见阳明发热之治，与太阳迥别矣。

钱天来曰：麻黄汤，麻黄桂枝杏仁甘草也，皆开鬼门而泄汗。汗泄，则肌肉腠理之郁热湿邪皆去。减桂枝而不用者，恐助阴热也。赤小豆除湿散热，下水肿而利小便。梓白皮性苦寒，能散湿热之邪，其治黄无所考据。连翘根，陶宏景云：方药不用，人无识者。王好古云：能下热气，故仲景治伤寒瘀热用之。李时珍云：潦水乃雨水所积。韩退之诗云：潢潦无根源，朝灌夕已除。盖谓其无根而易涸，故成氏谓其味薄，不助湿气，而利热也。

张隐庵曰：太阳之气，外行于三阳，内行于三阴，如天气之环绕出入，故首论阳明，而曰病有太阳阳明。中论阳明受病，从肌表内入，而有用桂枝麻黄汤者；有太阳病不解，而转阳明者；有未宜承气，而先宜小柴胡，达太阳之气于外者。盖太阳为诸阳主气，太阴坤土，尚为太阳出入之地。况阳明主经脉，阳明属胃土，阳明悍热，外与阳气相合，而皆在太阳范围之内。故篇中论太阳随经，瘀热在里，而以麻黄连轺赤小豆汤主之。不但从中土，而达太阳于肤表，且从少阴水藏，而达太阳于肤表也。

冉雪峰曰： 此条承前寒湿条而言，前条寒湿在里，此条瘀热在里，为一寒一热的对峙。黄是湿热蒸化变质，无热不成黄，但在病的过程中，有偏湿偏热之异。不过已成黄，则热的成份为多，古人黄瘅的瘅字作热解，是实事求是。本栏四条，前之一条，为寒湿，后三条均为湿热。本发黄栏，殿于阳明热证末，均暗含有这个意义在。本条标出瘀热二字，不宁昭显本条大眼目，并昭显本栏大眼目。寒郁化热，寒是黄的基质，热郁蒸黄，热是黄的成因。条文瘀热在里，瘀热字当着眼，在里字亦当着眼。黄是在里遏成，不是在表遏成，瘀字含有胶着淖陷意义。身必黄，浑括内外言，始原在里，不必尽显于外。黄自当透出外，黄亦有未透出外者，照文气，加发字为顺，论义理，无发字为优。若加发字，于必字反生障碍，学者潜玩深思，必可体认。条文明曰在里，又无发热恶寒体痛无汗诸表证，何必用麻黄。麻黄连翘赤小豆汤，以麻黄冠首标名，原注重在麻黄。麻黄发表，为普泛药物应用；麻黄解里，为深层方制治疗；麻黄发表易知，麻黄解里难知。各注均释此麻黄为表，实太隔阂。所以然者，经论是着眼瘀热二字，热当清，热既瘀，清之未必去，故藉麻黄冲激之大有力者，以开发之。观麻黄汤，麻黄是汉权三两，而此减用二两，苦寒的梓白皮，则用一斤，入血的赤小豆，则用一升，不言之秘，隐隐泄露。此方非发表，亦非利小便。未成黄以先之治，与已成黄以后之治，颇有出入。《金鉴》谓若无梓皮，以茵陈代之，尚是袭其皮毛，而未窥其精蕴。本阳明篇以太阳阳明始，以麻黄制剂终，亦若有意安排于其间。虽是言表，却是言里，虽是治表，却是治里，学者务观其大，务会其通，是为得之。

【麻黄连轺赤小豆方】

麻黄二两（去节）　连轺二两（连翘根是）　杏仁四十个（去皮尖）　赤小豆一升　大枣十二枚（劈）　生梓白皮一斤　生姜二两（切）　甘草二两（《成本》作一两炙）

上八味，以潦水一斗，先煮麻黄再沸，去上沫，内诸药，煮取三升，去滓，分温三服，半日服尽。

（右字，《成本》作已上二字。再沸，《玉函》作一二沸。《成本》脱去滓二字。潦，《千金》作劳。）

四、少阳篇总论

冉雪峰曰：研究少阳篇，有几个问题，宜先了解：（一）少阳本身问题。何谓少阳，帝出乎震，由阴出阳。一阳初生，为阳自然少现象。六甲合月令，冬至后六十日少阳旺，脉乍大乍小，乍短乍长。长大为阳，阳已形成；短小为阴，阴未尽脱。知此，则知少阳的体象，少阳的意义。（二）少阳气化问题。何谓少阳为火气，素问六微旨大论，明谓少阳之上，火气治之。河图地二生火，天七成之，阴阳互为生成，资始幼稚，故名少阳。充盈飙忽，故曰火气。知此，则知少阳为火气的意义，少阳为火气的体象。（三）少阳提纲问题。经论少阳病提纲，何以不列少阳各主证。惟在气出入，邪热上走空窍，凌空着笔，曰口苦咽乾目眩。盖六气之火为气，与五运之火为质，两两各异。提纲须由本篇气化性能出发，乃能与本篇气化性能恰合，方为本篇气化性能自身所生出来的提纲。如寒热往来，胸胁满痛，不欲食，喜呕等等，本属少阳，但此为柴胡证，而非少阳证。少阳可以包罗柴胡，柴胡不可以括尽少阳。少阳之脉，起目锐眦，入耳中，会缺盆，下胸中，循胁。本篇第二条，两耳无所闻，目赤，胸中满烦，明明从少阳经脉生出，确为少阳病。且本条无闻目赤，大热有加，阳已亢矣，少何有焉，为少阳邪热较过，偏着一种演变，不是少阳本体固有现象。提纲之为二字，乃本经本气自生所生，有非其他所可假借代替者。本篇内悸而惊，烦而悸，多在神气上写照，均含有提纲凌空的意旨。注家误以为仅存空洞之解，不知洞空中有不空洞者在，有不得不空洞者在，学者所当明辨，深察体认。

足少阳胆，手少阳三焦。胆为中正之官，十一藏所取决。三焦内连藏府，外通皮毛，一身内外上下无所不到。少阳生理既如此繁颐，少阳病理当如何广袤，则少阳较他篇为独详明，独周到，亦事理想像所应有。乃本篇仅仅十条，不言之秘，讳莫如深。因之各注多未窥到意旨归结，甚或訾言百出。仲景远矣，安能面一亲质，然仲景精神，都寄托在原书条文里。要可于篇次排列轻重出入，从比例分析中，领撷其微奥。少阳在太阳篇，言之甚详，阳明篇次之。计太阳篇载有关少阳的十五条，为三七条、九六条、九七条、九八条、九九条、一〇一条、一〇三条、一〇四条、一〇七条、一三六条、一四四条、一四六条、一四七条、一四八条、一四九条。阳明篇载有关少阳的四条，为二二九条、二三〇条、二三一条、二五〇条。而并病合病，衬写暗写，尚不在内。凡此皆仲景别出手眼，各有深意。在太阳篇的，以太阳为主；在阳明篇的，以阳明为主；在少阳篇的，以本少阳为主。自方中行前条辨以后，各注多将有少阳柴胡字样各条，均移窜少阳篇内，成了一个印板汇书，顿失原著活泼泼灵妙化机，此是读古人书最值得注意问题。何谓衬写暗写，如经论二四条、二六条，均貌似少阳柴胡证，而不是少阳柴胡证；一四三条、一四五条，均确实为少阳柴胡证，而不明标少阳柴胡证；是其明证。大抵经旨，出太阳，则借少阳外枢；入阳明，则借少阳内枢。观服小柴胡汤后，有却发热溅然汗出而解、和不了了者，得屎而解诸象征，可以领会此项精意。总之不得以太阳的少阳证，为正值的少阳证，亦不得以阳明的少阳证，为正值的少阳证。界畔必须分明，义理务求贯通，明此以读少阳篇，庶几面面玲珑。

内经三焦发原肾系，内连藏府，外通皮毛，将三焦本末道路，指得明明白白。焦原即命门，为元阳根蒂资始。三焦决渎，水道从出，水往下行，火往上行，将三焦气化性能，指得清清楚楚。历代解说，亦多精透，如白虎通，上焦如雾，中焦如编，下焦如渎。一编字，活绘出中焦网眼形态。浅注补正，焦古作膲。从采，有层折可辨；从韦，以其膜象韦皮；从焦，有皱纹如火灼皮。一膲字，活绘出三焦形状实质。居今确确可据者，有伤寒本书少阳篇在，有伤寒他篇关连所叙少阳证在，惜注家诸多隔阂，甚至篇次亦成问题。仲景撰用素问九卷，故少阳次阳明后，活用原则，故有少阳阳明，太阳病不解，转入少阳等说。可知少阳可在阳明前。可在阳明后，不是必在阳明后，必在阳明前。小丹波述义，偏执一面，将少阳移阳明前，仲景所不欲为者，竟捍然为之，坏乱篇次，总算失着。至山田氏集成，横扯强拉，篇首总目，削去少阳少阴不录，少阳附阳明末，少阴附太阴末，惟加小注诠说，不宁改易篇次，并削夺篇目。又谓热病论所谓三阴，即胃家实，本论三阴，热病论未言。甚谓素问热病，仅当太阳阳明二病，伤寒阳明，适当热病三阴。曲解半表半里，谓少阳当在阳明前。在前在后，犹可商，阴阳乖错，奈若何。古人无此法，学理无此事，从来经生武断，未有毫无忌惮至是者。某氏伤寒今释，附会勦袭，张之焰而肆其毒，误尽天下苍生。预见后起优秀分子，有眩惑陷溺而不能振拔者，可畏可畏。将来中西化合，西医学好中医，当权衡择别弃取时，讵容此项盲目臆说，参错其间，欲求古典真理，须自闭此等怪说始。

至于疗法，经论明白昭示，曰少阳不可发汗（二六四条），不可吐下（二六三条），并忌温针（二六六条），所以只宜和解，只宜清法和解。清法中的和法，为少阳病正确方针，小柴胡清解法，为少阳病清解的剂。柴胡微苦微寒，正清少阳微火，其臭芳香，适合火郁发之之义。神农本草，柴胡主心腹胃肠结气，寒热邪气，推陈致新，疏里以达外，清里以彻热，所以小柴胡用为主药。方共七药，各药均有加减，惟柴胡无加减。前出柴胡汤处所列七或然证，方注下，所附八加减法，多就少阳里证言，方意是外枢，方治是内枢。归根仍是柴胡一味，以和内为和外意旨。然此是为正少阳病立法，不纯单表，不纯单里，惟在居间斡旋，部位界畔如此。若偏表，为太阳少阳；偏里，为阳明少阳。偏表有柴胡加桂枝等方制；偏里有柴胡加芒硝等方制。偏表有蒸蒸而振，却发热汗出而解等景象；偏里有上焦得通，津液得下，胃气因和等景象。是少阳外枢内枢，均有赖于汗下，前屡较汗下，本篇又言不可汗下，非前后义理之两歧，乃区域部位之各异。方中行后，多将凡有少阳柴胡等字样的移窜少阳篇内，实为愦愦。知其不可汗，不可下，乃知其所以可汗，所以可下。或不汗之汗，不下之下，如自汗出解，自下利解，此其义，均可于全书各篇求得。且太少合病，所主黄芩汤，黄芩加半夏生姜汤，明明有少阳病证，却不用少阳方制，即用少阳方制，却不用柴胡药味，是柴胡无加减法，柴胡又有全去法。少阳与厥阴相表里，麻黄升麻汤，为厥阴杂错之奇变；柴胡加龙骨牡蛎汤，为少阳杂错之奇变。合正奇常变而通之，整个透彻，头头是道。少阳治疗精蕴，固不仅在可汗不可汗，可下不可下，浅层上衡量云。

辨少阳病脉证并治

（《康平本》无脉证并治四字）

第二百六十二条

少阳之为病，口苦咽干目眩也。

（《成本》脱为字。）

成无己曰：足少阳，胆经也。内经曰：有病口苦者，名曰胆瘅。甲乙经曰：胆者中精之府，五藏取决于胆，咽为之使。少阳之脉，起于目锐眦，少阳受邪，故口苦咽干目眩。

柯韵伯曰：太阳主表，头项强痛为提纲；阳明主里，胃家实为提纲；少阳居半里半表之位，仲景特揭口苦咽干目眩为提纲；奇而至当也。盖口咽目三者，不可谓之表，又不可谓之里，是表入里，里出表处，所谓半表半里也。三者能开能阖，开之可见，阖之不见，恰合枢机之象，故两耳为少阳经络出入之地，苦干眩者，皆相火上走空窍，而为病也。此病自内之外，人所不知，帷病人独知，诊家所以不可无问法。

程郊倩曰：少阳在六经中，典开阖之枢机，出则阳，入则阴。凡客邪侵到其界，里气辄从而中起，故云半表半里之邪。半表者，指经中所到之风寒而言，所云往来寒热，胸胁苦满等是也。半里者，指胆府而言，所云口苦咽干目眩是也。表为寒，里为热，寒热互拒，所

822

以有和解一法。观其首条所揭口苦咽干目眩之证，终篇总不一露，要知终篇，无一条不具有此条之证也。有此条之证，而兼一二表证，小柴胡汤方可用。无此条之证，而只据往来寒热等及或有之证，用及小柴胡，府热未具，而里气预被寒侵，是为开门揖盗，非其认证不真，盖亦得半而止耳。

唐容川曰：少阳是三焦肾系命门之中水中之阳，故曰少阳，从肾系达肝系而与胆通。水中之阳，上生胆目，是为春生之阳，故曰少阳。胆寄于肝，秉风化而生火，故又为风火之主。若少阳三焦与胆皆不病，则风火清畅，生畅条达，人自不觉也。设病少阳胆木之火，则从膜中，上入胃口，而为口苦咽干。设病少阳胆木之风，则风从膜中，上走空窍，入目系，合肝脉，肝脉贯脑入目，胆经与之合，则风火相煽，而发目眩。眩者，旋转不定，如春夏之旋风，乃风中有郁火之气也，此少阳胆经自致之病。仲景以此提纲，既见胆中风火之气化，又见三焦膜膈之道路，及少阳与各经相通之理，欲人从此会通之矣。

冉雪峰曰：此为少阳病总提纲。前阳明篇提纲，是就实质写；此少阳篇提纲，是就气化写。就实质写，是虚者实之；就气化写，是实者虚之。就实质写的，随即补出种种气化证象，如不恶寒反恶热等等；就气化写的，随即补出种种实质证象，如胸胁鞕满，往来寒热等等。仲景伤寒六经提纲，与素问热病六经提纲不同，各是一家法。在前太阳阳明提纲项下，业经一再辨及，各注未窥精蕴，对实质则恶其简单，对气化则嫌其空洞，訾言百出，殊为遗憾。究之何事就实质写，何事就气化写，此为研究此项提纲，所宜先解决的问题。阳明其气燥，燥系水火消耗，无形无质，若就燥的本身诠说，将何以昭信条而握重心。燥胜地干，故惟借燥化演变余气燥屎，以立之标。写实质的即是避免虚无的，知阳明的必须从实写，则知少阳的必须从虚写。少阳其气火，火在少阳，如火之始燃，炎炎之势，当遏于荧荧之始，讵必燎原炎岗，焚如燫如，而后乃为之所。口苦咽干目眩，乃于火气息盈消虚，探其机缄。而不可汗，不可吐，不可下，即于此定其标准，于治疗上得如许便宜，起很大作用。且少阳为游部，一身上下内外，无所不到，惟握其出入枢纽，乃得其内外汇归。不是半表半里，却是半表半里，超以象外，得其环中。少阳为阳枢，而口而咽而目，为苦为干为眩，自觉更真，又为少阳枢中之枢。注家或谓寒热往来，胸胁鞕满，为少阳主证。口苦咽干目眩，为太阳阳明共有证。今举其近似之细者，遗其正证之大者，于诸提纲中为尤无理。又谓素问热论，仅当太阳阳明二病，伤寒阳明，适当热病三阴，更无情无理。惑事诬民，陶华之陋，舒诏之妄，黄坤载之怪之僻，尚未毫无忌惮至是。诚恐医门介甫，遗祸天下苍生，为之惕然。

第二百六十三条

少阳中风，两耳无所闻，目赤，胸中满而烦者，不可吐下，吐下则悸而惊。

（《康平本》此条低一格写，少阳下有病字，无中风字。《玉函》无所字，则作即。）

成无己曰：少阳之脉，起于目锐眦，走于耳中，其支者下胸中，贯膈。风伤气，风则为热，少阳中风，气壅而热，故耳聋目赤，胸满而烦。邪在少阳，为半里半表，以吐除烦，吐则伤气，气虚则悸，以下除满，下则亡血，血虚则惊。

柯韵伯曰：少阳经络，萦于头目，循于胸中，为风木之藏，主相火。风中其经，则风动火炎，是以耳聋目赤，胸满而烦也。耳目为表之里，胸中为里之表，当用小柴胡双解法。或谓热在上焦，因而越之，误吐者有矣。或谓釜底抽薪，因而夺之，误下者有矣。少阳主胆，胆无出入，妄行吐下，津液重亡，胆虚则心亦虚，所生者受病，故悸也。胆虚则肝亦虚，府病及藏，故惊也。

《金鉴》曰：少阳，即首条口苦咽干目眩之谓也。中风，谓此少阳病，是从中风之邪传来也。少阳之脉，起目锐眦，从耳后，入耳中，其支者，会缺盆，下胸中循胁。表邪传其经，故耳聋目赤，胸中满而烦也。然此少

825

阳半表半里之胸满而烦，非太阳证具之邪陷胸满而烦者比，故不可吐下。若吐下，则虚其中，神志虚怯。则悸而惊也。

唐容川曰：胸中满句最是少阳关键处，胸前有膈，膈膜上循腔子为胸中，此膈膜连于心包，而附近胃中。邪在膈膜中，故胸中满，上僭入心包，故心烦。此在膜中，不在胃中，故不可吐下。若吐下，伤胃之阳，则膀胱水气上凌而悸。伤胃之阴，则心包之火飞越而惊。诸家于胸中，不知是膈膜，又不知膈膜中是水火游行之路，故未能解明也。

冉雪峰曰：此条言少阳中风，而推其误治病变，病质、病位、病证、病情，面面都到。何谓少阳，阳之初生，尚具幼稺微弱状态，但已出之阳，如火始燃，故少阳为火气，六气命名取义，理颇渊微，殊耐探索。一部伤寒论，均是风寒对举为例，在三阳尤为昭显，少阳亦不例外。少阳为火气，风自火出，以阳化的风，加诸主火的少阳经上，风火相煽，炎上横梗，曰两耳无所闻，目赤，胸中满而烦，活绘出火借风势，飞扬充塞状况。下条伤寒，景象为之一变，他病质可以类推，故前总论，谓伤寒是一个实在六气加临。这个风，由太阳可以传来，由少阳亦可直中，不必拘拘一面，须活看以广其义。在天成象，少阳为火，是火气，不是火质，故前提纲，纯在凌空模写。此条不仅由病情，补出病象，并由气化，补出经脉。少阳之脉起目锐眦，入耳中，其支者下胸中贯膈，曰耳，曰目，曰胸中，非经脉循行处所而何。风热恰值，经气同病，若可吐下，实不可吐下。阳而称少，弱质易戕，阳虚而气弱则悸，阴虚而火动则惊。曰悸曰惊，病由无形的气化来，证即由无形的气化变，仍还其首条提纲，凌空模写的精意。条文只言证变，不言证治；只言不可治，不言所可治；蕴蓄颇深。盖不为风淫一气病变瞻顾，须当为少阳整个病变瞻顾，无法中有妙法，定法中有活法，在读者领会于无文不言之表。陶氏谓悸而惊，与小建中；热者，与小柴胡。万氏谓治悸，以小柴胡加茯苓炙草；治惊，以小柴胡加龙骨牡蛎。虽亦见到一面，而诠说未彻，用者更易致误。学者明了其当然的节度，会通其所以然的精神，庶几本末大明，整个透彻，而不惑不忒。

第二百六十四条

伤寒，脉弦细，头痛发热者，属少阳。少阳不可发汗，发汗则谵语，此属胃。胃和则愈，胃不和，烦而悸。

（原注云躁。烦上，《成本》《玉函》有则字。《总病论》《活人书》属少阳，宜小柴胡汤。烦而悸，作烦而躁，宜调胃承气汤。《康平本》此条低一格写，少阳不可发汗以下另条。此属胃，胃不和烦而悸，为小字旁注，在两发汗字侧。）

尤在泾曰：经曰少阳之至，其脉弦，故头痛发热者，三阳表证所同，而脉弦细，则少阳所独也。少阳经兼半里，热气已动，是以不可发汗，发汗则津液外亡，胃中干燥，必发谵语。云此属胃者，谓少阳邪气，并于阳明胃府也。若邪去而胃和则愈，设不和，则木中之火，又将并入心藏，而为烦为悸矣。

周扬俊曰：此条但头痛发热，并无少阳证见，然弦为少阳脉也。又何以知其为寒，惟头病发热，而不言汗，且脉弦细，即是紧之转也。寒又宜汗，人所误也，故仲景又禁之云：若汗以伤其液，必致胃不和而烦悸，有如此也。然仲景又恐因谵语而议下，复出胃和之训，学者可不于大柴胡导法留意耶。

喻嘉言曰：少阳伤寒禁发汗，少阳中风禁吐下，二义互举，其旨益严。盖伤寒之头痛发热，宜于发汗者，尚不可汗，则伤风之不可汗，更不待言矣。伤风之胸满而烦，似可吐下者，尚不可吐下，则伤寒之不可吐下，更不待言矣。脉弦细者，邪欲入里，其在胃之津液，已为热耗，重复发汗，而驱其津液外出，安得不谵语乎。

汤本求真曰：总括以上三条而解释之，则凡属少阳病，不问其由太阳转入，或与自然发生者，均于胸腹二腔之界限部间、脏器组织，生有炎证，其余波则迫于上部，于是照例呈口苦咽干目眩之象，时或耳聋目赤头痛。且波及外表而发热，若病不在表，则脉不浮，病不在里，则脉不沉，此病位介在二者之中间，故脉亦准之而在浮沉间，因呈弦细之象，故当严禁汗与吐下也。

冉雪峰曰：此承上条中风，而进言伤寒。上条少阳字样冠首，此条叙伤寒脉证后，乃兜转一句，曰属少阳，少阳字样煞末，汉文参错尽义，学者当相互印证。前条不言脉，此条言脉。弦为少阳本脉，即不兼浮兼沉，恰是半表半里。弦而细，细为阴类，防属阴证。阴不得有发热，阴更不得有头痛，故紧接头痛发热，反面印证以明之，而直捷明断之曰属少阳。头痛发热，隶浮紧则为太阳，隶弦细则为少阳。证的名词同，证的理性不同，证的理性不同，即证的疗法不同。各注多扯向太阳诠释，实太隔阂。头痛发热，为少阳气旺，与阳明浮则胃气强一例，故变原有的胸胁痛，而为头痛，变原有的往来寒热，而为发热。貌观弦细为少阳，头痛发热不为少阳，是舍证从脉。深观弦细不必定属少阳，头痛发热，方肯定属少阳，实是舍脉从证。总而言之。属少阳三字，即是指头痛发热四字，潜玩默读，意义跃跃纸上。条文又以前半的属少阳，推阐到后半的属胃，且以胃的和不和，推阐到病的愈不愈，抉出阳明与少阳病理治疗相连密切的关键。悸而惊，烦而悸，两悸字前后晖映。惟其为阳，故烦；惟其阳少，故悸；惟其气旺，故弦；惟其多气少血，故悸；字字真切，处处踏实。前面后面，来路去路，转属归结，诠可传变。极明辨，极周详，非天下之至精，其孰能与于斯。或见此两条，只衡量疗法，不著录方药，书不尽言，言不尽意。不知含蓄更深，包罗更富，竟谓少阳本篇，但存空洞之词，实为瞽谈。此本不足辨，但恐淆乱后人耳目，又不得不辨。

第二百六十五条

本太阳病，不解，转入少阳者，胁下鞕满，干呕不能食，往来寒热，尚未吐下，脉沉紧者，与小柴胡汤。

（《活人书》作未可吐下，沉作弦，汲古紧作弦。《总病论》无沉字，作弦紧。《玉函》《千金》与下若已发汗条为一条。《丹本》亦合为一条。《渝本》析为三条。今考《康平本》，参《渝本》，仍析二条。）

张隐庵曰：此太阳寒病而转入少阳也。胁下者，少阳所主之部分，病人少阳枢转不得，故胁下鞕满。干呕不能食者，上下之气不和也。往来寒热者，开阖之机不利也。如吐下而脉沉紧，则病入于阴。今尚未吐下，中土不虚。脉沉紧者，乃太阳本寒，内与少阳火热相博，故与小柴胡汤，从枢转而达太阳之气于外。

尤在泾曰：本太阳脉浮头痛，恶寒之证，而转为胁下鞕满，干呕不能食，往来寒热者，太阳不解，而转入少阳也。尚未吐下，不经药坏者，脉虽沉紧可与小柴胡以和之，以证见少阳，舍脉而从证也。或曰脉沉紧连上未吐下看，言尚未经吐下，与脉未至沉紧者，知其邪尤在经，可与小柴胡汤以和之，亦通。

徐灵胎曰：此为传经之邪也。以上皆少阳本证，未吐下，不经误治也。少阳已渐入里，故不浮而沉，紧则弦之甚者，亦少阳本脉。

唐容川曰：注家于少阳，执定枢字，扭捏解之，而于少阳为枢之理，实不知也。盖内经枢字，是比譬语，言少阳三焦，主膜膈中，出则为表，入则为里，如户枢之居间，而内外相接，非真别有枢机之论也。注家枢逆枢转等字，将枢字死解，非也。此节是言三焦有膜，膜上有膏，邪从太阳肌肉，入于膏油，而内著胁下。居板油之间，则胁下痛满。膏油主消食，故不能食。邪从皮毛而入于膜，是为腠理，居阴阳之界，故往来寒热。膜缝内气逆而上，则为干呕。脉沉者，邪已内陷之象。脉紧者，正与邪争，尚欲出外之象。故与柴胡汤，清利疏达，而膜中油中之邪，仍透出而解矣。此少阳为枢之义也，幸勿将枢字死解。

冉雪峰曰：太阳转入少阳，为少阳病的正传，柴胡和解少阳，为少阳病的正方。故本条为少阳正面模写，在少阳本篇十条中最关紧要。条文寥寥三十七字，纡迴蕴蓄，无一直笔。曰本太阳病，本之云者，乃追溯既往之词。本是太阳病，则本不是少阳病。曰转入少阳，既转入少阳，即不能再称太阳。不解，是本太阳病不解，不是转入少阳后不解。然惟其不解，所以转入少阳，是不解的名义属太阳，不解的实际属少阳。条中所叙胁下鞕满，干呕，不能食，往来寒热，均为少阳的候，凡此各证的胪举，皆为不解的实征。此可看出几个道理：一少阳有由太阳转来的，有不由太阳转来的。上文少阳中风和伤寒，均自病直中，并非由太阳转入。此条则明言由太阳转入，不必拘拘肯定一说。一太阳可传阳明，太阳亦可传少阳，六经篇次，一太阳，二阳明，即是太阳传阳明。本条本太阳不解，转入少阳，即是明言太阳传少阳，不必拘拘肯定一面。得此诸可会通，免却多少纠纷。外邪内搏，多由误治，此曰尚未吐下，则不是误治病变，而为病机自转，又可看出误治不误治，均可内搏。条文两者字须注意，上者字，是兜转，统括太少两阳病机的转变。下者字，是兜转，统括转入少阳证脉的确实。沉对浮言，从太阳对面生出，无论浮缓浮紧，太阳不离浮，今病转属，离脱太阳，故不浮而沉，病转定局，紧反入里，沉紧二字，即是转入少阳真际的表现。或拟改紧为弦，不知弦不与沉同见，即不与沉连属，苟弦矣，其又焉沉。证是少阳确实的证，脉是少阳确实的脉，方是少阳确实的方，以柴胡汤主之可耳，而必轻轻下一与字，意旨安在。太阳篇旁及柴胡证犹曰主之，此少阳篇正出柴胡方，反但曰与，这个关键不明，少阳深层治疗义蕴，从何证入，学者须猛下一参。

【小柴胡汤方】

柴胡八两　　人参三两　　黄芩三两　　甘草三两　　半夏半升（洗）　生姜三两（切）　大枣十二枚（擘）

上七味，以水一斗二升，煮取六升，去滓再煎，取三升，温服一升，日二服。

冉雪峰曰：按小柴胡汤方注，已详太阳中篇第九十六条，此处为复出方。少阳为阳枢，与太阳阳明，关系密切，故太阳有柴胡证柴胡方；阳明亦有柴胡证柴胡方。查柴胡为少阳正方，他篇虽旁见，少阳本篇，仍须着录，以明体制。《玉函》《千金》，因此条与下若已吐下条，合为一条，将与小柴胡汤五字砌在中间，故不着录方药。丹本、渝本，均仿赵开美翻刻宋本，乃丹本合为一条，无方。渝本析为二条，有方。是翻宋本，与《玉函》《千金》有歧异。仿制赵本，与仿制赵本，亦各有歧异。本编他处多宗丹本，此处则宗渝本，取其意义较长。再查柴胡方，治始见太阳中篇三十七条（坊刻本以至四十一条小青龙止为上篇，则三十七当为上篇）。继见太阳中篇九十六条，在一篇之中复出著录，实方变例。且附七项加减，著录更详。在太阳著录既详，在本条著录反简，甚或不著录，尤为变例中的变例。且此项方治，在太阳旁出，则曰主之，在少阳正出，反仅曰与，几若倒置。所以然者，彼为太阳柴胡证，不是少阳病，有是证用是药。此为少阳病，少阳病不仅局限柴胡一方，在他篇有柴胡加桂枝、柴胡桂姜汤、柴胡加龙牡、柴胡加芒硝、大柴胡用大黄等等。又有方注七项加减，合观下条云云，义更明显。少阳为游部，内连藏府，外通皮毛，关连者多，病变颇广，安能局于一个式，既坏不能局于一个式，未坏亦不能局于一个式。经论原自活泼浑括。张隐庵曰：前人何所据，谓小柴胡为少阳之主方。陈伯坛曰：柴胡告终之日，即少阳末路之时。疑柴胡者过，誉柴胡者亦过。言外均似悟得此旨，但未言之明透。学者须潜心玩索，明辨再明辩。

第二百六十六条

若已吐下发汗温针，谵语，柴胡汤证罢，此为坏病，知犯何逆，以法治之。

（此条，《丹本》与上合为一条，《喻本》《张本》《柯本》《魏本》同，今宗《渝本》《成本》《康平本》仍析为二。巢源无谵语二字。《渝本》为柴胡证罢，无汤字。《康本》知犯何逆，以法治之，为小字旁注，在然末。）

张隐庵曰：此总结上文之意。夫少阳不可吐下，吐下则悸而惊。少阳不可发汗，发汗则谵语。若已吐下发汗，加温针则谵语。夫温针者惊也，本论云，太阳伤寒，加温针必惊，故仲祖以温针为惊也。夫惊而谵语，病非少阳。如柴胡汤证罢者，此为里虚自败之病。知犯何逆，随其病之所在，而以法治之，又不可与小柴胡汤，所以结上文三节之意也。

沈明宗曰：太阳不解，而传少阳，当与小柴胡和解，乃为定法。反以吐下发汗温针，以犯少阳之戒，而邪热陷入阳明，故发谵语，已为坏证。要知谵语乃阳明受病，即当知犯阳明之逆而治之。若无谵语，而见他经坏证，须凭证凭脉，另以他法治之也。

程郊倩曰：此条云知犯何逆，以法治之。桂枝坏证条亦云：观其脉证，知犯何逆，随证治之。只此一观字，一知字，已是仲景见病知源地位。

唐容川曰：此节柴胡汤证，乃少阳三焦膜网中之正方正治也。若柴胡证罢，则邪逆于府，为三阳坏病。邪逆于藏，为三阴坏病。谵语者，邪逆于藏府之一端也，即不谵语，而知其另犯何逆，皆当以法救之。法在何处，盖仲景已详于二阳三阴各篇中，按各经法治之可也。仲景于此，只提数语，而凡见二阳三阴各证治，义已赅举，欲人会而通之也。

冉雪峰曰：此条与上条，均模写少阳正面。但上条是模写少阳病的前半，此条是模写少阳病的后半。模写前半，是追溯少阳的来源。模写后半，是穷究少阳的归结。两条文气连贯，故《玉函》《千金》合为一条，合之正以显前后的关联。赵翻宋本、《成本》，均分二条，分之正以划前后的界畔。各有意义，分较合的意义尤长。此条的已吐下发汗，即从上条尚未吐下来。发汗二字，上条未着录，又系从上上两条来。本条加温针一项，并重著谵语，以实坏机。汗吐下伤津液，诱致谵语，温针伤津液为甚，安得不谵语。谵语非少阳病范围所有，重为著录，明其少阳已坏，不得再称少阳。虽兼谵语，亦不得再称阳明。吃紧在柴胡证罢四字，不罢仍用柴胡，既罢，柴胡何所用之。所以谓之坏，谵语为犯逆现证的一种。少阳为逆，前半在太阳阳明篇可求得，后半在三阴各篇可求得。知犯何逆，以法治之，范围甚广。逆不仅指汗吐下温针，所以犯逆之因是治，所以显犯之实是证。有非拘拘条例所能尽者，故经论泛论包举。少阳篇条文很简单，少阳篇语意很浑括。在学者深求，而得其立言之意；尤在学者深求，而得其不言之意。得其意，乃可以言法；明其法，乃可以言治。经论是为能用其法者示之意，非为不能师其意者空言法，在吾人领会到如何程度。坏多阴证，设在阳分，只为并病合病，不为坏病，三阴无并合，所以名坏，或谓坏病是正病自败，试读条文数通，明明治坏，并非自坏，既非自坏，何谓自败，差之毫厘，失之千里。故欲求无字之精神，须先求有字之正确训释始。许叔微以人参附子治病伤寒坏证，即落此项臆说漩涡，学者着眼。

第二百六十七条

三阳合病，脉浮大，上关上，但欲眠睡，目合则汗。

（眠睡，《千金翼》作寐一字。《总病论》目合作合目。《吴本》与阳明篇二一九条三阳合病，合为一条。《康平本》此条低一格写，上关上三字为小字旁注，在大字侧。）

成无己曰：关脉以候少阳之气，太阳之脉浮，阳明之脉大，脉浮大，上关上，知三阳合病。胆热则睡，少阴病但欲眠睡。目合则无汗，以阴不得有汗。但欲眠睡，目合则汗，知三阳合病，胆有热也。

程郊倩曰：大为阳明主脉，太阳以其脉合，故浮大上关上，从关部连上寸口也。少阳以其证合，故但欲眠睡，目合则汗。但欲眠为胆热，盗汗为半表半里也。当是有汗则主白虎，无汗则主小柴胡汤也。

魏荔彤曰：诊其脉，浮为太阳，大为阳明，其长上于关上，则弦可知矣。弦又为少阳，是三阳之经同受邪，所以三阳之脉，同见病如此。再谛之于证，但欲眠睡，非少阴也，乃阳盛神昏之睡也。及目合则汗出，是阳胜争于阴中之汗出也。

唐容川曰：少阳半表半里，若从半里，而外合于阳明太阳，则为三阳合病，其脉亦应三阳主外之象而浮大。上关上则寸更浮大，皆主在表也。三阳经皆起于目，而三焦膜腠上通耳目空窍，声音从耳入，耳壅塞则聋。神魂从目出，目沉迷则但欲眠。盖邪热在里，则神魂不得入，而虚烦不眠。邪热在表，则神魂不得出，而但欲眠。神魂者阳也，与卫气为一体，魂内返，则卫气不出而卫外，故目合则汗。其汗之道路，又从膜而蒸其肌肉，从肌肉而渗出皮毛，总见少阳三焦膜网，外通二阳，凡一切由外入内，由内出外之理，皆可知矣。即太阳阳明，关于少阳膜网之证，亦从可知矣。

冉雪峰曰：此合三阳统言，以明少阳为枢之义，而模写少阳为枢出入的景像，与提纲相互发明，脉证并举，以补提纲之所未及，乃少阳全篇吃紧处。查少阳提纲为"口苦咽干目眩也"，六个实字，一个语助词，共七字，未言脉。本篇第三第四两条，有脉弦细，脉沉紧字样，是各就本条辨说，无关提纲整个宏旨。本条乃言脉的总合，曰浮大上关上，浮属太阳，大属阳明，上关上，则关上不浮而浮，不大而大。曰关上，确有一个界畔，似浮不浮，似大不大，以浮大衬出弦，写出弦字真髓。人谓不言弦者，隐于浮大，我谓言浮大者，正所以显出弦。浮而上关，则太阳难乎为开，大而上关，则阳明失其为阖，开阖不利，全赖少阳为枢以为之枢转。观所叙脉，不宁病是三阳合病的病，脉是三阳合病的脉，而此条三阳合病，以少阳主枢为重心，亦可由此体会而得。提纲口苦咽干目眩，曰苦曰干曰眩，乃病理的由内而出外，而此之但欲眠睡，目合则汗，则是神气由外而入之内，而邪正相乘，又由内而出之外。开阖不利，固影响神气；神气匮乏，亦困于开阖。前言邪气出入，此言正气出入。目为命门，言为神气，游行出入所开窍，人寐则魂藏于肝，醒则神寓于目，病理与生理合勘，尤为更推进一层。注家或拟将此三阳合病，与阳明三阳合病，合为一条，不知各有各的理性，各有各的意义。虽同为三阳合病，彼条以阳明为主，此条以少阳主枢为主，不得比而同之，安能合而一之。条文词意浑含，不著方治。或谓有汗主白虎，无汗主小柴胡，似嫌泥定。或谓当是小柴胡加石膏，似类臆度。须知白虎有加桂枝法，桂校却无加石膏法。小柴胡不主有汗，小柴胡又何尝主无汗。学者勿拘拘一方一法，致失经论灵活化机。握住重心，以枢机利开阖，不以开阖累枢机，是为得之。

第二百六十八条

伤寒六七日，无大热，其人躁烦者，此为阳去入阴故也。

（《玉函》无故字。《康平本》此条低二格写。）

成无己曰：表为阳，里为阴。邪在表，则外有热。六七日，邪气入里之时，外无大热，内有躁烦者，表邪传里也，故曰阳去入阴。所谓烦躁者，谓先烦渐至躁也。所谓躁烦者，谓先发躁而迤逦后烦也。

张隐庵曰：此病少阳，而入于少阴也。伤寒六七日，少阳之邪，当从太阳而外出，无大热，则不能外出于阳。其人躁烦者，病少阴标本之气化，此为去太阳，故无大热，入少阴，故躁烦也。盖太阳少阴，标本相合，雌雄相应。故七日而不出乎太阳，即可入乎少阴也。

柯韵伯曰：此条是论阳邪自表入里证也。凡伤寒发热至六七日，热退身凉为愈。此无大热，则微热尚存，若内无烦躁，亦可云表解而不了了矣。伤寒一日即见烦躁，是阳气外发之机。六七日乃阴阳自和之际，反见烦躁，是阳气内陷之兆。阴者指里而言，非指三阴也。或入太阳之本，而热结膀胱；或入阳明之本，而胃中干燥；或入少阳之本，而胁下鞕满；或入太阴，而暴烦下利；或入少阴，而口燥舌干；或入厥阴，而心中疼热；皆入阴之谓。

唐容川曰：此节言少阳，从半里而入阴经也。少阳三焦之膜网，全与三阴各藏相连，若外无大热，而其邪从膜网入心包则烦，入肾中则躁。盖三焦之膜，发于肾系，上生胸膈，又从胸膈循腔子，而上生心包络，故邪能从膈膜，而内入心肾也。举此入阴之一端，而凡入太阴，入厥阴，无一非从膜而入，皆可一隅三反矣。合上一节，总见少阳三焦，是人通身之膜网，或从半表而出阳，或从半里而入阴，将少阳真面目，全盘托出矣。仲景此篇，何曾独略哉。

冉雪峰曰：此条昭示外邪自表入里，由阳入阴，其病机趋势有如此，条文本自明白，注家不得其解，因之误解，反而费解。阴阳者表里之别号，去入者转变之过程。经论普泛浑言,弘深肃括,所以明其要而广其义。此条与邻接下文二六九条,相互发明。下言三日为三阳为尽,三阴当受邪,适值日期。此言五六日,为经期已周,过时不解,包括两个三日,二三如六,和七日来复的日期。言外见得当活看,不必拘拘三日三阳,三日三阴,有六七日始传,有六七日尚未传者。下言三阴三阳,明其正轨,此浑言阳去入阴。握其纲要,本条所以特出的精神,已跃如纸上。此条又与前太阳篇第四条,相互发明。彼以伤寒冠首,此亦以伤寒冠首。彼言躁烦,此亦言躁烦。最堪注意者,两条躁字,都在烦字先。彼言躁复言静,此不言静;彼言证复言脉,此下另条始言脉。彼此虽有详略,前后要可互证。本条大眼目,尤在无大热三字。伤寒病热,在太阳则翕翕发热,在阳明则蒸蒸发热,在少阳则往来寒热。兹曰无大热,热去则邪去,热去阳去,似阳之幸。然不曰解曰罢而曰去,且不是邪去而是阳去,可见邪去阳亦去,邪入阳亦入,阳不能维系热,热又安能固护阳,其阳可惜,其人可悲。躁烦与无大热并见,内陷内搏,此其故显然赫然。太阳中下篇,第六十三条,和一六二条,有两个无大热,与此遥遥演映。均指点重心不在表层意旨。至明明入阴,偏扯向入阳,甚杜撰出阳明适当三阴怪说,又兜转谓本论无以阳明为阴者,实为自乱其例,自埋自抓,欺人自欺,愈解愈纷,愈纷愈不能解,不禁搁笔为之三叹。

第二百六十九条

伤寒三日，三阳为尽，三阴当受邪，其人反能食而不呕，此为三阴不受邪也。

（《白云阁本》呕下有者字。《康平本》此条低二格写，此下无为字。）

方中行曰：阳以表言，阴以里言。能食，真阳胜而表邪散也。不呕，里气和而胃气回也。阴不受邪可知也。

汪苓友曰：伤寒三日者，即素问相传日数。上条言六七日，此止言三日，可见日数不可拘也。邪在少阳，原呕而不能食，今反能食而不呕，可征里气之和，而少阳之邪自解也。既里和而少阳邪解，则其不传三阴，断断可必，故云三阴不受邪也。

柯韵伯曰：三阴受邪，病为在里，故邪入太阴，则腹满而吐，食不下。邪入少阴，欲吐不吐。邪入厥阴。饥而不欲食，食则吐蛔。所以然者，邪自阴经入藏，藏气实而不能容，则流于府，府者胃也，入胃则无所复传。故三阴受邪，已入于府者，可下也。若胃肠有余，则能食不呕，可预知三阴之不受邪矣。盖三阳皆看阳明之转旋，三阴之不受邪者，借胃气为之蔽其外也。则胃不特为六经出路，而实为三阴外蔽矣。胃阳盛，则寒邪自解；胃阳虚，则寒邪深入阴经而为患；胃阳亡，则水浆不入而死。要知三阴受邪，关系不在太阳，而在阳明。

唐容川曰：三阳为尽，三阴当受邪，此二句，又将少阳真面目，全行托出。见少阳三焦之膜网，外通阳明太阳之表，内通太阴少阴厥阴之里。三阳为尽，谓从太阳之皮毛，入阳明之肌肉，至少阳之膈膜，是三阳之界限已尽矣。若邪从膜，而上入包络，入肝膈，则为入厥阴经；若邪从膜而上循包络以入心，循膜之根源以入肾系，则为入少阴经；若邪从膈膜而入板油网油，则为入太阴脾经；故三阴当受邪也。譬如入太阴脾，则呕不能食，今反能食而不呕，是邪仍在膜，不入太阴经。邪在膜中，不入于内，此为三阴不受邪也。上节言烦躁，是入厥阴少阴，此言不呕能食，是不入太阴。再合上三节三阳合病观之，则凡出阳入阴，全从膜中往来，而少阳三焦之义明矣。故各经皆有少阳证，而少阳篇寥寥数节，正是一以贯之也。

冉雪峰曰：此条昭示经传日期，病传目次，及经的传不传，邪的受不受，趋势景况，正面模写，握住重心，历程可以预计，未来可以预知。三阳的出入可在此体会，三阴三阳的出入，亦可在此体会。少阳不仅为阳枢，且为三阴三阳的一个大枢。仲景撰用素问九卷，在序论里，曾自己表明，是伤寒家法胎源灵素，事实很显彰。惟是仲景造诣甚优，将理性与事实结合，在学术上大大推进一步。一日太阳，二日阳明，三日少阳。此三日为三阳主气日期。四日太阴，五日少阴，六日厥阴，此三日为三阴主气日期。但正气的运行有常规，邪气的侵犯无定数。故有递传越传，顺传直中，或传或不传。有未逾三日，而即到三阴。有已逾三日，而不到三阴。又有六七日，十余日，不到三阴，而仍在三阳。此项意义，仲景在太阳篇辨论甚详，余各经亦有相互发明的，总以现实脉证为依据。此为唯物的辨证，辨证的唯物，遵古而不泥古，为近日学习医学古典的好模范。六经钤百病，分六个性质，辨六个层次，定六个证候群，数千年来便利学者不少，在治疗临床上，起了很大作用。此条明著三阴三阳，不失灵素原旨，免落空游骑无归，诚奇而不诡于正，变而不失其常。条文泛论三阴三阳，独著录少阳本篇者，少阳殿三阳之末，为阴阳出入门户。了解三阳为尽的尽字，即了解三阴当受的当字，并可认识到阴阳门户的性质规律。少阳默默不欲食，喜呕，能食不呕，是少阳向愈，无所复传。不问三阳的传不传，只问三阴的受不受，此为深一层写法。少阳证愈，是为太阴腹满而吐，食不下，作了一个前卫。太阴证不见，又是为少阴厥阴，作了一个前卫。知所终始，提絜把握在我。仲景寻常语句，一经钻研，都有深旨，学者所当处处细心玩味。

第二百七十条

伤寒三日，少阳脉小者，欲已也。

（《玉函》无此条。《白云阁本》者欲间有为字。《康平本》此条低二格写，与下条合为一条。）

成无己曰：内经曰，太则邪至，小则平。伤寒三日，邪传少阳，脉当弦紧，今脉小者，邪气微而欲已也。

张隐庵曰：此承上文而言，伤寒三日，乃少阳主气之期。若少阳脉小者，小则病退，其病欲已，不但三阴不受邪也。

柯韵伯曰：阳明受病，当二三日发。少阳受病，当三四日发。若三日脉大，则属阳明。三日弦细，则属少阳。小即细也，若脉小，而无头痛发热等证，是少阳不受邪，此即伤寒三日，少阳证不见者，为不传也。

陈修园曰：此承上文，而言少阳之病，欲自已也。伤寒三日，乃少阳主气之期，若脉弦大为病进，今少阳本弦之脉，转而为小者，不惟不入于阴，即少阳之病，亦欲已也。经曰大为病进，小为病退者也。

冉雪峰曰：此条昭示少阳欲已之脉，非少阳本经正脉，亦非少阳本经病脉。本篇提纲不言脉，各分条所言曰弦细，曰沉紧，曰浮大，皆各有所为所指，未容就一方面名辞诠释。弦细条，病的性质为伤寒，是伤寒病，故以脉弦细别之。证虽是伤寒病，脉却是少阳脉，故曰属少阳。沉紧条，病的部位为太阳，太阳脉浮，沉者浮之对。叙太阳则虚写，以不解二字括之。叙少阳则实写，胪举胁下鞕满，一叙列少阳证群以实之。由外入内，由浮转沉，故与柴胡。浮大条，是三阳合病，太阳脉浮，阳明脉大，上关上，则不浮而浮，不大而大。困于外，但欲眠睡，扰于内，目合则汗。全非浮大范围内事，而为合病中的少阳病。以上均不言小，此条言小，所以补各条言脉之不足，亦即所以补提纲未言脉之不足，少阳整个脉象可以前后互参互证。小之云者，不似微脉之微渺依稀，细脉之微细如发，弱脉之软弱不前，短脉之首尾不及。尤须辨乘指不乘指，按之不乘指，无力虽大近虚；按之乘指，有力虽小近实。大抵脉小的小字，从少阳的少字生出，小固是少，少自然小。六气少阳主火，乃丽木则明之火，非赫曦炎岗之火。伤寒病热，少阳主火，火热相值，想见升扬浓郁景象。而小者，就病理言，必在火热已衰，体温渐低，充血已平之后。小为阴类，阳病遇阴，故为欲已。病至此解，不惟少阳已，太阳阳明亦已。不惟三阳已，既已，则无所复传，三阴亦不已而自已。病传的枢纽在此，病已的枢纽亦在此。已与愈略有分辨，愈则全解，已则病虽未全解，病的进行已止。欲已，是未止欲止，此与大则病进，小则病退，意旨相符。脉的通例，独大独小者病，条文伤寒三日，少阳脉小，俨似他部不小，而少阳独小者，邪衰的脉小可嘉，正败的脉小可畏。意者，欲已之小，其必兼弦兼紧，不兼涩兼败。庞氏谓小而平均，已领悟到此层义蕴。予谓凡脉须从病证上辨认，不能死守呆钝的脉诀，观此益信。学者审诸，学者辨诸。

第二百七十一条

少阳病欲解时，从寅至辰上。

（《玉函》《千金翼》至作尽，无上字。《康平本》与上条合为一条，均低二格写。）

柯韵伯曰：六经各有提纲，则应用各有方法。如太阳之提纲主表，法当汗解。而表有虚实之不同，故立桂枝麻黄二法。阳明提纲主胃实，法当下解。而实亦有微甚，故分大小承气。少阳提纲，有口苦咽干目眩等证，法当清火。而火有虚实，若邪在半表，则制小柴胡以解虚火之游行，大柴胡以解相火之热结，此治少阳寒热往来之二法也。若热入心腹之半里，则有半夏泻心黄连黄芩等剂。叔和收采仲景旧论，于少阳太阴二经，不录一方，因不知少阳证，故不知少阳方耳。著论翼将小柴胡汤、大柴胡汤，及桂枝干姜汤、柴胡桂枝汤、柴胡加龙骨牡蛎汤、黄连汤、黄芩汤，皆移入内。

陈伯平曰：少阳一经。居半表半里之界。凡伤寒在经之邪，由阳入阴者，每从兹传入，名曰阳枢。不离半表，而仍不主乎表，故不可发汗；不离半里，而又不主乎里，故不可吐下。惟小柴胡和解一法，为本经的对之方。然病机有偏表偏里之殊，即治法有从阴从阳之异。所以麻桂承气无加减，而小柴胡汤不可无加减也。总之往来寒热，为本经所必有之证，故柴胡一味，为本方所不减之药，其余则出入加减，随证而施。

陈修园曰：柯韵伯以大小柴胡二方，为少阳半表之方；半夏泻心汤等，为少阳半里之方。又云少阳主寒热，属于半表，则寒热往来于外，属于半里。其寒热虽不往来于外，而亦相搏于中，故黄连汤、半夏泻心汤、黄芩汤、黄芩加半夏生姜汤，所治痞痛利呕等证皆是。其说却亦近道，然而浅矣。至陈伯平所言，伤寒在经之邪，由阳入阴，从兹传入，皆系门外话。至云惟小柴胡和解一法，为本经的对之方，病机有偏表偏里之殊，治法有从阴从阳之异，其说亦为近道，然而泥矣。二家不知小柴胡是太阳病之转枢方，阳明及阴经，当借枢转而出者亦用之。少阳主枢，谓少阳之方，无有不可，若谓少阳之专方，则断断乎其不可也。近时注家，凡论中有柴胡之方，俱汇入少阳，甚者四逆散亦附其内，反以仲师活泼泼之妙，成为印板。论中露出柴胡证三字，直捷明白指示，究竟柴胡证，何尝是少阳证耶。移易圣经，自贻荒经之诮耳。

唐容川曰：柯韵伯陈伯平之说，原无大差，但必将各方拦入少阳，则不可也。盖少阳之界，出则为阳明太阳，入则为少阴太阴厥阴，皆从膜中相通。故各经皆有少阳证，不知少阳三焦之膜，不能通各经之理。既知少阳三焦之膜，则又当随膜之所在，而分属各经，亦不得将各经之方，拦入少阳也。柯陈自有未合，而陈修园必要将柴胡证，翻驳为非少阳证，抑又过矣。

五、太阴篇总论

冉雪峰曰：伤寒太阴篇，寥寥八条，词意简括，义蕴渊懿奥折，解人难索。究之太阴本身是何性质，演变有何作用，治疗如何宗依，此为读太阴篇所当先了解的问题。内经太阴之上，湿气治之，在天为湿，在地为土，这是人所周知的。各家注释，多于湿字上加一寒字，曰寒湿，若以湿为寒也者，个中偏向中虚寒郁的，十之八九，亦有偏向寒凝中实的，错误坐弊在此。其实在天为寒，在地为水，湿土与寒水各为六气之一，安容含混。内经岁土平气曰备化，不及曰卑监，太过曰流衍。又中央生湿，湿生土，其德溽蒸，其化丰备，其政安静，其变骤注，其灾霖溃，这就是太阴演变的作用。内经少阳太阴从本，少阴太阳从本从标，阳明厥阴不从标本，从乎中也。又太阳为开，阳明为阖，少阳为枢；太阴为开，厥阴为阖，少阴为枢；这就是太阴治疗的宗依。仲景经论，多就病理阐发，少及生理，至人与天地所以共同生的生理，更少言及，唯物辨证，独具只眼。兹补涯略，抉其不言之秘。以便学者从根本处勘透。土位中宫，交垢水火，间隔金木，四气咸赖土气，土气兼备四气。太阴湿气为宇宙万物所不可缺的要素，不得以湿气即病气，果尔，六气中可无湿一气。太阴本身，原具寒热虚实基础，病变更不可纪极，息盈消虚，均可于此中探其微奥。仲景经论，是就病理方面言，就太阴为病正的方面言。提纲太阴之为病，煞末太阴为病，孰为之，阴为之，湿为之，冠首赫赫大书太阴二字，明白昭显。两为字，将病的基础根源完全写出，又由正及奇，由常及变，始终不离本气，体会果真，头头是道，不言而喻，何在多言。粘着一面，所以宫墙外望，苟非其人，道不虚行。

太阴篇条文虽少，提纲所列证候群则详，并将治疗演变著录，开提纲特例。古书简略，奥折深邃处，多书不尽言，言不尽意，既未能亲炙问难，而惟于手泽遗留，多方寻求，冀得窥见其涯涘，率词揆方，所以为吾人读书下手工夫。试即太阴条文细绎，提纲条下之胸下结鞕，明系治疗误下演变生出，不是太阴本身之自为病，故以一若字撇开。腹满时痛，为太阴病主证，而吐，食不下，自利等等，则多从阳明胃肠关连处衬写，可见太阴中见阳明，关系密切。自利益甚四字，为后人疑义焦点，或欲于自利上，加下之二字，或拟将此四字移煞末结鞕下，添改窜移，蹈经生武断气习，疑义更多。合计前三条，总括太阴，补出欲愈之脉，推到欲愈之时，为太阴病作一个总冒小束。以下五条，以居中伤寒条为枢纽，此之前二条，是言太阴正病；此之后二条，是言太阴变病；居中条伤寒，不是太阴伤寒，乃普泛寒淫外伤寒水经气。人之伤于寒也，则为病热，在太阳则发热，或一身尽热，在太阴则不能热，故只言温，只言手足温。太阳脉浮紧，太阴则脉不浮紧，而浮缓，且不是太阳中风脉浮缓，而是太阴伤寒的脉浮而缓。主外主内，阳证阴证攸分，湿与寒合，湿与热合，所以然的义理亦攸分。此上桂枝汤条似解表，四逆辈条似温里，然是解太阴之表，不是解太阳之表，温三阴之里，不仅温太阴之里，所当细审。此下桂枝加芍药、桂枝加大黄，不用承气加桂枝，而用桂枝加大黄，芍药大黄，不加于四逆辈中，而加于桂枝汤中，更当明辨。太阴本病原不用大黄芍药，太阴变病，又当行大黄芍药，虽为太阴应变用下之方，仍是太阴固本不下之旨，真理就昭显在这个极端矛盾中，着眼，着眼。

湿为阴类，湿淫侵袭，正阳汩没，太阴主湿，太阴为病，即湿气为病。仲景伤寒太阴篇，其提纲证候群，是从太阴正面写照，可以领略其旨趣。六气均有太过不及，太阴不能例外，太阴有太过，亦有不及，实证虚证俱有。六气之理，胜负各各倚伏，湿与燥反，湿胜，则燥从其化，湿不及，则燥反侮湿。阳明篇的脾约，是脾不能为胃行其津液，而自身亦陷于虚败穷约。本篇的脾家实，胃气弱，脾不实，以胃阳之实为实，胃非虚，以脾阴之虚为虚，脾胃各有虚实，虚实各有真假。阴太过，为湿的正化实；阴不及，为湿的正化虚。阴太过而阳不及，又为湿的对化虚；阴不及而阳太过，又为湿的对化实。不得混实为虚，亦不得混虚为实；不得混假实为真虚，亦不得混假虚为真实。足太阴脾，手太阴肺，无金之清，不能成其土之润，化源关系原切。太阴篇，言足经，不言手经，言病理，不言生理。盖理既渊微，义又奥折，惟恐后人陷于虚无缥缈，故惟就病变实际阐发，示人规矩准绳，以便扼要掌握辨证唯物，所以高出千古。各注多认太阴为虚证，又误湿为寒，或于寒字上加一虚字，或于湿字下，加一热字，根本错误。不知为一气之所倚伏，一病之所演变。小丹波述义，认为寒实，于虚中看出实来，多补一义，颇高一格，但未摆脱寒字，黏着一面。伤寒汲古，补佚亡十五条，方八首，横扯手经，复杂无论，殊不足取。至某注谓素质强者，成三阳病，素质弱者，成三阴病，太阴是少阴传入而更甚者。又谓素问热病，所谓三阴病，即本论阳明证。本论太阴病，当属杂病，不属伤寒。此等谰言，出之言语文字隔阂之外人，无足怪。不忆我邦自命知识分子，承悠踵谬，吠形吠声，吾为怅然，吾为惕然。

太阳主外，太阴主内，太阳脉浮，太阴当脉沉。故后附痉湿暍篇，湿病言脉沉，本太阴篇提纲不言脉，不言脉沉，各分条亦不言脉沉，并两言脉浮。所以然者，太阴的湿，为湿之气；痉湿暍之湿，为湿之质。太阴病，是太阴湿气自病；痉湿暍病，是湿邪外干为病。故太阴篇不曰湿家病，但曰太阴病；痉湿暍篇不曰太阴病，但曰湿家病。且浮是发于阴的浮，不是发于阳的浮；是太阴病脉浮，不是太阳病脉浮。发汗，是发太阴的汗，不是发太阳的汗。发太阳的汗用麻黄，发太阴的汗用桂枝。知麻黄汤中用桂枝，则知此处之用桂枝；知桂枝汤中不用麻黄，则知此处用桂枝不用麻黄。阳明篇浮则胃气强，浮则发热；厥阴篇脉浮为欲愈，不浮为未欲愈。均可互参。阴证得阳脉，阴病得阳助，确是佳兆。本篇以桂枝方相终始，即系爱护此温煦阳和生气。于用阳方面，桂枝之不已，进而四逆。于用阴方面，芍药胜病，只用芍药，芍药不胜病，乃用大黄。且芍药大黄，均融纳于桂枝和煦之中，当行酌减，不当行更无论，轻重缓急之间，经旨跃然显出。于此可探得阴病用温法，温中兼下法。更进一层言，本篇中有桂枝加芍药法，无桂枝加桂法；有加大黄芍药于桂枝汤中法，无加大黄芍药于四逆辈中法。芍药是益阴，不是益阳；大黄是泄阳，即是护阴。疗法既以阳和阴，方制又以阴和阳。勿实实，勿虚虚，勿翼其胜，勿赞其复，病理不可粘着，疗法又安可粘着。经论既由正面推到反面，由常法推到变法，吾人更当由病理推到生理，由一面推到全面。似此乃可与读理既奥折，词又简括的伤寒太阴篇。

辨太阴病脉证并治

（《康平本》无脉证并治四字）

第二百七十二条

太阴之为病，腹满而吐，食不下，自利益甚，时腹自痛，若下之，必胸下结鞕。

（结鞕，《玉函》作痞坚，《千金翼》作坚结。《脉经》《千金翼》不下下有下之二字，无自利二字，及若下之必四字。《康平本》太作大，下准此。）

成无己曰：太阴为病，阳邪传里也。太阴之脉布胃中，邪气壅而为腹满。上不得降者，呕吐而食不下；下不得上者，自利益甚。时腹自痛，阴寒在内而为腹痛者，则为常痛，此阳邪千里，虽痛而亦不常痛，但时时腹自痛也。若下之，则阴邪留于胸下，而为结鞕。经曰：病发于阴，而反下之，因作痞。

程郊倩曰：腹满而吐，食不下，则满为寒胀，吐与食不下，总为寒格也。阳邪亦有下利，然乍微乍甚，而痛随利减。今下利益甚，时腹自痛，则肠虚而寒益留中也。虽曰邪之在藏，实由胃中阳乏，以致阴邪用事，升降失职，故有此下之则胸中结鞕。不顶上文吐利来，直接上太阴之为病句，如后条设当行大黄芍药者亦是也。曰胸下阴邪结于阴分，异于结胸之在胸，而且按痛矣。曰结鞕，无阳以化气，则为坚阴，异于痞之濡而奭矣。彼皆阳从上陷而阻留，此独阴从下逆而不归，寒热大别。

《金鉴》曰：吴人驹云，自利益甚四字，当在必胸下结鞕句之下，其说甚是。若在吐食不下句之下，则是已吐食不下，而自利益甚矣。仲景复曰：若下之，无所谓也。

唐容川曰：腹字是言肠胃之外，皮肤之内。凡是膏油重叠复厚，故名曰腹，脾所司也。饮食入胃，此膏油熏吸之，而水乃化气，走入下焦，食乃化液，以奉心血。若太阴病，脾之膏油不能熏吸，则食不下行，久而吐出。水谷停于肠中，而寒湿又下注大肠，则自利益甚。寒气攻阻，则时腹自痛。若用凉药下之，则腹中膏油得寒而结，有若水凝，故结鞕。言胸下者，即指全腹而言，如《金匮》之大建中证是也。

冉雪峰曰：此条为太阴病总提纲。六经均有提纲，提纲要点，是昭示本经性质功能，病变象征，将本经原有生理病理素质先认识清楚，然后他来客邪侵犯，加在这个素质上，方本末洞彻，虽千变万歧，不致为所眩惑。太阴的素质维何，素问六微旨大论，明言太阴之上，湿气治之，是太阴为湿气，湿为太阴的素质。湿虽近寒，湿不是寒；湿虽蒸热，湿不是热。寒热在六气，各各另是一气，不可含混。湿与燥反，必互通交济，始可各抵于平，无病。阳明篇，矢气，有燥屎，潮热烦乱，谵妄等，一列证候群，均燥过湿不及；太阴篇，腹满而吐，食不下，自利甚，自腹痛等，一列证候群，均燥不及，湿太过。燥太过，为胃家实；湿太过，为脾家实。阳明提纲，言实而不言满；太阴提纲，言满不言实。此亦五藏藏精气不泻，故满而不能实；六府传化物不藏，故实而不能满的通例。要之阳明篇条文中多言满，太阴篇条文中亦言实，当活看。至胸下结鞕，乃进一步推阐。胸以下可称腹，腹以上乃为胸。此不是中实，是中虚；是上实，不是中实；亦当活看。自利自痛，两自字更当着眼。本条提纲，太阴之为病，之为二字，是由本经素质本身生出，而非其他诱因，并发转变所可代替（说详太阳篇提纲按语下）。学者各执一面，或以为传经阳邪，或以为里发阴邪，或以中气素弱，或以为中气全实，一固执，一偏矫，一横扯，一强派，似是而非，逐末忘本。弊在不知是由太阴自身生出来的，不知太阴之为病，之为二字，作何解释。所以盲目夜行，暗中摸索，或甚假装时髦，谓阳明太阴二证，均是肠炎，又因肠炎，扯向中说伤寒，西说伤寒丛中。又或谓太阴为杂病，不属伤寒。三阴宜以少阴为始，太阴乃少阴传入颇重者，无情无理，惑世诬民，是不值一辨，是不得不辨。天下不乏明眼，其以予为过评否。

第二百七十三条

太阴中风，四肢烦疼，阳微阴涩而长者，为欲愈。

（《康平本》此条低二格写。）

喻嘉言曰：四肢烦疼者，脾主四肢，亦风淫末疾之验也。阳脉微，阴脉涩，则风邪已去，而显不足之象。但脉见不足，正恐元气已漓，暗伏危机，故必微涩之中，更察其脉之长而不短，知元气未漓，其病为自愈也。方注涩为血凝气滞，大谬，岂有血凝气滞，反为欲愈之理耶！

柯韵伯曰：风为阳邪，四肢为诸阳之本。脾主四肢，阴气衰少，则两阳相搏，故烦疼。脉涩与长，不是并见，涩本病脉，涩而转长，病始愈耳。风脉本浮，今而微，知风邪当去。涩则少气少血，今而长，则气治故愈。四肢烦疼，是中风未愈前证。微涩而长，是中风将愈之脉，宜作两截看。

钱天来曰：四肢烦疼者，言四肢酸疼，而烦扰无措也。盖脾为太阴之藏，而主四肢故也。阳微阴涩者，言轻取之而微，重取之而涩也。脉者，气血伏流之动处，因邪入太阴，脾气不能散精，肺气不得流经，营阴不利于流行，故阴脉涩也。阳微阴涩，正四肢烦痛之病脉也。长脉者，阳脉也，以微涩两阴脉之中，而其脉来去皆长，为阴中见阳，长则阳将回，故为阴病欲愈也。

唐容川曰：注阳脉微，为风邪当去，此想象语，非定论也。注阴脉涩，为血气衰少。夫血气既衰少，则不得复见长脉。长既为脉络相通，则不衰少也。此柯氏自相矛盾，实于脉法不明。不知仲景论脉，皆是与证合勘，反正互参，乃得真谛。此节言太阴中风，脉若阳大而阴滑，则邪盛内陷矣。今阳不大而微，阴不滑而涩，则邪不盛，不内陷矣。然微涩虽邪不内陷，又恐正虚亦不能自愈，必微涩而又见长者，乃知微涩是邪不盛，不是正气虚。长是正气足，不嫌其微涩，故为欲愈。此等脉法，层层剥辨，非如后世之死诀也。

冉雪峰曰：此紧接上提纲条，而补出脉法。上提纲只言证，此条补出脉。虽仅就脉的欲愈方面言，而不愈方面，即可由对面勘出。其所以疗不愈，而使之愈的方法，亦可各各勘出。冠首书太阴中风，太阴下无病字，可见腹满而吐、食不下等，一列证候群，都不显著。不是太阴为病，是太阴受病，风为客邪，四肢烦疼，为系在太阴标病。中风少疼证，历节方有，而此云烦痛者，风邪加在这个主湿太阴上，与历节风湿相搏一例。但历节是一身所历关节俱疼，此则为四肢的局部疼。疼是风夹湿，烦是湿夹风。脉阳微阴涩，微就正气方面言，惟恐其微；就邪气方面言，惟恐其不微。涩比微坏，微只稀薄欠浓郁，涩则滞塞近停顿，微涩有连带关系。气不到水不到，阳既微则阴不得不涩，水不化气无由化，阴既涩，则阳不得不微，既微且涩，两不营周，四肢安得不烦疼。微涩是病脉，不是愈脉。各注见下文，有欲愈字样，故扯向欲愈解说。须知本条所谓欲愈，不是脉微脉涩，而是脉长。长则微不大微，涩不大涩。微涩为未愈，长虽非已愈，却为欲愈。设微涩而不长，其不至阳绝阴竭者几希，何愈之有？条文阳微阴涩而长者，而长的而字意，苟加重读，义蕴即可跃跃纸上。微涩与长颇矛盾，经论以一而字划分，又以一而字连属，柯注唐注，均有见地，尚不及条文而字玲珑精透。太阴与阳明相表里，阳明主燥，惟恐阴竭，故脉弦者生，脉涩者死。太阴主湿，不怕阴伤，故涩同微见，不过病未已，微涩同长见，病反为欲愈。本条辨脉证甚精奥，但审其不是太阴生出，则本条脉证不列入提纲的意义可以明了。审其为客邪侵犯，则提纲各证，不列入本条，和本条太阴下无病字的意义，亦无不可以明瞭。

第二百七十四条

太阴病欲解时，从亥至丑上。

（《康平本》此条低二格写。）

柯韵伯曰：经曰，夜半后而阴隆为重阴。又曰：合夜至鸡鸣，天之阴，阴中之阴也。脾为阴中之至阴，故主亥子丑时。

陈师亮曰：此言太阴病解之时。太阴坤土，其象为纯阴，亥为阴之尽，与纯阴相类，阴极则复，至于则一阳生，而为来复之时。四季皆属土，而运气以丑未为太阴湿土，子丑乃阳生之时，阴得阳则解，故主乎丑，而不主乎未，以未为午后一阴主之时也。从亥言之者，阴

859

极则阳生，故连类而及之也。

陈修园曰：太阴为阴中之至阴，阴极于亥，阳生于子，至丑而阳气已增，阴得生阳之气而解也。

唐容川曰：阴得阳则解，说似近理，而实非也。下篇少阴病欲解，从子至寅，乃为阴得阳则解，以坎中原藏一阳，故得一阳之气，而成为肾经坎水，生阳之气化，故乘旺而病解。至于太阴经，则系阴中之至阴，旺于阴，而不旺于阳者也。故从亥至丑，皆夜气所存，是为至阴。脾经得至阴之气，则旺相而病解也。凡六经皆乘旺时而解，岂独太阴不然哉。若是乘生阳之气，则当从子起，不当从亥起矣，学者当详考也。

第二百七十五条

太阴病，脉浮者，可发汗，宜桂枝汤。

（《康平本》此条与下自利不渴条合为一条，低一格写。《渝本》此条下有桂枝汤方及方注。）

柯韵伯曰：太阴主里，故提纲皆属里证。然太阴主开，不全主里也。脉浮者病在表，可发汗，太阴亦然也。尺寸俱沉者，太阴受病也。沉为在里，当见腹痛吐利等证，此浮为在表，当见四逆烦痛等证。里有寒邪，当温之，宜四逆辈。表有风热，可发汗，宜桂枝汤。太阳脉沉者因于寒，寒为阴邪，沉为阴脉也。太阴有脉浮者因乎风，风为阳邪，浮为阳脉也。谓脉在三阴则俱沉，阴经不当发汗者，非也。但浮脉是麻黄脉，沉脉不是桂枝证，而反用桂枝汤者，以太阴是里之表证，桂枝是表之里药也。

王肯堂曰： 病在太阳，脉浮无汗，宜麻黄汤。此脉浮当亦无汗，而不言者，谓阴不得有汗，不必言也。不用麻黄汤，而用桂枝汤，盖以三阴兼表病者，俱不当大发汗也，须识无汗亦有用桂枝也。

《金鉴》曰： 即有吐利不食腹满时痛一二证，其脉不沉而浮，便可以桂枝发汗。先解其外，俟外解已，再调其内可也。于此又可知论中，身痛腹满下利，急先救里者，脉必不浮矣。

舒弛远曰： 此言太阴病，是必腹满而吐，腹痛自利矣。证属里阴，脉虽浮，亦不可发汗。即令外兼太阳表证，当以理中为主，内加桂枝，两经合治，此一定之法也。今但言太阴病，未见太阳外证，其据脉浮，即用桂枝，专治太阳，不顾太阴，大不合法，恐亦后人有错。

冉雪峰曰： 此条辨太阴表证，乃里中之表，邪到太阴，已由阳入阴。观提纲腹满，食不下，腹痛，下利等等，均为在里阴证。虽提纲未言脉，脉决不至浮，可以断定；疗法决不用发汗，亦可断定。而此条言浮言发汗者，仲景深入无浅语，惟于此不易知，不常见者，特加之意，故上文告一段落后，首先提出。条文书太阴病，则提纲各证虽不全见，而重点要点必已咸具无疑，不然，何以称为太阴病？太阴为阴中之至阴，脉将焉浮；

阴不得有汗，何必强发其汗；当用麻黄汤，何以又用桂枝汤。所以然者，是太阴脉浮，不是太阳脉浮，是发太阴的汗，不是发太阳的汗，各有各的部位，各有各的理性，各有各的疗法。各注多强就太阳解说，所以诸多隔阂。善夫陈道著曰：太阳以皮毛为表，太阴以肌腠为表，桂枝汤在太阳为解肌，在太阴为发汗。陈修园曰：时说桂枝汤为太阳专方，而不知亦阴经通方，又以为治自汗之定法，而不知亦治无汗之变法。均悟到此层义蕴。然则太阴何为能浮？太阴与阳明，互为标本中见，阳明浮则胃气强，中见若旺，讵得不浮。此是就发于阴说，若发于阳，则由外而内者，何不可由内而外，更不成问题。三阴俱有浮脉，安能禁太阴之不浮。此可看出几个道理：（一）不得肯定脉浮尽是表，不得肯定阴证脉不浮。（二）不得肯定桂枝为太阳专药，亦不得肯定无汗不得服桂枝。（三）不得肯定以浮沉分风寒，亦不得肯定以风寒分阴阳。（柯氏贤者犹有此失），须知桂枝可以和在表的营卫，亦可以和在里的营卫。和在表营卫，是以开太阳者开太阴；和在里营卫，又是以开太阴者开太阳。知此，表里阴阳，一以贯之。至表中之里，里中之表，犹是为中人以下说法。从理性上勘透，从根本上打通，方化阴阳，通于无穷，而各注一切支离浮词，不辨自明。

第二百七十六条

自利不渴者，属太阴，以其藏有寒故也，当温之，宜服四逆辈。

（《玉函》《千金翼》无服字，辈作汤，《康平本》此条与上脉浮条合为一条，低一格写。四逆辈，四逆作□逆。）

喻嘉言曰：以自利不渴者属太阴，以自利而渴者属少阴，分经辨证，所关甚巨。盖太阴属湿土，热邪入而蒸动其湿，则显有余，故不渴而多黄。少阴属肾水，热邪入而消耗其水，则显不足，故口渴而多烦躁。若不全篇体会其精微之蕴，则不能阐发者多矣。

舒驰远曰：喻氏此论虽精，究非确义。若但以热邪为言，则太阴少阴之自利，俱当清热，不必温经，于法不合。口渴一证，有为实热，亦有虚寒。若为热邪伤津而作渴者，必小便短，大便鞕；若自利而渴者，乃为火衰作渴。证属少阴者，以寒中少阴，肾阳受困，火衰不能薰腾津液，故口渴，法主附子，助阳温经，正所谓釜底加薪，津液上腾，而渴自止。若寒在太阴，于肾阳无干。故不作渴。

程郊倩曰：三阴同属藏寒，少阴厥阴有渴证，太阴独无渴证者，以其寒布中焦，总与龙雷之火无涉。少阴中有龙火，水底寒甚，则龙升，故自利而渴。厥阴中有雷火，故有消渴，太阳一照，雷雨收声，故发热则利止，见厥复利也。

唐容川曰：龙雷之火，是宋元后邪说。至于烈日当空，龙雷潜伏，以此误治杀人者，何上千百，皆因失阴阳之真理故也。内经仲景无此说法，后人万万不可妄添。我辈注书，只可将圣经发明，不可于圣经外，另生枝节也。

冉雪峰曰：此节是统论三阴治法，貌观之俨似本篇正条正治。太阳总统诸阳，为阳中之巨阳，太阴总管诸阴，为阴中之至阴。三阳以太阳条文为最多，三阴以太阴条文为最少。一则溯其来源，包括阳明少阳。一则明其去路，补见少阴厥阴。多寡繁简之间，咸寓深意。上条是太阴病，此条是属太阴，太阴病云者，是其证为太阴证。属太阴云者，是其证不仅太阴，而属之太阴，两两词意，颇有分寸。康平古本合为一条，盖以汗下表里关系密切，欲人互勘自明。《玉函》《千金》以下各本，分为二条，乃划清界畔，欲人分晰更清。自利是太阴主要证，不待他邪，不因误治，湿胜则泻，理性自然而然。不渴在自利自字中，即可看出。惟其自利，是以不渴，濛濛弥漫湿气侵淫，在生理亦无须水分救济，此可体会自利不渴内部真象。利泄自中，少阴厥阴，亦必牵及太阴乃利，是病理事实亦是属太阴。在太阴本藏有寒，固自利；在他藏有寒，牵及太阴，亦自利。假如利而渴，不是少阴热化太过，即是厥阴风气太张，应作别论。若不渴，即为太阴，不尽为太阴，亦属太阴，故曰属太阴。条文不曰脾有寒，不曰脾藏有寒，不曰太阴脾藏有寒，而浑曰藏有寒，是藏何藏，讵宁指脾。假独指脾，则宜温中，不宜温下，宜理中，不宜四逆，当云宜理中辈，何得云宜四逆辈。观浑言藏字，推言辈字，划言属字，比事属词，义蕴明白昭显。三阴无合病并病，此条则为合病并病实际的暗写，不著合病并病之名，不乱合病并病之例，尤值得注意。要之明得旁治，愈可确定正治；明得正治，愈可安顿旁治。且明得本条太阴之所以总辖诸阴，诸阴之所以取裁太阴，各各通贯，整个透彻，更可通于无穷。读古人书，所以一句不可轻放过，一字不可轻放过。

第二百七十七条

伤寒脉浮而缓，手足自温者，系在太阴。太阴当发身黄，若小便自利者，不能发黄。至七八日，虽暴烦下利日十余行，必自止，以脾家实，腐秽当去故也。

（《玉函》以一字，作所以然三字。暴烦下利，《千金翼》作烦暴利。《康平本》此条低一格写，当发身黄上，无太阴二字。至七八日上，有四□印。以脾家实以下十字，为小字衬注，在煞末。）

钱天来曰：缓为脾之本脉也。手足温者，脾主四肢也。以手足而言自温，则知不发热矣。邪在太阴，所以手足自温，不至如少阴厥阴之四肢厥冷，故曰系在太阴。湿土之邪郁蒸，当发身黄，若小便自利者，其湿热之气，已从下泄，故不能发黄也。如此而至七八日，虽发暴烦乃阳气流动，肠胃通行之征也。下利虽一日十余行，必下尽而自止。脾家之正气实，故肠胃中有形之腐秽去，腐秽去，则脾家无形之湿热亦去故也。

喻嘉言曰：前阳明篇中，不能发黄以上，语句皆同。但彼以胃实而便鞕，其证复转阳明。此以脾实而下腐秽，其证正属太阴。至七八日暴烦下利，日十余行，其证又与少阴无别，而利尽腐秽当自止，则不似少阴之烦躁有加，下利漫无止期也。

汪苓友曰：成注云，下利烦躁者死，此为先利而后烦，是正气脱，而邪气扰也。兹则先烦后利，是脾家之正气实，故不受邪而与之争，因暴发烦热也。下利日十余行者，邪气随腐秽而去，利必自止而病亦愈。

秦皇士曰：脉浮，阳脉也，脉缓，太阴也。上章以自利不渴定其太阴寒证下利，此章以脉浮手足自温定其太阴湿热下利。太阴湿热当发身黄，若小便自利，不发黄，至七、八日大便结鞕，此外传阳明，湿热变燥而为脾约等证。若不外传，而发暴烦下利，虽每日十余行，湿热去尽，必自止而愈，以脾热腐秽当去者也。同一太阴热邪，以湿热系在太阴，下利则入太阴篇，以外传阳明，湿热变燥，大便干结，则入阳明篇，此千古未白。

冉雪峰曰：此条就近看，是紧接上条言，推远看，是紧接上文，诱起下文，由正面求到反面，由常法及变法，反复推勘，错综见义。人或谓太阴篇条文甚少，义太简略，不知经论以少许胜人多许，义颇渊懿周详，殊耐探索。上条属太阴，此条系在太阴。湿与寒合，以类相从，故曰属。湿与热合，不类而类，故曰系。总之，为属为系，不是纯粹太阴，故不书太阴病。上条曰自利，此条曰下利，在太阴篇，自指太阴，自利，即太阴湿胜则泻的湿利。无湿不成泻，下利亦有湿，但其中夹杂几许客热，故不曰自而曰下。观本条文，曰手足温、曰身黄、曰暴烦、曰腐秽，是上条为寒湿利，此条为湿热利。义很显明。然上条明标有寒，此条不明标有热。所以然者，正阳不得名热，至阴更赖热济，不嫌于热，故不言热，隐蔽正深于爱护，含蕴极深。提纲禁下，此条无碍下，利用下。此条不是自利，是自止，不是利益甚，是必自止，病机矛盾，作正反比。盖提纲言正面，此条言反面；提纲言常法，此条言变法。是此条出提纲范围之外，条文层层剔剥。曰手足自温，小便自利，下利日十余行必自止，三自字当深味。曰当发身黄，腐秽当去，两当字亦当着眼。脉浮缓，在太阳为中风，此隶伤寒，不曰浮缓，曰浮而缓，而字须注意。此段条文，自伤寒至七、八日，共三十七字，与阳明篇一八七条同。彼条系在太阴上，多是为二字。彼条是既系太阴，又转为阳明；此条是已近阳明，仍复系太阴。一经重达，字字显出精神，奥折醒豁，发人深省。本条以上，为桂枝汤，为四逆辈；以下，为桂枝加芍药汤、桂枝加大黄汤。本条不出方，上下各方均用不着。本条不宁紧接上文，并引起下文，为本篇正反常变的枢纽。若少此条，必更生出种种疑义，不知《康平本》何以低一格写，学者所当深究。

第二百七十八条

本太阳病，医反下之，因尔腹满时痛者，属太阴也，桂枝加芍药汤主之；大实痛者，桂枝加大黄汤主之。

（《玉函》无本字。《脉经》《千金翼》无而字。《千金翼》作加大黄汤主之，无桂枝二字。《丹本》大实痛以下，《成本》及诸本别为条，非也。《康平本》属太阴也四字，为小字旁注，在桂枝加芍药句侧。）

喻嘉言曰： 太阳病之误下，其变皆在胸胁以上。此之误下而腹满，无胸胁等证，则其邪已入阴位，所以属在太阴也。仍用桂枝解肌之法，以升举阳邪，但倍芍药以收太阴之逆气，本方不增一药，斯为神耳。大实大满，宜从急下，然阳分之邪，初陷太阴，未可峻攻，但于桂枝汤中，少加大黄，七表三里，以分杀其邪可也。

柯韵伯曰： 腹满为太阴阳明俱有之证，然位同而职异。太阴主出，太阴病，则腐秽气凝不利，故满而时痛。阳明主内，阳明病，则腐秽燥结不行，故大实而痛。是知大实痛，是阳明病，而非太阴病矣。仲景因表证未解，阳邪已陷入太阴，故倍芍药以益脾调中，而除腹满之时痛，此用阴和阳法也。若表邪未解，而阳邪陷入阳明，则加大黄以润胃通结，而除其大实之痛，此双解表里也。凡妄下必伤胃之气液，胃气虚则阳邪袭阴，故转属太阴。胃液涸，则两阳相搏，故转属阳明。属太阴，则腹满时痛而不实，阴道虚也。属阳明，则腹满大实而痛，阳道实也。满而时痛，是下利之兆；大实而痛，是燥屎之征。故加芍药，小变建中之剂，少加大黄，微示调胃之方也。

王晋三曰：桂枝加芍药汤，用阴和阳法也。其妙即以太阳之方，求治太阴之病。腹满时痛，阴道虚也。将芍药一味倍加三两，佐以甘草，酸甘化阴，恰合太阴之主药。且加芍药，又能监桂枝深入阴分，升举其阳，辟太阳陷入太阴之邪。复有姜枣为之调和，则太阳之阳邪，不留滞于太阴矣。

陈修园曰：此节一以和太阴之经络，变四逆辈之温，而为和法，变桂枝汤之解外，而为通调内外法，是于有方处妙其用。一以脾胃相连，不为太阴之阖，便为阳明之开，即合而为大实痛，不得不借阳明之捷径，以去脾家之腐秽，又于暴烦下利十余行自止节，言其愈，尚未言方，此从腐秽既下后，而想到不自下时之治法，是于无方处，互明方意以通权。总而言之，四逆辈桂枝汤，及桂枝加芍药、桂枝加大黄汤，皆太阴病之要剂，若不渴，则四逆辈必须。若脉弱，则芍黄等慎用。脉浮有向外之势，桂枝汤之利导最宜。烦疼当未愈之时，桂枝加芍药汤亦可通用。

冉雪峰曰：此条紧接上条，补出方治。上条只言太阴病理的变化，此条补言太阴治疗的方剂。此以上，桂枝四逆，是太阴正面，太阴常法；此以下，桂枝加芍药、桂枝加大黄，是太阴反面，太阴变法；总之以不离太阴为近是。各家见有桂枝，即扯向太阳，见有大黄，即扯向阳明，经论旨言毫未领略。前条自利不渴的寒利，出四逆辈方治。上条暴烦下利的热利，言愈不言方，盖超乎正面而求到反面，越乎常法而求到变法，体会不易。若直率出方，后人必多误会。故若是其踌躇郑重，读者不易，作者更不易，从何处形容，何处说起，补出此条，方见周匝。此条不是正太阴，是属太阴。条文提出本太阳病，见得此病传经直中勿拘。重申腹满时痛，见得此证寒湿、夹热均有，以补上条未尽之旨。就条文推阐，可看出几项意义。（一）明标出本太阳病，可见太阳已转入太阴，本太阳病四字，已成追溯过去的名词。各注多谓太阳未罢，未罢何以为太阴？据何项条例，凭何项义理，断为未罢！混扯太阳，实说不去。（二）医反下之，是下太阳，不是下太阴，下为太阳转属太阴病变的关键。太阴无下法，而此加芍药，加大黄，又生出下法来。下后用下，与太阳陷胸栏下后用下同，混扯阳明，义更难通。（三）因尔腹满时痛，腹满时痛四字，是太阴正确的象征，即为太阳转太阴切实的凭据。真知道者，在知事理之因。因尔两字，写得十分明透，兹再补出，不宁比上条彰显，较提纲条又另是一番景地。（四）桂枝为群方之魁，泛应曲当，可以和外，可以和内。究之温煦暖营，是为温法，加芍药，加大黄是为寓下法于温法之中，适合太阴下而不下、不下而下意旨。总上以观，此是太阴的温法，不是其它的温法，太阴的下法，不是其它的下法。桂枝而纳入大黄，定法中有活法；大黄而融入桂枝，活法中又有定法。反不失正，变不乖常，始终仍是用温，始终仍是禁下。

【桂枝加芍药汤方】

（《玉函》加上有倍字）

桂枝三两（去皮）　芍药六两　甘草二两（炙）　大枣十二枚（擘）　生姜二两（切）

上五味，以水七升，煮取三升，去滓，温分三服。本云桂枝汤，今加芍药。

（温分《千金翼》作分温。《康平本》本云桂枝九字，为小衬注，在煞末。）

【桂枝加大黄汤】

桂枝三两（去皮）　大黄二两（《玉函》作三两，《成本》作一两）　芍药六两　生姜三两（切）　甘草二两（炙）　大枣

十二枚（擘）

上六味，以水七升，煮取三升，去滓，温服一升，日三服。

第二百七十九条

太阴为病，脉弱，其人续自便利，设当行大黄芍药者，宜减之，以其人胃气弱，易动故也。

（原注下利者，先煎芍药三沸。《成本》无下利云云九字注文。太阴为病，《千金翼》作人无阳证。《康平本》此条低二格写。）

张隐庵曰：此因上文加芍药大黄，而申言胃气弱者宜减也。太阴为病，脉弱。其人续自便利，乃太阴阴湿为病，土气内虚，不得阳明中见之化。设客邪内实，而当行大黄芍药者，亦宜减之，减者少其分两也。以其人胃气虚弱，而易动故也。治太阴者，尤当以胃气为本矣。

喻嘉言曰：此段叮咛，与阳明篇中互发。阳明曰不转失气，曰先鞕后溏，曰未定成鞕，皆是恐伤太阴脾气。此太阴证，而脉弱便利，减用大黄芍药，又是恐伤阳明胃气也。

周行俊曰：此条总承上二节言，慎之至也。何也，有前证，脉必不弱，如脉弱，其便必不利。今续自利，似乎寒下之味，俱不可用。然或痛或实，当用仍在，未可因之而废法也。宜减之，减之者，脾虽受邪，胃气不固，故不敢不慎焉。

程郊倩曰：前二条之行大黄芍药者，以其为太阳误下之病，自有浮脉验之，非太阴为病也。若太阴为病，则脉不浮而弱矣，纵有腹满大实痛等证，其来路自是不同，中虚气寒，必无阳结之虑，目前虽不便利，续自便利，只好静以俟之，大黄芍药之宜行者，且减之，况其不宜行者乎。诚恐胃阳伤动，则洞泄不止，而心下鞕痞之证成，虽复从事于温，所失良多矣。胃气弱，对脉弱言，易动，对续自便利言。太阴者，至阴也，全凭鼓动为之生化，胃阳不衰，脾阴自无邪入，故从太阴为病，指出胃气弱来。

冉雪峰曰：此条总结上两条，及提纲下各条，审度病机，辨晰脉理，掌握治法。太阴为病四字为全书特笔。六经六篇，于提纲，则曰某某之为病，于分条，则曰某某病，书某某为病的，除太阳风温条，风温为病，和本条，太阴为病外，不多概见。本太阴篇提纲，不言脉，但准以腹满腹痛，食不下，自利益甚等等。纯是湿郁中虚，机能衰败，其脉必不甚强，可以断言。全篇言脉者四，各具意蕴。本条脉弱与续利并见，可见前期即自利，犹未止，或中止复利，故曰续。前后继续，频频泻泄，脉安得不弱。脉弱续自便利，活绘出湿淫潴渍，中气败坏象征，故曰太阴为病。他条曰属太阴，系太阴，属是他病转属，系是他病转系，为是太阴自为，但又不是太阴本身经气所自生出来的病。此条比提纲少一个之字，比各分条又多一个为字，颇耐探索。愈弱愈利，愈利愈弱，相互演变，虽是太阴主证主脉，却是病后第二步演生。学者须知缓可以代表太阴生理（浮缓为系太阴），弱不能全包太阴病理（脉弱不列提纲）。观各注对太阴为病四字，很少认识明确，所以诸多隔阂。上条加芍药加大黄，治疗大纲已定，此条反复辨论。上条先芍药而后大黄，此条先大黄而后芍药，大黄芍药当加，大黄芍药不定必加。也有不当加，即曰当加，亦宜从减少加。太阴禁下，提纲已明白昭示，经论后三条，又利用下，奇正相衡，常变互用。前之一条，腐秽当去，是诠其下之理；次之一条，纳桂枝中，是定其下之法；末之一条，当行宜减，是妙其下之用。观其脾家实，须顾其胃气弱，审而再审，慎之又慎，禁方禁法，学者兢兢。不得不言，不敢易言，何能多言。全书六篇，此篇条文独少，可以恍然于其故。微言大义所在，学者当猛下一参。全书均作如是观，方不负作者苦心，方可得全书精意。

六、附录

辨少阴病脉证并治

（《康平本》无脉证并治四字）

第二百八十条

少阴之为病，脉微细，但欲寐也。

（《玉函》无也字。）

张隐庵曰：少阴之上，君火主之。本热而标阴，火上而水下，火之精为神，水之精为精。脉微者，神气微也。细者，精气虚也。此少阴水火为病，而见于脉也。少阴主枢外内出入，但欲寐，则神气不能外浮，而阴阳枢转不利，此少阴阴阳为病，而见于证也。少阴标本，不外水火阴阳，故此节首论水火阴阳，而为少阴病之总纲也。

唐容川曰：注微为神气微，细为精气虚，非也。微是肾之精气虚，细是心之血虚。脉管是血之路道，血少故脉细。微属气分，气旺则鼓动而不微，今将微属心血，细属肾气，真大误也。须知血属心所生，而流行于脉中，心病则阴血少，而脉细。气属肾所生，而发出则为卫阳，卫阳出则醒，入则寐，所以有昼夜也。今肾气病，则困于内，而卫阳不出，故但欲寐。只此四字，已将心肾水火血气之理，全盘托出。

程郊倩曰：少阴，肾之经也。夹乎二阴之间，受寒最深，故其为病，异乎太阳之浮，不必言矣。阳明脉大，微者大之反，少阳脉弦，细者弦之反，沉兼微细，阴证定矣。故前太阴，后厥阴，俱不出脉象，以少阴一经，可以该之也。少阴病六七日前，多与人以不觉，但起病喜厚衣近火，善瞑睡。凡后面亡阳发躁诸剧证，便伏于此处矣，最要提防。

山田正珍曰：但字下脱恶寒二字，当补之。何则，但者，示无他事之词，但头汗出，余处无汗，不恶寒但热，及温疟，身无寒，但热等语可见矣。少阴病岂但欲寐一证，得以尽之乎。若以其但欲寐，谓之少阴病，则所谓太阳病，十日已去，脉浮细而嗜卧者，亦名为少阴乎？阙文明矣。但恶寒者，所谓无热恶寒即是也。故麻黄附子细辛汤条云，少阴病始得之，反发热；通脉四逆汤条云，少阴病反不恶寒，可见无热恶寒乃为少阴本证矣。凡外邪之中人，其人素属实热者，则发为太阳；其人素属虚寒者，则发为少阴。寒热虽不同，均是外感初证，故太阳篇辨之云，发热恶寒者发于阳也，无热恶寒者发于阴也。二发字，示其为初证也。今邪从其虚寒而化，故其脉微细，但恶寒而欲寐也，宜与麻黄附子甘草汤，微发其汗。成无己谓脉微细，为邪气传里深也，非矣。

　　冉雪峰曰：此条为少阴病总提纲。内经，少阴之上，热气治之。少阴本热而标阴，热之与阴正比相反，以天的六气，配人的六经。手少阴心，足少阴肾，心主火，肾主水，阴阳水火亦正比相反。统观少阴全篇，寒化热化，虚证实证具有，演变杂错，不可捉摸，在这个理既渊微，义又奥折病的提纲处，立言颇不易易。上太阴篇提纲是就足经方面言，此少阴篇提纲，是就手经足经两方面言。上太阴篇提纲，是就证象方面言；此少阴篇提纲，是就证象、脉象全面合言；想见仲师当日着笔时煞费苦心。条文脉微细，但欲寐也，仅七字，精按只有微细寐三字，凌空着笔，纯在神机气化上斡旋。微是肾气弱，不能鼓荡，故脉之气力微；细是心血少，不能充盈，故脉之体象细。曰微曰细，虽同是机能衰减，要可由病理的演变探出生理的基缘。且是微细，不是细微，一前一后，一上一下，中寓奥理。水上滋，取坎填离，火下降，起呕藏阴，天地交成泰，不交成否，水火交成既济，不交成未济。上滋之水，气为用，实际是阳；下济之火，血为体，实际是阴。阴中之阳，安得不热；阳中之阴，安得不少。即此可将热为少阴，阴为热气等奥义抉出；即此可悟颠倒坎离，交垢水火，逆摄化源诸妙谛。但欲寐，直言之即不得寐，希望宁谧，体工反射，故发为欲，扰乱安适，病机演变，故形其但。大抵后段之脉不出，脉不至，均伏基在这个微细里。烦躁欲死，不烦而躁，均伏基在这个但欲寐里。篇内各条义蕴透彻，此处提纲精旨方透彻。某注拟于但字下，加恶寒二字，实太懵懵。又或添注体温低落，胃肠虚寒，舌胎淡白，腹软便清等等，不知此为少阴演变为病，不是少阴自身之为病，义例尚不了解，于义例外精微从何窥得，不值识者深辨，更何值识者深评。

第二百八十一条

少阴病，欲吐不吐，心烦，但欲寐。五六日自利而渴者，属少阴也。虚故引水自救，若小便色白者，少阴病形悉具。小便白者，以下焦虚有寒，不能制水，故令色白也。

（具下小便白，《玉函》作所以然三字。制水，《玉函》《千金翼》水作溲。《康平本》本条低一格写，属少阴也四字，系小字旁注，在自利而渴侧，小便色白者以下十九字，为小字衬注，在煞末。）

成无己曰：欲吐不吐心烦者，表邪传里也。若腹满痛，则属太阴。此但欲寐，则知属少阴。五六日邪传少阴之时，自利不渴者，寒在中焦，属太阴。此自利而渴，为寒在下焦，属少阴。肾虚水燥，渴欲引水自救，下焦虚寒，不能制水，小便色白也。经曰：下利欲饮水者，以有热故也，此下利虽渴，然以小便色白，明非里热，不可不察。

方中行曰：欲吐不吐心烦者，少阴之脉，循喉咙，其支者，从肺出络心，注胸中故也。自利者，肾气实，水无制也。虚故引水自救，释上文之渴也。白，寒色也。病形悉具，以其本病之口燥舌干言也。小便白者至末，反复申明上文，所以晓人勿认烦渴为热，以致误之意。

程郊倩曰：烦证不尽属少阴，故指出但欲寐来。渴证不尽属少阴，故指出小便白来。结以下焦虚有寒，教人上病治在下也。盖上虚而无阴以济，总由下虚而无阳以温也，二虚字皆由寒字得来。

尤在泾曰：此少阴自受寒邪之证，不从阳经来也。心烦但欲寐，实不能寐。至五六日，自利而渴，则其邪已入少阴之藏矣。然少阴阴藏也，寒，阴邪也，以阴受阴，法当不渴，而渴者此非有热，以藏虚引水自救耳。更审其小便，若色白者则少阴寒病，全体大露无疑。何以言之，热传少阴，自利而渴者，邪热足以消水，其小便色必赤。寒中少阴，自利而渴者，虽能饮，而不能制其小便，色必白也，仲景辨证之精如此。

冉雪峰曰：少阴体备阴阳，功兼水火，其病变繁颐杂错，轻重出入，动关紧要（观篇中屡辨死不死，急下急温可知）。奥义既不易认识，诠说又安容错误。本条冠首书少阴病三字，是在少阴病正面上剖辨。须分两截看，曰烦，曰渴，曰欲吐，曰但欲寐，曰引水自救，此为前半截上热方面；曰小便白，曰有寒，曰不制水，曰下焦虚，此为后半截下寒方面。两虚字，一为阴虚火旺，一为阳虚水旺。两者字，是一水一火，两两受病的坐标。少阴病形悉具，是两两受病坐标的枢纽。总绾整个全条词意，本甚明显。各注扯向上之热，系由于下之寒；上之虚热，系由于下之实寒；上之假热，系由于下之真寒；自为较常解更进一层。在少阴上下水火关系密切，原有如此转变，但事实上如此转变的，不多概见，临证年久者，都能体会了解，实为求深反晦。且如此解说，于本条文例上，亦说不去。本条既明著为少阴病，何以又曰属少阴？又曰少阴病形悉具？讵少阴病，能说不属少阴耶！少阴病能说少阴病形不具耶！经论他处无此义例，何须浪费笔墨，无聊无谓至此。条文原自通明，愈注愈觉刺谬。惟阴阳水火分两截读，则各字句精神显彰，跃跃纸上。少阴原兼水火阴阳，不能各证俱备，但见一面便是。如本条上截的阴虚火旺，原属少阴，本条下截的阳虚水旺，亦属少阴。若两两俱备，则是少阴病悉具，毫无抵触，毫无矛盾。言外并见得自利不渴属太阴；自利而渴属少阴。下焦有热，阳不虚，小便赤；有寒，阳已虚，小便白。会而通之，通体玲珑。《康平本》为有价值的古本，此条低一格写，似于上述义理尚未体到。唐前，近古作者尤如是。宋后，自桧以下，疑为脱简，疑为讹佚，又何足怪。一经诠释，再将经论原文诵读三通，朗然豁然，心目一爽，亦读书稽古，刻苦中一大快事。

第二百八十二条

病人脉阴阳俱紧，反汗出者，亡阳也。此属少阴，法当咽痛而复吐利。

（病人，《千金翼》作夫病其三字。亡，《脉经》作无。《康平本》此条低二格写。）

张隐庵曰：此言少阴标本阴阳之为病也，病人脉阴阳俱紧者，少阴本热之阳，与标寒之阴相搏而为病也。阴阳相搏，是当无汗，反汗出者，阳气外亡也。夫阳气外亡，而曰此属少阴，乃无阳则阴，独之义也。咽痛者，少阴阳热之气也。吐利者，少阴阴寒之气也。法当咽痛，而复吐利者，先病阳而后病阴也。

周扬俊曰：脉至阴阳俱紧，阴寒极矣。寒邪入里，岂能有汗，乃反汗出者，则是真阳素亏，无阳以固其外，遂致腠理疏泄，不发热而汗自出也。此属少阴，正用四逆急温之时，庶几真阳骤回，里证不作。否则阴邪上逆，则为咽痛，为吐；阴寒下注，而复为利；种种危候，不一而足也。

尤在泾曰：阴阳俱紧，太阳伤寒之脉也。法当无汗，而反汗出者，表虚亡阳，其病不属太阳，而属少阴矣。少阴之脉，上膈循喉咙，少阴主藏，为胃之关，为二阴之司，寒邪直入，经藏俱受，故当咽痛，而吐利也。此为寒伤太阳，阳虚不任，因遂转入少阴之证。盖太阳者，少阴之表，犹唇齿也。唇亡则齿寒，阳亡则阴及。又云，亡阳，阳不守也；无阳，阳之弱也。阳亡者，藩篱已撤，故汗出不止。阳弱者，施化无权，故不能作汗。

恽铁樵曰：亡与无通，此条当作亡阳解，《脉经》不足据。后二九一条，作无阳解，于义较妥。又亡阳者，乃汗自出，遍身清润之谓。脉不当紧而当弱，今脉紧，紧即不当清润，故云反，亡阳亦是不足。详此条意义，并无但欲寐在内，盖为脉紧而自汗，不得误识为太阳证，故云此属少阴，谓虽不但欲寐，亦属少阴也。审是读者，真不可死煞句下。少阴咽痛，喉头不红肿，痛如刀割者是。

冉雪峰曰：此条以证辨脉，以脉证定病。少阴理既奥折，证又杂错，不易认识。故经论自条自辨，兼辨兼释，乃示人认识少阴切实方法。少阴脉微细，前提纲条已明著，兹不曰微曰细，而曰紧，曰阴阳俱紧，阴阳俱紧四字，见太阳篇开宗明义第三条，此条亦云云，俨似典型寒伤太阳病。脉缓自汗，脉紧无汗，人所周知。今见寒伤太阳之脉，不见寒伤太阳之证，汗出自脉紧，不出自脉缓，不当汗而汗，与太阳正规所以脉紧原理不合，故曰反汗出。复断之曰亡阳也，亡与无通，亡阳，即无太阳也。决词，兼含指点意，不为阳则为阴。又申之曰：此属少阴，回返夹叙，个中词意昭显。吾人论脉，须合病合证互勘，不得以后世呆钝脉法，解说经论活泼泼脉理。太阳之紧，系皮毛闭塞，内外之气不调，相搏而为绞结。少阴之紧，系心肾格拒上下之气不交，相搏而为绷急。紧同，而所以致紧的原理不同。因有此原理不同之脉，故分主原理不同之病。各注以亡阳，为亡在下真阳，果尔，何以不见身冷四逆，脉绝脉不至等证，况汗虽出而脉紧未去，天下岂有亡阳脉紧者。又以为亡护外卫阳，然条文无多汗，汗多，大汗汗不止等病机，亦无烦扰惊狂，俨妄拘挛等证象，无一卫阳亡越实征，说更难通。脉紧不当汗出，汗出亦不当脉紧。脉微细，是少阴正伤，脉紧是少阴邪盛，两两要可会通。法当咽痛，是法何法？论气化，少阴与太阳互为中气；论经脉，少阴之脉循喉咙，络舌本，故其气既外越而汗出，自当上冲而咽痛。前一四○条云：脉紧者必咽痛，是其明证。本条不出方者，偏寒偏热，从多从少，出入所关甚巨，浑含为上。少阴前二十条，均论义理不论方治。此条征象疗法，已分见下文各条，以各条证此条，可明其病之现实。以此条证各条，可明其病之原理，整个会通，存乎其人。

冉氏又曰：此条法当咽痛，而复吐利二句，是承本条上文而言，胪举并发各证，以资证明。脉紧不得有汗出，汗出不应仍脉紧，此是脉法。在太阳，外闭脉紧则无汗；在少阴，内搏脉紧则反汗；此是脉理。知脉紧所以无汗原理，又知脉紧所以反汗原理，本条意蕴方可解得。旧有各注，知其一不知其二，所以诸多隔阂。本篇上段，业经诠释，惟义微词简，解人难索。故仲景明白指示，不为阳而为阴，不为太阳而为少阴。阴不得有汗，为三阴通例。此独言少阴者，以本条隶在少阴，又少阴与太阳互为中气，关系最切，教人从切实处体认。亡阳也三字，是自下注解词，不得横扯其他亡阳，死于句下，更不容妄拟方治，错中生错。煞末又举法当咽痛二句，以并发证，证明主在证，尤为踏实，最切最可靠方法。法当二字，即从上脉紧反汗来，即从上亡阳属少阴来。并发证，而为发热恶寒，头痛体痛乎？则为太阳外感证，而此无有；并发证，而为烦扰惊狂身冷拘挛乎？则为卫阳外越证，而此无有；并发证，而为恶寒蹃卧，四逆脉绝乎？则为真阳暴脱证，而此无有。所有者脉紧耳，汗出耳，咽痛耳，而复吐利耳。阴阳隔绝，水火不交，水自水而火自火，既冲激外逼而汗出，既冲激上逼而咽痛，其机如此。经论既在气化上斡旋，吾人自当在气化上体认。或释咽痛为重寒必热，水极似火，信如是也。少阴何为称为热气？热气又何为隶属少阴？凡此本可解，而愈注愈不可解者，咽痛尚只上火，而复吐利则上火下水，病形悉具，所以足资印证。气血同出异名，阴阳互根互换，道家婴儿姹姣会，全赖黄婆。由病理可推到生理，由生理可推到治疗，且可由此推到把握少阴病变的实际，了解少阴气化的根源，眼前是道，会心固不在远。

第二百八十三条

少阴病，咳而下利，谵语者，被火气劫故也，小便必难，以强责少阴汗也。

（以，《玉函》作为。《康平本》此条低二格写。）

喻嘉言曰：少阴之脉从足入腹，上循喉咙，萦绕舌根，故多咽痛之证。其支别出肺，故间有咳证。今以火气强劫其汗，则热邪挟火力上攻，必为咳，以肺金恶火故也。下攻必为利，以火势逼迫，而走空窍故也。内攻必谵语，以火势燔灼，而乱神明故也。小便必难者，见三证皆妨小便。盖肺为火热所伤，则膀胱气化不行，大肠奔迫无度，则水谷并趋一路，心包燔灼不已，小肠枯涸必至耳，少阴可强责其汗乎。

《金鉴》曰：少阴属肾，主水者也。少阴受邪，不能主水，上攻则咳，下攻则利，邪从寒化，真武汤证也，邪从热化，猪苓汤证也。今被火气劫汗，则从热化而转属于胃，故发谵语。津液内竭，故小便难。是皆由强发少阴之汗故也。欲救其阴，白虎猪苓二汤，择而用之可耳。

唐容川曰：咳而兼下利，惟寒水乃有此证。寒水之证，自无谵语，而今忽有谵语者，被火气劫发其汗，心神飞越，无所依归，故发谵妄之言也。汗出则膀胱之水外泄，故小便难。是小便之难，本非热证，而谵语亦非热证，皆劫汗神飞越之所致，勿误认为阳明热证主谵语也。

丹波元简曰： 按汪引补亡论云，常器之用救逆汤、猪苓汤、五苓散，以通小便。《金鉴》云：白虎、猪苓二汤，择而用之可耳。并误也。盖因喻氏热邪挟火力之词，而袭其弊耳，当是茯苓四逆证矣。